U0389384

作者简介

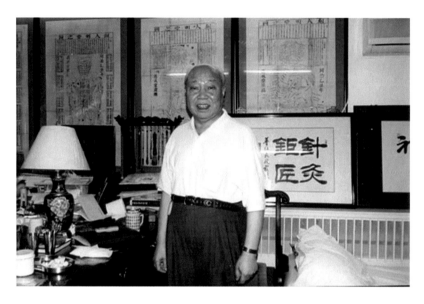

　　贺普仁，字师牛，号空水，1926年5月生，河北省涞水县人。中共党员，国医大师，首都国医名师，第一批传统医药国家级非物质文化遗产针灸项目代表性传承人，全国老中医药专家学术经验继承工作指导老师，首都医科大学附属北京中医医院针灸科主任医师、教授。现兼任中国针灸学会高级顾问、北京针灸学会名誉会长、针灸三通法研究会名誉会长、北京针灸中心名誉主任。

　　贺普仁教授师承于京城针灸名家牛泽华，22岁悬壶应诊，1956年调入北京中医医院。他注重实践、勇于创新，为针灸事业的发展做出重要的贡献。在多年深入挖掘中医传统理论、技法及临床实践中，创立了"病多气滞"的中医病机学说和"贺氏针灸三通法"治疗体系，在理论研究、治疗手段、适应证选择、操作手法以及针具等多方面做出创新，发明了贺氏火针针具，制定了国家标准火针技术操作规程。为了中国针灸的传承、发展和教育，贺普仁教授研制针灸铜人；同时他重视临床经验的总结和提高，编写出版《针灸三通法临床应用》、《针具针法》、《灸具灸法》、《针灸三通法操作图解》、《普仁明堂示三通》等20余部学术专著；以其藏书为基础整理、点评、编撰的《中华针灸宝库·贺普仁临床点评本》已经完成明清卷，填补了系统整理近代针灸文献的空白。他注重学术传承，培养了大批优秀弟子。

　　贺普仁教授德艺双馨，一生以"以医正人，以义正己"为座右铭。以精湛之术普济众生，以仁义之心严于律己，以倾囊之德课徒授业，诠释了大医精诚的内涵。李先念主席曾为贺普仁教授题词"银针寓深情，拳拳爱人心"，正是其医德、医术、医功的真实写照。

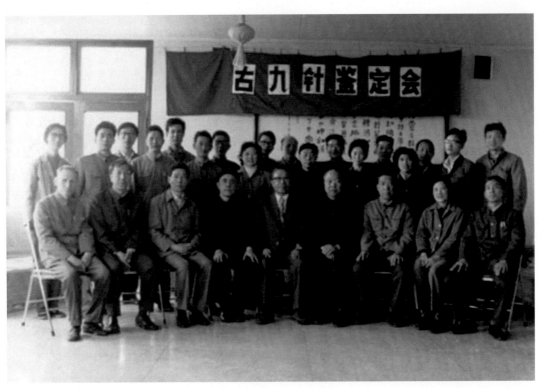

古九针鉴定会合影

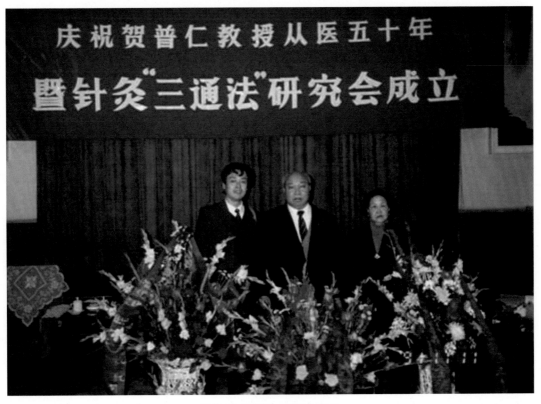

针灸"三通法"研究会成立

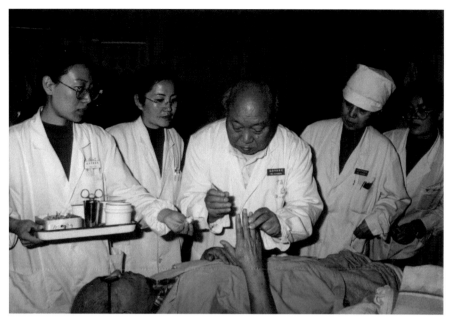

1999 年贺普仁教授为患者针灸

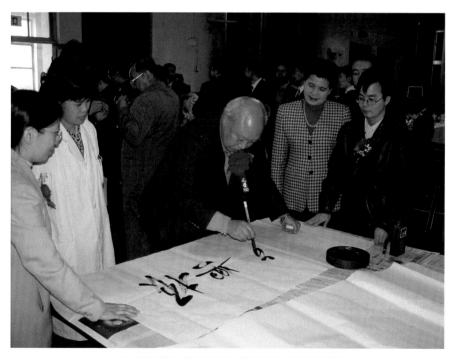

2002 年贺普仁教授为第三批师承典礼挥豪题词

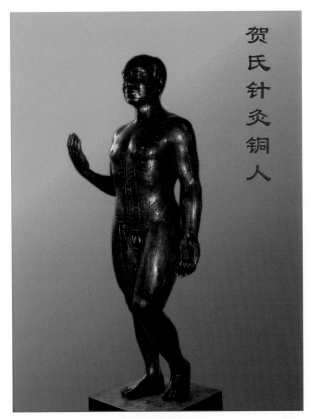

贺氏针灸铜人

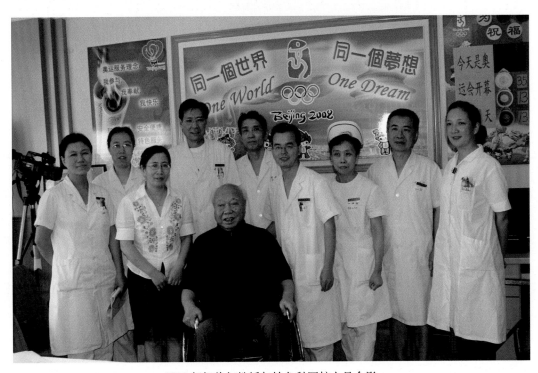

2008年贺普仁教授与针灸科医护人员合影

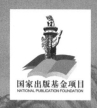

"十二五"国家重点图书出版规划项目

国医大师临床研究

中华中医药学会 组织编写

贺普仁针灸三通法

贺普仁 主编

王麟鹏 王桂玲
郭 静 谢新才 副主编

科学出版社
北京

内 容 简 介

　　该书是国医大师贺普仁教授及其团队系统论述针灸三通法理论与临床的学术专著。全书分为上下两篇,上篇详细介绍了三通法理论渊源及基础,下篇为三通法临床应用验案。分为内、皮外、妇、儿、骨伤及五官科约 136 种疾病,其中除临床常见病外,不乏临床多种疑难杂症。每种疾病都有病因病机、诊断标准、证候诊断、治疗及按语分析,重点介绍贺普仁教授临床取穴原则及方法。

　　该书适用于针灸专业工作者、医学生及有一定医学理论基础的针灸业余爱好者阅读。

图书在版编目 (CIP) 数据

贺普仁针灸三通法 / 贺普仁主编.—北京:科学出版社,2014.5
(国医大师临床研究)

国家出版基金项目·"十二五"国家重点图书出版规划项目
ISBN 978-7-03-040504-3

Ⅰ.贺… Ⅱ.贺… Ⅲ.针灸疗法 Ⅳ.R245

中国版本图书馆 CIP 数据核字(2014)第 084596 号

责任编辑:鲍　燕　陈　伟 / 责任校对:刘小梅
责任印制:赵　博 / 封面设计:黄华斌　陈　敬

科学出版社 出版
北京东黄城根北街 16 号
邮政编码:100717
http://www.sciencep.com
北京建宏印刷有限公司印刷
科学出版社发行　各地新华书店经销
*
2014 年 5 月第　一　版　　开本:787×1092　1/16
2024 年 4 月第十次印刷　　印张:26 1/2　插页:2
字数:628 000
定价:118.00 元
(如有印装质量问题,我社负责调换)

《国医大师临床研究》丛书编辑委员会

《贺普仁针灸三通法》编委会

主　编　贺普仁

副主编　王麟鹏　王桂玲　郭　静　谢新才

编　委　（按姓氏笔画排序）

王桂玲　王麟鹏　刘　红　刘慧林

孙敬青　赵　因　宣雅波　郭　静

谢新才

《国医大师临床研究》丛书序

2009年5月5日,人力资源和社会保障部、卫生部和国家中医药管理局联合发布了《关于表彰首届国医大师的决定》。30位从事中医临床工作(包括民族医药)的老专家获得了"国医大师"荣誉称号。这是新中国成立以来,中国政府部门第一次在全国范围内评选国家级中医大师。国医大师是我国中医药事业发展宝贵的智力资源和知识财富,在中医药的继承创新中发挥着不可替代的重要作用。将他们的学术思想、临床经验、医德医风传承下来,并不断加以发展创新,发扬光大,是继承发展中医药学,培养造就高层次中医药人才,提升中医药软实力与核心竞争力的重要途径。

为了弘扬中华民族文化,广泛传播和充分利用中医药文化资源,满足中医药人才队伍建设的需要;进一步完善中医药传承制度,将国医大师的学术思想、经验、技能更好地发扬光大。科学出版社精心组织策划了"国医大师临床研究"丛书的选题项目,这个选题首先被新闻出版总署批准为"十二五"国家重点图书出版规划项目,后经科学出版社遴选后申报国家出版基金项目,并在2012年获得了基金的支持。这是国家重视中医药事业发展的重要体现,同时也为中医药学术传承提供良好契机。国家出版基金是国家重大常设基金,是继国家自然科学基金、国家社会科学基金之后的第三大基金,旨在资助"突出体现国家意志,着力打造传世精品"的重大出版工程,在"弘扬中华文化,建设中华民族共有精神家园"方面与中医药事业有着本质和天然的相通性。国家出版基金设立六年来,对中医药事业给予了持续的关注和支持。

作为我国成立最早、规模最大的中医药学术团体,中华中医药学会长期以来为弘扬优秀民族医药文化、促进中医药科学技术的繁荣、发展、普及推广发挥了重要作用。本丛书编辑出版工作得到了中华中医药学会大力支持。国家卫生和计划生育委员会副主任、国家中医药管理局局长、中华中医药学会会长王国强亲自出任丛书主编。

作为中国最大的综合性科技出版机构,60年来科学出版社为中国科技优秀成果的传播发挥了重要作用。科学出版社为本丛书的策划立项、稿件组织、编辑出版倾注了大量心血,为丛书高水平出版起到重要保障作用。

本丛书同时还得到了各位国医大师及国医大师传承工作室和所在单位的大力支持,并得到各位中医药界院士的支持。在此,一并表示感谢!

本丛书从重要论著、临床经验等方面对国医大师临床经验发掘整理,涵盖了中医原创思维与个性诊疗经验两个方面。并专设《国医大师临床研究概览》分册,总括国医大师临床研究成果,从成才之路、治学方法、学术思想、技术经验、科研成果、学术传承等方面疏理国医大师临床经验和传承研究情况。这既是对国医大师临床研究成果的概览,又是研究国医大师临床经验的文献通鉴,具有永久的收藏和使用价值。

文以载道,以道育人。丛书将带您走进"国医大师"的学术殿堂,领略他们深邃的理论造诣,卓越的学术成就,精湛的临床经验;丛书愿带您开启中医药文化传承创新的智慧之门。

《国医大师临床研究》丛书编辑委员会

2013 年 5 月

目　录

医家小传 ⋯⋯⋯⋯⋯⋯⋯⋯⋯⋯⋯⋯⋯⋯⋯⋯⋯⋯⋯⋯⋯⋯⋯⋯⋯⋯⋯ (1)

上篇　针灸三通法学术理论

第一章　针灸三通法的理论基础 ⋯⋯⋯⋯⋯⋯⋯⋯⋯⋯⋯⋯⋯⋯⋯⋯⋯ (13)
第二章　微通法 ⋯⋯⋯⋯⋯⋯⋯⋯⋯⋯⋯⋯⋯⋯⋯⋯⋯⋯⋯⋯⋯⋯⋯ (17)
第三章　温通法 ⋯⋯⋯⋯⋯⋯⋯⋯⋯⋯⋯⋯⋯⋯⋯⋯⋯⋯⋯⋯⋯⋯⋯ (25)
第四章　强通法 ⋯⋯⋯⋯⋯⋯⋯⋯⋯⋯⋯⋯⋯⋯⋯⋯⋯⋯⋯⋯⋯⋯⋯ (47)

下篇　针灸三通法临床应用

第一章　内科疾病 ⋯⋯⋯⋯⋯⋯⋯⋯⋯⋯⋯⋯⋯⋯⋯⋯⋯⋯⋯⋯⋯⋯ (59)
　中风病(脑梗死) ⋯⋯⋯⋯⋯⋯⋯⋯⋯⋯⋯⋯⋯⋯⋯⋯⋯⋯⋯⋯⋯ (59)
　假性延髓麻痹 ⋯⋯⋯⋯⋯⋯⋯⋯⋯⋯⋯⋯⋯⋯⋯⋯⋯⋯⋯⋯⋯⋯ (64)
　眩晕 ⋯⋯⋯⋯⋯⋯⋯⋯⋯⋯⋯⋯⋯⋯⋯⋯⋯⋯⋯⋯⋯⋯⋯⋯⋯⋯ (66)
　头痛(原发性头痛) ⋯⋯⋯⋯⋯⋯⋯⋯⋯⋯⋯⋯⋯⋯⋯⋯⋯⋯⋯⋯ (71)
　头痛(低颅压性头痛) ⋯⋯⋯⋯⋯⋯⋯⋯⋯⋯⋯⋯⋯⋯⋯⋯⋯⋯⋯ (75)
　痴呆(血管性痴呆) ⋯⋯⋯⋯⋯⋯⋯⋯⋯⋯⋯⋯⋯⋯⋯⋯⋯⋯⋯⋯ (76)
　面痛病(三叉神经痛) ⋯⋯⋯⋯⋯⋯⋯⋯⋯⋯⋯⋯⋯⋯⋯⋯⋯⋯⋯ (79)
　痫病(癫痫) ⋯⋯⋯⋯⋯⋯⋯⋯⋯⋯⋯⋯⋯⋯⋯⋯⋯⋯⋯⋯⋯⋯ (82)
　癫狂证(精神分裂症) ⋯⋯⋯⋯⋯⋯⋯⋯⋯⋯⋯⋯⋯⋯⋯⋯⋯⋯⋯ (87)
　郁病(抑郁症) ⋯⋯⋯⋯⋯⋯⋯⋯⋯⋯⋯⋯⋯⋯⋯⋯⋯⋯⋯⋯⋯⋯ (92)
　不寐(失眠) ⋯⋯⋯⋯⋯⋯⋯⋯⋯⋯⋯⋯⋯⋯⋯⋯⋯⋯⋯⋯⋯⋯⋯ (95)
　脏躁(癔病) ⋯⋯⋯⋯⋯⋯⋯⋯⋯⋯⋯⋯⋯⋯⋯⋯⋯⋯⋯⋯⋯⋯⋯ (99)
　颤震(帕金森病) ⋯⋯⋯⋯⋯⋯⋯⋯⋯⋯⋯⋯⋯⋯⋯⋯⋯⋯⋯⋯⋯ (102)
　小舞蹈病 ⋯⋯⋯⋯⋯⋯⋯⋯⋯⋯⋯⋯⋯⋯⋯⋯⋯⋯⋯⋯⋯⋯⋯⋯ (105)
　面瘫(面神经炎) ⋯⋯⋯⋯⋯⋯⋯⋯⋯⋯⋯⋯⋯⋯⋯⋯⋯⋯⋯⋯⋯ (107)
　面䀏(面肌痉挛) ⋯⋯⋯⋯⋯⋯⋯⋯⋯⋯⋯⋯⋯⋯⋯⋯⋯⋯⋯⋯⋯ (111)
　胸痹(冠心病) ⋯⋯⋯⋯⋯⋯⋯⋯⋯⋯⋯⋯⋯⋯⋯⋯⋯⋯⋯⋯⋯⋯ (114)
　心悸(室性早搏) ⋯⋯⋯⋯⋯⋯⋯⋯⋯⋯⋯⋯⋯⋯⋯⋯⋯⋯⋯⋯⋯ (118)
　消渴病(2型糖尿病) ⋯⋯⋯⋯⋯⋯⋯⋯⋯⋯⋯⋯⋯⋯⋯⋯⋯⋯⋯ (120)
　麻木(糖尿病周围神经病变) ⋯⋯⋯⋯⋯⋯⋯⋯⋯⋯⋯⋯⋯⋯⋯⋯ (123)
　痿病 ⋯⋯⋯⋯⋯⋯⋯⋯⋯⋯⋯⋯⋯⋯⋯⋯⋯⋯⋯⋯⋯⋯⋯⋯⋯⋯ (125)
　麻木(股外侧皮神经炎) ⋯⋯⋯⋯⋯⋯⋯⋯⋯⋯⋯⋯⋯⋯⋯⋯⋯⋯ (128)
　内伤发热 ⋯⋯⋯⋯⋯⋯⋯⋯⋯⋯⋯⋯⋯⋯⋯⋯⋯⋯⋯⋯⋯⋯⋯⋯ (130)
　瘿病(甲状腺功能亢进) ⋯⋯⋯⋯⋯⋯⋯⋯⋯⋯⋯⋯⋯⋯⋯⋯⋯⋯ (133)

尪痹(类风湿关节炎) ……………………………………………… (135)

大偻(强直性脊柱炎) ……………………………………………… (138)

阴阳毒(系统性红斑狼疮) ………………………………………… (141)

咳嗽(感冒后咳嗽或感染后咳嗽) ……………………………… (144)

哮喘病(支气管哮喘) ……………………………………………… (147)

无脉症(多发性大动脉炎) ………………………………………… (151)

胃痞病(功能性消化不良) ………………………………………… (153)

呃逆 …………………………………………………………………… (155)

泄泻病(腹泻型肠易激综合征) ………………………………… (157)

胃脘痛(慢性胃炎) ………………………………………………… (161)

胃下垂 ………………………………………………………………… (166)

便秘 …………………………………………………………………… (168)

胁痛(胆囊炎) ……………………………………………………… (171)

癃闭 …………………………………………………………………… (173)

肾风(IgA 肾病) …………………………………………………… (175)

淋证(尿路感染) …………………………………………………… (179)

淋证(慢性前列腺炎) ……………………………………………… (183)

水肿 …………………………………………………………………… (185)

遗精 …………………………………………………………………… (187)

阳痿 …………………………………………………………………… (190)

第二章 儿科 …………………………………………………………… (194)

急惊风 ………………………………………………………………… (194)

疳积 …………………………………………………………………… (196)

小儿多动症 …………………………………………………………… (199)

五迟、五软、五硬(脑性瘫痪) ………………………………… (201)

遗尿 …………………………………………………………………… (204)

痄腮(流行性腮腺炎) ……………………………………………… (206)

第三章 外科皮肤科 …………………………………………………… (210)

瘿瘤(甲状腺腺瘤) ………………………………………………… (210)

瘰疬(颈淋巴结结核) ……………………………………………… (212)

乳癖(乳房纤维腺瘤) ……………………………………………… (213)

乳岩(乳腺癌) ……………………………………………………… (216)

肠痈(阑尾炎) ……………………………………………………… (218)

疝气 …………………………………………………………………… (220)

脱肛病(直肠脱垂) ………………………………………………… (222)

肛裂病(肛裂) ……………………………………………………… (224)

肛门瘙痒 ……………………………………………………………… (227)

砂石淋(泌尿系结石) ……………………………………………… (228)

臀痈(臀部蜂窝织炎) ……………………………………………… (232)

筋瘤（下肢静脉曲张）···（234）

臁疮（下肢溃疡）···（237）

脱疽（血栓闭塞性脉管炎）·····································（239）

青蛇毒（血栓性浅静脉炎）·····································（242）

皮下肿瘤（纤维瘤、脂肪瘤、粉瘤）···························（243）

白疕（寻常性银屑病）···（247）

红蝴蝶疮（系统性红斑狼疮）···································（250）

白癜风（白驳风）···（253）

蛇串疮（带状疱疹）···（256）

瓜藤缠（结节性红斑）···（259）

丹毒（急性网状淋巴管炎）·····································（261）

鹅掌风（手癣）···（263）

血瘤（皮肤血管瘤）···（265）

牛皮癣（神经性皮炎）···（268）

湿疮（湿疹）···（271）

瘾疹（荨麻疹）···（274）

过敏性皮炎···（276）

疖肿（毛囊炎）···（278）

粉刺（寻常性痤疮）···（281）

冻疮（冻伤）···（285）

酒渣鼻···（286）

油风（斑秃）···（288）

黧黑斑（黄褐斑）···（291）

鸡眼···（293）

疣···（295）

第四章　骨伤科···（298）

脑震荡···（298）

项痹病（神经根型颈椎病）·····································（300）

骨蚀（股骨头坏死）···（302）

落枕···（305）

肩凝症（肩关节周围炎）·······································（306）

膝痹病（膝关节骨性关节炎）···································（309）

扭伤···（311）

肱骨外上髁炎···（314）

桡神经麻痹···（315）

腰痛病（腰椎间盘突出症）·····································（316）

跟痛症···（319）

跟腱断裂···（322）

腱鞘囊肿···（323）

第五章　五官科 ·· (326)

圆翳内障(白内障) ·· (326)

复视 ··· (327)

瞳神紧小(虹膜睫状体炎) ·· (330)

凝脂翳(角膜炎) ·· (332)

天行赤眼(急性结膜炎) ·· (334)

近视(能近怯远症) ·· (336)

漏疮睛(泪囊炎) ·· (338)

流泪症 ·· (340)

胞生痰核(麦粒肿) ·· (342)

胬肉攀睛(翼状胬肉) ·· (343)

五风内障(原发性开角型青光眼) ·· (346)

青盲(视神经萎缩) ·· (349)

斜视 ··· (352)

眼肌痉挛 ·· (355)

眼睑下垂 ·· (357)

鼻衄 ··· (359)

鼻鼽(变应性鼻炎) ·· (361)

鼻渊(鼻窦炎) ·· (364)

口疮(口腔溃疡) ·· (366)

乳蛾(扁桃体炎) ·· (369)

慢喉痹(慢性咽炎) ·· (372)

慢喉瘖(慢性喉炎) ·· (374)

牙痛 ··· (377)

颞下颌关节功能紊乱综合征 ·· (379)

暴聋(突发性聋) ·· (381)

第六章　妇科 ·· (387)

不孕症 ·· (387)

痛经(子宫内膜异位症、子宫腺肌病) ···································· (389)

月经后期 ·· (393)

崩漏 ··· (395)

经闭 ··· (397)

癥瘕(卵巢囊肿、子宫肌瘤) ·· (400)

阴挺(子宫脱垂) ·· (403)

乳痈(急性乳腺炎) ·· (405)

产后缺乳 ·· (407)

阴疮(前庭大腺炎) ·· (409)

阴痒 ··· (410)

外阴白斑 ·· (412)

医家小传

　　贺普仁,字师牛,号空水,生于1926年5月20日,汉族,河北省涞水县石圭村人。首届国医大师,首都国医名师,著名针灸学家,第一批传统医药国家级非物质文化遗产针灸项目代表性传承人。创立了"贺氏针灸三通法",因其独特的快速无痛针刺手法、娴熟的火针技术,且将深奥的武术、气功与针灸熔为一炉,故享有"天下第一针"的美誉。

　　1956年贺普仁调入北京中医医院,任针灸科主任30年之久。曾任第一、二届北京针灸学会会长、中国针灸学会副会长、国际针灸医师水平考核委员会会员、国际中医中药研究学院名誉院长等职务。1990年被卫生部、人事部和国家中医药管理局确定为国家级名老中医药专家学术经验继承人导师。1998年获世界知名医家金奖,并荣获20世纪杰出医学奖证书。2007年被文化部评为国家级非物质文化遗产针灸项目代表传承人。2009年1月被北京市卫生局、人事局、中医药管理局授予"首都国医名师"称号。同年3月,被中华人民共和国人力资源和社会保障部、中华人民共和国卫生部和国家中医药管理局授予"国医大师"荣誉称号。

　　现任首都医科大学附属北京中医医院教授、主任医师、硕士研究生导师、针灸科学术带头人,中国中医科学院学术委员会委员、北京中医药大学客座教授、中国科协全国委员、中国针灸学会高级顾问、中国中医药学术研究促进会理事、北京中医中药研究开发协会名誉会长、北京针灸三通法研究会会长、北京市武术协会委员、北京市八卦掌研究会名誉会长、中国国际针灸考试中心副主任、日本针灸三通法研究会名誉会长、香港针灸协会顾问、南美洲中医研究学会顾问等职。兼任中国针灸学会高级顾问,北京针灸学会名誉会长等职位。贺普仁教授德艺双馨,一生以"以医治人,以义正己"为座右铭,以精湛医术普济众生,以仁义之心律己,以倾囊之德传授于徒,诠释了大医精诚的内涵。

一、学 医 生 涯

　　1926年5月20日,贺普仁出生于河北省涞水县石圭村,父母务农。8岁在家乡开始读私塾,学习《三字经》、《论语》、《孟子》等经典书籍,这些启蒙内容为他以后在针灸学上取得一番成就起到了重要的作用。贺普仁幼年体质欠佳,得了慢性胃肠病。求治于著名老中医牛泽华,牛老精湛的医术为其解除了病痛,这也成为贺普仁教授投师学医的缘由之一。年幼的贺普仁认为学医能为患者解除病痛,是一个高尚的职业,1940年贺普仁离开家乡,来到北京前门外三眼井49号牛泽华诊所,自此师从于京城针灸名家牛泽华。

　　当时的医疗结构多为私人诊所,医生也少,出名医生更为凤毛麟角。牛泽华先生当时很有名,贺普仁慕名而去拜见牛老,牛老仔细询问了贺普仁的家庭、喜好、特长等,并认真地问询了他学医的目的,贺普仁当时回答"行医是一个高尚的职业,可以为他人解除痛苦。"牛老认定面前这个年幼的孩子是学医的好苗子,欣然留下为徒。贺普仁如愿以偿,开始了八年的学医生涯。

旧时学医要跟随老师同住同行,贺普仁做学徒的时候就和牛老一起生活,一边随老师应诊一边学习,跟师出诊时拔罐起针、安排诊务等,平时生活上要做很多零散活,对于一个十几岁的孩子来说十分辛苦。

八年的学习生活艰苦而紧张,让贺普仁感受最深的是每天需花费大量的时间熟读背诵中医经典内容,比如《难经》、《针灸大成》、《伤寒论》等,其中《针灸大成》是学习针灸基本功的必读书,是学习经络腧穴的基础。同时他还研读了《灵枢》、《针灸甲乙经》、《金匮要略》及《针灸资生经》等。当时背诵、研读经典与实践学习同时进行。背诵古籍,熟谙经典为贺普仁打下了坚实的中医基础,在后来从事针灸临床时,认清疾病,针药并施,辨证施治发挥重要作用。

因为他学习认真,虚心求教,受到牛老的器重,得到牛泽华先生的针灸真传,也学到了老师的高尚医德。牛老对病人态度认真负责,对患者态度好,这些教导贺普仁铭记在心,在后来的从医生涯中一贯视病人如亲人。牛老当时诊治的病种很多,因为当时卫生条件差,胃肠炎较常见,泄泻和呕吐的病人很多。牛老以针灸为主,常采用委中或者曲泽放血,疗效迅捷,一次就能奏效,立竿见影的效果也使贺普仁感受到针灸的神奇。

在牛老的诊所里,面瘫、中风、关节疼痛的病人也很常见,牛老喜用长针治疗关节疼痛,6寸芒针,采用透刺的方法,比如阳关透曲泉,曲池透少海,效果显著。因为当时人们的营养状况不好,感染又多,瘰疬(淋巴结核)很常见,牛老用火针治疗,效果很好。此外牛老还用水罐法,即罐里放些温开水,再取酒精闪火,拔罐之后可以走罐,从此及彼,适应证跟现在的走罐相近。这些多样的治疗方法使年轻的贺普仁大夫大开眼界,迅捷的疗效使他惊叹针灸的鬼斧神工。

牛老使用透穴比较多,他会告诉徒弟什么症状用什么穴位。跟师的几年里牛老应诊工作很忙,很少有空暇逐个详细讲解病人情况,不过跟师时间久了,贺普仁就渐渐能悟出其中的道理。他认为很多知识需要自己学习和琢磨,靠自己的悟性,这是学好中医学好针灸的必备条件。当了几年学徒后,牛老觉得贺普仁具备了运用针灸的水平,才开始允许他针灸临证,刚开始学习的时候贺普仁常常在自己身上进行针刺练习。

贺普仁做学徒八年,全面继承了牛老的临床经验,为贺普仁日后在针灸事业上获得巨大成功打下了坚实的基础。从牛老那儿学到的多种针灸技术拓宽了贺普仁的治疗思路。他在以后的针灸临床中大胆创新,勇于探索,最终创立了"贺氏三通法",为针灸事业的发展做出了不可磨灭的贡献。

二、拜 师 学 武

牛泽华先生经常告诫弟子在学针灸的同时,一定要练功习武。弟子们大多半信半疑,觉得练功习武与针灸并无必然关系。贺普仁当时对习武一事也持观望态度。两年后,贺普仁与师兄弟互相扎针,体会针感,发现有的人进针不疼,针感强,效果好;而有人则不然。贺普仁体会到谨遵师命,认真练武者能更好的针灸施治。

18岁的贺普仁经张晋臣介绍,1944年拜八卦掌第三代名家曹钟声老师学八卦掌。曹师的八卦掌得之于尹福先生,称之为尹派八卦掌,而尹福的八卦掌又得之于八卦掌先师董海川。尹派八卦掌,得气快,可以训练应变能力、提高反应速度。还有极强的抗击作用,所以健身之外又可防身。为练八卦掌,贺普仁每天天不亮就赶路去师父那里练习,2 个小时后回来侍诊出诊,风雨无阻。贺普仁练此拳法数十年,身体日渐壮实,在练习八卦掌时,他注意结合针灸专业的需要,特别发挥了八卦掌代拳、以掌代钩,掌拳兼施的捶击之功。贺普仁得八卦六十四掌及八卦瑰宝"十八节刀"秘术,50 年来潜心研究八卦和针灸的结合,以八卦之拧、旋、走、转的特点和混元一气之内功,加强改造传统针灸技法。

贺普仁天性开朗豁达,为人仁厚谦逊,虽学练尹派八卦掌,但不抱门户之见,而且主动向其他门派求教。他不仅练八卦掌,还练静功,每天都要打坐站桩,初起练得腰酸背痛,真是苦练修行一般,但是咬牙坚持下来,就进入另一个境界。继而又学练了十八节刀、八卦连环剑、战身枪等器械。贺普仁每天都练习八卦掌,并经常操练兵器,家中有大刀等器械,他动作娴熟,功力不俗。十几年苦练功法使他的指力、腕力很强,为他日后临证中的快速无痛进针法打下了基础。

民间有句老话"针灸不练功,累死也无功",说的就是练功对针灸的技能技法有帮助,针灸大夫不练功,是一大缺陷。贺普仁教授说:"健身养生,是积极地防病于未然。"在他年逾七十时还能每天为上百名患者针灸治疗,归功于几十年来坚持不懈地习武和练气功。

贺普仁认为练功对自己的健康有极大的帮助,练完就觉得通体舒畅。自从练功以后,他觉得自己的针灸技术变得更为纯熟。贺普仁进针时特别轻巧,这得益于多年练功,有习武及气功的基础。同时指力的训练也很重要,当年练指力的方法也不同于现在。贺普仁还专门练习针刺手法,练针先练气,使气到达手指,疗效好坏全在于手法及功力,且主要功力又在于拇指、食指和腕力。故贺普仁通过练习二指禅、顶指法、夹木锥、捻线法等方法,形成了自己独特、疗效显著的针刺手法。他用大拇指和食指分别架在桌边,弯腰,将身体的重力压在指上,练习久了手指就有力,进针时不用力就能轻巧的刺入,练习指力对操作火针也大有裨益,针刺时可更为敏捷和快速,而且可以让针灸更容易得气。所以贺普仁认为学习课本知识是必要的,但对于针灸医生,练功也必不可少。他后来也积极督促他的弟子们练功。练功没有捷径,唯一的方法就是要身体力行。

贺普仁先生认为八卦掌打人,是以心行意,以意导气,以气运身,以身发力;针灸治病也是如此,以心行意,以意导气,以气运针,以针通经。八卦掌是抗暴的,针灸是治病的。两者原理一样,都是以阴阳、五行、八卦之理作为指导;方法也是一样的,都是先在心,后在身,意气为君,身、针为臣,把自己的善意(治病)或恶意(伤人)以气(极微小的物质流)的形式通过针或身(头、肩、肘、手、胯、膝、足)灌注到对方的穴位经络,达到治病健身或抗暴之目的。所谓"明医理有益于武,明武理有益于医",贺普仁先生数十年如一日穷究医理精研武道;把精妙的医术和深奥的八卦掌原理、拳法、内功有机地结合起来,铸就神针妙法,使自己的针灸技术达到炉火纯青的境界,治愈了无数的国内外患者。

贺普仁认为习武者必须努力学医,不但学中医还要学西医,才能使武术与时俱进跟上社会科学化、现代化的脚步。才能使武术健身价值进一步提高,更好地发挥其作用;从事医学工作的,特别是中医、针灸、正骨大夫都应习练武术研究武术,不但可以健身强体,还可以进一步提高疗效。古往今来不少武术爱好者都喜欢研究针灸穴位,脏腑骨骼,不少武术家同时是医生,不少医生也同时是武术家,这充分说明中国武术与医学特别是中医学的联系,如果努力把医学与武术有机地结合起来,让它形成并蒂莲花同放异彩,医疗效果就会不断提高,大步前进。

三、行 医 之 路

在跟随牛泽华先生学习八年针灸之后,仅仅 22 岁的贺普仁开始悬壶应诊,初来北京,他借了表姨家一间房和几件简单的生活用具,在天桥附近的永安路上开设了自己的针灸诊所——"普仁诊所"。

贺普仁上有父母双亲和岳母大人,下有妻室和一双儿女,刚开始生活很艰难,需要自己准备诊室、设备,"普仁诊所"最初只有 30 平方米,一个人应诊。为了节约开支,诊所不敢招助手,贺普仁事无巨细,全部亲力亲为。

当时他的诊所附近有很多有名的中医大夫,例如苗振平、沈大海、白守谦等,相比之下,贺普仁不免显得有点过于年轻了,而当时人们的观念是大夫还是老的好,所以开始病人也不多。为了提高疗效,贺普仁看病时精益求精,综合应用火针、毫针、拔罐及中药,因为三棱针放血见效快,所以多配合放血疗法。每每到了夏末秋初,是急性胃肠炎好发时节,患者临床表现为上吐下泻,针灸治疗见效很快,尺泽放血可止吐,委中放血可止泻。而且多数经过一次治疗后症状就能消失,效果立竿见影。对于针灸过程中的应急事件,贺普仁教授也都有应对的措施,如有时候因为放血,患者会出现血压下降,面色㿠白,素髎穴扎一针,血压当下就能上升,面色也会红润起来。

在医治过的这么多病例中,有些病例是贺老记忆犹新的。有一个姓贾的农村孩子,四岁时得了百日咳,后转为肺炎,住院后肺炎治好了,但却双目失明了。当时,一家医院诊断为皮质盲,说治不了。家人在绝望之中,找到了贺普仁。他大胆地给他进行了针灸,当时孩子就有了视觉,能看见东西,经过八次针灸,孩子的视力神奇地恢复了。贺普仁治病疗效显著,来就诊的患者渐渐多了起来。

贺普仁不仅有精湛的医术,还有高尚的医德。当时,天桥地区是穷苦人的聚集地。贺普仁经常为贫穷的病人免费治疗,有一年,从端午节到中秋节,一拨拨病人没给钱,先记着账,几个月算下来,病人拖欠的金额达到 1700 元,在当时来讲,这简直是天文数字,但贺普仁不会去追讨,全部当成了义诊。也就是凭着疗效突出,服务态度好,以及诊费上的不"认真",他的名气越传越广。名气大了,他也没有生出骄气来,对老大夫仍然是相当尊重。这种态度使得不少有名的老大夫常把病人介绍到他那里去,他们常说"那里有位小大夫治得不错,你可以去找他。"从此,"小大夫"的名号不胫而走。时间久了,贺普仁名声远播,许多远方病人慕名而来,"普仁诊所"在诊所林立的天桥站住了脚跟。第二年他的门诊从路西搬到路东,面积扩大了一倍,有 4 间房,再过两年,诊所又搬回路西,这回变成了 7 间房,规模扩大,生意日益兴隆。

新中国成立后,人民政府要求从医者要重新考证。1950 年贺普仁到北京卫生局考试,这次考试非常不容易:头天考口试,考了一个上午;第二天考笔试,中医全科内容都在里面。结果,贺普仁考了全北京第六名,他得以继续开诊。

四、任职于北京中医医院针灸科

1956年响应党和国家的号召,30岁的贺普仁关闭患者盈门的个人诊所,来到北京中医医院针灸科从事针灸临床、科研及教学工作。到北京中医医院针灸科当了一名普通医生。弃私图公之路是光荣的,以121元的工资养活11口人的一个大家,生活也是严峻的。贺普仁教授说:"生活困难是自家小事,为社会贡献是国家大事。"

医院刚刚成立,百业待兴,贺普仁年富力强,技术精良,被众多老前辈及医道同仁推选为针灸科的负责人。1958年正式任命为北京中医医院针灸科第一任主任,一当就是21年。为北京中医医院针灸科的成长建设作出不可磨灭的贡献。

建院初期,针灸科里只有十几位医护人员,迄今发展至70余位医务人员;最初只设有针灸门诊,70年代建立了拥有40张床位的北京第一家针灸科病房,现已发展到百余张床位,并设立国内第一家中医卒中单元。贺普仁教授重视名家的学术经验继承工作及年轻人的培养工作,为工乐亭、夏寿人老大夫配备徒弟及学生,通过跟师学习,他们都逐渐成为针灸科的骨干医生。他重视针灸事业的发展,不仅扩大了针灸治病范围,继承并发扬古人遗传下来的各种针术,如金针、火针、三棱针等各种针具的应用;更重视科研工作,在其任职期间,针灸科多次获得科研成果奖、科技进步奖。

贺普仁教授在工作上勤勤恳恳,任劳任怨,不计较个人得失,领导着针灸科同仁向前发展,不幸积劳成疾,因患重病,于1979年退居二线,但他仍担任着北京中医医院学术委员会顾问工作,始终关心医院及科室的发展,为针灸科的发展积极出谋划策。

五、创立三通法

贺老在几十年的临证工作中,不断探索提高针灸疗效的方法,精研《内》、《难》,通览《甲乙》,阅读大量古籍,思考针灸治病的真谛。从青年时期,他就注意将各种针灸技术灵活运用到临床,大大提高了临床疗效,扩大了治疗范围。

贺普仁十分重视放血疗法,认为放血疗法效果迅速,临床上使用更广泛,主要治疗实证,如在中风先兆期,可以选择四神聪、金津、玉液放血以平肝熄风,根据病情需要还可以取委中、尺泽等十二经的合穴放血,可以制止中风的发生。此外,头痛也可以用放血疗法,比如常取太阳穴、耳尖放血,视出血由暗变成鲜红即可,效果显著。

对于火针,贺普仁更是具有浓厚的兴趣,火针治病见效快,可以起到毫针所达不到的奇效。最初使用的火针就是一般的钢针,经不起高温煅炼,烧灼数次材料就脆了,容易折针,后来贺老自己研制了贺氏火针,加入高科技材料,高温之后不变性,针体还非常挺拔。现在北京中医医院针灸科的医生所使用的火针均是贺氏火针。

贺普仁教授在丰富的临床经验基础上,结合中医基础理论,总结出了完整而崭新的理论体系,提出"病多气滞,法用三通"的中医针灸病机学说,完善了针灸治疗体系——"贺氏针灸三通法",为现代针灸学的发展起到了积极促进作用。

贺普仁教授认为任何疾病的发展过程中,气滞是不可逾越的病机,气滞则病,气通则调,调则病愈,故称"病多气滞"。针灸治病就是调理气机,使之通畅,从而治愈疾病。贺普仁教授对传统的毫针、火针、灸法、拔罐、放血等疗法做了大量发掘整理提高工作,将针灸诸多疗法概括为以毫针针刺为主的微通法、以火针艾灸疗法为主的温通法和以三棱针放血为主的强通法。三种方法有机结合,对证使用,称为"法用三通"。毫针之作用在于通经络、调气血,广泛用于临床,内伤外感、虚实寒热、男女老少皆宜;火针治病通过刺激穴位和部位,增加人体阳气、激发经气,调节脏腑机能,使经络通、气血畅,用于祛寒除湿、清热解毒、消癥散结、去腐排脓、生肌敛疮、益肾壮阳、温中和胃、升阳举陷、宣肺定喘、止痛、止痒除麻、定抽、熄风等;放血疗法主要通过锋针刺破皮肤,强迫恶血外出,"治血调气",主要应用于清热泻火、止痛、消肿、镇吐、止泻、救急危症等方面。"三通法"可运用于虚实证中,毫针配合手法本身就有补虚泻实的作用,火针可以运用在一些虚证方面的疾病,如肾阳虚,肾俞点刺甚至留针,可起到温通经脉,补肾壮阳的作用。三棱针放血可运用于一些气虚血瘀的疾病,瘀散才能气血生化。"三通法"拓宽了针灸的治疗范围,在我国的针灸临床医疗学术体系中具有代表性和原创性。

贺普仁教授勇于实践,扩大了三通法的影响。非典时期,他积极参与诊疗,这与他早年就对外感病认识比较深入有关。贺老认为"非典"是外感实证,当时在病房里就以大椎放血为主,效果很好,退烧很快。后来报道称贺普仁教授是"非典针灸第一人"。

贺普仁教授十分重视理论的总结和推广,著有《针灸治痛》、《针具针法》、《针灸歌赋临床应用》、《毫针疗法图解》、《火针疗法图解》、《三棱针疗法图解》、《普仁明堂示三通》等书。1991年,成立贺氏针灸三通法研究会。日本、美国等国家先后成立了"针灸三通法研究会",1994年,我国台湾成立了"针灸三通法研究会"。贺氏针灸三通法享誉海内外,通过国际培训班的推广,贺氏三通法已被传播到世界各地,为各国的患者带来福音。

六、教书育人,桃李满天下

贺普仁教授注重学术传承工作,培养了众多优秀的弟子。1991年,贺普仁教授成为国家级名老中医药专家学术经验继承人导师,由政府承认选定学生、徒弟继承贺普仁教授学术经验。在北京人民大会堂国家中医药管理局隆重举行大会,为全国500名中医针灸界的学术权威配备徒弟。几十年来,他以"针灸三通法"理论培养了大批优秀弟子及针灸学研究生达400余众,可谓桃李满天下,遍布国内外。贺老所收徒弟都是热爱针灸,熟读《针灸大成》,这点源于他的老师牛老对他的严格要求。

他先后带教国家级学术继承人徐春阳、王京喜、程海英、张晓霞、谢新才、王桂玲,北京市级学术继承人盛丽、崔芮,研究生王可等。目前这些弟子们秉承贺老学术思想,有的在北京中医医院针灸科继续从事针灸临床工作,有的已远渡重洋,传播针灸技术。

现北京中医医院针灸科的众多骨干或为贺普仁教授的徒弟,或曾经接受过贺老的教诲。他的徒弟或传人临床上都在运用三通法,对于贺普仁教授的学术进行了系统的总结和发展,贺普仁教授对徒弟们学术技艺上的创新表示赞誉。另外,贺老还带教了大量国内外慕名前来学习针灸的医务人员。在其影响及悉心指导下,其子女等继承贺老学术思想,也都在从事针灸相关工作。

七、为针灸走向世界作贡献

贺普仁教授十分重视学术交流工作,多次接受国家的出国医疗任务,先后赴十几个国家和地区交流、讲学,精湛的医术使国内外医学界同仁惊叹不已,被誉为针灸泰斗,为针灸的传播和发展做出杰出的贡献。

1971年针刺麻醉走出国门,贺普仁教授曾参与过相关研究,当年跟北京协和医院一起做胃切除手术。针灸麻醉引起了世界对针灸的重视,从那时候起贺普仁教授就开始思考应该给针灸的发展道路做出一个整体的规划,推进针灸在国际上的发展。

1973年,作为中国医学卫生代表团唯一一位针灸大夫,出访北欧五国。1976年,贺普仁教授奉命出国,是我国派赴非洲上沃尔特(今布基纳法索)医疗队中唯一的一名中医。其精湛的医疗技术很受外国朋友欢迎,为203位患者医病,曾是贺普仁教授一天的门诊工作量。在异国他乡,贺普仁教授的医术被传为佳话,邻国的患者也来就医。看到贺普仁教授的医疗成效,拉米扎纳总统要求贺普仁教授为他的小儿子穆罕默德王子治病。在贺普仁教授的治疗下,王子的病逐渐好转。1976年,作为中国医疗队成员,荣获前上沃尔特总统亲授"骑士勋章"。贺普仁教授在上沃尔特工作一年半,回国前,总统夫妇十分高兴地告诉医生说:"他们的儿子到小学读书了。"拉米扎纳总统奖给贺普仁教授一枚金质骑士勋章,嘉奖他对驻在国的精诚服务。

1987年秋,他作为我国针灸界的五位代表之一,出席了在北京召开的世界针灸学会联合会国际学术会议。这个大会开得隆重热烈,推选我国代表为世界针灸学会联合会的主席,并将总部设在北京,有力地加强了中国在世界针灸领域的学术地位。1991年贺普仁教授当选为中国国际针灸考试中心副主任,并在当年举行的首届国际针灸专业水平考试中担任主考官。

几十年来,贺普仁教授或出国讲学,或在国内为国际学子讲授"贺氏三通法",为扩大针灸在世界上的影响做出了贡献。

八、高尚的医德

熟悉贺家的人都知道,贺家的家规以勤、俭、孝著称。节俭之风,一直保留至今。提起这类往事,已经是国内外知名的贺教授,总是笑呵呵说:"老习惯了,改不了。"当然,贺大夫并不处处计较,从他家藏书之丰,书籍门类之广,可以看出他也有"挥霍"之处。

贺普仁教授对于病友确是慷慨大方,虽为医院的大夫,但他还是丢不下那批享受他免费医疗的穷病友。"晚上到我家来吧!下班以后我给您瞧病。"这是贺普仁教授经常对那些无钱看病的患者说的一句话。为了方便众多患者就医,贺普仁教授多年在繁忙的工作之余为病人义诊。刚进入北京中医医院工作时,他白天在医院上班,晚上回到家里义诊。从1956年,贺普仁教授晚间义务门诊36个春秋。

有一个时期,贺家住在宣武区南柳巷52号,单门独院,里面有9间房,其中一间成了贺普仁教授的书房兼诊室。每天吃完晚饭,从6点半看到9点半,一般能看30多人,主要是帮街坊邻里、亲戚朋友看病,辗转到来的有很多,但只要有病人,他就亲手施治,不收诊费。他的名声越传越远。

　　贺普仁教授把他的晚间义务门诊视作开拓针灸事业的一条重要途径。他说,现代医学发展的另一个侧面是分工过细,范围越来越窄。儿童患病找儿科,妇女病患找妇科,患眼疾的人找眼科,呼吸系统和消化系统的患者不能找同一个医生,这两种病分别属于内一科和内二科。有些患者身上麻木,西医治疗无效,或者有的患者不知到底应找哪一科,才抱着试试看的心理来到针灸科。贺普仁教授通过晚间义务门诊可以接触到各种类型的病人。单就眼科来说,他治疗过复视、白内障、青光眼、视神经萎缩、虹膜睫状体炎、视神经色素炎、视网膜色素变性等多种眼疾,还治疗过颜面痛、五官痛、颈项痛、胸肋痛、脘腹痛、前后阴痛等许许多多的疾病。

九、至高的荣誉——国医大师

　　2009 年贺普仁教授被国家人力资源和社会保障部、卫生部和国家中医药管理局联合授予"国医大师"荣誉称号。

　　2009 年 10 月 15 日,由北京市中医药管理局、北京针灸学会、北京针灸三通法研究会主办,北京中医医院承办的贺普仁教授荣获"国医大师"称号庆贺会在北京首都大酒店隆重召开。国家中医药管理局、北京市卫生局、中国针灸学会、中国中医科学院、世界针灸学会联合会均派出领导及专家参加,全国各地 200 多名针灸同道、20 余家新闻媒体一起为贺老庆祝荣膺"国医大师"称号。贺老 60 多年的勤学不辍、开拓创新、普救众生、仁心仁术赢得了"国医大师"的称号,这是国家对贺普仁教授在针灸学上杰出贡献的高度肯定。

十、出版巨著《中华针灸宝库》

　　贺普仁教授一生酷爱古医籍,倾注大量精力财力,遍寻医书,收藏了数百部针灸文献资料,其中不乏善本、孤本,被誉为国内"针灸藏书第一家"。他一直致力于将所收集的针灸古籍整理再版,以促进针灸事业的发展。但是由医院组织编著针灸古籍,可谓困难重重,但贺普仁教授凭着对针灸的热爱与执著感动了身边的同道,不断有专家、学者加入进来,队伍不断扩大,力量日益加强。

　　着手时首先要确定选择哪一个特定时段的古籍,几经思量,贺普仁教授把切入点定位于明清,这不仅仅是因为传世的针灸古籍绝大部分为明清著作,更因为明清在针灸发展史上是一个非常特殊的时期。明代针灸学发展主流表现在对于前代或前人针灸文献的汇编整理,出现了四部集成性的针灸全书——《针灸大全》、《针灸节要聚英》、《针灸大成》、《类经图翼》;同时四部大型综合性医书——《普济方》、《医学纲目》、《奇效良方》、《古今医统》中也均设有针灸专篇,呈现出针灸文献系统总结的特点。而与之形成鲜明对照的是,清代的针灸学发展呈现出由博返约的趋势,针灸朝向更加简单、更加安全的方向发展,这突出反映在以下两个方面:第一,改进刺灸法,简化操作步骤,以减轻病人痛苦,并在保持原有疗效的基础上,提高针灸的安全度;第二,针灸著作简明、通俗,图文对照,易读易学。确定了特定的时段之后,还要选择一个特定的切入视角。以往的古籍整理多以文字校正、义理解释为主,而贺普仁教授本人以临床为主业,工作班子也以临床一线大夫为主体,最后决定扬长避短,以一个临床家的视角解读古典文献！将临床学有所得,用有实效的心得体会以注文按语的形式表现,以助临床医生阅读。

经过以上准备工作,2005 年编写工程正式启动。贺老不顾体弱多病之躯仍坚持参加编委会议,把握全书的方向,对书稿逐字逐句修改,保证了书稿的质量。经过 9 年的编著工作,这部倾注了贺普仁教授以及百名专家学者心血与智慧的《中华针灸宝库》终于问世了。

在贺普仁教授的记忆里,2012 年 12 月 16 日是个值得回味的日子。当时窗外雨雪霏霏,人民大会堂北京厅内却是一派温暖喜庆的气氛。《中华针灸宝库·贺普仁临床点评本(明清卷)》新书首发式在人民大会堂北京厅隆重举行。这套丛书是我国有史以来首部官修针灸全书,汇集业内百名中医针灸专家担当编委,丛书近千万字,分明、清两卷,共 30 分册,规模宏大,意义深远。

《中华针灸宝库》是一项集大成的工作,首次全面系统地收集了明清时期的针灸古籍,保护了历史文化遗产。收录了多部孤本、善本,使读者可以从更宽广的角度了解明清时期的针灸理论及临床经验,因此具有很高的学术价值,为系统研究针灸古籍提供了宝贵的参考资料。丛书首次从临床实用角度,对针灸古籍进行全面点评分析,突出了与现代针灸临床相结合的特点,全面涵盖了有关经络、腧穴、刺灸法、针灸适应证、临证取穴及针灸禁忌等针灸学内容,并融汇了大量现代思想,古今结合,内容全面,对针灸临床起到重要的指导意义。来自中医针灸领域的专家学者、图书出版方以及各界领导出席了这次活动,对《中华针灸宝库》的重要学术意义和地位给予高度评价,众多针灸、医史文献专家充分肯定了此书在保护中医文化遗产、促进针灸临床发展等方面的重要意义。对于丛书的隆重出版,贺普仁教授感到非常欣慰。他强调古籍是中医针灸发展的基石,希望为针灸事业的发展继续做出更多的贡献。

(郭　静)

上　篇
针灸三通法学术理论

第一章　针灸三通法的理论基础

一、针灸三通法的创立

贺普仁教授22岁(1948年)悬壶应诊,救治病人无数,早年间治病主要以毫针为主,且在临床之余,细细研读中医古籍,仔细体会毫针的微妙,深得其精华,发表了"针灸治疗口眼歪斜160例分析"(1965年)、"针灸治疗85例遗尿的临床观察"(1968年)、"针灸治疗输尿管结石"(1973年)3篇毫针治疗的论文。毫针疗法以后逐渐发展为三通法之一——微通法,以毫针为主的微通法应用范围广泛,在当时和现在一直是针灸临床的主要工具。

然而临症之时,贺普仁教授渐渐发现单一毫针治疗并不能满足临床所需,如何提高疗效,扩大适应证已是当时迫在眉睫的问题,在60年代初贺普仁教授在临床实践中逐渐引入了放血疗法,多用于治疗血瘀络阻之证,方法简捷,效如桴鼓。这一期间发表放血疗法的论文有4篇:"放血疗法"(1964年)、"放血退热的临床观察"(1968年)、"放血对高血压的影响"(1969年)、"中草药配合放血疗法治疗银屑病12例小结"(1970年)。放血疗法这一古老的治疗方法后来演变为三通法之一——强通法。

60年代初贺普仁教授同时开始了对火针疗法的研究和探讨,这一疗法虽自古有之,历代医家特别重视,发展至当时却很少有人应用,濒于灭绝。贺普仁教授发现火针疗法恰能弥补毫针和放血之不足,如获至宝,遂潜心研究,总结发挥,治愈了大量的病例,消除了病人对火针的偏见。通过多年的临床实践,证明其应用范围广泛,疗效可靠,因此值得普及和推广。贺普仁教授临床非常重视火针,将其提升到与毫针同等高度,不但扩大了火针的适应证,而且使操作技术大有改进。继《内经》、《千金方》、《针灸聚英》之后,又一次系统总结了火针疗法。这一期间发表火针疗法的论文有3篇:"火针治疗漏肩风"(1965年)、"火针治疗面肌痉挛的临床观察"(1971年)、"火针治疗30例坐骨神经痛的临床观察"(1972年)。火针为主的疗法后来演变为三通法之一——温通法。

贺普仁教授毫针、火针、放血三法联用,有机结合,或三法结合应用,或独取一法、二法、随证选取,得心应手,对一些疑难杂症、陈疾旧疴,主张毫针、火针、三棱针相配合,力求改变以前单针治病的思路,使针灸临床的适应病种的数量及疗效有了大幅度的提高。至80年代初贺普仁教授才将这三种针灸方法归纳总结,正式提出"贺氏针灸三通法"概念。贺普仁教授致力于"贺氏针灸三通法"的推广和研究,发表三通法研究的论文4篇:"温通法治疗子宫肌瘤"(1985年)、"火针疗法的机理研究及临床应用"(1986年)、"针灸三通法"(1993年)、"针灸三通法的临床应用"(1999年),出版论著11部:《针灸治痛》(1987年)、《针具针法》(1989年)、《针灸歌赋的临床应用》(1992年)、《贺氏针灸三通法》(1995年)、《贺氏针灸三通法附图解(一、二、三册)》(1998年)、《针灸三通法临床应用》(1999年)、《灸具灸法》(2003年)、《针灸三通法操作图解》(2006年)、《中国现代百名中医临床家·贺普仁》(2008年)。

贺普仁教授亲自指导 3 名硕士研究生,北京中医医院针灸科先后为贺普仁教授配备了 8 名徒弟。通过全面继承贺普仁教授学术思想和更加深入的临床实践,逐渐使"贺氏针灸三通法"理论更加完善。北京中医医院针灸科是国家中医药管理局重点专科及重点学科,在学术研究和临床示范中颇具影响力,贺普仁教授的亲授弟子以北京中医医院针灸科为依托,搭建起推广"贺氏针灸三通法"的广阔平台,在国内率先建立了中医卒中单元,将"贺氏针灸三通法"广泛应用于中风病的临床及科研工作,并在此基础上建立起中风病应用"贺氏针灸三通法"的诊疗规范,进一步促进了"贺氏针灸三通法"的推广。

在贺普仁教授研究的基础上,"贺氏针灸三通法"的研究不断深入,研究论文层出不穷,有临床疗效的总结,也有多中心大样本的临床对照研究,有中医理论范畴的三通法机制探讨,也有以现代医学角度从临床机理和动物实验方面对三通法作用机制的深入研究,如"贺氏三通法对缺血性中风患者神经功能缺损的影响:多中心随机对照研究"、"贺氏三通法治疗痰瘀阻络型中风临床研究"、"贺氏三通法对急性脑梗死患者血浆 t-PA 和 PAI-1 的影响"、"三通法针刺对急性缺血性脑血管病患者血清 TNF-α 及 IL-1β 的影响"、"贺氏三通法对脑缺血再灌注大鼠模型血浆 β-EP、ACTH 的影响"等。据统计有 11 部专著相继出版,103 篇"贺氏针灸三通法"理论及应用研究学术论文被发表,其中我科发表 30 篇,各地针灸科医生发表 73 篇,内容涉及内、外、妇、儿等各科疾病 65 种。

"贺氏针灸三通法研究会"于 1991 年 11 月成立,此后在日本、中国台湾、中国香港、泰国、新加坡、美国、澳大利亚等地相继成立了分会,"贺氏针灸三通法"在国内外针灸界产生了广泛影响。

贺普仁教授从事中医针灸事业至今 70 余年,通过孜孜不倦的潜心钻研,在长期的医疗实践中创造的"贺氏三通法",是他经过几十年的理论探讨和临床实践相结合而提出的针灸学术思想,博采众长,疗效显著。

二、三通法的含义

从狭义角度理解,"贺氏针灸三通法"即以毫针刺法为主的"微通法",以火针、艾灸疗法为主的"温通法"、以三棱针刺络放血疗法为主的"强通法"。三法有机结合,灵活掌握,对症使用,或三法合用,或独用一法、二法。

尽管三通法以三种方法命名,但并非三种疗法,其蕴含了贺普仁教授对中医药学、对针灸医学深刻的理解和认识。因此,从广义角度理解,"三通法"包含四个特点:

特点之一在于以"通"体现了针灸治病的根本原理。针灸的治病基础是经络,经脉以通为畅,经脉通则血气和,则无病;若经脉不通,则百病生。针灸治疗的关键也在于通经络、行血气。如《灵枢·本藏》说:"经脉者,所以行血气而营阴阳,濡筋骨,利关节者也。"经络在人体运行气血,联络脏腑,贯通上下,沟通内外表里,无处不到、无处不有,同时手足表里之经又按照一定的次序交接,使气血流注往复,循环不已,这就是经络"通"的作用,是人体生命活动的基本生理特征。疾病的发生恰恰相反,是对这一生理功能的破坏,出现了或表或里,或脏或腑,经脉气血的不通、营运不畅,如《素问·调经论》所说:"血气不和,百病乃变化而生",孙思邈在《千金方》中也指出"诸病皆因血气壅滞,不泻宣通"。在针灸补泻的辨证认识上,因为气血不足推动无力所致经络不通,气血壅滞,可以温通以补虚,也可强通以通经络、行血气,使上下通达,故治疗在补虚求本的基础上,又要使经络疏通,气血畅达,因此不论虚实,于"通"上做文章,方能奏效。微通法重在调和,温通法取其温之,强通法在于决血调气,根本宗旨就是通。正如虞抟《医学正传》所说:"通之之法,各有不同,调气以和血,调血以和气,通也;下逆者使之上行,中结者使之旁达,亦通也;虚者助之使通,寒者温之使通,无非通之之法也。"因此选择适当的针灸方法,通过不同的渠道,疏通经络、调理气血,以通为用,则是针灸之所以治病的根本原理。

特点之二在于重视多种疗法有机结合。针灸治疗方法众多,《内经》就提到针具有九针,治疗方法有针、灸、刺络放血等不同,当代针灸的治疗方法更是层出不穷,贺普仁教授将众多的针灸疗法概括总结为三通法。"三"也可理解为约数,意即多,强调对不同疗法的重视,而非独用毫针,体现了针灸治疗方式的灵活性,贺普仁教授一直强调:"必须掌握丰富多样的干预手段才能应对变化多端的疑难杂症",因此临床工作者要善于灵活运用不同的治疗方法,并针对不同的疾病和病变的不同阶段将三法有机组合应用,才能提高疗效,扩大针灸治疗适应证。古代医家在治疗疾病的实践中,也提到单用针法或灸法虽可取得一定疗效,但每种治疗方法各有侧重,废一不可。如高武在《针灸聚英》中指出:"针灸药因病而施者,医之良也",吴昆在《针方六集》中指出"不针不神,不灸不良,良有一也"。

特点之三在于概括现代常用的针具。"贺氏针灸三通法"所选的毫针、火针、三棱针为主的针具也是现代常用针具的高度概括,是针灸诸法的代表,吸收了其他各法的精髓。如果掌握了三法,也就从根本上掌握了其他诸法使用的核心技术和理论精要。《内经》以九针概括了古代针具,三通法以临床常用的三种针具和治疗方式对现代常用针具做了概括。各种针具,据情选用,方可去病,如《灵枢·官针》"九针之宜,各有所为;长短大小,各有所施也,不得其用,病弗能移"。说明了不同的针具各有不同的适应证和不同的效应,贺普仁教授就是利用不同的针具和刺法,来达到"通"的治疗目的。

特点之四在于精妙在"术"。针灸是一门技术性很强的实践医学,临床选穴、手法等操作技术性很强。贺普仁教授将数十种针灸疗法的精髓凝练为"三法",并制定详细操作规范,简化了学习掌握的难度,也为深入掌握"三通法"奠定了基础。"贺氏针灸三通法"中微通法主要用毫针操作,除了取古代毫针为"微针"、"小针",以及《灵枢·九针十二原》"欲以微针通其经脉,调其血气"之意外,更是在于强调毫针操作的精微、微妙。用一个"微"字,道出了毫针操作中从持针、进针、行针、补泻,直到留针、出针各个环节都要用心领悟,"守神"、"守机",达到"易用而难忘"的境界和水平。为达此境,贺普仁教授总结了一整套修炼针术之法,同样,对于"温通"、"强通"也有修炼之法,因此要掌握和使用"贺氏针灸三通法"以取得好的效果,更要重视练习基本功,要与具体疾病相结合去体验"三通法"操作的技巧,使法-术-人-效紧密结合,才能真正体会出三法神妙之处。

三、"病多气滞"的病机学说,"法用三通"的治疗法则

"病多气滞":不同疾病的病因有内伤、外感、七情、六淫、还有饮食劳倦、跌打损伤等。但在任何疾病的发生过程中,气滞是非常重要的病机之一。当人体正虚或邪实之时,致病因素干扰了人体脏腑和经络的正常功能,出现了经络不调,气血郁滞。经络是病邪由外入内的通道,具体表现为相应经络不调,气血运行不畅。如外邪侵袭,邪入经络,则使经络中的气血

运行不畅,病邪通过经络由表入里,则出现脏腑病变,又因气血是脏腑功能活动的基础,气血不和则出现脏腑病变,脏腑病变也可反映在相应的经络上,表现为经络中的气血运行不利。所以说疾病的产生,皆由于气血不通。《素问·调经论》:"五脏之道,皆出于经隧,以行气血,血气不和,百病乃变化而生,是故守经隧焉。"《灵枢·经脉》:"经脉者,所以能决生死,处百病,调虚实,不可不通。"七情出于五脏,七情过激则能直伤内脏,导致脏腑气机失常而发病,气病及血,气血瘀滞,经络不调。饮食不节、劳倦太过也可使经络空虚或邪气内停,使经络中气血不畅而致病。故疾病之传变均通过经络进行,均表现为经络不调,气血郁滞,故针灸治疗各种疾病的作用在于调气血,通经络。因此在任何疾病的发展过程中,气滞是不可逾越的病机,气滞则病,气通则调,调则病愈,故称"病多气滞"。正如《千金翼方》所云:"诸病皆因气血壅滞,不得宣通。"

"法用三通":"三通法"的关键在于"通"和"调","通"是方法,"调"是目的。"通"和"调"表达了"三通法"的理论基础,反映了针刺治疗疾病的基本原理为通经络,调气血。"气血不通"是各种疾病的共同机制,选择适当的针灸方法,通过不同的渠道疏通经络、调节气血,三种方法有机结合,对症使用,称为"法用三通"。疾病不论虚实,皆可用三通法,多种不同的治疗方法结合应用是针灸治疗疾病的重要途径。例如,对于实证,可借助毫针的泻法,火针的温热、主升主动、行气发散之性,放血的决血调气之功,达到调气血,激发经气,泻除实邪的目的。虚证是人体阴阳脏腑气血不足而导致的疾病,气血是脏腑经络活动的基础,虚证的本质是气虚血亏,气血运行不畅,可借助毫针的补法,火针的温热助阳益气,放血的决血调气,激发气血来复,达到扶助正气,使气盛血充的目的。故无论疾病发展的不同阶段,无论外感、内伤、寒、热、虚、实,仔细把握病机的演变,将三种方法有机结合使用,运用更加丰富完备的针刺治疗技术,以获得更好的疗效。

第二章 微 通 法

一、"微通法"的概念

微通法指的是以毫针针刺为主的一种针法。微者,《中华大字典》云:"小也,细也"。将临床最常用、最基本的毫针刺法命名为微通法,是有其深刻含义的。所谓微通,其意有五:①毫针刺法,因其所用毫针细微,故古人称之为"微针"、"小针","微"代表此法的主要工具是毫针。如《灵枢·九针十二原》:"欲以微针通其经脉,调其血气",后世《标幽赋》也指出"观夫九针之法毫针最微",又说"众穴主持","微"在此有细、小之意,说明针尖尖如"蚊虻喙"、针身细巧的毫针,可以针刺全身各部的穴位,应用广泛。②有微调之意,用毫针微通经气,好比小河之水,涓涓细流,故曰微通。正如《灵枢·刺节真邪论》所说"用针之类,在于调气",《灵枢·终始第九》所说:"凡刺之道,气调而止。"此微调之意蕴含在轻巧的手法之中,手法轻巧给予患者良性刺激,是微通法取得理想疗效的关键。③取其针刺微妙之意,《灵枢·小针解》:"刺之微在数迟者,徐疾之意也。""粗之暗者,冥冥不知气之微密也。妙哉!工独有之者,尽知针意也。"所谓微者,是指针刺精微奥妙之处。应用毫针,从持针、进针、行针、补泻直到留出针各个环节都要求运用正确针法,掌握气机变化的规律,从而真正理解针刺的精微奥妙之处。④手法轻微之意,细心观察贺老的针法,可以发现手法轻巧是取得理想疗效的关键,针刺应给予患者感觉舒适的良性刺激。⑤选穴组方精微,贺普仁教授在临床应用上,依据针灸经典文献,参考各家学派的学术思想,结合自己的临床体验,扩大腧穴的主治范围,活用经穴,发挥透穴,妙用奇穴。其针灸处方不仅是腧穴功能的集合,而且是其升华和精髓。针灸处方中体现穴位组合和穴法结合的精微之处。

此外,微通法穴法手法并重。杨继洲的《针灸大成》,对贺普仁教授影响深刻。杨继洲倡导穴法手法并重,在《针灸大成》卷九"治症总要"谓:"中风不省人事:人中、中冲、合谷……已上穴法不效,奈何?答曰:针力不到,补泻不明,气血错乱,或去针速,故不效也。"说明不能单纯注重穴法,只有把选穴配穴和操作手法结合起来协同应用,才是取得最佳疗效的关键。贺普仁教授在针灸治疗输尿管结石的病例中,对核心穴位中封、蠡沟治疗均采用龙虎交战法。龙虎交战手法是通过左右反复交替捻转以镇痛,感应虽强烈但不伤正气,犹如欲跃而先退,针欲泄而先补也。其作用优于平补平泻,临床上镇痛效果颇佳,而无副作用。若在疼痛发作时即行针刺治疗,不但可以立刻止痛,解除患者痛苦,而且还可以提高结石的排出率。

如何掌握针刺的微妙呢?《灵枢·九针十二原》:"小针之要,易陈而难入"。贺老认为,微通法的实质也就是研究和探讨在针刺过程中刺激形式、刺激量和刺激效应,以及这三者之间的相互关系。具体治疗时,以针为根,以刺为术,以得气为度,以补泻为法,随证应变,从一针一穴做起,到掌握腧穴处方的综合效应,以期取得理想的疗效。微通法以中医理论为指导,也是一切针法的基础。

从现代看,穴位有相对的特异性,又具有双向调节作用,若经络阻滞,则信息反馈障碍,导致双向调节作用及机体自稳体系的紊乱,而出现各种病症。微通法就是通过刺激穴位并用手法进行微调,来恢复机体的自稳调节机制,达到邪去正复的目的。

二、毫针疗法的历史沿革

毫针的形成渊远流长。砭石是最早使用的原始针具,是针和灸的鼻祖,产生于新石器时代。《春秋》《诗经》等古书中均有用石器治病的记载。古代的针具除了砭石外,陆续有骨针、竹针、陶针等。

针具的改进与生产力的发展密切相关。到西周时期,由于冶炼技术的发展,出现了青铜器,于是有了金属针具,从砭石到金属针,是针具发展的飞跃。九针就萌芽于这个时期。1978年,内蒙古出土了一根战国至西汉时期的青铜针。很长一段时期,九针和砭石等针具并用,直至秦、汉、隋以后,砭石逐渐被九针所替代。

九针的详细记载首先见于《黄帝内经》,如《灵枢·九针十二原》《素问·针解》《灵枢·官针》《灵枢·九针论》都有关于九针的记载。如《灵枢·九针十二原》云:"九针之名,各不同形。一曰镵针,二曰圆针,三曰鍉针,四曰锋针,五曰铍针,六曰圆利针,七曰毫针,八曰长针,九曰大针"。九针长短不一,粗细不同,用于治疗各种不同的症候。其中毫针者尖如蚊虻喙,静以徐往,微以久留之而养,以取痛痹。经后世发展,逐渐扩大毫针用途,如《针灸摘英集》记载"法象毫尖……调经络去疾病";《类经图翼》云:"尖如蚊虻喙,取法于毫毛,主寒热,痛痹在络";《针灸大成》云:"取痛痹刺寒者用此";《医宗金鉴》云:"其必尖如蚊虻喙,取其微细徐缓也"。毫针逐渐成为九针中的主体,应用范围逐渐扩大,直至今日成为针灸临床中的主要工具。目前最常用的毫针为不锈钢针。

针灸学术的发展经历了漫长的历史过程。战国时期《内经》逐渐成书,书中论述了经络、腧穴、针法、灸法,其中的《灵枢》又称为《针经》,较为完整地论述了经络腧穴理论、刺灸方法和临床治疗等,对针灸医学作了比较系统的总结,为后世针灸学术的发展奠定了基础。两晋时期,皇甫谧著《针灸甲乙经》,全面论述了脏腑经络学说,确定了349个穴位的位置、主治和操作,介绍了针灸方法、宜忌和常见病的治疗,是继《内经》之后对针灸学的又一次总结,是现存最早的一部针灸学专著。唐代针灸已成为一门专科,孙思邈绘制了五色"明堂三人图",并创用阿是穴和指寸法。元代滑伯仁著《十四经发挥》,将十二经与任、督二脉合称为十四经脉。明代是针灸学术发展的高潮,尤以《针灸大成》影响最大,汇集历代诸家学说和实践经验总结而成,是继《内经》《针灸甲乙经》后对针灸学的又一次总结。清初至民国时期,针灸医学由兴盛逐渐走向衰退。新中国成立后至今天,针灸得到了前所未有的普及和提高,进行了大量实验和临床研究,广泛用于内、外、妇、儿等各科。

"言不可治者,未得其术也",这句摘自《灵枢》的古语说明针刺手法的重要性。针刺手法的发展源远流长,《内经》论述和总结了上古以来的针刺手法。在刺法方面提到"九刺"、"十二刺"、"五刺"等,在补泻手法方面提到"徐疾补泻"、"呼吸捻转补泻"、"迎随补泻"、"开阖补泻"等,为后世针法的发展奠定了基础。《难经》指出了针刺时双手协作的重要性,重视爪切法,善用迎随补泻,并长于利用五行生克关系,补母泻子进行治疗。金元时期,产生了以何若愚为代表的"子午流注"针法,窦汉卿则率先使用了透针平刺法。明代是各种针法盛行时期,如徐凤撰《针灸大全》,创立了十二种综合复式手法、如"烧山火"、"透天凉"等,汪机著有《针灸问对》,论述了各种针法,力主简化,反对手法繁杂。其后的著作对前人的总结较多,创意较少。

三、"微通法"治病机理

针灸之法,系行气之法。《灵枢·九针十二原》中云:"欲以微针通其经脉,调其气血"。由此可见,通调二字是针灸治病中的主要法则,针灸的通调作用是治疗气血不通的有效大法。贺教授深得其精髓,在他行医数十年中深刻认识到,尽管致病因素有七情、六淫以及饮食劳倦、跌打损伤等,所致疾病种类繁多。或因实,如气滞于表,邪不得宣,而恶寒发热;气血滞于内则瘀积疼痛,气滞于肝则肝气不舒;或因虚,气血虚弱,心失所养则心神不定、夜寐不安,肾气不足则腰痛耳鸣等。但其病机主要是气血运行不畅。外邪侵袭,邪入经络,则使经络中的气血运行不畅,病邪通过经络由表入里,则出现脏腑病变,又因气血是脏腑功能活动的基础,气血不和则出现脏腑病变,脏腑病变也可反映在相应的经络上,表现为经络中的气血运行不利。所以说疾病的产生,皆由于气血不通。《素问·调经论》中说:"五脏之道,皆出于经隧,以行气血,血气不和,百病乃变化而生,是故守经隧焉"。《灵枢·经脉》说:"经脉者,所以能决生死,处百病,调虚实,不可不通"。故用毫针、微针通调气血、补虚泻实,从而治疗疾病。

现代实验研究,针刺不仅可以镇痛,还可以调节机体各个系统的功能,并有防御免疫作用。我们认为"微通法"的实质就是研究和探讨在针刺过程中刺激形式、刺激量和刺激效应以及这三者之间的相互关系——即针灸实践中最关键的问题刺法。刺法是指针刺时,用医者的手指操纵针体在穴位上做不同空间和形式的刺激,使其对患者产生不同的感觉和传导,从而达到最佳治疗效果,这包括刺激形式、刺激量及刺激效应三个问题。

刺激形式是指进针到出针过程中医者的具体操作及补泄规律。我们已知补法形式以轻柔徐为主;刺激量以小、渐、久为主;对机体产生的性质以酸、柔、热为好;对机体的影响以舒适、轻快,精神振奋为目的。具体操作法:徐徐渐进而轻巧地把针尖纳入地部,要求得气过程由小渐大,以小角度的捻转法或微弱的雀啄法,要求感传面慢慢扩大,感传线细而缓。泻法形式以重、刚、疾为主;刺激量以大、迅、短为主;对机体产生的作用性质以触电样快传导的清凉感为好;对机体的影响以明显的触电性的麻酥感为佳,从而达到祛邪的目的。具体操作法:进针后迅速将针尖插入地部,要求得气过程要快、大,行气时较频捻针柄或快而大角度的提插针体,要求感传面大并且迅速,感传线粗而疾。

刺激量是指术者操作时,患者自我感觉的反应。这种刺激量在针刺疗法中所起的作用是促进机体调整气血,通经活络。是促进机体状态转化的外因条件,是解决矛盾的重要方法。补法的针刺总量是在全部针刺过程中缓缓地给予;而泻法的针刺总量则是短暂的时间内迅速而集中地给予,补法的针刺总量呈持续状上升或在先升后降中输入,而泻法的刺激量则是爆发式地折返升降中输入。正确的刺激量应从患者的具体情况中分析而来,主要包括以下几个方面:①临床症状的分析;②年龄的大小;③工作的性质;④性别的关系;⑤胖瘦的区别;⑥季节及气候的影响;⑦水土习惯;⑧部位的不同。

刺激效应是指针刺全过程对患者整个机体的治疗作用。医生根据病情阴阳表里、寒热虚实的辨证,根据治疗原则"虚则实之,满则泻之,宛陈则除之,邪盛则虚之",选择相应的腧穴处方,施术于患者,以求各部阴阳调和,祛除疾病,保持健康。

刺激形式、刺激量及刺激效应这三者之间既有相互作用、相互影响,共同发生治疗作用的关系,也有局部和整体的关系,每一针一穴,每一招一式都需认真对待,这关系到整个机体对总刺激的综合反应。这是衡量针灸治疗的标志,是毫针治疗的关键。

刺激形式与刺激量之相互关系:首先刺激形式是在辨证的基础上施治的重要手段,由刺激形式决定刺激量,只有刺激形式恰当,刺激量适度,才能出现最佳刺激效应,也就是患者才能从疾病状态下康复。反过来,刺激量又调整着刺激形式,如患者得气不理想,甚或未能得气,那就需要医者调整自己的手法。

刺激效应与刺激形式的相互关系:刺激效应指导着刺激形式,如若采用的刺激形式未能达到预期的目的,即刺激效应不明显或是没有效应,这样就必须再根据病情等诸多因素,来改变刺激形式以期达到目的。刺激效应是刺激形式的检验,只有获得最佳治疗效果,才是刺激形式的目的,而刺激形式也决定着刺激效应的结果。刺激形式与刺激效应的关系,也是局部和整体的关系。因为刺激形式需要一针一穴去完成,每一针每一穴虽然都有他们特定的刺激效应,但反映到全身则是对整个机体状态的调整与补充。尤其是针刺技术,非药物可以比拟的,仅以"针"为根,以"刺"为术,调整机体的营卫气血,虚实寒热,祛疾除病。因而一针一穴的刺激形式决定着全身的刺激效应,同样全身的刺激效应也牵动着刺激形式,使两者相辅相成,协调统一。

刺激量与刺激效应的相互关系:刺激量和刺激效应之间的关系更为密切,可以说刺激量到刺激效应是对一种疾病治疗从"量"到"质"的飞跃。从每一针一穴的刺激量反映到全身便是刺激效应,可以说刺激效应是刺激量的"合力",是刺激量的"综合效益",同样,刺激效应也调整刺激量的大小、多少、快慢。

总之,刺激形式、刺激量和刺激效应三者互相作用,共同构成"微通法"的核心。只有三者互相调整,有机结合,才能针下生花,使毫针治疗出现妙不可言的效果。

四、"微通法"的功效及适应证

"微通法"的功效在于通经络、调气血。"微通法"被广泛用于临床各科,涉及呼吸、消化、循环、免疫、神经等多个系统的常见病、多发病,以及疑难病证。可治疗大约三百多种疾病,其中有确切疗效的约在一百多种。不仅适用于治疗慢性疾病如半身不遂、哮喘、眩晕、麻木、皮肤病、月经不调等,也可以治疗一些急症、重症,如晕厥、中风、脑震荡等,也能有起死回生之效。微通法是一切针法的基础之法。

五、"微通法"操作方法及图解

"微通法"操作方法包括持针、进针、候气、补泻、留针、出针等六个步骤。

1. 持针

持针是指拇指在内,食指、中指在外,固定针体调神定息(图2-1)。

2. 进针

根据贺普仁教授的体会和临床习惯,采用的是用努劲单手进针(图2-2)。方法是用拇指二指捏紧针体,微露针尖2~3分置在穴位上,以同手中指按压穴位的旁边,把屈曲的拇指二指突然坚实而有力地伸直努劲,使针尖迅速透过表皮及真皮。除了一些特殊穴位大多用这种努劲单手进针法。

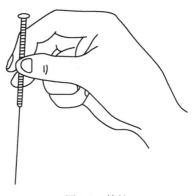

图2-1 持针

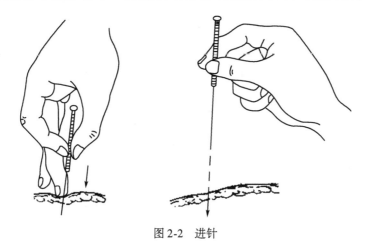

图2-2 进针

3. 候气

"候气"是指针刺后,使机体对针的刺激产生"反应",患者常常有针下的异常感觉,术者指下常常有沉紧、吸着等感觉。应用手段促进"反应"的产生和显现,这就是候气阶段的内容。也叫做"催气"、"气至"、"导气"等。主要候气法有:

弹指法:手离针柄,以指弹动针柄,使针体振动。食指向外弹为泻法(图2-3),食指向内弹为补法(图2-4),是候气的方法之一。

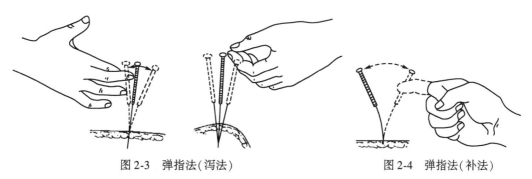

图2-3 弹指法(泻法)　　　　图2-4 弹指法(补法)

刮针法:以食指按压针柄,拇指指甲缓缓刮滑针柄(图2-5)。实证向上刮(图2-6),虚证向下刮(图2-7),也是一种候气法。

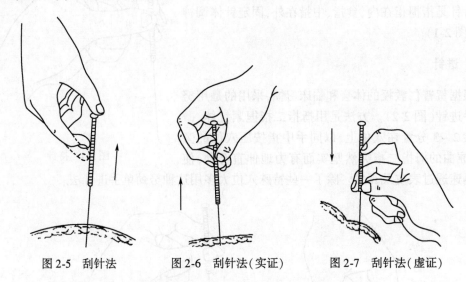

图2-5 刮针法 　　图2-6 刮针法(实证) 　　图2-7 刮针法(虚证)

飞针法:以拇指、食指捻转针柄,旋即放手,再捻再放(图2-8)。

捣针法:用右手腕部抖动,使针穴在原部位上下作小幅度频繁提插。适用于局部有麻木、顽疾、死血的疾病(图2-9)。

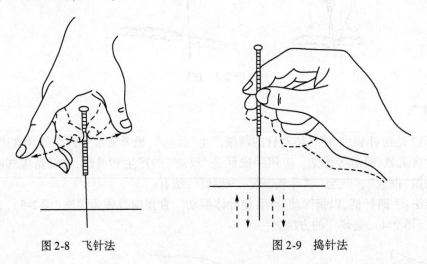

图2-8 飞针法 　　　　　　图2-9 捣针法

4. 补泻法

补法:针刺形式以轻、柔、徐为主;刺激量以小、渐、久为主;对机体产生作用的性质以酸、柔、热为好;对机体的影响以舒适、轻快、精神振奋为目的。

具体操作法:进针后,采用"探索式"刺入地部,所谓"探索式",就是徐徐渐进而轻巧地把针尖纳入地部,要求得气过程由小渐大,行气时如履薄冰,如待贵人,以小角度的捻转法或微弱的雀啄法,要求感传面慢慢扩大,感传线细而缓,在这个基础上,以柔和的单向持续捻转,角度一般180度为宜,同时再送针深入1~2分,然后留针。在留针过程中,针感缓缓增加至起针时仍存在。要求留针过程中,针感继续存在,甚至较前略加明显,然后慢慢减弱消失。一般重补时用此手法。如需要轻补时,操作手法为进针得气时不再继续操作。此时患者穴位处无明显感觉,但留针过程中患者常感到局部酸麻胀或沿经线向某一方向感传,产生欣快感、舒适感等,而且这种感觉逐渐加大。

泻法:针刺形式以重、刚、疾为主;刺激量以大、迅、短为主;对机体的影响以明显的、触电性的麻酥感为佳,从而达到祛邪的目的。

具体操作方法:进针后,迅速将针尖插入地部,要求得气过程要快、大,行气时较频捻针柄或快而大力度的提插针体,要求感传面大并且迅速,感传线粗而疾,在这个基础上,以快速的左右角度相等的捻转,同时辅以快的提插动作,使针感显而著,达到最大的感传面和最远的感传距离。如此反复操作3~5次后,把针提起1~2分,然后留针十分钟左右。一般重泻法采用此术。

5. 留针法

留针法是指针刺施用补泻法后,将针置于穴位上的停留阶段。目前,大多留针20~30分钟。

6. 出针法

起针必须聚精会神,如思想不集中,就容易丢针,或漫不经心一抽而出,引起出血或造成血肿。

起针时,左手拿棉球按住穴位,右手拇食二指握住针柄往外提拔,然后左手轻轻按揉针孔,以免出血(图2-10)。

有的穴位局部血管多,组织疏松,如头部的太阳穴、听宫、睛明、翳风、下关等穴处,起针时如不马上揉按,很容易引起血肿,这些穴位应当特别注意。

在运用补泻手法时,主张补法起针宜缓,不应在出针时再施以刺激,特别在留针短,针下仍有沉、紧的感觉时,应把针体"顺"至松动后,再徐徐出针,揉按针孔;泻法起针宜速,轻轻覆盖针孔即可,不必揉按。

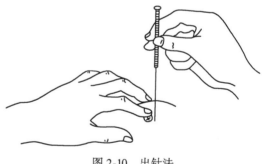

图2-10 出针法

六、注意事项和禁忌

1)过于饥饿,疲劳,精神高度紧张者,不宜行针刺。体质虚弱者,刺激不宜过强,并尽可能采取卧位。

2)怀孕三个月以下者,下腹部禁针,三个月以上者,上、下腹部、腰骶部以及一些能引起子宫收缩的俞穴如合谷、三阴交、昆仑、至阴等不宜针刺。月经期间,月经周期正常者,最好不予针刺,如月经周期不正常者,为了调经,经期可以针刺。

3)对重要穴位和临近重要脏器的部位更要注意:①小儿囟门未合时,头顶部腧穴不宜针刺,此外,因小儿不能配合,故不宜留针。避开血管针刺,防止出血。常有自发性出血或损伤后出血不止的患者,不宜针刺。皮肤有感染、溃疡、瘢痕或肿瘤的部位不宜针刺。防止刺伤重要脏器。《素问·刺禁论》指出"脏有要害,故可不察"。《素问·诊要经终论》中也说:"凡刺胸腹者,必避五脏"。②针刺眼区腧穴,要掌握一定的角度和深度,不宜大幅度提插捻转和长时间留针,以防刺伤眼球和出血。③背部第十一胸椎两侧、侧胸(腋中线)第八肋间,前胸第六肋间以上的腧穴,禁止直刺、深刺,以免损伤内脏。对患有肺气肿的患者更要小心谨慎,以防诱发气胸。④对患胃溃疡、肠粘连、肠梗阻、尿潴留的患者,针刺上、下腹部时,应注意角度和深度。⑤颈部及脊柱的腧穴要注意深度,如患者出现触电样的感觉并向四肢放射,乃针刺过深之故,应立即出针,切忌继续捻转。

4)常有自发性出血或损伤后出血不止的患者,不宜针刺。皮肤有感染、溃疡不宜针刺。

5)慢性病末期,诊断不明的危笃患者慎用针刺。

6)对于尿潴留等患者在针刺小腹部腧穴时,也应掌握适当的针刺方向、角度、深度等,以免误伤膀胱等器官出现意外事故。

7)针刺时医生必须专心致志,审慎从事,随时观察患者表情,询问患者感觉和观察患者反应,体会针刺后的情况,尽量做到能控制刺激量。万一出现特殊情况,如晕针、滞针、弯针、断针等情况不可惊慌失措,应镇静果断,妥善处理。

第三章 温 通 法

一、"温通法"的概念

温通法是以火针和艾灸施于穴位或一定部位,借火力和温热刺激,激发经气,疏通气血,以治疗疾病的一种治疗方法。温通法包括火针和艾灸两种方法,临床以火针应用范围更广。

温通法的特点就是温通,包括火针疗法和艾灸疗法,这两种方法有共同的特点,即都与火有关,火针疗法是将针在火上烧红后迅速刺入人体一定穴位或部位的治疗方法。而艾灸则是用火将艾绒或艾卷点燃,在一定穴位上,通过不同方法的燃烧来治病。它们的治疗作用都是利用温热刺激,温阳祛寒,疏通气血,是通过经络和腧穴的作用来完成的。

温通法是以火针疗法为代表,包括温针、艾灸等疗法,此法给机体以温热刺激,好似冬春之季河面浮冰,得阳春之暖,而渐融之,河水通行无涩也,因其得温而通,故名温通。

其一,火针古称之燔针、淬刺、白针、烧针,如《灵枢·官针》曰:"九曰淬刺,淬刺者,刺燔针则取痹也。"《伤寒论》曰:"烧针令其汗。"它的施术特点是将针体烧红,然后刺入人体一定的穴位或部位,从而达到祛除疾病的目的。

其二,火针具有针和灸的双重作用。火针针刺穴位,对人体也有调整作用,此同微通法;温热属阳,阳为用,人体如果阳气充盛,则阴寒之气可以驱除,即火针有祛寒助阳的作用,此同艾灸法。人身之气血喜温而恶寒,如《素问·调经论》:"血气者,喜温而恶寒,寒则泣不能流,温则消而去之。""寒独留则血凝泣,凝则脉不通。"血气遇寒则凝聚不通,借助火热,得温则流通。火针主要适用于疑难病、顽固性病证、寒证等。

其三,火针既是针具的名称,又是一种针法的名称。从针具看,火针即古代九针之一。《灵枢·九针十二原》、《九针论》、《官针》及《素问·针解》中对火针的形状及用途都有具体论述。从针法看,火针刺法是用火将针烧红后,迅速刺入人体一定的穴位或部位,以达到治疗目的的一种方法。《备急千金要方》、《千金翼方》、《针灸资生经》、《针灸聚英》、《针灸大成》等多部古籍,都对火针疗法做了专题讨论,可见这一方法在针灸疗法中的重要位置和实用价值。

其四,温通法包括火针和艾灸为主的刺灸方法。其关键在于"温",这两种方法的优势与特色就在于它的"温热刺激"。《素问·调经论》说:"人之所有者,血与气耳",又说:"血气者,喜温而恶寒,寒则泣不能流,温则消而去之",《素问·八正神明论》更指出:"血气者,人之神。"气血是人体生命活动的动力与源泉,温通法借助火针的火力、艾灸的温热刺激,不仅能温通经络,而且以阳助阳,能激发人体经脉的阳气,继而启动下焦命门之元阳、真火,增强经络对气血的营运与推动作用,以疏通脉络,既可"借火助阳"以补虚,又可"开门祛邪"以泻实,乃至"以热引热",使壅滞的郁火得以泄泻。

二、"温通法"的历史沿革

1. 火针疗法

火针疗法自《内经》中首次用文字记载至今,经过了数千年的历史。在这漫长的历史过程中,经过历代医家的研究和临床实践,使它从简陋的工具,原始的操作方法和狭窄的临床适用范围,逐步改进不断发展和完善,拓宽了应用范围,提出了临床禁忌,使之成为针灸疗法中一支独特的医疗体系。

《黄帝内经》成书于战国时期,其中首次提到"燔针","淬刺"。《灵枢·官针》中云:"九曰淬刺,淬刺者,刺燔针则取痹也"。可见,"淬刺"既是将烧热、烧红的燔针快速刺入皮内的一种刺法,因此,可由此得出"燔针"和"淬刺"即为"火针"和"火针疗法"。

《黄帝内经》中对火针除了名称以外,对针具、主治作用及禁忌也作了论述。如《灵枢·九针十二原》中云:"九曰大针,长四寸。……大针者,尖如挺,针锋微圆,……"。此处所谓的大针,即为火针疗法的专用针。因火针疗法的针具要能耐高温,能速刺,所以要求针体粗大,针尖微圆,如相反则在操作时针具很容易弯曲、折断,不能达到治疗疾病的目的。

《内经》中提到火针疗法的适应证有四种:痹证、寒证、经筋证、骨病。此外也提到火针疗法的禁忌证。如《灵枢·官针篇》云:"热则筋纵不收,无用燔针"。可见在当时热证是火针疗法的禁忌证。从以上论述可以认为火针疗法创立于《黄帝内经》。

火针疗法到汉代应用已相当普遍。如在张仲景的《伤寒论》中多次提到。他肯定了火针疗法的治疗作用,认为火针可以助阳发汗以散除外邪,用以治疗伤寒表证。但也提出了许多应用不当而出现的后果,强调了应用火针必须严格掌握适应证,以及出针后及时处理针孔,以防不测。

《伤寒论》中称火针为"烧针"和"温针",如曰:"荣气微者,加烧针则血流不行,更发热而烦躁也";"太阳伤寒者,加温针必惊也"。又有:"阳明病,脉浮而紧,咽燥口苦,腹满而喘,发热汗出,不恶寒,反恶热,身重,若发汗则躁,心愦愦,反谵语,若加温针,必怵惕,烦躁不得眠"。上条说明实热证不宜用火针,以及误用的危害。除此以外,《伤寒论》中还提出针后的处理问题。如"烧针令其汗,针处被寒,核起而赤者,必发奔豚。"以此提醒医家注意火针治疗后针孔的护理问题。

晋代皇甫谧撰写的《针灸甲乙经》继承了《黄帝内经》的观点,肯定了"淬刺"是针灸的刺法之一,同时也强调了其适应证为痹证和寒证。

唐代孙思邈的《备急千金要方》中首先将火针疗法的适用范围从寒证、痹证,扩展到治疗外科的疮疡疖肿,并提出了火针疗法的禁忌穴位。如曰:"外疖痈肿,针惟令极热"。"巨阙、太仓,上下管等及诸弱小者,勿用火针"。

宋以后,火针疗法有了很大发展。在临床针灸家王执中写的《针灸资生经》中最早将火针疗法用于治疗内脏疾病,书中列举了许多有效病例,涉及消化系统、呼吸系统和腰痛等疾病。当时火针的适用证已大大扩展了。

火针疗法发展的鼎盛时期为明代。当时的代表作《针灸大成》、《针灸聚英》、《名医类案》等书中均提到了火针,其中《针灸聚英》中对火针疗法论述最为全面,包括了以前许多针灸家未涉及的内容,从针具、加热、刺法到功效应用和禁忌等都做了全面精细的论述。

高武在《针灸聚英》中指出为了使患者在治疗时痛苦小,火针的制作应用韧性大的熟铁,且针不宜太粗,而且在加热时要烧至通红。如曰:"淬针者,以麻油满盛,灯草令多如大指许,取其灯火烧针,频麻油蘸其针,烧至通红,用方有功,若不红,反损于人,不能去病。烧时令针头低下,恐油热伤手。先令他人烧针,医者临时用之,以免至手热才觉针红,医即采针,先以针安穴上,自然干,针之亦佳"。

高氏认为为了达到最佳的治疗效果,要求医者进针须准确,深浅须适度。他指出:"以墨记之,使针时无差,穴点差则无功。……先以左手按定其穴,然后针之"。还认为火针"切忌过深,深则反伤经络。不可太浅,浅则治病无功,但消息取中也。凡大醉之后,不可行针,不适深浅,有害无利"。在书中还提到针后对针孔的保护问题。如曰:"凡行火针,一针之后,疾速便去,不可久留,寻即以左手按针孔上,则疼止,不按则痛甚"。

除此以外,高氏在《针灸聚英》中对火针的功效和适应证也做了深入论述,使火针疗法在理论和实践上都有了一定的突破,奠定了火针治病的理论体系。书中指出火针的功效有两方面,一为引气之功,二为发散之功。

在治疗禁忌方面,高氏认为除禁忌热性病以外,在某些部位也应禁用,如曰:"人身之处皆可行针,面上忌之。凡夏季,大经血盛,皆下流两脚,切忌妄行火针于两脚内,及是则溃脓痛难退。其如脚气,多发于夏,血气湿气,皆聚两脚,或误行火针,则反加肿疼,不能行履也"。由此可见,高武对火针疗法的论述是较全面的,也说明了火针疗法进入了较成熟的阶段。

成书于明朝的《名医类案》,集录了数则火针治疗的病例。

到清代"火针疗法"的应用范围更加广泛,吴仪洛在《本草从新》中将火针用于治疗眼科疾病,消除了常人认为火针有危险的偏见。陈实功在《外科正宗》中提出用火针治疗瘰疬、痰核。吴谦则认为火针能治疗邪气壅于肌肤、关节的一类疾病,如曰:"火针者,即古之燔针也。凡周身淫邪,或风或水,溢于机体,留而不能过关节,壅滞为病者,以此刺之"。由此可见,在清代火针疗法的适应范围已得到扩大和发展。

虽然火针疗法的适应证广泛,疗效可靠,但也曾受到轻视和排挤,濒于消亡。因得到患者的肯定才被流传至今,但在临床应用方面,能真正掌握此针刺技术的人太少,所以为使火针疗法这一具有独特疗效的传统针法流传下去,以便继续造福人类,贺老将其多年的火针疗法的临床经验总结出来,供大家参考。

中国中医研究院中国医史文献研究所和江苏苏州医疗用品厂,根据《内经》中记载,参考历代古籍及1968年满城汉墓出土的医针实物,对"火针"进行了复原仿制,对其使用方法、临床用途作了考证。

2. 艾灸疗法

灸法是人们懂得利用火以后逐渐发展起来的。《说文》中说:"灸,灼也",灸法最早的文字记载见《左传》,其中曰:"疾不可为也,病在肓之上,膏之下,攻之不可,达之不及,药不治焉。"这里的"攻"为灸法。在医学专著中首次记载见于《黄帝内经》,《素问·异法方宜论》中说:"藏寒生满病,其治宜灸焫,故灸焫者亦从北方来"。王冰注:"火艾烧灼,谓之灸焫。"

《灵枢·官能》中曰："针所不为,灸之所宜"。《素问·血气形志》中载:"病生于脉,治之以灸刺"。

以后历代医家在其著述中均提到灸法。东晋医家葛洪在他的《肘后备急方》中记载:"余尝小腹下患大肿,灸即差。每用之则可大效也"。书中还首次记载了隔蒜灸和隔盐灸的治疗方法。

隋唐时期著名医家孙思邈认为灸法与针刺和火针应配合使用。他说:"其有须针者,即针刺以补泻之。不宜针者,直尔灸之;然灸之大法,但其孔穴与针无异,即下白针,若温针讫,乃灸之,此为良医"。《千金方》中载:"大便下血,灸第二十椎随年壮"。在唐代出现"灸师"的专业技术职称。唐代韩愈《昌黎先生集》中有:"灸师施艾炷,酷若猎火围"。由此可见灸法在当时应用已很普遍。

《扁鹊心书》为宋窦材著,书中主要介绍灸法,在施治原则上提出:"当明经络","须识扶阳",同时也记述了不同病症的治疗方法。他认为:"医之治病用灸,如做饭用薪",强调了灸法在治疗疾病中的重要性。

《备急灸法》为灸法的专门著作,亦成书于宋朝,书中载述了痈疽、疔疮、腹痛吐泻等20多种病症的灸治法。可见当时灸法的适应证已很普遍。

宋代针灸家王执中著的《针灸资生经》为临床实用性极强的针灸文献,书中着重介绍灸法,并主张以方药辅助治疗。

张从正为金元时代著名的医学四大家之一。他认为热病不可灸,如曰:"燔灸千百壮者,全无一效,使病者反受其殃,岂不痛哉?"又说:"大忌暑月于手腕足踝上者灸,以其手足者,诸阳之表,起于五指之外。"由此可见张氏强调在运用灸法时应分清病性和部位,区分季节,以防范虚虚实实之戒。罗天益为元代医学家,著有《卫生宝鉴》,其中"名方类集"和"针法门",着重论述针灸法。

古代医家在治疗疾病的实践中,认识到单用针法或灸法虽可取得一定疗效,但针灸药并用效果更佳。如明代针灸家高武、吴昆、杨继洲等均主张针灸与中药因病而施。如高武在《针灸聚英》中指出:"针灸药因病而施者,医之良也"。《针方六集》中吴昆也说:"不针不神,不灸不良,良有一也"。在《针灸大成》中杨继洲对针灸药的具体运用作了分析说明。如曰:"然而疾在肠胃非药饵不能以济;在血脉针刺不能以及,在腠理非熨焫不能以达。是针灸药者,医家之不可缺一者也"。

随着朝代的推移,灸法也不断地发展。清代吴亦鼎编著的《神灸经纶》为一本较为全面的灸法专书,书中阐述了"灸疮候发"等一些灸法的理论,对临床有很大的指导意义。清代医学家魏之琇著的《续名医类案》中记载了灸法可以治热病的病例。清代李学川著的《针灸逢源》、廖润鸿的《针灸集成》以及吴谦著的《医宗金鉴·刺灸心法》等书中也都很注重灸法。他们对灸法的论述,对后世都很有指导意义。

贺普仁教授临症之时,较艾灸更多用火针,并对火针的理论和实践多有发展。贺普仁教授认为:火针因其有针有热,故集中了针刺艾灸双重优势,可借助针力与火力,无邪则温补,有邪则胜邪。火针之热力大于艾灸。针具较一般毫针粗,所以可温通经脉,引邪外出,使经络通畅、气血调和、诸疾自愈,故火针有借火助阳、温通经络、以热引热等作用外,还具有疏导气血的作用。其所消之癥结包括气、血、痰、湿等积聚凝结而成的肿物、包块、硬结等。瘀血、痰浊、痈脓、水湿等均为致病性病理产物,它们有形、属阴、善凝聚、一旦形成就会停滞于局部经络,致气血瘀滞,脏腑功能低下,引起各种病症,日久形成痼疾、顽症。火针借助火力,焯烙病处,出针后针孔不会很快闭合,如《针灸聚英》所云:"火针打开其孔,不塞其门。"加之针具较粗,又可加大针孔,故使瘀血痈脓等有形之邪直接排出体外。火针则可治本排邪,同时借火助阳鼓舞血气运行,促使脏腑功能恢复,有事半功倍之效。此时若以毫针,功效则微;若以三棱针,只有刺络排邪而不能温经助阳、鼓舞气血运行。

但清朝后叶至民国年间,中医药事业的衰落使火针疗法的发展也有所停滞,新中国成立后火针疗法与整个医学的发展,与针灸其他针具针法的发展很不协调,临床只有少数医生能掌握,许多省市正规中医医院针灸科绝大部分无人使用它,各级教育部门使用的教科书中对火针疗法讲的很少,对于这一具有独特疗效的传统针法缺少应有的重视,火针疗法有濒于失传的危险,可见火针的应用和研究在当时已是岌岌可危。

贺普仁教授从60年代起在火针疗法的适应证及治病机理方面作了尝试和探讨,首先发起和倡导了火针疗法的临床使用,使这一古老疗法焕发了新的活力,多年来在临床实践中坚持使用火针治疗各种病症,包括对治疗小儿弱智、子宫肌瘤、外阴白斑、慢性小腿溃疡、下肢静脉曲张、静脉炎等疑难病证的探索,取得了显著的疗效。贺普仁教授指导研究生专题深入研究火针的治疗作用及其机理,在各级学术刊物上发表多篇有关火针的论文。于80年代初将火针、毫针、三棱针为主的针具针法提升为"贺氏针灸三通法",以火针为主的温通理论体系是"贺氏针灸三通法"的主要组成,此体系丰富了火针疗法的病机学说,规范了火针操作方法,包括对火针刺法归纳分类、针刺留针时间及间隔时间、较古人扩大了施术部位、扩大了火针的适应证、归纳了注意事项和禁忌证等。独创贺氏火针针具,并制作出一系列适用于不同临床适应证的火针,制定了成熟稳定的制作工艺。继《内经》、《千金方》、《针灸聚英》后又一次全面总结了火针的应用。

为了将火针发扬光大,贺普仁教授毕生致力于火针的研究和推广,发表论文及论著介绍火针的应用,创立"贺氏针灸三通法研究会"不断扩大影响,同时在全国各地及世界多个国家举办火针学习班及专题讲座,面传心授,为推动火针疗法的普及发展产生了深远的影响。火针又重新被重视起来了,火针的发展又焕发了新的生机。

贺普仁教授尊古而不泥古,火针应用多有发挥:

(1)丰富了火针疗法的病机学说,突破热病不用火针的禁忌:火针借火热之力刺入穴位,属温法,具有温阳祛寒、疏通气血的作用,因此临床多用来治疗寒邪为患、偏于阳虚诸证。一般认为只适用于祛寒,不可用于热证。如《灵枢·官针》云"热则筋纵不收,无用燔针",可见在当时热证是火针疗法的禁忌证。《伤寒论》也记载了实热证不宜用火针,以及误用的危害,如曰:"太阳伤寒者,加温针必惊也"。又有"阳明病,脉浮而紧,咽燥口苦,腹满而喘,发热汗出,不恶寒,反恶热,身重,若发汗则躁,心愦愦,反谵语,若加温针必怵惕,烦躁不得眠"。明代高武在《针灸聚英》也讲到火针禁忌热性病,如曰:"凡夏季,大经血盛,皆下流两脚,切忌妄行火针于两脚内,及是则溃脓难退。其如脚气,多发于夏,血气湿气,皆聚两脚,或误行火针,则反加肿疼,不能行履也。"但经过临床证明,火针可以治疗一些热证。古人曾提出"以热引热","火郁发之"的理论。热毒内蕴,拒寒凉之药不受,清热泻火之法没有发挥作用之机,而火针疗法有引气和发散之功,因而可使火热毒邪外散,达到清热解毒的作用。临床可治疗乳痈、颈痈、背痈、缠腰火丹及痄腮等症。

(2)扩大火针施术的部位,突破了面部不用火针的禁忌:古人认为面部禁用火针。如高武在《针灸聚英》提到"人身之处皆可行针,面上忌之"。又如《针灸大成·火针》记载"人身诸处,皆可行火针,唯面上忌之。"因火针后,局部有可能遗留小瘢痕,加之古代火针较粗的限制,因此古人认为面部应禁用火针。贺普仁教授认为,面上并非绝对禁针区,在操作时选用细火针浅刺,不但可以治疗疾病如三叉神经痛、面瘫、面肌痉挛等症,而且还可用于针灸美容如祛斑、祛痣,只要掌握操作要领,不会出现永久性瘢痕,因此在面部禁用火针不是绝对的。

(3)归纳了火针刺法,突破火针不留针的禁忌:古人认为火针不留针,针后速去针,如高武在《针灸聚英》提到"凡行火针,一针之后,疾速便去,不可久留"。然而贺普仁教授总结火针留针问题上有快针法和慢针法:火针治疗大部分不留针,以快针法为主;也有部分病症需要留针,留针时间在1~5分钟之间,留针期间还可行各种补泻手法。贺普仁教授认为慢针法具有祛腐排脓,化瘀散结之功,主要适用于淋巴结核,肿瘤,囊肿等,此外取远端穴位火针治疗疼痛性疾病时,也需要留针5分钟。

(4)火针疗法治疗的病种大有突破:《内经》提到火针疗法的适应证有:痹证、寒证、经筋病、骨病。《针灸甲乙经》强调火针的适应证为痹证和寒证。《备急千金要方》将火针疗法的适用范围扩展到外科的疮疡疖肿。《针灸资生经》将火针的应用大大扩展,最早应用于内脏疾病,涉及消化系统、呼吸系统和腰痛等疾病。明代是火针疗法的鼎盛时期,《针灸聚英》系统整理火针,应用范围扩大更加扩大。到清代应用范围更加广泛。用于眼科、瘰疬、痰核。贺普仁教授在数十年的临床中总结火针疗法具有增加人体阳气、激发经气,调节脏腑机能,使经络通、气血畅,有祛寒除湿、清热解毒、消症散结、去腐排脓、生肌敛疮、益肾壮阳、温中和胃、升阳举陷、宣肺定喘、止痛、止痒除麻、定抽、熄风等功效。他根据临床需要倡导挖掘、应用、发展了这一传统的治疗方法,扩大了临床上的适应证。使火针疗法的治疗病种达100多种,特别对于一些疑难病证取得了很好的疗效。如癫狂、耳鸣、耳聋、外阴白斑、痉挛、肌肉跳、麻痹、麻木、湿疹等症。

(5)规范了火针疗法的操作规程:首先规范了不同的火针针具,有细火针、中粗火针、粗火针、平头火针、多头火针、三棱火针六种,在治疗过程中依据患者的年龄、体质、患病的部位(或取穴部位)、不同疾病等选用;其次对火针刺法进行归纳和分类,按针刺方法有点刺法、密刺法、散刺法、围刺法,按出针快慢有快针法和慢针法;最后确立了火针施术间隔时间,间隔时间一般视病情而定,急性期与痛症可连续每日施用火针,但不应超过3次,慢性病可隔1~3日1次,突破了古人"凡下火针须隔日以报之"的束缚。

三、温通法的治病机理

温通法就是利用温热作用刺激人体某些穴位或部位,增加人体阳气,激发经气,调节脏腑功能,使经络通、气血行,因此称为"温通法"。

火针疗法是利用一种特殊质料制成的针具,将针在火上烧红后,迅速刺入人体的一定穴位或部位的治疗方法,古代又称之为燔针、淬刺、白针、烧针和武针。火针疗法具有针和灸的双重作用,既有针的刺激又有温热刺激。

艾灸疗法是利用菊科植物艾叶做原料,制成艾绒,在一定的穴位上,用各种不同的方法燃烧,直接或间接地施以适当的温热刺激,通过经络的传导作用而达到治病保健目的的一种方法。《神灸经论》上曾记载:"夫灸取于火,以火性热而至速,体柔而用刚,能用阴翳,走而不守,善入脏腑。取艾之辛香作烛,能通十二经,入三阴,理气血,以治百病,效如反掌"。针和灸都是在经络穴位上施行的,有共同之处,两者可结合使用,也可单独使用。因各具特色,故不能互相取代。火针疗法则兼具有两者的优点,一种针术具有两种作用。其适应范围比单纯用针或艾灸广泛。

贺老经过数十年的临床实践,体会到尽管致病因素有七情、六淫以及饮食劳倦、跌打损伤等不同,但疾病发生的机制是相同的,即由于气血不通。中医认为,人身之气血喜温而恶寒,寒则凝聚不通,温则流畅通达。天地杀厉之气,寒邪最甚,由表入里,侵袭肌肤、经络,阳气先损,阳气受损则造成人体的生理功能失调,气血运行不利,从而出现各种病症。使用温通法,即火针和艾灸施术于患者的一定穴位或部位,通过温热作用,振奋人体的阳气,使阴寒之气可驱除,寒去凝散,血脉经络畅达,气血调和,诸疾自愈。虽然温法是针对寒证的,但它的应用并不限于温里的一方面。在《伤寒论》中提到用火针还可以发汗。明代医家龚居中认为:"火有拔山之力",火不虚人以壮人为法。"凡虚实寒热,轻重远近,无往不宜。盖寒病得火而散者,犹烈日消冰,有寒随温解之义。热病得火而解者,犹暑极反凉,犹火郁发之之义也。虚病得火而壮者,犹火迫水而气升,有温补热益之义也。实证得火而解者,犹火能消物,有实则泻之之义也。痰病得火而解者,以热则气行津液流通故也。……若年深痼疾,非药力所能除,必借火力以攻拔之"。所以说温通法是借助火力,达到无邪则温补,有邪则胜寒的目的。

近年来经过临床实验证明,火针治疗对甲皱微循环有一定的影响,如可使血色变红;血流速度加快,血流态势好转。另外,通过对针刺局部的红外热象图观察,火针治疗后病变部位的温度明显提高。由此也可以证明火针可以改善气血运行,具有行气活血,温通经络的作用。日本针灸学家也证明灸可以增加红白细胞,促进血行,使自行旺盛,并提高组织充血,增强局部营养。

四、温通法的功效及适应证

1. 火针疗法的功效及适应证

火针疗法可以增加人体阳气、激发经气,调节脏腑机能,使经络通、气血畅,有祛寒除湿、清热解毒、消癥散结、去腐排脓、生肌敛疮、益肾壮阳、温中和胃、升阳举陷、宣肺定喘、止痛、止痒除麻、定抽、熄风等功效。具体如下:

壮阳补肾、升阳举陷:因火针具有增强人体阳气、激发经气、调节脏腑的功能,所以能壮阳补虚,升阳举陷。肾阳虚则临床上可出现肾虚腰痛、阳痿、遗精等;脾胃阳虚则可出现胃脘痛、胃下垂等疾病;心阳虚则胸痛、心悸;中气不足则出现阴挺。用火针点刺肾俞、命门等穴,可起到益肾壮阳的作用,使肾经气血畅通,气化功能加强,元阴元阳资源纵生,腰痛、阳痿、遗精症状缓解。如用火针点刺足三里、内关、脾俞、中脘等穴,可使脾胃经脉气血畅行,温运中焦,振奋阳气,祛除寒邪,使脾胃运化之功得以恢复,消化、吸收、升降功能趋于正常,使胃脘痛、胃下垂得以治愈。火针刺激心俞、内关以及心前区等部位,可壮心阳、益心气,使胸痛、心悸症状缓解。如点刺气海、关元穴,可补益中气,升阳举陷,治疗阴挺。

疏通经气、宣肺定喘:临床上过敏性哮喘、慢性支气管炎、肺气肿等都属于顽固性疾患,中药治疗效果较慢,火针疗法则有特殊的效果。以上疾病多以咳喘症状为主,而咳喘多由于风寒外来,邪气闭肺,肺失宣降,肺气上逆而成。火针可通过温热作用刺激大杼、风门、肺俞、定喘等穴,温化肺之寒邪,疏通肺之经气,经气宣通则可驱除邪气,邪气出则肺气得以宣发、肃降,而喘息止。

助阳化气、消癥散结:癥结即肿物或包块在体内或体表的积留。如气滞血瘀,痰湿凝积,荣卫之道涩而行迟,积久则成癥结。一方面火针有温热助阳,激发经气的作用,故可疏通经络,行气活血,消除癥结;另一方面火针又能助阳化气,使气机疏利,津液运行,凝滞之痰邪湿邪因而化解。临床多治疗腱鞘囊肿、脂肪瘤、纤维瘤、子宫肌瘤、卵巢囊肿等病症。如病灶在体内的,针刺宜深,使癥结消于体内,如在体表的,针刺则宜浅,使病邪排于体外。

攻散痰结、消除瘰疬:瘰疬多发生于颈侧的皮里膜外之处,大者属瘰,小者如疬。此病的发生多与痰有关。颈侧为少阳所主,少阳为气多血少之经,若为情志不舒,则造成肝郁脾虚,酿湿成痰,气血受阻,聚而不散即成瘰疬结核。如虚火内动,灼津为痰,痰火互结也可形成此病。而火针可温通阳气,攻散痰结,疏通气血,消积化瘀,故可治疗瘰疬。再配合体针,调节脏腑,舒肝解郁则疗效更好。在治疗时一般用中粗火针,用点刺法。

祛寒除湿,通经止痛:疼痛的发生多由于邪阻经络,使气血发生郁滞、瘀结等病理变化,引起局部或全身疼痛。而邪气之所以侵入人体,多由于体虚阳气不足,腠理空疏,卫外不固,则邪气乘虚而入。引起疼痛的邪气主要为寒邪。火针可以温其经脉,鼓动人体的阳热之气,因而可以驱散寒邪,使脉络调和,疼痛自止。另外,风邪、湿邪、热邪等也可引起疼痛,如为风邪所引起的,也可以利用火针治疗,因火针能温通经络、行气活血,故可促进体表的气血流动,营养加强,驱动风邪无处存留,使疼痛缓解。如因湿邪引起,则可利用火针的通经络、行气血的功能攻散湿邪,或利用它助阳化气的功能,使气机疏利,津液运行,从而除祛湿邪,达到治疗疼痛的目的。

生肌敛疮、去腐排脓:临床上治疗脓肿已成而未破溃的,可用火针点刺,一针或多针,使脓排出,脓肿消除。治疗上选用火针,主要是由于它能促进气血运行,鼓舞正气,正气充盛,则能排除脓毒。对于脓肿破溃,疮口久不收口,或因其他疾病引起皮肤表面出现慢性溃疡,经久不愈的也可用火针治疗。因为火针能温通经络,行气活血,使气血运行,加速流通,使疮口周围淤积的气血得以消散,从而增加了病灶周围的营养,促进了组织再生,使疮口自然愈合。治疗时多选用中粗火针,用围刺法,如疮口大、有腐肉可在中心点刺。

助阳益气、解除麻木:麻木属感觉异常的一种病变,麻与木临床上常同时出现。常见的类型有:气虚者,遍身麻木;中风先兆多半身麻木;肝郁脾虚筋失所养者,常手足麻木;外伤经脉引起的麻木,多发生在局部等。尽管麻木之症复杂多样,但其发病机理是相同的,即都因脉络阻滞,阳气不能帅营血濡养经脉肌肤所致。而火针能温通助阳,引阳达络,使气至血通,麻木自除。操作时采用散刺法,选择细火针。

温通经络,祛风止痒:痒症多与风邪有关。风邪为外邪入侵或气血生风所致。火针疗法具有温通经络、行气活血之功,可促进体表气血流动,营养加强,从而驱动风邪无处存留,血足风散则痒止。具体治疗时可用粗火针点刺病变局部,或用细火针,针刺曲池、血海、风市等穴。

运行气血,解痉止挛:痉挛为肌肉不自主的抽动,分为颜面、四肢两种。火针适用于颜面的抽动。颜面抽搐,多与情志因素有关,女性多于男性,病因多由于肝血不足、肝风内动或风痰阻络。肝血不足、风痰阻络则可引起筋脉失养,风扰经络则出现肌肉的抽动。火针治疗多选用细火针,点刺局部。火针疗法可促进气血运行,增加局部的血液供给,除祛风邪,营养筋脉,则拘急、抽搐自止。再配合体针,平肝熄风、补气祛痰则疗效更好。

引热外达,清热解毒:火针属温法,一般认为只适用于祛寒,不可用于热证。但经过临床证明,火针可治疗一些热证。热毒内蕴,拒寒凉之药不受,清热泻火之法没有发挥作用之机,而火针疗法有引气和发散之功,因而可使火热毒邪外散,达到清热解毒的作用。临床可治疗乳痛、颈痛、背痛、缠腰火丹及痄腮等症。

健脾利湿,温中止泻:中阳素虚,或寒湿直中,脾阳运化失司,清阳不升,浊阴不降,津液糟粕并趋大肠而为泻。火针具有增强人体阳气,调节脏腑的功能,故用火针点刺中脘、天枢、长强等穴,可补益阳气,收摄止泻。临床多用中粗火针,快速点刺法,治慢性肠炎等。

补脾益气、通利筋脉:临床上火针可以用治痿证。火针治疗多选用中脘、气海、天枢及阳明经的下肢穴,同时再加上督脉的阿是穴。因火针能助阳气行气血,使脾胃气盛,则气血生化充足,筋脉得以润养,肌力增强,肌肉丰满。治疗可选中粗火针,点刺法。

通经活络、散瘀消肿:不慎扭伤后,局部组织可出现肿痛,活动不利。这时也可用火针治疗。因火针能温通经络,行气活血,故可祛瘀消肿止痛。治疗多选对侧阿是穴,用点刺法。

火针疗法适应证广泛,以下病症经过临床检验证明确有疗效。

内科:头痛、头晕、痛证、三叉神经痛、发热、腮腺炎、面肌痉挛、面瘫、哮喘、中风后遗症、高血压、神经官能症、痛风、痞证、网球肘等。

外科、骨伤科:肌肉关节扭伤、腰腿痛、静脉曲张、胎记、痔疮、腱鞘囊肿、关节炎、筋膜炎、颈椎病、腰椎病、代偿性骨质增生等。

妇科:乳腺炎、乳腺增生、痛经、子宫肌瘤、卵巢囊肿,外阴白斑等。

皮肤科:湿疹、皮炎、带状疱疹、黄褐斑、痤疮、疔疮肿毒、银屑病、荨麻疹、神经性皮炎、白癜风等。

五官科:麦粒肿、牙痛、鼻息肉、舌肿、咽喉肿痛、过敏性鼻炎等。

由此可见,火针的适应范围已大大超过古人的范围。随着针灸学的发展,火针疗法的不断推广,它的应用范围还会不断扩大。

2. 艾灸的作用及适应证

灸,《说文解字》曰:"灼也,从火,灸乃治病之法,以艾燃火,按而灼也。"灸法就是借助火的温热,刺激一定的穴位,通过经络的传导作用而达到治病和保健目的的一种方法。施灸的材料很多,但一般以艾绒为主要灸料,故称艾灸。《灵枢·官能》曰:"针所不为,灸之所宜。"《医学入门·针灸》记载:"药之不及,针之不到,必须灸之。"《神灸经纶》上说:"夫灸取于火,以火性热而至速,体柔而用刚,能消阴翳,走而不守,善入脏腑,取艾之辛香作炷,能通十二经、入三阴、理气血,以治百病效如反掌。"说明灸法有其独特的治疗价值。

艾灸具有温经散寒、扶阳固脱、消瘀散结、防病保健的作用。施灸的材料很多,但以艾绒为最常用,因其气味芳香,容易燃烧,火力温和之故。将干燥的艾叶捣研后除去杂质即成艾绒。《名医别录》载:"艾味苦,微温,无毒,主灸百病。"因此灸法常称艾灸。《痰火点雪》中说:"灸法去病之功难以枚举,凡虚实寒热,轻重远近,无往不宜。"由此可以看出灸法的治疗范围是十分广泛的,涉及内、外、妇、儿等科的急、慢性病症;但灸法也有其侧重的功效及适用范围。现代实验研究认为,灸法可以提高免疫功能,对血液循环、呼吸、消化、神经内分泌等系统均有调节作用,并可解热抗炎、防治肿瘤、提高痛阈等。

灸治温通法的临床作用有以下几个方面:

温经散寒,行气通络:《素问·调经论》云:"血气者,喜温而恶寒,寒则泣不能流,温则消而去之。"经脉喜温而恶寒,血气在经脉中,寒者泣涩,温者通利。若人体阳气不足,内生阴寒,不能正常地温煦经脉,则经脉不利,气血凝滞不畅。风寒湿邪乘隙袭人,寒主收引,寒邪痹阻经脉,初则关节疼痛,活动不利,久而出现经脉挛急,关节拘挛难以屈伸;湿邪盛则关节、肌肉肿胀疼痛。而艾灸依其火热之性可温经通络、行气活血、祛湿散寒,临床可用以治疗风、寒、湿邪引起的一切病症。这种温通作用是灸法的基本属性。

温阳益气,回阳固脱:在古代,灸法常被用来回阳救逆,治疗危重病症。如《伤寒论》指出:"少阴病吐利,手足逆冷……脉不至者,灸少阴七壮。""下利,手足厥冷,无脉者灸之。"《扁鹊心书》强调:"夫人之真元乃一身之主宰,真气壮则人强,真气虚则人病,真气脱则人死。保命之法:灼艾第一。"大凡危疾重症,阳气衰微,阴阳欲离,用大艾炷重灸关元、神阙等穴,能祛除阴寒,回阳救脱。

补脾益肾,升阳举陷:由于阳气虚弱不固等原因可致气虚下陷,出现脱肛、阴挺、久泄久痢、崩漏、滑胎、遗精等症。《灵枢·经脉》云:"陷下则灸之",艾灸具有温补脾肾、益气固脱的作用,故气虚下陷,脏器下垂之症多用灸疗。对命门火衰而致的遗精、阳痿、早泄等也有较好的治疗作用。

降逆下气,引火归元:由于火性炎上,无论实火,还是虚火,均可升腾向上,出现上焦、头面部的一些症状,而艾灸可以引火下行,促使阴阳平衡。如灸涌泉可以治疗鼻出血、失眠,灸关元可以治疗虚阳上亢引起的头痛、眩晕等症。《金匮钩玄》也载:"脚气冲心,涌泉穴用附子津拌贴,以艾灸泄引其热"。

拔毒消肿,散结止痛:艾灸有拔毒消肿、散结止痛的作用,用于乳痈初起、瘰疬、疖肿疮疡、毒虫咬伤及疮肿未化脓者。对于疮疡溃久不愈者,艾灸可以促进愈合、生肌长肉。

防病保健,延年益寿:灸法不仅能治病,而且能防病。如唐代孙思邈在《备急千金要方》中说:"宦游吴蜀,体上常须两三处灸之……则瘴疠、瘟疟之气不能着人。"《扁鹊心书》指出:"人至晚年阳气衰,故手足不暖,下元虚惫,动作艰难。盖人有一息气在则不死,气者阳所生也,故阳气尽必死。人于无病时,常灸关元、气海、命门、中脘,更服保元丹、保命延寿丹,虽未得长生,亦可保百余年寿矣。"故常灸大椎、气海、关元、肾俞、足三里、三阴交等穴,可以鼓舞人体正气,增强抗病能力,起到预防保健、延年益寿的作用。

贺普仁教授在灸治方面重点强调:虚、寒之证必灸,养生治未病善灸:

其一,贺普仁教授善用隔姜灸,倡导在立春、立秋节气采用隔姜灸以防病保健。方法是:立春前后5天施灸气海穴,立秋前后5天施灸关元穴,每天约灸10壮,根据具体情况每年可灸200~500壮。灸法的频度可参考《扁鹊心书》的记述:"人至三十,可三年一灸脐下三百壮;五十,可二年一灸脐下三百壮;六十,可一年一灸脐下三百壮,令人长生不老。"灸后若出现水泡,应抽去泡内液体,然后用无菌纱布保护局部,灸后半小时或一小时内不饮不食,静养休息。此法除防病保健外,对虚寒性慢性病,如腰腿痛、阳痿早泄、妇科诸病、哮喘劳嗽、胃肠虚弱等均有明显的助益。立春、立秋灸亦可采用直接灸法,但灸炷宜小,约绿豆大。

其二,温和灸是临床常用的灸法,也是家庭保健常用的灸法。例如贺普仁教授善用艾条悬灸神庭穴治疗各类眩晕,特别是虚性眩晕取得了满意的疗效。方法:艾条悬灸神庭穴30分钟左右。轻症单灸神庭即可,重症患者,要在微通法辨证施治的基础上,加灸神庭。

其三,太乙神针,又称为太乙针,实非针法,而是灸法:"太乙"通大一,神名。以太乙神针命名者,义含此法神灵效验。1717年韩贻丰所撰《太乙神针心法》是最早的太乙神针专著,但韩氏并未把太乙神针的组方药味及制针方法公诸于世,因而该书流传不广。清代雍正、乾隆年间,由范毓奇传、周雍和编撰的《太乙神针》一书流传最广,在121年里,竟有27个版本,可见太乙神针在清代的广泛运用。

太乙神针和雷火针为一源二歧,太乙神针可能起源于雷火针。它们都是用药末与艾绒混合制成的熏灸艾卷,只是方剂配伍、操作方法和适应证有一些区别。清代邱时敏认为:雷火针"多用蜈蚣、乌头、巴豆等物,率皆猛烈劫制,倘遇孱弱羸怯之躯,贻害不免",而太乙神针药皆纯正,不伤肌肤,可用来广泛施治各种病症。

太乙神针的药条处方有多种,常用的有两种:一是以《太乙神针》书中所载处方加减变化而成的"通用方",即艾绒90克,硫黄6克,乳香、没药、白芷、松香、麝香、雄黄、穿山甲、桂枝、杜仲、枳壳、皂角、细辛、川芎、独活、全蝎各3克;二是以《本草拾遗》方为代表,即人参200克,参三七400克,山羊血100克,千年健、钻地风、肉桂、川椒、乳香、没药、苍术、小茴香各500克,穿山甲400克,甘草1000克,防风2000克,麝香少许。此方可用于虚实并有之证,按此比例制成药末。然后取棉皮纸一张,长约30厘米。置药末21~24克,卷如爆竹状,越紧越好,外用桑皮纸厚糊6~7层,阴干勿令泄气。

常用的施灸方法是:将太乙神针一端点燃,在施灸部位上铺垫7层左右绵纸或棉布,或以7层棉布包裹住艾火,将艾火直接点按在施灸部位上,若火熄,再点再按,每次每穴点按5~7次。操作时,为了使药力随热力不断渗入肌肤,可点燃数根药艾条,交替使用。

太乙神针的适应证主要是风寒湿痹证、痿证、痛证和各种虚寒性病症。贺普仁教授曾用此法治疗红斑狼疮,取得了较好的疗效。贺普仁教授认为太乙神针值得进一步研究。

五、"温通法"的操作方法及图解

(一) 火针

1. 针具

制作火针的材料不同于一般毫针。因为火针是在高温加热到针体变红,迅速刺入人体一定的穴位或部位,因此要求它的材料应具有耐高温、坚硬挺拔的特点。而且在高温加热的情况下,能保持坚硬不弯曲,具有越烧越硬的性质,这样才能保证针体顺利地穿透皮肤、肌肉组织而针身不弯不折。通过临床反复实践试用,钨锰合金材料制成的火针能符合以上的要求,所以是理想的材料。筛选出钨锰合金材料,用这种材料冷拔成30号合金钢丝,再加工成火针。制作时,首先将钨锰合金钢丝按不同粗细截成长6~12厘米的针条,然后用小砂轮将针条的一端磨光,再用细油石将针条打磨光滑。其后加工针柄。注意针柄不宜太短,一般

3～4厘米,以免烧灼时烫手。其方法是将细铜丝卷成螺旋形细卷,再把卷好的铜丝缠在针条的另一端,铜丝的两端用502黏合剂固定于针条上。以上是火针制作的基本过程。

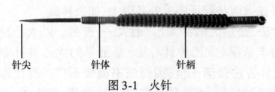

针尖　　　　针体　　　　针柄

图3-1　火针

一个完整的火针可分为三部分(图3-1)。第一部分为针尖,第二部分为针体,第三部分为针柄。火针的针尖不需要很锋利,要尖而不锐,稍圆钝为佳。因为火针是烧红后刺入皮肤,而且要反复烧灼,如针尖太锐利则容易折断。火针的针体要坚硬挺直,这样在施术时不宜弯曲,进出针顺利,使患者痛苦少,疗效高。火针的针柄要隔热防烫手,便于持拿,这样才能保证施术者稳、准、快地进行操作。

临床上根据不同症状,不同穴位,选择不同粗细的火针。火针的粗细直接与疗效有密切关系。故此,有必要将火针按粗细不同进行分类,以便于临床治疗时选用。根据临床的需要,将火针分为粗、中粗、细、平头、多头、三棱火针六类(图3-2)。

细火针:直径为0.5毫米的火针,属细火针。细火针主要用于下列几种情况,如面部的穴位,由于面部神经、血管比较丰富,痛觉敏感,使用细火针可以减少痛苦,另外由于面部直接影响美观,使用粗火针如处理不当,易留有瘢痕;肌肉较薄的部位;老人、儿童以及体质虚弱的患者,均宜用细火针。

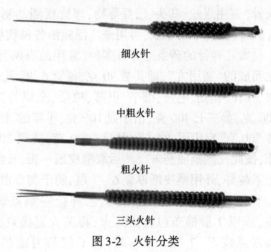

细火针

中粗火针

粗火针

三头火针

图3-2　火针分类

中粗火针:直径0.8毫米,适用范围较广泛,除面部穴位及肌肉菲薄的部位外,其他部位包括四肢、躯干、所有压痛点和病灶周围均可应用。

粗火针:直径1.1毫米或更粗的火针,主要用于针刺病灶部位,如窦道、痔漏、淋巴结核、痈疽、乳痈、臁疮、腱鞘囊肿、皮肤病变等。

平头火针:主要用于灼烙浅表组织。如胬肉攀睛、雀斑等。

多头火针:以三头火针多见。刺激面积较大,可免除普通火针反复点刺的繁琐。多用于面部扁平疣、皮肤斑点、黏膜溃疡等。

三棱火针:具有火针与三棱针的双重特点。主要用于外痔、高凸的疣、瘤等,有切割灼烙之功。

火针疗法除火针外,还需要酒精灯,以及酒精和消毒棉球等辅助用具。

2. 选穴

在穴位的选择上,我们强调应根据病人的具体病情和病灶部位,选择适当的经穴、痛点,或在病灶处直接针刺。

循经取穴是根据病人的临床症状表现,辨证归经,按经取穴,在经穴上施以火针,通过经络的调节作用,使疾病缓解。痛点取穴,即在病灶部位寻找最明显的压痛点,在痛点上施以火针,通过温热刺激,使经脉畅通,疼痛则止。《灵枢·经筋》中载:"……治在燔针劫刺,以知为数,以痛为输"。指的就是在疼痛的局部"阿是穴"进行针刺。此外,还有一种治疗方法即在病灶处或周围进行针刺,因病灶的形成多由于局部气血运行不畅,火针刺激可使循环改善,组织代谢增强,病灶得以消除,疾病得以缓解。

3. 施术

(1) 针刺方法:火针的针刺方法可分四种:点刺法、散刺法、密刺法和围刺法。

其中点刺法适用于针刺穴位,而后三种方法适用于针刺病灶的部位。

点刺法:根据临床症状,辨证归经,在经络上选择一定的穴位,施以火针;或在病灶部位寻找最明显的压痛点,在"阿是穴"上施以火针,这都属于点刺法。经穴刺法,是通过火针对经穴的刺激,来温通经脉,行气活血,扶正祛邪,平衡阴阳,调节脏腑功能。这种刺法适用于内科疾病,使用的针具以细火针或中粗火针为宜,进针的深度较毫针浅。痛点刺法主要适用于肌肉、关节病变和各种神经痛,因为压痛点是局部经气不通,气血阻滞的反映点,以火针刺激压痛点,可以使局部经脉畅通,气血运行,从而缓解疼痛。痛点刺法可选用中粗火针,进针可稍深一些。

散刺法:是将火针疏散地刺在病灶部位上的一种刺法。通过火针的温热作用温阳益气,改善局部气血运行,使经络畅通,从而达到缓解麻木,止痒,定痉止痛的功效。散刺法的针距一般为2cm,多选用细火针,进针较浅。

密刺法:即用火针密集地刺激病灶局部的一种刺法。此法是借助火针的热力,改变局部气血的运行,促进病灶处的组织代谢,使疾病缓解。密刺法主要适用于增生、角化的皮肤病,如神经性皮炎等。针刺时的密集程度,取决于病变的轻重,一般间隔不超过1cm,如病重可稍密,病轻则稍疏。如病损部位的皮肤厚而硬,针刺时可选用粗火针,反之则用中粗火针。针刺的深度以刚接触到正常组织为好,太浅太深都不适宜。

围刺法:是用火针围绕病灶周围针刺的一种针刺法。进针点多落在病灶与正常组织交界之处。在病灶周围施以火针可以温通经脉,改善局部气血循环,促进组织再生。其主要适用于皮科、外科疾患。围刺法所用的针具为中粗火针,每针间隔为1~1.5cm为宜。针刺的深浅视病灶深浅而定,病灶深针刺深,病灶浅则针刺浅。

以上是贺老临床上常用的几种火针刺法,在临床实践中,选择的刺法和针具恰当与否,直接影响临床疗效。所以在临床应用时,应根据病人的具体情况,适当选择。

(2) 行针方式:火针疗法以快针为主,大部分情况不留针,进针后迅速出针。整个过程只需要十分之一秒时间。火针在进针前针体已烧红,热力已充足,刺入穴位或部位后,借热力激发经气,推动气血,温通经络,而火针的热力在短暂的时间内会渐渐消退,这时即使针体仍留在穴位内,已不能起到刺激作用。所以快针是火针疗法的主要运针方式。

有些病人需要留针,即要求火针刺入穴位或部位后,需留针1~5分钟,然后再出针。在留针期间术者可行各种补泻手法,或留针而不行手法,待正气自复。古人对留针的问题曾有记载,如《千金翼方》中记有,大癥块,当停针,转动须臾为佳。在留针期间可使火针的热力慢慢消散,并通过补泻手法使邪气祛除,正气恢复。此法具有祛腐排脓,化瘀散结之功。适用有坏死组织和异常增生的一类的疾病,如淋巴结核、肿瘤和囊肿等。

（3）具体操作

1）针前

选择针具：应根据患者的性别、年龄、体质及病情虚实、施针部位来选择火针针具长短粗细。

选择体位：常用的体位为仰卧位、侧卧位、俯卧位、仰靠坐位、俯伏坐位及侧伏坐位等，应以施术者取穴正确、操作方便，患者舒适为原则，这与毫针的体位选择是一致的。

安慰：相对来说，火针看起来可怕，痛感较强，患者有较强的畏惧心理。医者应态度温和，安慰患者。其实，熟练的操作，火针之痛是患者完全可以接受的。初次施行火针，宜用短细的火针，以便减轻患者的恐惧感，有利于患者的配合，使治疗顺利进行。

定位：火针运用不多的医生，因火针进针迅速，定位不易准确，故可在针前做定位标记，一般用拇指指甲掐个"十"字，针刺其交叉点，要手疾眼快，保证点刺准确。如果是针刺某一部位或肿块囊肿等，要选择好进针点，充分暴露患处，固定体位，必要时可让助手帮助固定肿块、体位等。

除了直接针刺病灶局部外，无论是选择经穴还是寻找压痛点，都要在消毒之前进行。

消毒：在选择的穴位或部位上，先用2%碘酒消毒，后用75%的酒精棉球脱碘，以防感染。针刺破溃的病灶时，可直接用酒精或生理盐水消毒。医者双手可用肥皂水清洗干净，再用75%的酒精棉球擦拭。

2）针中

烧针：消毒后点燃酒精灯或火把，左手将灯移近针刺的穴位或部位，右手以握笔式持针，将针尖针体伸入外焰，根据针刺深度，决定针体烧红的长度。烧针是使用火针的关键步骤，《针灸大成·火针》中载："灯上烧，令通红，用方有功。若不红，不能去病，反损于人"。因此，在使用火针前必须将针烧红，针红则效力强，痛苦少，祛疾彻底，起效迅速。

进针：将针烧至通红时，迅速将针准确地刺入穴位或部位，并敏捷地将针拔出，这一过程时间很短，要求术者全神贯注，动作熟练敏捷。如《内经》中所说："手如握虎，神无营于众物。"

针刺深浅与疗效也很有关系，《针灸大成·火针》中说：刺针"切忌太深，恐伤经络，太浅不能去病，惟消息取中耳"。火针针刺的深度要根据病人的病情、体质、年龄以及针刺部位的肌肉厚薄、血管深浅而定。一般四肢和腰腹稍深，胸背宜浅。

出针：火针进到一定深度迅速出针，然后用消毒干棉球揉按针孔，以使针孔闭合，防止出血或感染。如需排血或排脓，则应使血或脓出净后，用干棉球擦拭针孔即可。因为火针是经过加热烧红后刺入人体的，因此消毒很彻底，另一方面，火针能激发人体的防御功能，所以火针引起感染的可能性很小，针后不需要特殊处理。如伤口有渗血，也可用火针或平头火针烙熨止血。

留针：火针疗法以快针为主，大部分不留针。当火针用于祛瘤、化痰、散结时，则需要留针。留针的时间多在1～5分钟，如针刺淋巴结核，需留针1～2分钟；取远端穴位，火针治疗疼痛性疾病时，可留针5分钟。

火针留针时也讲究"得气"和针感，在火针行刺中或刺入部位后，要细心体会针下的感觉，根据感觉调整留针的深度。如用火针刺压痛点，当针下出现沉紧感时，已"得气"，留针1～2分钟。

3）针后：火针术后仍需用酒精灯将火针通体烧红，以彻底杀灭微生物，防止交叉感染。

针后要保持局部洁净,防止感染。若当天出现针孔高突、发红、瘙痒,不要搔抓,以免范围扩大,这一般是机体对火针的正常反应,不必紧张。因火针治疗是经过高温加热后进行的,感染的可能性很小,应告知患者不必担心,这种反应会很快消失。针后当天不要洗澡,以免污水侵入针孔。若针孔局部出现轻微感染,可外涂消炎药膏。囊性病变加压包扎,以免复发。火针治疗期间忌生冷,禁房事。

4)施针间隔时间:火针会造成某种程度的肌肤灼伤,因此需要时间康复,一般情况下火针最短应间隔1日方可再次施治,即古人认为的:"凡下火针,须隔日一报之。"贺普仁教授认为患者的就诊间隔时间也视病情而定。急性期与痛证可连续每日施用火针,但不应超过3次。慢性病可隔1~3日1次,长期治疗。其施术时间的确立突破了古人"凡下火针,须隔日一报之"的束缚。

(二)艾灸

1. 原料

艾灸,以艾为原料,经燃烧散热,给人体以温热刺激,通过经络腧穴的作用,达到防病治病作用的一种治疗方法。

艾为一种中药,属草本植物,艾叶气味芳香,易燃,被用作灸料,点燃后通过艾火的温热刺激能直达深部,经久不消,可灸治百病,强壮元阳,温通经络,祛风散寒,舒筋活络,回阳救逆,并能起到保健作用。《名医别录》中载:"艾味苦,微温无毒、主灸百病"。

灸法也和针法一样,能使衰弱之体机能旺盛;使亢进之功能得到抑制。具备虚寒则补之,郁结则散之,有病则治之,无病则可延年益寿的作用,正因如此使之流传至今。

艾绒燃烧后的特性是其他物质不能代替的。若以普通的火热,则只会感觉表层灼痛,而无温煦散寒的作用。现代研究认为艾灸有温养细胞,促进循环,增加抗体,改变血液成分,调整组织器官功能的作用。因此可以认为艾灸对于调动一切内在积极因素,增进机体防卫抗病能力,具有十分重要的意义。

艾灸是用干燥的艾叶,捣制后除去杂质,即可成纯净细软的艾绒,晒干贮藏,再根据需要制成艾炷、艾卷或其他,然后运用于临床的。

2. 种类和操作

艾灸可分艾炷灸、艾卷灸、温针灸、温灸器灸,艾炷灸又分为直接灸和间接灸,间接灸又分隔姜、隔蒜、隔盐、隔附子饼四种,艾卷灸又分为艾条灸、太乙神针、雷火神针。艾条灸又分为温和灸和雀啄灸。贺老临床多用隔姜灸、温和灸和温针灸,故本文主要讨论这三种灸法。

(1)艾炷直接灸:所谓艾炷,是指将纯净的艾绒放在平板上,用拇、食、中三指边捏边旋转,把艾绒捏紧成规格大小不同的圆锥形体。小者如麦粒大,中等如半截枣核大,大者如半截橄榄大(现有用器具制作的)。每燃烧一个艾炷,称为一壮。

艾炷直接灸,又称明灸、着肤灸、着肉灸,即将艾炷直接置放在皮肤上施灸的一种方法。根据灸后对皮肤刺激的程度不同,又分为无瘢痕灸和瘢痕灸两种。

所谓瘢痕灸,又称化脓灸,是指灸时造成烫伤,灸后化脓,最后局部留下瘢痕,一般治疗顽症痼疾,现用此术者极少。至于灸疮化脓,多属无菌性炎症,这和一般疮疖或创伤性炎症不同,只要溃疡面不弥漫扩大,就可连续施灸。如果化脓过多,溃疡不断发展,脓色由淡白稀薄,变为黄绿色的脓液,或疼痛流血,而且有臭味,即为继发性感染,可以用外科方法处理。化脓灸适应于哮喘、慢性胃肠病、发育不良、慢性气管炎、肺结核、阳痿、遗精、早泄、缩阳症。其他难治性疾病均可考虑使用,如慢性肝炎、癌症、艾滋病等。

无瘢痕灸,又称非化脓灸,临床上多用中、小艾炷。即将艾炷放置于皮肤上之后,从上端点燃,当燃到 1/3 ~ 1/2,患者感到烫时,用镊子将艾炷夹去,换炷再灸,一般灸 3 ~ 7 壮,以局部皮肤充血、红晕为度。施灸后皮肤不致起泡,或起泡后亦不致形成灸疮。此法适用于慢性虚寒性疾病,如哮喘、眩晕、慢性腹泻、风寒湿痹和皮肤疣等。

(2)隔物灸:即间接灸,是指在艾柱与皮肤之间隔垫某种物品而施灸的方法。这样可以避免灸伤而致化脓,且火力温和,患者易于接受。所隔物品种类繁多,多数为中药,有单方也有复方,故在治疗时,既有艾灸的作用,又有药物的一定功能。这里介绍 3 种常用的隔物灸:

1)隔姜灸:用鲜生姜切成直径 2 ~ 3cm,厚 0.2 ~ 0.3cm 的薄片,中间以针穿刺数孔,以便热力传导。上置艾炷放在应灸的部位,然后点燃施灸,当艾炷燃尽后,可易炷再灸。一般灸 5 ~ 10 壮,以皮肤红晕而不起泡为度。在施灸过程中,有些患者因鲜姜刺激,刚灸即感觉疼痛,这时可将姜片向上略提起,或缓慢移动姜片,待灼痛感消失时再复原。若灸一段时间后,患者诉灼热难忍,可将姜片向上提起,下衬一些干棉花或软纸,放下再灸。注意艾炷不宜过大,如蚕豆或黄豆大即可,因艾炷过大,先燃上部,下边不热,后来接近姜片则热力剧增,易致发泡。生姜,辛温无毒,升发宣散,调和营卫,驱寒发表,通经活络。隔姜灸应用很广,适用于一般虚寒性病症,对面瘫、呕吐、腹痛、泄泻、遗精、阳痿、早泄、不孕、痛经和风寒湿痹等疗效较好。生姜辛温无毒,具有升发宣散,调和营卫,祛寒发表,通经活络的作用。用鲜姜和艾结合起来施灸,有相得益彰之效。

2)隔蒜灸:一般用鲜大头蒜切成 0.1 ~ 0.3cm 的薄片,中间以针穿刺数孔,上置艾炷放在应灸的穴位上,然后点燃施灸,待艾炷燃尽,易炷再灸,灸 4 ~ 5 壮更换新蒜片,一般灸 5 ~ 7 壮。也可用蒜泥灸:将蒜头捣成泥状,置于穴位或未破溃的肿块上,在蒜泥上点燃艾炷施灸。每穴一次灸足 7 壮左右,以灸处泛红为度。或从不知痛灸到知痛为止,知痛灸到不知痛为度。每日可灸 1 ~ 2 次。大蒜液对皮肤有刺激性,灸后容易起泡,灸时可将蒜片向上提起,或缓慢移动蒜片。若起泡,要用辅料覆盖,防止衣物摩擦。大蒜,辛温有毒,性热喜散,有消肿化结、拔毒止痛之功。适用于阴疽流注,乳痈,瘰疬,未溃之疮疖、痈疽,无名肿毒,肺结核,腹中积块等。此外,尚有一种自大椎穴起到腰俞穴铺敷一层蒜泥的"铺灸法"(长蛇灸),民间用于治疗虚劳、顽痹等病。

3)隔盐灸:用纯净干燥的食盐填敷于脐部,使其与脐平,盐上放置姜片,上置艾炷施灸,如患者稍感灼痛,即更换艾炷。若盐上直接置艾炷施灸,此盐应是炒过之盐,以防止食盐受热爆起而造成烫伤。若患者脐部凸起,可用湿面条围住肚脐周围,再将食盐填于脐中施灸。一般灸 3 ~ 9 壮。此法有回阳、救逆、固脱之功,但需连续施灸,不拘壮数,直到脉起、肢温、证候改善。隔盐灸临床上主要用于治疗急性寒性腹痛、吐泻、痢疾、淋病、四肢厥冷等。

4)隔附子饼灸:用附子饼做间隔物。附子,辛温善走,消坚破结,善逐风寒湿气。用附子研成细粉,加白及或面粉少许,用其黏性,再以黄酒或水调和捏成薄饼(如五分硬币大)约一二分许厚度,待稍干,用粗针刺几个小孔。上置艾炷放在局部灸之。或治外科术后,一饼灸干,再换一饼,以肌肤内部觉热为度。可以每日或隔日灸之。此法可治疗各种阳虚病症,特别是疮疡溃后久不收口,肉芽增生流水无脓,或溃疡因气血虚弱久不收敛者为佳,有祛腐生肌、促进愈合的作用。

（3）艾条悬灸:艾条,是指用桑皮纸包裹艾绒卷成圆筒形的艾卷,艾卷中可加入药物。用艾条悬灸有以下3种。

1）温和灸:将艾条的一端点燃,对准应灸的腧穴或患处,距离皮肤2～3cm处进行灸疗,使患者局部有温热感而无灼痛为宜,一般每穴灸10～15分钟,至皮肤红晕为度。如果遇到局部知觉减退,或小儿等,医者可将食、中两指,置于施灸部位声侧,这样可以通过医者手指来测知患者局部的受热程度,以便随时调节施灸的时间和距离,防止烫伤。现临床多用温灸器具代替温和灸,以节省人力。

2）雀啄灸:施灸时,艾卷点燃的一端与施灸部位皮肤之间的距离并不固定,而是像鸟雀啄食一样,一上一下施灸。

3）回旋灸:施灸时,艾卷点燃的一端与施灸部位的皮肤虽保持一定的距离,但不固定,而是向左右方向移动或反复回旋地施灸。

以上诸法对一般应灸的病症均可采用,但温和灸多用于灸治慢性病,雀啄灸、回旋灸多用于灸治急性病。

（4）温针灸:温针灸是针刺与艾灸相结合的一种方法,又名传热灸、烧针尾。最早记载始见于《伤寒论》。《针灸聚英》上说:"近有为温针者,乃楚人之法。其法,针于穴,以香白芷作圆饼套在针上,以艾蒸温之,多以取效。"温针灸是一种简便易行的针灸并用法,其艾绒燃烧的热力可通过针身传入体内,针与灸相得益彰,适用于既需要针刺留针,又须施灸的疾病。操作时,应选略粗长之针柄,刺在肌肉较厚处,进针后行针使之"得气"。然后留针不动。取粗艾绒,用右手食、中、拇三指搓如枣核之形状大小,中间捏一痕,贴在针柄上,围绕一搓,即紧缠于针柄之上。然后用火从艾炷之下面点燃,待其自灭,再换艾炷,一般3～5壮后,穴道内部觉热为止。现在多用艾条段代替艾炷,操作更为简便,在针刺"得气"后,在针柄上穿置一段长约2～3cm的艾条施灸,艾段与皮肤之间的距离一般在4cm左右,太近则易烧伤皮肤,太远则艾灸的作用不大。此法要注意燃烧的艾段可能掉落,可烧伤皮肤或烧坏衣服、床单,要注意遮挡防护。另外烧过的针柄容易折断,反复用的针皮肤与针根之间要保持一段距离。

温针灸通过艾火之温热,以达温通经络,疏通气血,用以治疗寒郁经络、痹阻气血之类的疾病,可起到针刺与艾灸的双重作用。明·王节斋云:"近有为温针者,乃楚人之法。"此法现较喜用者为苏南及辽南地区。疗效较高、收效亦速。

由于温针的热力是靠针柄上燃烧的艾,借针身传热而达入穴内的,所以对风、寒、湿、痹等经络闭塞不通等病最为适用。如关节流走疼痛等风湿症、肌体麻木不仁、腹满肿胀、脚气病、肌体瘫痪痿痹等症均有良好的疗效。对一些慢性消化不良、慢性肠炎也有较好的疗效。

凡由邪热所致的疾病或不宜留针的疾病皆不宜行温针治疗。如高热性疾病、关节赤肿、疖肿、惊厥、抽搐、丹毒、重症精神病、高血压等。

（5）天灸:天灸又称药物灸、发泡灸,是将一些具有刺激性的药物,涂敷于穴位,敷后皮肤可起泡,或仅局部充血潮红。所用药物多是单味药,也有用复方的。现举蒜泥灸为例:将大蒜捣烂如泥,取3～5克贴敷于穴位上,敷灸1～3小时,以局部皮肤发红起泡为度。如敷涌泉治疗咯血、鼻出血,敷合谷治疗扁桃体炎,敷鱼际治疗喉痹等。

（6）灯火灸:又称灯草灸、油捻灸、神灯照等,是民间沿用已久的简便灸法。方法是:取

10～15cm长的灯心草或纸绳,蘸麻油或其他植物油,浸渍长约3～4cm,点燃起火后用快速动作对准穴位一点,猛一接触听到"叭"的一声迅速离开,如无爆悴之声,可重复一次。此法主要用于小儿腮腺炎、喉疾、吐泻、惊风等。

六、"温通法"注意事项和禁忌

1. 施行火针疗法时应注意施术前、施术中和施术后等几方面问题

（1）在施术前要向病人耐心解释火针不痛的道理和治疗效果,消除顾虑,以解除病人怀疑和怕疼心理,使病人有信心接受治疗。对于精神过于紧张、饥饿、劳累的患者不宜火针。另一方面在施术前,还应指导患者采取适当的体位,使针刺局部充分暴露,便于术者操作,如体位不当则会产生疼痛,影响治疗。故选择体位以耐久舒服,不使疲劳为宜。一般有五种：①仰卧位：适用于头面、胸腹及四肢前面的施术部位;②伏卧位：适用于项背腰及四肢后面的施术部位;③侧卧位：偏头、侧胸及人体侧面的施术部位;④仰靠坐位：适用于头面五官部位;⑤伏卧坐位：适用于项肩及腰以上的施术部位等。

（2）针刺时注意靠近内脏及五官和大血管及肌肉薄弱的部位,应慎用或浅刺,以免发生意外,火针疗法在操作时还应注意三个要点,即"红"、"准"、"快",这是疗效好的关键,掌握这三点,也就掌握了火针疗法的技巧。所谓"红"是指乘针体烧至通红时,迅速刺入穴位或部位。这样可使火针具有穿透力强、阻力小的特点,并能缩短进针时间,减少病人痛苦。另一方面针体通红时施术,刺激最强,疗效最好。所谓"准"指进针要准,因火针进针后不能再变动,如针刺不准确也不能再调整,因此要取得好的效果,进针时必须准确,一般在针刺前可在要针刺的部位做个"十"字标志,这样有助于准确进针。"快"指进针要快,动作快可使患者不受痛苦或少受痛苦,而要做到这点,平时必须练好基本功,主要是指力和腕力,如再加上全身的气力和气功,将这些力气共同运用于针端,则可做到进针准确,快速敏捷,而不会拖泥带水。另外还应注意烧针时火源应靠近施术部位。做到以上三点就可以保证治疗顺利完成。

（3）针刺后对病人做好医嘱,如针后针孔出现红点并瘙痒,为针后的正常现象,不能搔抓,症状数天后可缓解,不需处理。在火针疗法当天还要嘱病人最好不要洗澡,保护针孔,以防感染。在行针后,术者还应注意用消毒干棉球揉按针孔,这样一方面可减轻病人的疼痛感,另一方面又起到保护针孔的作用。

（4）孕妇及新产后产妇,瘢痕体质或过敏体质者,慎用火针疗法。

（5）用火针疗法时应注意安全,防止烧伤或火灾等意外事故发生。

除以上几方面外,在火针疗法中还要注意疗程问题,这与疗效也很有关系。一般来说病人每次就诊的间隔时间,可因病情的不同而有区别,如急性病,可连续每天行针,慢性病则需持久地治疗,可间隔二天、三天或一周,行针一般十二次为一疗程,休息1～2周后可继续治疗,直到病愈。

另外,在行火针时,应根据病人病情的需要,配合一般针灸或艾灸,以加强治疗效果,缩短治疗时间。

2. 火针的禁忌

①精神过于紧张、饥饿、劳累的患者,以及大醉之人都应禁用火针,以防止出现昏针等不

适症状,给病人造成不必要的痛苦。等不适症状缓解再行治疗。②不明原因的肿块部位,大失血、凝血机制障碍的患者,中毒的患者,精神失常者,不宜采用火针疗法。③在行火针治疗时,应问清病人的既往史,如患有糖尿病的人,禁用火针,因其针孔不宜愈合,易造成感染。④人体的有些部位,如大血管、内脏以及主要器官处,禁用火针。⑤面部应用火针需慎重。古人认为面部禁用火针。如《针灸大成·火针》记载:"人身诸处,皆可行火针,惟面上忌之"。又如《针灸聚英》上云:"人身之处皆可行针,面上忌之"。因火针后,局部有可能遗留小瘢痕,因此古人认为面部应禁用。但如我们在操作时选用细火针浅刺,则不但可以治疗疾病,而且不会出现瘢痕,因此禁用火针在面部,不是绝对的。⑥在火针治疗期间应忌房事,忌食生冷食物。⑦火针治疗后还应禁止当天沐浴,以防针孔感染。

3. 意外情况预防处理

(1) 晕针:火针需要用火加热,一些患者畏火,且火针虽进针快,但痛感仍略强于毫针,所以偶尔会有晕针现象出现。晕针后医者应停止针刺,使患者平卧,松开衣带,注意保暖,一般饮温开水,静息片刻后即可恢复,严重者要配合其他急救措施。为避免不必要的意外事故发生,在治疗前,医者应注意患者的体质、神志等情况,对于过度饥饿、劳累、紧张或畏惧火针者,暂不使用火针。初次接受火针治疗者,取穴不要多,手法不宜重。

(2) 滞针:在行针时或留针后,医者感觉针下涩滞,出针困难。滞针与医患双方都可能相关。若患者紧张,局部肌肉收缩或针刺过深时会出现滞针,火针加热时温度不够,或针体老化、锋利不足亦会发生此现象。这就要求医者做好患者的思想工作,使其充分放松,并注意针具的选择,随时更换老化的火针,治疗中火针要充分加热,不可刺入过深。

(3) 弯针、断针:与医者进针姿势不正确,患者过度紧张、移动体位或针体老化有关。医者在施术时,要注意针尖、针刺部位及指腕之力保持垂直,要使患者体位舒适。更换旧针,避免使用变脆易弯的火针。

(4) 疼痛瘙痒:火针后针孔若出现微红、灼热、轻度疼痛、瘙痒等,属于正常现象,片刻至数天后可自行消失,可不做任何处理。火针治疗中及针刺后,若疼痛剧烈持久,则属异常。

疼痛严重者与医者针具选择不当,烧针温度不够,动作缓慢及出针后未及时处理有关。医者应注意在针刺面部及肌肉较浅薄部位时选择细火针,火针要充分加热后应用,进针要果断迅速,出针后用干棉球按压针孔。

若痛感持久不散,针后出现红肿热痒者,则属于局部感染,这是火针治疗师应杜绝的现象,与消毒不严、棉球污染、针后搔抓或过早淋浴有关。所以针前医者要严格消毒,消毒方向是从内向外,针后要用消毒干棉球按压针孔,并嘱咐患者针后不要搔抓,当日不要淋浴。

糖尿病患者较易出现感染,故应慎用火针,即使用,针刺前要严格消毒,针后要认真防护。已出现感染者,可局部选用黄连膏、化毒散膏、红霉素膏、莫匹罗星外敷等,并口服抗生素。

(5) 出血血肿:因火针有开大针孔的作用,故火针施治时出血比毫针多见。针刺时除非为了放血,应尽量避开血管,选择粗细合适的火针。火针可用来排污放血、清热解毒,这种出血,可待其出尽或血色由污黑变鲜红方止,血量过少则余邪难清。

有时针刺后皮下出血引起肿胀疼痛,继则局部皮肤呈青紫色。如青紫面积较小时,可待其自行消退;如青紫肿痛较甚,要先冷敷止血,12~24小时后再行热敷,或在局部轻轻揉按,一般需1~2周方可消散,但不会遗留后遗症。这就要求医者熟悉解剖部位,针刺时避开皮下血管,出针时按压针孔,发现肿胀则用手指加压于干棉球,按压10分钟左右,不要揉动,然后嘱患者用上法行冷热敷。血友病及有出血倾向的患者禁用火针。

总之医者要有牢固的针灸学基础,毫针针刺的注意事项在火针治疗中同样要注意,如躯干部位要浅刺以免刺中脏腑等。火针施治时,要注意安全,酒精灯不要灌得过满,要防止烧伤或火灾等意外事故。医者在操作时要胆大心细,掌握"红、准、快"三字原则。针体要烧至通红方用,这样刺激量大、穿透力强,效果明显而患者痛苦小;定位、进针要准;快则是指进针要迅速。在安全的前提下,将火源尽量靠近进针点,且医者要操作熟练,这就要求医者练习指力。运力虽在指节,但需借助腕、臂、腰,甚至全身之力。

4. 灸法注意事项

选穴:少而精。杨继洲说:"虽取穴之多,亦无以济人;苟得其要,则虽会通之简,亦足以成功,惟在善灸者加之意焉耳"。可见,选穴要精要、准确,而不在于多。贺老在临床上往往只取一两个穴,却能取得很好的疗效。

配穴原则:治全身性或内脏疾病时一般为双侧取穴,治局部病或一个肢体的病,可单侧取穴。为了达到好的疗效,在治疗中,一般可根据病情配合针法。

灸法的程度:《医宗金鉴》上说:"皮不痛者毒浅,灸至知痛为止;皮痛者毒深,灸至不知痛为度"。又说:"凡灸诸病,必火足气到,始能求愈。然头与四肢皮肉浅薄,若并灸之,恐肌骨气血难堪,必分日灸之,或隔日灸之,其炷宜小,壮数宜少"。《针学入门》上也说:"针灸穴治大同,但头面诸阳之会,胸膈二火之地,不宜多灸,背腹阴虚有火者,亦不宜多灸,惟四肢穴最妙,凡上体及当骨处,针入浅而灸宜少,下肢及肉厚处,针可入深,灸多无害"。以上说明,在施灸时要根据病情轻重不同,部位的深浅不同,选用不同的方法,恰到好处,使疾病迅速治愈。贺老认为,灸法既是一种温热刺激,就必须达到一定的温热程度,绝不能草率,用艾烟熏烤,表热里不热,结果达不到治疗效果,所以临床必须认真对待。

治疗程序:在治疗时如果上下前后都有配穴,应先灸阳经,后灸阴经;先灸上部,后灸下部,即先背部,后胸腹,先头身,后四肢。取其从阳引阴、引火归元之意,否则可能有面热、咽干、口燥等后遗症或不舒服之感觉。同时要注意:因火性炎上,凡灸上部穴位,必须在下部配穴灸之,以引热力下行。《千金方》上曾记载:"凡灸当先阳后阴……先上后下"。

灸法的副作用不多见,但极少数患者开始施灸时可能会有发热、疲倦、口干、全身不适等反应,轻者可不必顾虑,继续施灸可能会消失,或适当延长灸法的时间,或加服滋阴生津之中药,重者可改用其他疗法。

要注意通风和保暖:施灸时不免有艾灸烟味,初灸患者多嫌恶之,因此在避免风吹的前提下,要注意通风换气。日久则患者不嫌其味,有的患者还爱闻艾灸的芳香气味,但也要适当地通风换气。可以服加味增液汤。

注意消毒:直接灸时,对皮肤有轻度烧伤,为防止灸后继发感染,事先对皮肤要严格消毒,用酒精棉球消毒穴区时,擦拭的面积要大些。

防止烫伤:对老年患者及皮肤感觉减退、反应迟钝者,要控制好灸温,以防烫伤。糖尿病患者一旦皮肤烫伤,很难愈合,故慎用灸法。头面部不宜使用直接灸,以免烫伤影响面容。关节部也要防止烧伤,以免影响功能活动。

灸疮的处理：用直接灸法往往发生起泡、结痂、溃烂等灸疮现象。为了保护灸疮，防止摩擦，预防感染，可用消毒敷料或淡膏药覆盖，再灸时揭开，灸后再盖上。如发生继发感染，可用消炎药膏或玉红膏涂贴。内衣要烫晒消毒，干净柔软，以免感染。

防止火灾：艾绒是极易燃烧之物，燃烧之艾绒不得随便丢弃，灸毕一定要将艾火彻底熄灭。行温针灸时，灰火容易脱落烧及衣服、床单等物，事先要做好防范措施。

部位禁忌：凡颜面五官、大血管部和肌腱部位不用直接灸法，以防形成瘢痕，妨碍美观及运动。孕妇的腹部和腰骶部，以及乳头、阴部、睾丸不宜施灸。

晕灸的防治：晕灸者虽极少见，但发生时也和晕针一样，会出现突然头昏、眼花、恶心、颜面苍白、脉细手冷、血压降低、心慌汗出，甚至晕倒等症状。多因初次施灸或空腹、疲劳、恐惧、体弱、姿势不当、灸炷过大、刺激过重等引起。预防和处理参晕针部分。

灸伤的处理：施灸过量，时间过长，局部出现水泡，只要不擦破，可待其自然吸收。如水泡较大，可用消毒毫针刺破水泡，放出液体，再涂以甲紫，外敷消毒纱布即可。若发生严重烧伤，则应到外科做专门处理。

不宜灸的情况：一般在风雨雷电、严寒酷暑的日子不宜灸。如《外台秘要》载："黄帝问曰：凡灸，大风大雨、大阴大寒灸否？既不得灸。有何损益？岐伯答曰：大风灸者阴阳交错，大雨灸者诸经络脉不行，大阴灸者令人气逆，大寒灸者血脉蓄滞。此等日灸，乃更动其病，令人短寿。"其他如患者极度疲乏，空腹，过饱，醉酒，情绪不定，大汗淋漓等情况下也不宜艾灸。

灸后的调养：灸后，特别是瘢痕灸后要注意调养，要避风寒，保持乐观情绪，戒色欲，勿过劳，饮食清淡等。

灸法的疗程：急性病一般一天可灸2~3次；慢性病可隔日灸，10~30次为一疗程。临床上可根据病人的具体情况，决定隔天的多少，以便取得最好的疗效。此外，还要告知病人，施灸法治疗要有耐心，灸同久，必须长期坚持下去，长期灸才能收效。

隔姜灸要注意所使用的艾炷先小后大，壮数先少后多，逐渐增加，不可突然大剂量施灸，否则病人会感觉痛苦，不愿再治疗。另外，隔姜灸在治疗后要避风寒，注意休息，这样有利于治疗。

温和灸在施灸时要注意，艾卷积灰过多时，要离开人体吹去后再灸，以免造成烫伤。病人的体位要舒适，这样才能坚持到治疗结束。同样治疗后要防止冷风直吹。施灸后患者觉温热舒畅，温热感直达深部，经久不消，停灸多时，尚有余温为宜。灸后要把火闷灭，以防复燃。此法容易操作，为便于治疗可让病人回去自己灸治。

5. 温针灸施术时的注意事项

向针尾装包艾绒时要捻紧，以防燃烧时艾绒的火星落下烫伤皮肤。

若有艾火星下落，应旋即将之扑灭或用手弹去或用口吹于地下。

施术时，嘱告病人不要随便改变体位，以防燃烧的艾绒火星落于皮肤造成烫伤，或造成弯针等现象发生。

点燃艾绒应先从下端点起，可使热力直接向下传导和熏射，以加强疗效。

6. 灸法的禁忌证

关于灸法的禁忌证，主要集中在热证是否可灸这个问题上。

从历史上来看，就有热证不可灸和热证可灸两种观点。前者的代表人物是汉代张仲景，他把热证用灸的不良后果描述得比较可怕,如《伤寒论》119 条"微数之脉,慎不可灸,因火为邪,则为烦逆,追虚逐实,血散脉中,火气虽微,内攻有力,焦骨伤筋,血难复也。"认为阴虚内热之体,应忌用灸,因艾火易伤津液,可导致阴血枯耗而形成焦骨伤筋的严重后果。《伤寒论》115 条云:"脉浮,热甚,而反灸之,此为实。实以虚治,因火而动,必因燥吐血。"认为实热之证不可用灸补阳,否则会伤阴动火,迫血妄行。张仲景的观点对后世影响很大。

但认为热证可灸的人也不少,《备急千金要方》和《千金翼方》,不仅从理论和临床上确立了灸法的一些基本原则,而且把灸法的适应证扩大至未病、急症、热证等。如《千金翼方,卷二十八》曰:"凡卒患腰肿钳骨肿痈疽节肿风游热肿……即急灸之立愈。"《备急千金要方·卷十四》:"小肠热满,灸阴都,随年壮。"《备急千金要方,卷十九》:"腰背不便,筋挛痹痛,虚热内寒,灸第二十二。"这些都说明热证是可以灸的。金代刘完素认为灸法有"引热外出"和"引热下行"的作用,主张热证用灸。实热证用灸法属于"引热外出"法;寒热格拒用灸法属于"引热下行"法。元代朱丹溪完善了"热证可灸"的理论,认为热证包括实热与虚热,并把灸法用于热证的作用归纳为"泄引热下"、"散火祛痰"、"养阴清热"3 个方面。《痰火点雪》中明确指出:"灸法用于寒热虚实诸证无往不宜"。而至《灸赋》,更加阐明了热证可灸的机制:"虚热用灸,元气周流;实热用灸,郁热能疗;表热可灸,发汗宜谋;里热可灸,引导称优。火郁宜发……同气相求,开门逐贼,顺气行舟。"《医学正传》及《针灸问对》对热证可灸做了解释:"虚者灸之,使火气以助元气也;实者灸之,使实邪随火气发散也;寒者灸之,使其气复温也;热者灸之,引郁热之气外发,火就燥之义也。"

张仲景所说的热证不可灸,主要是针对全身性的热证;而后世所说的热证可灸,则主要是针对局部性的热证,如外科疮疡疖肿,或寒热夹杂证,或寒热格拒证,或阴阳俱虚证。

由此看来,两种观点其实并无多大矛盾:对全身性的实热证或虚热证,一般不用灸法,至少要在用清热药或养阴清热药的前提下才能用灸;对其他情况的热证,可以用灸,但要注意操作的方法和灸量,以及和其他方法的配合运用。

第四章 强 通 法

一、"强通法"的概念

"强通法"就是放血疗法,即用三棱针或其他针具刺破人体一定部位的浅表血管,根据不同病情,放出适量血液,通过决血调气,通经活络以达治疗疾病的针刺方法。

强通法的典型方法是放血疗法,还包括拔罐、推拿等疗法。《灵枢·小针解》:"宛陈则除之者,去血脉也。"即指以放血疗法祛除恶血,以达祛瘀滞、通经络的作用。

其一,放血疗法是用三棱针或其他针具刺破人体一定部位的浅表血管,根据不同的病情,放出适量的血液,以达祛瘀滞、通经络的作用。贺普仁教授将此针法命名为强通法,其学术意义在于"强"有勉强、强迫的意思,又有强大、有力的意思,此法犹如河道阻塞、水流受阻,今疏浚其道,强令复通,故曰强通。

其二,强通法利用比毫针更强劲有力的、以三棱针为主的特种针具刺络放血。三棱针在《灵枢·九针十二原》等所记载的九针中属"锋针",专为刺络出血用,刺络放血法也是针灸疗法中独具特色的一种传统针法。该法就是利用较毫针更强劲有力的特种针具,如三棱针,在人体一定的穴位或某些浅表部位,刺破血络,强迫出血,放出少量血液,以达治疗疾病目的的方法。

其三,刺络放血法颇受历代医家的重视。在《黄帝内经》中刺血疗法已有详尽的论述,其文162篇中,有40篇或多或少地论及刺络放血的内容,系统论述了刺血工具、作用功能、部位选择、主治病症、应用禁忌等内容。以后历代医家多有记载,不仅反映在针灸专著中,也反映在其他内外各科著名医家的著作中,如《外科精要》、《儒门事亲》、《脾胃论》及《卫生宝鉴》等。刺络放血法在我国少数民族的蒙医、藏医中也多有运用。

其四,放血疗法之所以取效,关键是它能气血双调,通过灵巧的手法,强刺、快速,迫血外泄、祛瘀通闭,使邪随血出,同时它又能激发经气,使经络通畅,营血顺达,从而达到清热解毒、祛腐生新、活血祛瘀、醒神开窍、安神定志等多方位的功效。强通法可应用于临床各科疾病的治疗,尤其在一些危急重症的急救中,常有立竿见影的效果。

其五,拔罐疗法中的血罐疗法。是兼有"温通"、"强通"两种性质的治疗。血罐疗法为针刺后加拔火罐放血的一种治疗方法,多用于躯干及四肢近端能扣住火罐处。操作时,先局部用酒精棉球消毒,再用三棱针或皮肤针针刺局部见出血,然后再行拔罐,一般留罐10分钟,待罐内吸出一定量的血液后起之。本法适用于病灶范围较大的疾病,如神经性皮炎、丹毒、乳痈、白癜风、痤疮等。

其六,由于封建礼教统治对刺血治疗的压制以及人们对出血的过分担忧,刺血疗法的实际运用已大为减少。近年来,由于贺普仁教授等人的大力提倡,加之人们发现刺血疗法确有良效,故运用此法的人逐渐多了起来。长久、广泛的临床观察表明:刺血疗法具有适应证广、奏效快、副作用少和操作简便的特点。在操作上不需要特殊设备,简便易学,确实是一种值得进一步推广的疗法。

二、放血疗法的历史沿革

早在石器时代,就产生了放血疗法的萌芽——砭术。早期文献《五十二病方》中就有记载。砭石是最早的针灸用具。1972 年,一枚战国时期的砭石出土,其一端呈卵圆形可以用做按摩,另一端呈三棱型可以刺破皮肤排放脓血。很多资料都证明,砭石最初是用于破开痈肿、排放脓血的。《黄帝内经》一书使放血疗法初步形成了理论体系。书中对放血疗法从针具、方法到治病机理、适应证等方面都进行了论述。《灵枢·九针十二原》对针具的描述曰:"四曰锋针,长一寸六分";关于具体操作方法,经文中提及的"络刺"、"豹文刺"、"赞刺"都属放血疗法的范畴;关于放血疗法的机制,《灵枢·小针解》曰:"宛陈则除之者,去血脉也。"对放血疗法的适应证,本书更是进行了大量的论述。《素问·三部九候论》曰:"经病者治其经,孙络病者治其孙络血……"《灵枢·厥病》曰:"头痛甚,耳前后脉涌有热,泻出其血。"《灵枢·官针》还指出放血疗法可以治疗痈肿等。《刺络论》还专门论述了放血方面的问题。总之,《黄帝内经》为放血疗法奠定了理论基础。

古代名医扁鹊曾用放血疗法治疗"尸厥";汉代医学家华佗创造性地把放血疗法用于"红丝疔"。相传华佗在曹操头部针刺出血,治好了曹操的"风眩病"。

晋唐时代,放血疗法有所发展,皇甫谧所著《针灸甲乙经》一书,专门列出了"奇邪血络"一篇。葛洪在《肘后方》中记载:"疗急喉咽舌痛者,随病所左右,以刃锋截手大指后爪中,令出血即愈。"孙思邈用放血疗法治疗腰肿重痛,疔肿等症。王焘的《外台秘要》则记载了放血拔罐疗法。

宋元时期,放血疗法提高到一个新的水平,取得了突出成就。放血疗法的应用范围更加广泛。宋代楼全善在《医学纲目》中记载一男子喉病,在太溪穴刺出黑血半盏而愈。金元时期,学术争鸣,放血疗法也取得了很大进展。张子和主张"祛邪",将放血作为发汗方法之一。其《儒门事亲》虽是一部内科专著,其中也突出地提到放血的方法。他对某些外科病的治疗,放血量很大,疗效显著。李东垣虽善用温补脾肾之法,对于一些实热证,也常放血治疗。朱丹溪的《丹溪治法心要》也记载了放血疗法治疗霍乱、喉风等。

明清时期,放血疗法又有所进展。高武在《针灸聚英》中介绍了很多放血疗法的适应证。杨继洲的《针灸大成》则辑录了大量有关文献。明末清初,瘟疫蔓延,医家们将放血疗法用于瘟疫的治疗,取得了成功。

放血疗法历史悠久,随着各朝代的发展,放血疗法得到了广泛的应用。不仅在中国如此,在世界上,这种疗法也起源于很久以前,被很多国家和地区的人们所接受,甚至曾经成为流行的疗法。古代埃及的医生们经常采用"放血术"治病;中世纪阿拉伯的著作《医典》中也详尽地描述了放血法。虽然放血疗法已遍及世界,但是仍属中国的起源最早,体系最完善,应用最为广泛。

贺普仁教授 20 世纪 60 年代初将放血疗法应用于高血压、高热、白癜风、风湿性关节炎等的临床研究中,均取得了较好的疗效。对现代放血疗法的研究和应用具有启发作用。

三、"强通法"的治病机理

放血疗法的治病机理可以从经络学说和气血学说两方面分析。

《灵枢·经脉》曰:经脉者,所以能决死生,处百病,调虚实,不可不通。经络具有由里及表,通达内外,联络肢节的作用,经络联系了人体各脏腑组织器官,并将气血运达全身,以保证人体正常生理活动。如经络不通可致脏腑失和,阴阳失衡,从而引发各种病症。如外邪侵袭,由表入里,通过经络内传脏腑,也可引发病症。《素问·缪刺论》曰:"夫邪之客于形也,必先舍于皮毛,留而不去……入舍于经脉,内连五脏,散于肠胃"。

络脉是经脉分出的斜行支脉,大多分布于体表,从络脉分出的细小络脉为"孙络",分布于皮肤表面的络脉为"浮络"。别络、孙络、浮络,从大到小网罗全身,具有加强十二经表里两经之间的联系和由体内向体表灌渗气血以濡养全身的作用。《素问·皮部论》曰:"百病之始生也,必先于皮毛……邪客于皮则腠理开,开则邪入客于络脉,络脉满则注于经脉,经脉满则入舍于脏腑也。"可见络脉同样也是外邪由皮毛内传脏腑及脏腑之间及脏腑与体表组织之间病变相互影响的途径。

气血是人体脏腑、经络等组织器官进行活动的最主要的物质基础。气为血之帅,可以生血、行血、摄血,而血为气母,二者相互依存,相互制约,相互为用。气血的异常是人体发生病症的重要病机之一。当病邪侵袭人体或脏腑功能失调以致气血瘀滞时,络脉本身也会出现相应的瘀血现象,所谓"病在血络"。放血疗法正是以此理论为指导,形成了独特的理论体系。针对"病在血络"这一致病机理而直接于络脉施用放血疗法,既可使恶血外出,迅速祛除邪气,又可通过直接刺血而调气,气血调和,则经络通畅,脏腑平衡,从而治愈疾病。

现代医学研究发现,放血疗法可以调节人体多个系统,是通过很多途径而治疗疾病的。如放血疗法可改善血管弹性,扩张血管,改进微循环;对神经、肌肉的生理功能有良好调整作用,并可调动人体免疫机能,激发体内防御功能;还可以退热,并对消化、呼吸、内分泌等各方面均有良性调节功效。

四、"强通法"的功效及适应证

1."强通法"的功效

刺血疗法具有解表发汗、清热解毒、醒脑开窍、活血化瘀、祛腐生新、消肿止痛、安神定志等多种功能,其中最突出的是清热泻火、活血化瘀的作用。由于刺血疗法具有直接祛除瘀血的功效,因此治疗血瘀证,特别是病位较为表浅的血瘀证,刺血疗法可算是最为简捷有效的方法。对此《黄帝内经》的理念是,不论什么疾病,治疗的第一步就是要祛除血脉中的瘀血,即《素问·三部九候论》所说的:"必先去其血脉而后调之,无问其病,以平为期。"又《千金翼方》曾云:"诸病皆因气血壅滞,不得宣通。"清代名医叶天士曾创"久病入络"的理论。故刺血疗法的适应病症是十分广泛的,尤其在一些危急重症的急救中,常有立竿见影的效果,对某些顽固性疾病、瘀滞病症也有意想不到的疗效。

(1)退热:发热,中医认为主要有两种情况,一为阳盛发热,一为阴虚发热。此外,还有气虚发热。强通法退热作用主要适用于阳盛发热,因为阳盛必然导致血盛。阳盛发热多由外邪引起,放血疗法对外感风热、热毒壅盛、热入营血均有良好的退热作用。

放血可减消血盛,以减轻体内的热邪,因而起到退热作用。人身之气以血为本,同时又随血出入,迫血外出能泄出过盛的阳气,从而改善了阳盛的状态,使机体的气血趋于平衡,而热自平。至于阴虚、气虚发热,则一般不宜使用此法。

(2)止痛:中医学认为"通则不痛,痛则不通",意思就是说凡是伴有疼痛症状的疾病,在其经脉中必有闭塞不通的地方。

强通法可以直接迫血外出,疏泄瘀血,畅通经脉,故疼痛可以立即停止,即"通则不痛"。临床很多急性病症,如咽喉痛及偏头痛等,应用放血疗法都能收到满意的疗效。

(3)解毒:《千金方》曰:"蜂蛇等众毒虫所螫,以针刺螫上出血。"古人在很久以前即已了解放血疗法的解毒功效。

强通法对机体正气不足、机能障碍时毒邪内窜的病症,如毒火攻心的"红丝疔",以及毒邪浸淫而生的疮疡等有很好的疗效。

放血不仅使侵入机体的毒邪随血排出,而更重要的是通过理血调气,使人体机能恢复正常,抑制毒邪的扩展与再生。

(4)泻火:中医学认为心属"火",如果心阳过亢,人体就会出现一系列的"火谵症",例如心烦不安、口舌生疮,甚至有发热、神昏谵语等症状。

心又有主血脉的功能,所以放血可以直接减轻心阳过盛的状态,而达到泻火的目的。中医还认为,肝胆内寄相火,肝藏血,因此放血也能治疗肝胆相火妄动的疾病,如暴发火眼、头晕目眩等症。

(5)止痒:痒症,多与风邪有关。邪气多依附于风而侵犯人体。"治风先治血,血行风自灭"是治疗风邪的重要原则。放血后,血脉通畅则风邪无所存留,风祛则痒止。很多皮肤科疾病常用放血疗法治疗。

(6)消肿:"肿"大多由气血滞涩,经络瘀阻而成。"瘀血不去,新血不生",依据"宛陈则除之"的治疗原则,使用放血疗法直接排除经络中瘀血,以使经络畅通无阻,肿自然可消。

(7)除麻:麻木之症,多因气虚乏力,不能帅血达于肌肤,麻木以肢端最为常见,毫针针刺井穴或十宣穴,放出少量血液,血行则气通,气机得以鼓动而帅血液达于肢端,濡养肌肤而麻木自止。

(8)镇吐:胃气上逆、外邪犯胃、饮食停滞、肝气犯胃等多种原因可造成呕吐。放血能泻热降逆,疏导气机,调节消化系统,从而使胃气平,呕吐止。

(9)止泻:肠胃积滞化热和时疫疠气所造成的泄泻最宜放血治疗。放血泻热解毒,调畅气机,升清降浊而止泻。

(10)救急:放血疗法有启闭醒脑、凉血开窍之效。凡卒倒、昏厥、狂痫等急症,放血为简便有效的救急措施。

《乾坤生意》曾记载:"凡初中风跌倒,卒暴昏沉,痰涎壅滞,不省人事,牙关紧闭,药水不下,急以三棱针刺手指十二井穴,当去恶血。又治一切暴死恶候,不省人事,及绞肠痧,乃起死回生妙诀。"可见古人多用放血疗法进行急救治疗。

2. 强通法的适应证

由上可知,放血疗法的作用是十分广泛的,因此适合放血疗法的病症范围极其宽广,据资料统计,放血疗法的适用病种多达150余种,现据贺普仁教授的经验和临床报道,常用放血疗法的病证如下。

1)内科疾病:头痛,眩晕,面瘫,发热,腮腺炎,感冒,疟疾,哮喘,中风后遗症,失语,呕吐,坐骨神经痛,三叉神经痛,咳嗽,高血压,痛风,中暑,急性胃肠炎,昏迷等。

2)骨伤、外科疾病:扭伤,软组织损伤,关节炎,筋膜炎,痔疮,腱鞘囊肿,肩周炎,下肢静脉曲张,下肢静脉炎等。

3)妇科疾病:乳腺炎,痛经等。

4)儿科疾病:疳积,夜啼,急惊风等。

5)皮科疾病:带状疱疹,麦粒肿,痤疮,疔疮,银屑病,疣症,荨麻疹,神经性皮炎,丹毒,白癜风等。

6)五官科疾病:急性结膜炎,电光性眼炎,急性扁桃体炎,喉炎,咽炎,牙痛,口舌生疮等。

五、"强通法"的操作方法及图解

1. 针具

放血疗法依据不同的需要和条件选择不同的针具。临床上常用的有以下四种,辅助用具二种。

三棱针:尖端呈三棱形,针尖锋利,针体较粗,古称"锋针"。一般用不锈钢制成,分大、中、小三号。是临床放血的主要针具之一。《针灸摘英集》曰:"泻热出血,发泄痼疾宜此。"一般在需要放血量较多时使用。

毫针:放血时一般用1寸针,在需要出血量较少时使用。小儿及虚性患者较为适宜。

梅花针:即皮肤针、七星针,由5~7枚不锈钢针集成一束,或如莲蓬形固定在针柄的一端而成,是在古代镵针的基础上演变而成。适用于浅刺皮肤出血,具有刺激面广、刺激量均匀、使用方便等优点。

火针:同毫针一样,由针尖、针身、针根、针柄、针尾组成。经烧灼后使用,分为粗、中、细三型。即需使用火针又需放血时最宜。

火罐:可作为放血时的辅助用具。火罐有竹罐、陶罐、玻璃罐等。拔罐法是以罐为工具,利用燃烧排除罐内空气造成负压,使之吸附于一定部位,使其被拔部位充血、瘀血的治疗方法。刺络后拔罐可加强放血治疗的作用。玻璃罐较为常用。目前也有人使用真空罐。

橡皮止血带:四肢、肘窝、腘窝等处放血时常作为辅助工具使用。将此带系在穴位的上端或下端,使静脉努起,然后刺血而出。

另外,注射针头、小手术刀片等也可作为放血用具。

2. 辨证和取穴

(1)辨证

1)整体辨证:首先要仔细观察患者的神色、形态,根据患者的体质状态,神气盛衰确定治疗方案。放血的部位、深浅、出血量的多少因具体情况而异。张景岳注解《素问》时指出:

"适肥瘦出血者,谓瘦者浅之,少出血;肥者深之,多出血也。"《素问·调经论》曰:"神有余,则泻其小络之血……神不足者,视其虚络,按而致之,刺而利之,无出其血,无泄其气,以通其经,神气乃平。"

其次,当详辨虚实寒热。辨证为实证、热证的,放血疗法最宜。《类经图翼》曰:"凡肾与膀胱实而腰痛者,刺出血妙;虚则不宜刺,慎之。"但虚证、寒证并非放血疗法的绝对禁忌。《灵枢·癫狂》曰:"短气、息短不属……去血络也。"此处所列的症状当属虚证。也有人认为出血可以养血。临床中,辨证为虚证、寒证时,选择放血疗法应谨慎,即使确实需要放血,也应轻手法,浅刺,少量出血即可。

再次,应知疾病的标本缓急。"急则治其标",如昏迷、惊厥、高热等危急之症,先放血以醒脑开窍、泻热启闭,然后再根据不同病因具体治疗。不仅如此,放血疗法还可以防止病邪入里,阻断疾病的发展。《素问·离合真邪论》指出:"此邪新客,溶溶未有定处也,推之则前,引之则止……刺出其血,其病立已。"

2)局部辨证:放血疗法直接作用于血络,血络不仅是治疗部位,也可作为诊断依据之一。通过观察脉络的形态以及血色,可辨明疾病的寒热属性以及病邪的深浅进退。《灵枢·经脉》曰:"凡诊络脉,脉色青则寒且痛,赤则有热。胃中寒,手鱼之络多青矣,胃中有热,鱼际络赤;其暴黑者,留久痹也;其有赤、有黑、有青者,寒热气也;其青短者,少气也。"《痧胀玉衡》曰:"发晕之时,气血不流,放血亦无紫黑毒血流出,即有些须,亦不能多,略见紫黑血点而已,此痧毒入深,大凶之兆也。"一般说来,放血即出,色鲜红,质正常,表示病邪轻浅;血出较缓,色黯红,质黏稠,则邪盛;若放血则疾涌出,色黑紫,质黏稠,当属血热毒盛或瘀血阻络;若出血慢,血量少,质稀薄者,多属正气不足。察血络只能是协助手段之一,辨证仍需四诊入手,整体出发,全面分析。

(2)取穴

1)取穴原则:放血疗法的穴位选择也符合常规针灸处方的组成规律,即近部取穴、远部取穴和随证取穴。

近部取穴:每一个腧穴都能治疗所在部位的局部和邻近部位的病症。如《素问·刺疟论》载:"骨行酸痛甚,按之不可,名曰胕髓病,以镵针针绝骨出血,立异。"绝骨即为近部取穴。

远部取穴:在病痛较远的部位取穴,可取所病脏腑本经腧穴,也可取表里经或相关经脉中的腧穴。如《灵枢·五邪》曰:"邪在肾……腹胀腰痛,大便难,肩背颈项痛……取之涌泉、昆仑,视有血者尽取之。"

随症取穴:亦即辨证取穴。如外感发热,可取大椎、合谷、曲池放血退热,昏迷可取人中、十宣等放血醒神。

以上取穴三法,即可单独使用,也可配合使用。

2)取穴特点:放血疗法除按符合以上取穴原则的方法取穴治疗外,还常按病变部位取穴,二者又分别具有以下特点。

按腧穴取穴:首先,放血疗法选用特定穴较多,因井、荥、输、经、合、原、络、俞、募及八脉交会穴等特定穴,具有特殊的治疗作用,故常作用首选。如"病在脏者,取之井"。《针灸大成》记载:"凡初中风跌倒,卒暴昏沉,痰涎壅滞,不省人事,牙关紧闭,药水不下,急以三棱针刺手指十二井穴,当出恶血。又治一切暴死恶候,不省人事及绞肠痧,乃起死回生妙诀。"

放血疗法选用奇穴也较多。奇穴具有一定的穴名和明确的位置,但未列入十四经系统。

这些奇穴对某些病证具有特殊的治疗作用。如耳尖、太阳放血治疗红眼病,四神聪放血治疗高血压等。

常规取穴外放血疗法还经常选用经验穴。如耳背血管放血治疗头痛、头晕;身柱、大椎放血治疗疟疾。

按部位取穴:取反应点。某些疾病的发生发展过程中,在经络循行的通路上或在某些穴位上,会有压痛,或类似丘疹样改变,这些就是反应点,有些反应点不明显,但经摩擦后可显示。丘疹样点可呈褐色、粉红、灰白、棕褐色,也可表现为结节或突起,或出现斑痕。这是体内脏腑之气在皮部的反应。因为十二皮部是十二经脉之气表现于体表的部位,也是络脉之气散布的所在。故在反应点放血,可以调节经脉之气,治疗脏腑病变。《针灸聚英》记载:"偷针眼,视其背上有红点如疮,以针刺破即差。"易呈现反应点的疾病很多,如痔疮,反应在腰骶部或八髎;痤疮,反应在背部;急性腰扭伤,反应在上唇系带等。

取血管显露处。头面、舌下、腘窝都为静脉显露之处,有些穴位周围的静脉也比较明显。发生病变时,静脉的形态、颜色均可能发生变化,在该处放血,易于出血,奏效快捷。《灵枢·厥病》曰:"厥头痛,头脉痛,……视头动脉反盛者,刺尽出血。"《医林改错》曰:"瘟毒流行……用针刺其胳膊肘里弯处血管,流紫黑血,毒随血出而愈。"

取病灶局部。《疮疡全书》中记载了治疗丹毒的方法:"三棱针刺毒上二三十针",即直接在病灶处放血。疮疡、急性扭挫伤及多种皮肤病都适合此法治疗。

3. 消毒严格

放血时因针具直接刺入血管,容易引起感染,故放血前必须严格消毒。又因三棱针的针体粗大,针孔不易闭合,如果针后不严格消毒,不注意局部洁净,也容易引起感染。儿童患者因其刺血后不注意卫生,要叮嘱家长给予监护。

4. 刺法

(1)速刺法:即点刺法。先在针刺部位揉捏推按,使其充血,然后右手持针迅速刺入皮下0.5~1分,立即出针,挤压针孔周围,使血液流出数滴即可,最后以消毒干棉球按压针孔。此法用于井穴、十宣穴及耳尖等末梢部位。面部穴位放血也多用速刺法,如印堂等肌肉浅薄部位可提捏进针,即左手拇食指将针刺部位的皮肤捏起,右手持针,从捏起的上端刺入,点刺即可。

(2)缓刺法:适用于浅表静脉放血,如尺泽、委中等肘窝、腘窝部位放血最宜此法。操作时用橡皮止血带系在所刺部位的上端或下端,施术者右手拇食中三指持三棱针,对准穴位或静脉努起处,徐徐刺入0.5~1分深,然后将针缓缓退出,血即随针流出,停止放血时,将橡皮止血带解开,用消毒干棉球揉按针孔,血即可自止。

(3)挑刺法:适用于胸部、腹部、背部、头面部穴位及肌肉浅薄的部位,如很多疾病发生时会在身体的不同部位显示出类似丘疹的反应点,挑刺这些反应点,即可治疗疾病。施术者左手按压施术部位的两侧,或夹起皮肤,使皮肤固定,右手持三棱针,将表皮挑破,使血或黏液流出,最后行无菌消毒。

(4)散刺法:用三棱针在病灶周围上下左右点刺数针或几十针,然后用手轻轻挤压局部,使之出血。此法多用于痈肿、痹证及皮肤病等。

(5)叩刺法:此法常用梅花针,将针具和皮肤消毒后,针尖对准叩刺部位,使用手腕之力,将针尖垂直叩打在皮肤上,并立即提起,反复进行。根据不同情况分别选用弱、中、强三种刺激强度,可使局部微量出血。神经性皮炎、顽癣等皮肤病,神经性疼痛及皮肤麻木等症均宜于此法治疗。

(6) 针罐法:多用于躯干及四肢近端等肌肉丰厚处,是一种针刺后加拔火罐的治疗方法。消毒后,先用三棱针或皮肤针针刺局部,然后在局部拔罐,5~10分钟后,待罐内吸出一定的血液时,起之。丹毒、扭伤、乳痈、白癜风、痤疮等疾病可采用此法治疗。

(7) 火针法:是一种火针和放血结合的疗法,具有双重功效。将火针烧热后刺入一定的部位,使血液流出。此法多用于治疗下肢静脉炎、下肢静脉曲张、血管瘤、疔毒等病症。

放血后如发现血色暗红,不予特殊压迫止血,令其瘀血流尽血色逐渐转为鲜红时出血自止;如放血后即发现血色鲜红,一般情况下,穴位点刺出血时,3~5滴即可,予以压迫止血。

5. 出血适量

临床上必须根据十二经气血的多少及其运行的情况来决定是否刺血及刺血量的多少。太阳、阳明、厥阴等多血之经,宜刺血,出血量可大一些;相反,少血之经的病变则不宜刺血或只可少量出血。《灵枢·九针十二原》指出:"审视血脉者,刺之无殆。"穴位点刺出血时,出血3~5滴即可,若在静脉处放血,血色由深变浅或由黑变红即可停止放血。

关于刺血疗法出血量的多少,颇应值得重视,不可以为只要放出几滴血就算是在运用刺血疗法了。《黄帝内经》屡次提到放血要放到"血变为止"。《医学源流论》曰:"凡血络有邪者,必尽去之,若血射出而黑,必会变色,见赤为止,否则病必不除而反为害。"显然这样的出血量不只是几滴。宋代楼全善治喉痹,刺太溪出黑血半盏,陈自明《外科精要》治背疽,砭赤处,出血碗许,背重顿去。攻下派张从正刺血以升、以斗记。而今人刺血多以滴计,其疗效可想而知。正如徐大椿所言:"古人刺法取血甚多,如头痛腰痛,大泻其血;今人偶尔出血,惶恐失据,病何由除……"。

目前临床上运用大出血量的刺血疗法还是有一定的困难,这主要是人们以为血液生成极难,丢失一滴都觉可惜,大量出血更是惶恐不安。殊不知人体的血液是在不断地新陈代谢之中,以红细胞来说,每天有新的红细胞在骨髓中诞生,同时每天有衰老的红细胞在血管中被破坏。少量出血不仅没有什么害处,反而能刺激骨髓的造血机能以及整个人体的新陈代谢。"祛瘀才能生新"。一般正常成人的平均血量为4500毫升,健康成人一次失血量不超过全身血量的10%,对机体没有什么明显损害,一次失血量超过全身血量的20%(约900毫升),才导致机体活动功能障碍。以此观之,古人放血碗许并非虚夸之辞;目前放血较多者,一般不超过100毫升,因此对出血量问题不必顾虑重重,而是应该根据病情的需要来决定放血量。

六、"强通法"的注意事项和禁忌

1. 注意事项

(1) 取穴准确:取穴准确与否,直接影响疗效。不应因是放血疗法就忽略其重要性。在取反应点时,应注意与毛囊炎、色素斑等鉴别。

(2) 消毒严格:操作时因针具直接刺入血管内,很容易引起感染,又因三棱针及火针等针具相对粗大,针孔不易闭合,所以针前针后部位都应严格消毒,预防感染。针具的消毒可采用蒸汽锅、煮沸或药物浸泡等方式。消毒针刺部位时应注意方向,从其中心向四周环行擦拭。施术者的手指也应用75%酒精擦拭,操作时应尽量避免手指直接接触针体,如必须接触时,可采用酒精干棉球作间隔物,以保持针身无菌。放血后,如针孔较细小,针刺部位较少,可分别用消毒干棉球擦拭即可;如针刺部位密集,针孔较粗大,皮肤无其他破损时,应用75%酒精涂擦消毒,最后再以干棉球按压。

(3)针具锋利:操作前应仔细检查针具,针尖、针刃锋利,方可治疗。皮肤针针尖必须平齐、无钩,针柄与针头连结处必须牢固,以防叩刺时滑动。若针具锈蚀、弯曲应弃之不用。若针尖不正、有钩、过钝时,都会给病人造成不必要的痛苦,影响治疗效果。因此,针具应随时检查,经常维修。

(4)刺法娴熟:进针要快,持针要稳。操作时,应使全身力量贯注手臂,运于手腕,到达针尖,然后再针。应注意对指力和手法的锻炼,可在纸垫上练针,要熟练掌握后,才能做到心中有数,运用自如。

(5)出血适量:临床上应根据十二经气血的多少、其运行情况以及患者病情的不同状态决定是否放血以及放血量的多少。一般情况下,穴位点刺出血时,3~5滴即可,如在静脉处放血,血色由深变浅时则可停止。

2. 强通法的禁忌

放血疗法手段强硬,属于强通法,对实证、热证有很好的疗效,但也有一些严格的禁忌。贺普仁教授认为临床上应注意四方面:患者、手法、部位和穴位。治疗中如不慎重考虑病情的需要及穴位是否妥当,妄施放血,不仅徒增患者痛苦,而且容易贻误病情,甚至关系到患者的安危,故不可忽视。

(1)患者:阴血亏虚的患者应慎用此法,如重度贫血、低血压、有自发性出血倾向或扭伤后血不易止者等都不宜选用。大汗及水肿严重者亦禁用。孕妇及有习惯性流产患者,也不可贸然放血。大劳、大饥、大渴、大醉、大怒者,应使其在休息、进食或情绪稳定后再予治疗,以免发生意外。《灵枢·血络论》曰:"脉气盛而血虚者,刺之则脱气,脱气则仆。"《灵枢·始终》指出:"大惊大恐,必定其气乃刺之;乘车来者,卧而休之,如食顷乃刺之;出行来者,坐而休之,如行十里顷乃刺之。"不仅毫针刺法如此,放血尤应注意。

(2)手法:针刺手法不宜过重,针刺深度应适宜,禁忌针刺过深,以免穿透血管壁,造成血液内溢,给患者增加痛苦。

(3)部位:在临近重要内脏的部位,切忌深刺。《素问·刺禁论》曰:"脏有要害,不可不察。"如胸、胁、腰、背、项部等处,应注意进针角度和深度,否则可造成生命危险。因动脉和大静脉不易止血,故应禁止放血。大血管附近的穴位也应谨慎操作,防止误伤血管。《素问·刺禁论》载:"刺臂太阴脉,出血多立死";"刺郄中大脉,令人仆脱色"。如果不慎刺中动脉,应立即用消毒干棉球按压针孔,压迫止血。

(4)穴位禁忌:古人有20多个穴位禁针,放血时也应慎用或禁忌。如脑户、囟会、神庭、玉枕、络却、承灵、颅息、角孙、承泣、神道、灵台、水分、神阙、会阴、横骨、膻中、气冲、箕门、承筋、手五里、三阳络、青灵等穴。还有云门、鸠尾、上关、肩井、血海等穴位不可深刺;孕妇的合谷、三阴交、石门、昆仑、至阴等穴以及下腹部、腰骶部的穴位应禁刺,以防万一。

以上都是前人从实践中总结出来的经验教训,应予以重视。

(谢新才)

下 篇
针灸三通法临床应用

第一章　内科疾病

中风病（脑梗死）

中风病又称卒中,是在气血内虚的基础上,遇有劳倦内伤、忧思恼怒、嗜食厚味、烟酒等诱因,进而引起脏腑阴阳失调,气血逆乱,直冲犯脑,脑脉闭阻或血溢脉外所致。临床以突然昏仆、半身不遂、口舌歪斜、言语謇涩或不语、偏身麻木为主症,并具有起病急、变化快,如风邪善行数变的特点,好发于中老年人的一种常见病。

一、病因病机

多种原因导致脏腑经络功能失调,阴阳逆乱,气血不畅,均可发生中风。如体质肥胖,嗜食肥甘,痰湿内生,郁而化热;脾胃虚弱,化生乏源,气血不足,瘀血阻络;或因房室不节,劳累过度,肾阴不足,肝亢化风,遇忧思、恼怒等发病。

二、诊　　断

（一）疾病诊断

1. 中医诊断标准

参照国家中医药管理局脑病急症协作组起草制订的《中风病中医诊断疗效评定标准》（试行,1995 年）。

主要症状:偏瘫、神识昏蒙,言语謇涩或不语,偏身感觉异常,口舌歪斜。

次要症状:头痛,眩晕,瞳神变化,饮水发呛,目偏不瞬,共济失调。

急性起病,发病前多有诱因,常有先兆症状。

发病年龄多在 40 岁以上。

具备 2 个主症以上,或 1 个主症,2 个次症,结合起病、诱因、先兆症状、年龄即可确诊;不具备上述条件,结合影像学检查结果亦可确诊。

2. 西医诊断标准

参照 2010 年中华医学会神经病学分会脑血管病学组制定的《中国急性缺血性脑卒中诊治指南 2010》。

（1）急性起病。

（2）局灶性神经功能缺损，少数为全面神经功能缺损。

（3）症状和体征持续数小时以上。

（4）脑 CT 或 MRI 排除脑出血和其他病变。

（5）脑 CT 或 MRI 有责任梗死病灶。

（二）证候诊断

1. 中脏腑

（1）痰蒙清窍证：意识障碍，半身不遂，口舌歪斜，言语謇涩或不语，痰鸣漉漉，面白唇暗，肢体瘫软，手足不温，静卧不烦，二便自遗，舌质紫暗，苔白腻，脉沉滑缓。

（2）痰热内闭证：意识障碍，半身不遂，口舌歪斜，言语謇涩或不语，鼻鼾痰鸣，或肢体拘急，或躁扰不宁，或身热，或口臭，或抽搐，或呕血，舌质红、舌苔黄腻，脉弦滑数。

（3）元气败脱证：昏愦不知，目合口开，四肢松懈瘫软，肢冷汗多，二便自遗，舌卷缩，舌质紫暗，苔白腻，脉微欲绝。

2. 中经络

（1）风火上扰证：眩晕头痛，面红耳赤，口苦咽干，心烦易怒，尿赤便干，舌质红绛，舌苔黄腻而干，脉弦数。

（2）风痰阻络证：头晕目眩，痰多而黏，舌质暗淡，舌苔薄白或白腻，脉弦滑。

（3）痰热腑实证：腹胀便干便秘，头痛目眩，咯痰或痰多，舌质暗红，苔黄腻，脉弦滑或偏瘫侧弦滑而大。

（4）阴虚风动证：眩晕耳鸣，手足心热，咽干口燥，舌质红而体瘦，少苔或无苔，脉弦细数。

（5）气虚血瘀证：面色㿠白，气短乏力，口角流涎，自汗出，心悸便溏，手足肿胀，舌质暗淡，舌苔白腻，有齿痕，脉沉细。

三、治　疗

（一）治则

通经活络，调和气血。

（二）针灸取穴

1. 中脏腑

闭证：四神聪放血（放血仅用于急性期）、曲池、合谷、足三里、阳陵泉、太冲、中脘、天枢、丰隆。

脱证：隔盐灸神阙。

2. 中经络

风火上扰证:百会用三棱针放血(放血仅用于急性期),四神聪、曲池、合谷、太冲。

风痰阻络证:金津、玉液、曲泽、委中三棱针放血(放血仅用于急性期),四神聪、中脘、曲池、天枢、合谷、丰隆、太冲。

痰热腑实证:百会、曲池、合谷、中脘、天枢、丰隆、公孙、太冲。

阴虚风动证:百会、风池、合谷、关元、三阴交、太溪、太冲。

气虚血瘀证:百会、气海、曲池、合谷、阳陵泉、足三里、太冲。

3. 对症配穴

神志:

昏蒙嗜睡甚至昏迷:血压正常者针刺人中或十二井放血,十宣放血交替使用;躁扰、失眠、乱语:本神;失语:通里、照海、哑门。

头面五官:

眩晕:急性期四神聪放血,血压高者灸神庭;头痛:合谷、太冲;目失灵动、视物成双:臂臑;饮水反呛、吞咽困难:天突、内关;牙关紧闭:下关、地仓、颊车;舌强语蹇或伸舌歪斜:金津、玉液放血;舌体萎缩或卷缩:风府、风池、哑门;流涎:丝竹空。

肢体:

上肢不遂:条口;下肢不遂:环跳;足内收:绝骨、丘墟;强痉:火针局部取穴;抖颤难自止:少海、条口、合谷、太冲;麻木:十二井放血。

二便:

大便秘结:支沟、丰隆、天枢;小便癃闭:关元、气海;大、小便自遗:灸神阙。

(三)刺法

急性期除气虚血瘀型外均用强通法,百会、四神聪、金津、玉液、十宣、十二井放血均采用三棱针速刺法;曲泽、委中采用三棱针缓刺法;余穴用毫针刺,穴取患侧为主,平补平泻,留针30分钟,每日治疗1次。

恢复期、后遗症期诸穴以细火针点刺,之后毫针留针治疗。穴取患侧为主,平补平泻,留针30分钟,每日治疗1次。

(四)典型病例

1. 王某某,男,70岁

主诉:左侧半身活动不利,语言欠清2天。

现病史:2天前晚饭时与家人生气,饭后突然昏仆倒地,约2分钟后苏醒,随即出现左侧肢体不遂,语言不利,口眼歪斜。送我院急诊,诊为"右侧基底节脑梗死",经治疗,病情未见明显变化。纳可,夜寐欠安,二便尚调。患者平素性情急躁易怒。

既往史:高血压病10年,最高200/110 mmHg,平时间断服用降压0号。

查体:神志清楚,不完全运动性失语,左面纹浅,伸舌左偏,左侧肌张力高,左侧上下肢肌力Ⅲ°,左上下肢锥体束征(+),BP 170/95mmHg。

　　望诊:舌质红,苔黄厚。

　　切诊:脉弦滑数。

　　诊断:中风。

　　辨证:阴虚阳亢、风痰阻窍。

　　治则:滋阴潜阳,熄风化痰。

　　取穴:四神聪、曲池、合谷、丰隆、三阴交、太冲、太溪、涌泉。

　　刺法:四神聪点刺放血,合谷、太冲、丰隆施以泻法,太溪、三阴交施用补法,余穴以得气为度。留针30分钟。每日治疗1次。

　　经10次治疗,左手能持轻物,行走较有力,语言基本清晰,夜寐安。查体:伸舌稍左偏,左侧肌张力高,左侧上下肢肌力Ⅳ,BP 150/90mmHg。予患肢加用火针,停四神聪放血,其他治法同前。又经10次治疗,查体语言流利,肌力Ⅴ°,BP 140/85mmHg,临床痊愈。

2. 王某某,男,53 岁

　　主诉:左上肢不能动两个月。

　　现病史:两个月前因呕吐,腹泻,头痛头晕,导致言语不利,左上肢不能动,在外院诊为脑梗死,曾用中西药物治疗,纳眠可,二便调。

　　望诊:左上肢瘫痪,舌苔白,中间色黄。

　　切诊:脉弦沉。

　　查体:BP 160/110mmHg。语言欠流畅,口角右偏,左上肢肌力Ⅲ°,肌张力高。患侧手指关节僵硬不能张开,肿胀明显伴疼痛。

　　诊断:中风。

　　辨证:素体阴虚阳亢,肝风内动导致气血失和,血脉不畅,经筋不利。

　　治则:疏通经气,调和气血。

　　取穴:听宫、八邪、阿是穴。

　　刺法:听宫予毫针施用补法,八邪及关节阿是穴予火针速刺,均刺患侧。

　　2 诊后患者自觉肢体轻松,3 诊后患者自觉患肢疼痛减轻,肿胀稍减,手指感觉稍见灵巧。5 诊后手指疼痛消失,肿胀消退明显,上肢及腕部活动灵巧度增加,活动稍有力。8 诊后患侧肌张力开始逐渐降低,手指能张开,肿胀消失,前法不变。10 余诊后病人患肢疼痛、肿胀消失,肌张力趋于正常,肌力增至Ⅴ°,再巩固治疗数次,治疗结束。

按　　语

　　"贺氏针灸三通法"可应用于中风病的各个阶段。中风急性期之实证以气血上逆、痰火内闭、瘀血阻痹等为表现,危、急、重是其病症特点,根据贺氏针灸三通法理论,必须用局部放血疗法以治血调气。此期应用放血疗法目的主要是针对其病机发挥强通法,以起清热泻火、止痛、镇吐、救急危症等作用。同时配合微通法以畅气机、行气血。

　　清热泻火:心属火,心阳过亢则出现心烦不安,甚至神昏谵语,心主血,故放血可以直接减轻心阳过盛的病理状态;肝藏血,放血亦可治疗肝火妄动之病证。根据以上思路,针对急性期因颅压增高、高血压等因素出现的神昏、烦躁,甚至昏迷,伴息粗、脉实、舌红、苔厚者,给予三棱针放血疗法。阳气盛必然导致血热,放血可消减血热,以减轻脉中的热邪,因而退热。人身之气以血为本,同时又随血出入,迫血外出能泻出过盛的阳气,从而改善了阳盛的状态,使机体的气血趋于平衡,热而自平。根据以上思路,将针对急性期因感染或其他因素导致的身热、脉实、舌红、苔厚之实热者,给予三棱针放血疗法。如对高血压患者用三棱针速刺四神聪,深度为1~2分,挤出血液数滴。四神聪位于头顶部,其功效《圣惠方》云:"理头风目眩,狂乱风痫。"《类经图翼》云:"主治中风,风痫。"该穴具有平肝熄风潜阳之用,故对血压高患者用之有效。

止痛:祖国医学认为,"通则不痛,痛则不通。"意思是说,伴有疼痛的病证,其经脉中必有闭塞不通的地方,强通法直接迫血外出,疏泄瘀滞,畅通经脉,故疼痛可止。根据以上思路,针对急性期因颅压增高、高血压等因素出现的头痛给予三棱针放血疗法。

消肿:"肿"大都由气滞血涩、脉络瘀阻直接造成的,放血能直接排出局部经脉中"宛陈"的气血和病邪,以促使经脉畅通无阻,以达到消肿的目的。根据以上思路,针对中风所致舌强言謇或伸舌歪斜,脉实、舌红、苔厚者给予三棱针放血疗法。

镇吐:恶心呕吐多属于胃热或肝气横逆犯胃,放血能泻热平肝逆。根据以上思路,针对急性期因颅压增高、高血压等因素出现的呕吐给予三棱针放血疗法。

急症解救:综上所述,放血疗法可通过泻热凉血、启闭开窍、醒神清脑的作用急救卒中昏厥不省人事的病人,是有效的急救手段。

强通法针具主要包括三棱针、毫针、梅花针等。根据贺氏针灸三通法理论,放血手法根据不同症状,施术部位的不同分别采用5种,包括缓刺、速刺、挑刺、围刺、密刺。缓刺法适用于浅表静脉放血,如尺泽、委中、太阳等处;速刺法,临床常用于十二井放血及头面部穴位等;挑刺法是用于胸部、腹部、背部、头面部穴位及肌肉浅薄的部位;围刺法是用于痈肿、痹证、丹毒等;密刺法适用于皮肤病,如顽癣等。本病主要使用三棱针,将强通手法之速刺法、缓刺法应用于中风急性期治疗中。

恢复期以血瘀、痰凝、气机不畅致经脉失养为主证,主要用微通法以通调经脉,并根据需要配以温通之火针疗法;后遗症期多气虚血瘀、脉络痹阻而肢体废而不举或拘挛不伸,主要用火针疗法温通经脉、行气活血。根据贺氏针灸三通法理论,火针疗法应用于恢复期、后遗症期,主要发挥其消癥散结、益肾壮阳、温中和胃、升阳举陷、止痛、除麻、定抽、熄风等作用。

人体疾病不论外感内伤,其致病原因虽有各种各样,但病机所在,不外气血不通、上下不达、表里不和,火针因其有针有热,故集中了针刺艾灸双重优势,可借助针力与火力,无邪则温补,有邪则祛邪。故火针有借火助阳、温通经络、以热引热等作用外,还具有疏导气血的作用。其所消之癥结包括气、血、痰、湿等积聚凝结而成的肿物、包块、硬结等。瘀血、痰浊、痈脓、水湿等均为致病性病理产物,它们有形、属阴、善凝聚,一旦形成就会停滞于局部经络,致气血瘀滞,脏腑功能低下,引起各种病症,日久形成痼疾、顽症。火针借助火力焠烙病处,可治本排邪,同时借火助阳鼓舞血气运行,促使脏腑功能恢复,有事半功倍之效。此时若以毫针,功效则微;若以三棱针,只有刺络排邪而不能温经助阳、鼓舞气血运行。根据以上思路,将针对出现于恢复期及后遗症的肌张力明显增高、关节活动度差甚至拘挛变形者,给予关节周围局部火针疗法,以降低肌张力,缓解挛缩;针对出现于恢复期气虚血瘀、脉络痹阻而肢体废而不举,以散结开滞,借火助阳鼓舞血气运行。

益肾壮阳、升阳举陷、温中和胃:点刺肾俞、命门等,借助火针的热力使肾的气化功能加强,元阴元阳资源化生,达到益肾壮阳的作用。点刺足三里、内关、脾俞、中脘等穴,可使脾胃经脉行气行血,振奋脾胃阳气,使脾胃健运之功得以恢复,有助于疾病之恢复。火针点刺肾俞、命门、足三里、内关、脾俞、中脘等穴将用于恢复期兼有脾肾阳虚之证。

解痉止挛:肌肉抽搐及筋失血养所致,细火针烧红后点刺抽搐、拘挛之局部,可促使其血运行,加强局部血液供给,筋得血则筋柔而不拘急,抽搐自定。根据以上思路,将针对出现于恢复期及后遗症期的面肌痉挛用局部火针疗法。其他痉挛、癫痫须用强通法放血治疗。

除麻:经络阻滞,阳气不能帅血濡养肌肤所致。火针治疗温经助阳,气至血通,麻木自除。

假性延髓麻痹

吞咽困难及进食水返呛在临床上仅为一个症状,多伴于中风病中,与发音困难,语言不清构成了延髓性麻痹的"三主症",本证在古籍中尚无完全相对应的病名解释,但与"喑痱"病近似。

一、诊　断

(一) 疾病诊断

诊断标准:参照《神经病学》(王维治主编,第五版,人民卫生出版社,2004年)。
(1) 发音及语言障碍,咀嚼及吞咽困难,饮水呛咳。
(2) 软腭、咽喉肌、舌肌、咬肌或面肌运动障碍,但无舌肌萎缩及束颤。
(3) 病理性脑干反射阳性:如下颌反射、吸吮反射等。
(4) 咽反射存在,软腭反射消失或极弱。
(5) 锥体束征(一侧或双侧肢体瘫痪),或情感障碍(表情淡漠、强哭强笑)。
(6) 脑血管病(中风)发作或反复发作史。
具有1及2~6中任2项者可确诊。

(二) 功能分级

参照日本大西幸子所著《摄食——吞咽障碍的康复训练》。

1. 吞咽功能状态分级

4级:吞咽运动正常。
3级:饮水时有呛咳,进食尚好。
2级:饮水经常呛咳(每次可饮3小勺以内,每勺约2ml),进食缓慢。
1级:饮水困难(饮5勺水有3次呛咳),需靠鼻饲流食为主。
0级:吞咽运动丧失,完全依靠鼻饲流食。

2. 言语功能状态分级

4 级:言语流利,音量正常,内容明确,交流能力完全。

3 级:言语较流利,音量小,内容明确,交流能力较全。

2 级:言语不流利,音量弱,内容较明确,交流能力不完全。

1 级:言语断续,听不清,内容不明确,交流能力丧失。

0 级:无言语动作。

二、治 疗

(一) 治则

通经活络利舌窍。

(二) 针刺取穴

双风池、双翳风、上廉泉、金津、玉液、内关、照海。

(三) 针刺方法

风池、翳明,针尖稍向内下方,刺入 1～1.5 寸。上廉泉,向舌根刺入 1.2～1.5 寸。平补平泻,留针 30 分钟,每日治疗 1 次。金津、玉液用三棱针点刺放血。

(四) 典型病例

徐某,女,72 岁

主诉:右侧肢体活动不利伴吞咽困难 20 天。

现病史:20 天前晨起发现右侧肢体活动不利,语言欠清晰,伴饮水呛咳,吞咽困难,在外院诊为脑梗死,予下鼻饲,经治疗后病情稳定,右侧肢体较前有力,仍饮水呛咳,吞咽困难,靠鼻饲饮食,夜寐欠安,二便尚调。

既往史:高血压病 20 余年,未规律服药。脑梗死病史 5 年,遗留左侧肢体活动不利,行走拖地,左手握物欠牢。

查体:神志清楚,构音欠清,咽反射存在,双侧肌张力高,左侧上下肢肌力Ⅲ°,右侧上下肢肌力Ⅳ°双侧巴氏征(+),BP 140/95mmHg。

望诊:舌暗红,苔厚。

切诊:脉弦滑。

诊断:中风。

辨证:风痰阻窍。

治则:熄风化痰,通络开窍。

取穴:双风池、双翳风、上廉泉、金津、玉液、内关、照海

刺法:同前。

经一个多月治疗,右手持物有力,行走较前有力,语言清晰,拔除胃管,能自行进半流食。

按　　语

贺老认为,本病虽为中风的一个证候,但历代医家治疗中风多是从"偏枯、失音、口噤、口眼歪斜"等方面考虑,而很少有治疗进食饮水不能及返呛的叙述。根据经络循行的理论,心经、肾经、任脉与舌及咽喉关系密切。肾经循行"入肺中,循喉咙,挟舌本";由于肾的阴液上养咽喉,因此照海具有滋肾利咽的功效。又舌为心之苗,心病则舌不能转,心气通于舌,心经别络系于舌本;心经的通利更具有通络开喑之功。故取心包经络穴内关。任脉与舌的关系为"循腹里,上关元,至咽喉",因此廉泉具有通调舌络之效。金津、玉液为经外奇穴,位于舌下静脉,常配合放血应用,用于治疗舌肿、中风语言不利等,有泻火解毒,活血化瘀,通利舌窍之功。以上穴可共奏交通心肾,疏通咽喉,通调舌络的作用。翳风与风池以局部治疗作用为主,共同起到活络启闭、祛风清头的作用。

眩　　晕

眩晕,通常称为头晕眼花。指头目昏眩,视物旋转或感头重脚轻,或感天旋地转,或如坐舟车之状。严重者不能站立,甚则仆倒。

一、病因病机

眩晕多与心肝脾肾有关,其证或虚或实或虚实挟杂,以虚证为多。

心藏神,脾统血,若劳心太过耗伤气血以及大病过后气血失充,血脉不荣头目而致头目眩晕;肾藏精生髓,若房劳过度,肾精亏耗或年老肾气不足则肾阴不营清窍而致头晕;若因恼怒不解,气郁化火,损伤肝阳而致风动于上;或久病伤阴,水不涵木而致肝阳上亢。饮食不节,嗜食肥甘,脾失健运,水谷精微运化失常,湿聚于内生痰,痰浊中阻,清阳不升、浊阴不降而致头晕。

二、诊　　断

(一)疾病诊断

1. 中医诊断标准

参照中华中医药学会发布的《中医内科常见病诊疗指南——中医病证部分》(2008年),及《实用中医内科学》(王永炎、严世芸主编,第二版,上海科学技术出版社,2009年)。

(1)头晕目眩,视物旋转,轻则闭目即止,重者如坐舟船,甚则仆倒。

(2)可伴恶心呕吐、眼球震颤、耳鸣耳聋、汗出、面色苍白等。

(3)起病较急,常反复发作,或渐进加重。

2. 西医诊断标准

参照《眩晕》(粟秀初、黄如训主编,第二版,第四军医大学出版社,2008 年)。

诊断要点:

(1) 眩晕为发作性视物或自身旋转感、晃动感,不稳感,多因头位或(和)体位变动而诱发。

(2) 眩晕同时或伴有其他脑干等一过性缺血的症状,如眼症(黑矇、闪光、视物变形、复视等)、内耳疼痛、肢体麻木或无力,猝倒、昏厥等。

(3) 有轻微脑干损害体征,如角膜和(或)咽部反射减退或消失,调节和(或)辐辏障碍,自发性或转颈压迫一侧椎动脉后诱发的眼震以及阳性的病理反射等。

(4) 测血压,查血红蛋白、红细胞计数及心电图、电测听、脑干诱发电位、颈椎 X 线摄片、经颅多普勒超声等有助明确诊断。有条件做 CT、MRI 或 MRA 检查。

(5) 肿瘤、脑外伤、血液病、脑梗死、脑出血等引起的眩晕患者除外。

(二) 证候诊断

1. 风痰上扰证

眩晕有旋转感或摇晃感、漂浮感,头重如裹,伴有恶心呕吐或恶心欲呕、呕吐痰涎,食少便溏,舌苔白或白腻,脉弦滑。

2. 阴虚阳亢证

头晕目涩,心烦失眠,多梦,面赤,耳鸣,盗汗,手足心热,口干,舌红少苔,脉细数或弦细。

3. 肝火上炎证

头晕且痛,其势较剧,目赤口苦,胸胁胀痛,烦躁易怒,寐少多梦,小便黄,大便干结,舌红苔黄,脉弦数。

4. 痰瘀阻窍证

眩晕而头重昏蒙,伴胸闷恶心,肢体麻木或刺痛,唇甲紫绀,肌肤甲错,或皮肤如蚁行状,或头痛,舌质暗有瘀斑,苔薄白,脉滑或涩。

5. 气血亏虚证

头晕目眩,动则加剧,遇劳则发,面色㿠白,爪甲不荣,神疲乏力,心悸少寐,纳差食少,便溏,舌淡苔薄白,脉细弱。

6. 肾精不足证

眩晕久发不已,听力减退,耳鸣,少寐健忘,神倦乏力,腰酸膝软,舌红,苔薄,脉弦细。

三、治　疗

（一）治则

依据辨证、辨病之不同,酌情采用补益气血,益肾填精,平肝潜阳,健脾化痰及活血通络等。

（二）针灸取穴

依据辨证、辨病之不同,酌情选用中脘、天枢、足三里、内关、曲泽、绝骨、听宫、四神聪、神门、三阴交等穴。

（三）刺法

依据辨证、辨病之不同。酌情采用放血疗法、毫针疗法及适当的补泻手法。一般隔日治疗 1 次,每次留针 30 分钟。

（四）典型病例

1. 邹某某,男,56 岁

主诉:头晕 5 个月。

现病史:5 个月前工作中发现头晕,渐加重。最近 2 个月头晕以颈部活动时为著。自述有踩棉花感,晕时无头痛呕恶,伴左上肢经常麻木,经各种治疗效果欠佳。

望诊:面黄体胖、舌苔薄黄。

切诊:脉弦涩。

查体:颈部及上肢无明显活动障碍。X 线片显示颈 4~6 椎明显骨质增生。

诊断:眩晕。

辨证:气血瘀滞,经络不通。

治则:通调气血,疏通经络。

取穴:曲泽、绝骨、听宫。

刺法:均以毫针补法,每日针治 1 次,每次留针 30 分钟。

3 诊后,头晕显著减轻。踩棉花感好转。5 诊后头晕消失,踩棉花感消失,活动自如。左上肢麻木基本消失。巩固治疗数次,临床告愈。

2. 武某某,女,47 岁

主诉:头晕 2 个月。

现病史:约 4 个月前饮食不节后出现脘腹胀满不舒,后渐出现便溏,每日 1~3 次,经常胃脘部不适。近 2 个月来头晕乏力明显,常在动作稍急时头晕加重。一般情况好,纳食佳,饮少,寝安。

望诊:面黄,体弱,舌质淡,苔薄白。

切诊:脉沉弦。

诊断:眩晕。

辨证:脾胃虚弱,中土不运,气血不足。

治则:补益脾胃,益气养血。

取穴:中脘、天枢、足三里、内关。

刺法:均以毫针刺法,施用补法,针双侧。隔日针治 1 次,每次留针 30 分钟。

嘱注意饮食,多食易于消化主食,少吃零食。

针 2 次后。病人述胃脘不舒感消失,大便溏稍好转。5 诊后诉胃脘部无不适感,大便溏消失,大便日 1 次。头晕乏力基本消失,原方原法不变,再治数次告愈。

3. 王某某,女,38 岁

主诉:头晕经常发作 10 余年。

现病史:10 余年前因工作劳累及家庭关系紧张,渐渐感到头晕,严重时走路需扶墙而行,以后出现经常心慌心悸,劳累及精神紧张时症状加重。食欲可,大便稍结,2 日 1 行。夜寝欠安,多梦,性情急躁,情绪不稳定。月经正常。

望诊:精神不爽,面黄,舌苔薄白。

切诊:脉沉细。

诊断:眩晕。

辨证:气血不足,肝郁不舒、头窍失荣。

治则:调补气血,舒肝理气,荣养头窍。

取穴:四神聪、神门、内关、三阴交。

刺法:均以毫针刺法。四神聪、内关施用泻法,神门、三阴交施用补法,隔日针治 1 次,每次留针 30 分钟。

2 诊后,患者感到心慌有所好转,精神不爽好转,余症同前,依前方前法针治不变。

3 诊后,诉头晕开始好转,心慌未发,精神好。6 诊时,患者诉头晕消失。心慌、心悸未复发。多梦失眠均有好转,依上法上穴再治数次。约 10 诊病人各种症状消失,精神情绪稳定,临床告愈。

4. 朱某某,女,54 岁

主诉:头晕耳鸣 1 年。

现病史:1 年前无明显诱因出现耳鸣,时轻时重,或如雷声大作或尖响如蝉鸣,听力明显下降,约两个月后出现耳聋,头目眩晕,视物旋转。自述天旋地转,不能睁眼,不能起床,胸满呕恶。经中药、西药、针灸等治疗效果不佳。纳可,便调,寝安。

望诊:面黄白,舌质胖大,苔白稍厚。

切诊:脉沉细。

诊断:眩晕。

辨证:痰浊内蕴,少阳失畅,清窍失荣。

治则:化痰除浊,通畅少阳,荣养清窍。

取穴:四神聪、合谷、太冲、听宫、中脘。

刺法:均以毫针刺法,施以泻法,每日针治 1 次,每次留针 20 分钟。

2 诊后患者诉头晕症状（主要是旋转感）好转，余症同前。约 5 诊后，耳鸣、胸中满闷、呕恶欲吐感减轻，针法方穴不变，治疗同前。7 诊后，病人高兴诉道：天旋地转感基本消失，头晕短暂而过，耳鸣、胸中满闷等症均明显减轻。经 10 余诊，除耳聋减轻外，主要症状均已消失。巩固治疗。

5. 马某某,女,53 岁

主诉：头晕目胀四年。

现病史：患高血压病四年，常头晕头胀，目昏花，眠差。测血压 170/110mmHg。

望诊：面赤红，舌苔薄黄。

切诊：脉弦细。

诊断：眩晕。

辨证：阴虚于下，阳亢于上。

治则：滋阴潜阳。

取穴：百会、气海、曲池、合谷、内关、阳陵泉、足三里、三阴交。

一诊后头晕胀减轻。三诊睡眠、纳食转佳，头晕大减。五诊眩晕全除，诸症消逝，血压降为 128/84mmHg，又针两次以巩固疗效。

按　语

眩晕一症，古代又称为"头眩""风眩"等，即为中医病名，也是临床症状。既可单独存在，亦可与他症共同出现。

由于眩晕多与心肝脾肾四脏有关，在认识上也不外从四脏的脏象、病机去考虑问题，如"诸风掉眩，皆属于肝""无痰不作眩"以及"无虚不作眩"等。

贺老认为，对于眩晕应有特定的认识，在临床上既不能单独用脏腑气血理论去认识，也不能单纯地用经络腧穴理论去理解，而是要用完整的中医理论进行全面的认识。将脏腑理论、气血理论、经络腧穴理论整体的有机的联系起来，进行细致的辨病诊断和辨证论治，才能提高疗效。

例 1 为颈椎病男患者，主诉为头晕，特点是颈部活动时头晕加重。虽然有"踩棉花感"及上肢经常麻木，根据症状与舌脉可以认定为气血瘀滞，经络不通之症，而非脏腑虚证。因此，属经络病变。选用少阳绝骨，太阳听官为主穴，上肢经常麻木，选用厥阴曲泽之合穴使气血通畅。

例 2 为贫血女患者，主诉为头晕。纵观病史及舌脉，其眩晕乃以饮食不节导致中气不足为是。可以认为气血不足为本，眩晕为标，宜从本而治。气血充盛则眩晕消矣。选用任脉、阳明、厥阴等经脉，以调补脾胃，益气养血。

例 3 女病人为神经官能症患者，主诉头晕 1 年，久治不愈，仔细推敲病史，本病例为虚实挟杂之症。由于肝郁不舒，肝气不达而致中焦失运、气血不足、心神失养，产生一系列症状。大便干结，舌苔脉象乃肝郁不达，气血失和之象。

例 4 为梅尼埃病女患者，为脏腑病与经络病合病之病例，痰浊内蕴，脾失健运，中焦不化出现头目眩晕。少阳循行于耳。经气不通出现耳鸣耳聋。故选用合谷、中脘以化痰解郁。

选四神聪、太冲、听宫以定眩开窍。

头痛(原发性头痛)

头痛是指头部经脉绌急或失养,清窍不利所引起的头部疼痛为特征的一种病证。

一、病 因 病 机

中医认为本病可由风邪、积热、肝阳、痰湿和体质虚弱等原因所导致。风为阳邪,易犯巅顶,随经入脑,阻留于上,与正气相搏,则发为头痛;或胃中积热,肝胆火炽,随经逆上,阻滞经气而发病;或肾气亏损,阴血虚耗,肝阳上亢,清空被扰而作痛;亦有因痰湿内阻,脾失运化,或劳倦伤中,致清阳之气不能上举,而产生头痛。

二、诊 断

(一) 疾病诊断

1. 中医诊断标准

参照王永炎、严世芸主编的《实用中医内科学》(上海科学技术出版社,2009 年)。

(1) 主要症状:头痛,或全头痛,或局部疼痛,性质可为剧痛、隐痛、胀痛、搏动痛等。急性起病,反复发作,发病前多有诱因,部分病人有先兆症状。

(2) 辅助检查:应查血常规、测血压,必要时进行颅脑 CT、MRI、脑脊液、脑电图、经颅多普勒彩色超声(TCD)、血液流变学检查,排除器质性疾病。

2. 偏头痛西医诊断标准

参照 IHS《国际头痛疾病分类》(2004 年)第二版(ICHD-Ⅱ)原发性头痛(偏头痛)诊断标准。

(1) 偏头痛不伴先兆

1) 至少 5 次疾病发作符合标准 B-D。

2) 每次疼痛持续 4 ~ 72 小时(未治疗或治疗无效)。

3) 至少具有下列之中两个特征:①单侧性;②搏动性;③程度为中度或重度(日常活动受限或停止);④因日常的体力活动加重,或导致无法进行日常运动(如走路或爬楼梯)。

4) 发作期间至少具有下列的一项:①恶心和(或)呕吐;②畏光和怕声。

5) 不能归因于另一疾病。

(2) 偏头痛伴典型先兆

1) 至少 2 次疾病发作符合标准 B-D。

2) 先兆包括以下症状至少一种,但没有运动机能减弱:①完全可逆的视觉症状,包括阳性的表现(如:点状色斑或线形闪光幻觉)和(或)阴性的表现(如视野缺损);②完全可逆的感觉症状,包括阳性的表现(如针刺感)和(或)阴性的表现(如麻木);③完全可逆的言语困难性语言障碍。

3）以下标准至少二项：①双侧视觉症状和（或）单侧感觉症状；②至少一种先兆症状逐渐发展历时≥5分钟和（或）不同的先兆症状相继出现历时≥5分钟；③每种症状持续≥5分钟且≤60分钟。

4）头痛符合无先兆偏头痛的标准B-D，开始时伴有先兆症状发生，或在先兆发生后60分钟以内出现。

5）不能归因于另一疾病。

（3）偏头痛其他类型

（二）证候诊断

1. 肝阳上亢证

头痛而胀，或抽搐跳痛，上冲巅顶，面红耳赤，耳鸣如蝉，心烦易怒，口干口苦，或有胁痛，夜眠不宁，舌红，苔薄黄，脉沉弦有力。

2. 痰浊内阻证

头部跳痛伴有昏重感，胸脘满闷，呕恶痰涎，苔白腻，脉沉弦或沉滑。

3. 瘀血阻络证

头痛跳痛或如锥如刺，痛有定处，经久不愈，面色晦黯，舌紫或有瘀斑、瘀点，苔薄白，脉弦或涩。

4. 气血两虚证

头痛而晕，遇劳则重，自汗，气短，畏风，神疲乏力，面色㿠白，舌淡红，苔薄白，脉沉细而弱。

5. 肝肾亏虚证

头痛，颧红，潮热，盗汗，五心烦热，烦躁失眠，或遗精，性欲亢进，舌红而干，少苔或无苔，脉细弦或细弦数。

三、治　疗

（一）治则

通经活络止痛
（1）外感头痛：疏风散寒、疏风清热或祛风胜湿。
（2）内伤头痛：平肝潜阳、燥湿化痰或滋阴补肾。

（二）取穴

（1）外感头痛：①主穴：太阳穴放血。②配穴：风寒型加风池；风热型加大椎；风湿型加丰隆。

（2）内伤头痛：①主穴：四神聪放血。②配穴：肝阳上亢加合谷、太冲；痰湿中阻加中脘；肾精虚损加肾俞。

（3）后头痛（太阳头痛病）：至阴。

（4）前额痛（阳明头痛病）：中脘。

（5）偏头痛（少阳头痛病）：丝竹空透率谷，合谷，列缺，足临泣，配用内迎香、风池，曲池，绝骨等穴。丝竹空也可用放血疗法。内迎香采用放血疗法。

（6）巅顶痛（厥阴头痛病）：四神聪，合谷，太冲

（三）刺法

（1）太阳穴放血：选择太阳穴处静脉怒张处，用三棱针点刺0.2分出血数滴，有的病人出血很少或不出血，可用小火罐吸血，一般血出痛止。

（2）四神聪放血：常规消毒后，用三棱针点刺四神聪，有的立即出血，不出血者，可用手挤按，出血量不必过多。

（3）火针疗法：取阿是穴（痛点）。局部酒精常规消毒，选用细火针，烧红烧透后，对准阿是穴，速刺疾出。不留针。出针后用消毒干棉球重按针孔片刻。点刺头部痛点注意速度宜快，避免烧燃头发。

（四）典型病例

1. 应某某，女，72岁

主诉：头痛2个月余。

现病史：两年前行肺切除手术，一年前开始化疗，今年4月份开始头痛，有时右侧偏头痛，有时全头痛，呈跳痛，曾服索米痛片等止痛药无效，复查肺CT及头CT未见转移灶，纳差，眠差，大便干，小便少。

望闻：舌质暗、苔厚。

切诊：脉弦。

诊断：头痛。

辨证：痰瘀阻络，脑窍失养。

法则：化痰活血，通络止痛。

处方：中脘、内关、足三里、丰隆、合谷、列缺、足临泣、丝竹空、阿是。

用法：毫针。

针后当天及次月未发作头痛，但第三月开始病情同前，加局部火针。共治疗14次而愈。

2. 张某某，男，20岁

主诉：头痛间歇发作近一年。

现病史：患者自去年3月份开始头痛，初起为双侧太阳穴处疼痛，后觉后枕部疼痛，曾在外院做头CT、MRI均未见异常，脑电图示：中度广泛异常。12月份又出现头痛剧烈，以后枕部明显，发作时言语错乱，在天坛医院做腰穿未见异常，昨日上午又出现疼痛，夜晚10点多

疼痛发作剧烈,伴耳聋,言语不能,纳差,眠可,二便调。

　　望诊:舌暗红、苔白。

　　切诊:脉细涩。

　　诊断:头痛。

　　辨证:气滞血瘀,清窍失养。

　　治则:行气活血,通经开窍。

　　取穴:百会、神庭、本神、中脘、内关、涌泉。

　　刺法:毫针。

　　经十二次治疗,临床症状消失。

3. 张某某,男,52 岁

　　主诉:颈项及后头顶部胀痛两个月。

　　现病史:颈项及后头顶部胀疼两月之久,双手手指及左下肢麻木。患者素患高血压,时感眩晕,上重下轻,长期失眠。查:BP:150/110mmHg,二便正常。

　　望诊:面色潮红,舌赤少苔。

　　切诊:脉沉细而滑。

　　诊断:头痛。

　　辨证:阴虚阳亢,上逆清空,头则晕痛交作;阴精暗耗,筋脉失养,故肢体麻木。

　　治则:滋阴潜阳,疏经活络。

　　取穴:至阴(双)。

　　刺法:毫针。

　　二诊:后头痛及颈项强大减,但仍时有眩晕,睡眠不足。取穴:至阳、三阴交、太冲、百会、神门、内关、合谷。

　　遵前方连针六次,后头痛颈项强及肢麻愈,眩晕等症均有改善,治疗告终。

4. 周某某,男,55 岁

　　主诉:偏头痛 11 年。

　　现病史:左侧头痛 11 年,经治未愈,时轻时重,近一月来因工作劳累,疼势加重,连及左目胀痛,影响入寐,伴有耳鸣,眩晕,左侧半身麻木,纳可。

　　望诊:舌苔薄白。

　　切诊:脉沉细。

　　诊断:头痛。

　　辨证:劳心过度,气血暗耗,以致水不涵木,风邪乘虚入客少阳,引动肝风,上扰清窍。

　　治则:疏风驱邪,通经止痛。

　　取穴:丝竹空透率谷、风池、合谷、列缺、足临泣、翳风。

　　刺法:用泻法,留针 20 分钟。

　　针后偏头痛减轻,头部轻松,再以原方针两次,以调理气血平补平泻手法,再针两次痊愈。

按 语

    贺老认为,头痛的类型很多,应根据病人头痛的性质、部位、舌脉等综合表象加以认识,进行辨证论治,选用三通法不同的治疗方法进行治疗。由于经络循行方向、部位与头部有十分密切的关系,故治疗头痛应首先从经络的角度去理解。如后头痛多用至阴穴,前额痛多用中脘、内庭穴等。头痛日久必由经络不通导致内脏病变,临床需审证认辨。

头痛(低颅压性头痛)

    低颅压性头痛是指脑脊液压力降低($<90mmH_2O$)所致的头痛。

一、病 因 病 机

    本病多为不内外因所致,头部受到外力打击、撞击等致使经络气血运行不畅。脑海受到外力冲击,精髓不安,清窍失聪以致气机逆乱而发本病。

二、诊 断

    中医诊断标准同头痛。

    西医诊断标准:参照《神经病学》(王维治主编,第五版,人民卫生出版社,2004 年)。

    头痛以枕、额部多见,呈缓慢加重的轻-中度钝痛或搏动样疼痛。头痛与体位变化有明显关系,立位时加重,卧位减轻或消失,头痛变化多在体位变化后 15 分钟内出现。恶心、呕吐、眩晕、耳鸣、颈僵和视物模糊为常见的伴随症状。根据其典型临床表现,特别是具有体位性头痛的特点者可疑诊。必要时可做腰穿。

三、治 疗

(一) 治则

补益肝肾,疏调气血,通经活络,安神定志。

(二) 取穴

肝俞、肾俞、内关、中脘。

(三) 刺法

均用毫针疗法,内关用平补平泻,余穴用补法,每次留针 30 分钟,隔日治疗 1 次。

（四）典型病例

周某某,女,38 岁

主诉:头部外伤后头痛,恶心呕吐 2 个月。

现病史:约 2 个月前晚间行走遇劫,头右颞顶部遭钝器击打。回家后出现头痛,恶心,呕吐 1 次。伴紧张、嗜睡,经某医院行腰穿术测脑脊液压力(CSF)为 30 毫米水柱(mmH₂O),诊为"外伤后低颅压征群"。经多方治疗效果欠佳。刻下证:经常头痛,恶心,有时进食则吐,记忆力明显减退。紧张、胆怯、多梦,有时嗜睡,有时不眠,纳食欠佳,二便调。

望诊:面㿠白,舌淡,苔白。

切诊:脉细稍数。

诊断:低颅压综合征。

辨证:惊恐伤肾,肝肾亏虚,气血不足,经脉失畅。

治则:滋补肝肾,调理气血,通经活络,安神定志。

取穴:肾俞、肝俞、中脘、内关。

刺法:均用毫针刺法,内关用平补平泻法,余穴用补法。每次治疗留针 30 分钟,每周治疗 2~3 次。

1 诊后患者诉头脑清楚,头痛减轻,紧张感有所减轻。3 诊后头痛基本消失,头脑清楚,睡眠改善,梦已少,嗜睡消失,精神好。5 诊后患者诉各种不适症状均已消失,纳食佳。精神好,睡眠安,临床痊愈。

按 语

由于本病多由外伤打击头部所致,必致脑海受到冲击,精髓不安而气血不能通畅。突受暴力惊吓成恐必伤于肾,肾精亏耗,肝失所养,阴血不足,清窍失养而致头痛、嗜睡,清阳不升,浊阴不降必有恶心、呕吐。因此,治疗本病应以补益肝肾,通调气血,通经活络为原则。肾俞、肝俞为主穴,此二穴皆为本经背俞穴,为经气输注之地,补此二穴可补肾益肝,肾精充盛,肝阴得养,谓之"肝肾同源"。中脘为胃之募穴,又为腑会,为调达中焦运化之要穴,补中脘可使中焦气血有生化之源,而使经络得以运行通畅。内关为厥阴之络穴,通于少阳,可行宽胸解郁之功,而使症情稳定,情意调和,五志顺达。诸穴合用起到相互补充,相互协调作用,最终使气血充盛,气机条达而成效。

痴呆(血管性痴呆)

痴呆,多由髓减脑消或痰瘀痹阻脑络,神机失用而引起的在无意识障碍状态下,以影响生活和社交能力等为主要临床表现的一种脑功能减退性疾病。

一、病 因 病 机

年老体衰,肾精亏虚,或年迈久病,损伤于中,或思虑过度,劳伤心脾,或饮食不节,损伤脾胃,气血生化乏源,均导致脑减髓消,脑髓失养,神机失用;嗜食肥甘厚味,脾失健运,聚湿生痰,上扰清窍,或七情久伤,肝气郁滞,或中风、外伤后,瘀血内阻,痹阻脑窍,或心肝火旺,终致神机失用,而发痴呆。

二、诊　　断

(一) 疾病诊断

1. 中医诊断标准

参照田德禄主编的《中医内科学》(人民卫生出版社,2002 年)。

(1) 记忆力障碍是本病的首发症状,先表现为近记忆力减退,进而表现为远记忆力减退。

(2) 具有失语、失用、失认及抽象思维或判断力损害(包括计划、组织、程序及思维能力损害)之一以上者。

(3) 具备以上 1、2 项认知功能障碍,明显影响工作和社会交往,或与个人以往相比,认知能力明显减退,并排除抑郁症、精神分裂症等,即可诊断为痴呆。

(4) 本病一般起病不明显,发展缓慢,渐进加重,病程较长。神经心理学检查,颅脑 CT、MRI 检查等有助于诊断。

2. 西医诊断标准

参照中华医学会神经病学分会《血管性痴呆诊断标准(草案)》(2002 年)。

(1) 临床很可能为血管性痴呆

1) 痴呆符合 DSM-Ⅳ-R 的诊断标准,主要表现为认知功能明显下降,尤其是自身前后对比,记忆力下降,以及 2 个以上认知功能障碍,如定向、注意、言语、视空间功能、执行功能、运动控制等,其严重程度已干扰日常生活,并经神经心理学测试证实。

2) 脑血管疾病的诊断:临床检查有局灶性神经系统症状和体征,如偏瘫、中枢性面瘫、感觉障碍、偏盲、言语障碍等,符合 CT、MRI 上相应病灶,可有/无卒中史。

影像学表现:多个腔隙性脑梗死或者大梗死灶或重要功能部位的梗死(如丘脑、基底前脑),或广泛的脑室周围白质损害。

3) 痴呆与脑血管病密切相关,痴呆发生于卒中后 3 个月内,并持续 6 个月以上;或认知功能障碍突然加重、或波动、或呈阶梯样逐渐进展。

4) 支持血管性痴呆诊断:①认知功能损害不均匀性(斑块状损害);②人格相对完整;③病程波动,多次脑卒中史;④可呈现步态障碍、假性延髓性麻痹等体征;⑤存在脑血管病的危险因素。

(2) 可能为血管性痴呆

1) 符合上述痴呆的诊断;

2) 有脑血管病和局灶性神经系统体征;

3) 痴呆和脑血管病可能有关,但在时间或影像学方面证据不足。

(3) 确诊血管性痴呆

临床诊断为很可能或可能的血管性痴呆,并由尸检或活检证实不含超过年龄相关的神经元纤维缠结和老年斑数,以及其他变性疾患组织学特征。

（4）排除性诊断（排除其他原因所致的痴呆）

1）意识障碍；

2）其他神经系统疾病所致的痴呆（如阿尔茨海默病等）；

3）全身性疾病引起的痴呆；

4）精神疾病（抑郁症等）。

（二）证候诊断

（1）肝肾阴虚,痰瘀阻络证:多忘善误、神思不聚、持筹握算差、如昏似慧、多疑寡断、言辞颠倒、言语重复、言辞贫乏、神情呆滞、表情淡漠、忧愁思虑、庶事皆废、思维及反应迟钝、忽哭忽笑、举动不经、头晕昏沉或头目眩晕、耳鸣,耳聋,颧红盗汗,腰膝酸软,肢体麻木,大便秘结,舌体偏瘦,舌质暗红或有瘀点瘀斑,苔腻或薄,脉细弦或细数。

（2）脾肾阳虚,痰瘀阻络证:神情呆滞,善忘迟钝,嗜卧懒动,头昏沉或头重如裹,神疲,倦怠流涎,面色㿠白,气短乏力,肢体瘫软,手足不温,纳呆,夜尿频或尿失禁,尿后余沥不尽,大便黏滞不爽或便溏,舌体胖大、有齿痕,舌质暗红,或有瘀点腻或水滑,脉沉。

（3）痰瘀化热,上扰清窍证:表情呆滞,心绪不宁,躁扰不宁,在病情波动或外感、劳累等诱因下,原有智能障碍核心症状波动加重。伴见口干口臭,口苦口渴,面红尿赤,便干便难,舌质红或红绛,舌苔黄厚腻,脉弦或弦滑数。

（4）肾精亏虚,髓海不足证:记忆丧失,失认失算,神情呆滞,双目无神,语声低怯或终日不语,齿枯,发焦,倦怠嗜卧,不知饥饱,面容憔悴,咳声无力,气急喘促、动则尤甚,骨痿无力,步履蹒跚,举动不灵,生活不能自理,甚或卧床,舌红,少苔或无苔,多裂纹,脉沉细弱或脉虚无力。

三、治 疗

（一）治则

添髓通督,健脑益智。

（二）取穴

百会、四神聪、神庭、心俞、肾俞、中脘、足三里、通里、照海

（三）刺法

心俞、肾俞用毫针快速点刺,不留针。余穴留针 30 分钟。

（四）典型病例

赵某,男,69 岁

主诉:反应迟钝、记忆力下降 5 个月余。

现病史:半年前患者晨起发现右侧肢体活动不灵活,伴言语不利,送我院急诊,做头颅核磁示左侧颞叶、顶叶大面积急性梗死。经住院治疗,肢体活动及语言功能逐渐恢复,但出现反应迟钝,记忆力下降,失认失算,神情呆滞,不愿与人交往。纳可,夜寐欠安,二便尚调。

既往史:高血压病 20 年,最高 185/110mmHg,平时未规律服药。

查体:神志清楚,高级皮层功能减退,不完全运动性失语,右面纹浅,伸舌居中,右侧上下肢肌力Ⅳ°,右巴氏征(+),BP 150/90mmHg。

望诊:舌质红,少苔。

切诊:脉细数。

诊断:痴呆。

辨证:肾精亏虚,髓海不足。

治则:添髓通督,健脑益智。

取穴:百会、四神聪、神庭、心俞、肾俞、中脘、足三里、通里、照海。

刺法:心俞、肾俞用毫针快速点刺,不留针。余穴留针 30 分钟。

每日治疗 1 次。

经 30 次治疗,右侧肢体较前有力,语言基本清晰,记忆力、计算力明显改善,面部表情较前丰富,能主动与人交往,夜寐安。

按　　语

本病多发于老年人,虚实夹杂。治疗当以添髓通督,健脑益智为其大法,辅以开窍醒神,本方多采用督脉之穴,总督一身之阳气,充实髓海,健脑益智。足少阴肾经照海之穴,滋补肝肾,取通里,心经络穴,调补心气心血,与照海相配,共凑补益心肾,使水火相济,心肾相交之功。四神聪为典型的健脑醒神之穴,其连于督脉,太阳经与肝经之间,故善调一身之阴阳,针之可熄风宁神定志。足太阳膀胱经在循行系"络肾"、"从巅入络脑",而足太阳膀胱经循行于后背,人之肾俞穴则是人之气血经气转枢条达之处,凡虚证可从肾俞穴着手治疗。中脘为足阳明之募穴,足三里是足阳明之合穴,二者相配起健运脾胃的作用。

面痛病(三叉神经痛)

三叉神经痛,是三叉神经分布区内反复出现阵发性短暂的剧烈疼痛,无感觉缺损等神经功能障碍,病理检查亦无异常的一种病症。

一、病 因 病 机

风寒之邪袭于阳明经脉,寒性收引,凝滞经脉,血气痹阻,遂致面痛。或因风热毒邪,浸淫面部,影响经脉气血运行而致面痛。《张氏医通》云:"面痛……不能开口言语,手触之即痛,此是阳明经络受风毒,传入经络,血凝滞而不行。"亦可为肝郁化火所致,此类患者多属性情急躁。肝胆郁火灼伤胃胆亦可导致本病。

二、诊　断

（一）疾病诊断

1. 中医诊断

参照普通高等教育"十一五"国家规划教材《针灸学》（石学敏主编，中国中医药出版社，2007）。

面部疼痛突然发作，呈闪电样、刀割样、针刺样、电灼样剧烈疼痛，持续数秒到 2 分钟。发作次数不定，间歇期无症状，痛时面部肌肉抽搐，伴面部潮红、流泪、流涎、流涕等，常因说话、吞咽、刷牙、洗脸、冷刺激、情绪变化等诱发。

2. 西医诊断

根据国际头面痛学会分类委员会 2004 年发布的第二版诊断标准。

（1）疼痛多由一侧面部开始，位于三叉神经一支或多支的分布，突然发作，呈阵发性、闪电样，发作频繁，疼痛剧烈；

（2）疼痛性质如钻刺、刀割或火烙，表情痛苦，极为难忍；

（3）每次发作时间，最短数秒钟或数分钟，最长可达 30 分钟之久；

（4）疼痛常自发产生，也可由某些日常活动如说话、洗脸、刷牙、进食等动作触发；

（5）没有神经系统的任何缺失所见。

（二）证候诊断

1. 风寒外袭证

多有感受风寒史，畏寒怕冷，多遇寒病情骤发，面颊剧痛难忍，得热则减，面颊常怕风，伴有鼻塞流涕，苔薄白，脉浮紧。

2. 风热上犯证

常遇风得热引发，面部痛如火灼，遇热加重，得凉稍减，口干喜冷，大便干，小便黄，舌边尖红，苔薄黄，脉浮数。

3. 胃火上冲证

患者素有蕴热，胃热熏蒸，风火上升而致。面部阵发性灼热样剧痛，面红目赤，牙龈肿痛，口臭便秘，舌红苔黄，脉滑数。

4. 气血瘀滞证

久病入络或有外伤史，头面部刺痛或刀割样，部位固定不移，夜间痛甚，舌有瘀斑或瘀点，苔薄白，脉沉涩。

三、治　疗

（一）治则

疏风散邪,通理面络。

（二）取穴

合谷、内庭、二间、大迎。

配穴:风寒挟痰阻滞经络者加风池;风热挟痰阻滞经络者加曲池;肝郁化火、肝火上逆者加行间。

（三）刺法

毫针刺,大迎放血。面部扳机点可用细火针点刺。

（四）典型病例

1. 杜某某,男,62 岁

主诉:右下唇疼痛 3 年。

现病史:3 年前拔牙后出现右下唇疼痛,说话则痛,洗面触及则痛,夜不能寐。伴有口干舌燥,小便黄,大便秘结。

望诊:舌质红,苔薄黄。

切诊:脉弦滑。

诊断:面痛。

辨证:热入阳明,经脉壅滞,气血失调。

治则:清泻阳明,通经活络,调和气血。

取穴:合谷、内庭、二间、大迎。

刺法:大迎放血,余穴毫针刺,行捻转泻法,留针 20 分钟,每日治疗 1 次。

初诊治疗出针后,患者自觉面部轻松,疼痛大减。以手试之,亦无发作感。治疗 3 次后,诸症消失。

2. 张某某,女,65 岁

主诉:右侧面痛两年。

现病史:在外院诊为"三叉神经痛",经多种中西医治疗,效果不显。

针刺健侧阿是穴,配合远端合谷、内庭,针后即感疼痛减轻。

3. 田某某,女,42 岁

主诉:右侧面痛 3 年。

现病史:3 年患右侧面神经麻痹,病愈后面部出现烧灼样疼痛,伴窜痛,时呈持续状,诊为"三叉神经痛"。曾经针灸、电针、理疗及服用中西药物等治疗均未有效。曾持续发作 1

年的时间。疼痛止后,间歇一段时间,复又发作。近年来发作频繁,每逢发作如电击样及放射样疼痛。继而不能纳食,不能说话,面部扳机点明显。

望诊:面黄,舌苔白。

切诊:脉沉细。

诊断:面痛。

辨证:脾胃虚弱,面部风寒未尽,滞留阳明,经络不通。

治则:调理肠胃,温经通络,调和阳明。

取穴:天枢、面部扳机点阿是穴。

刺法:天枢以毫针施用补法。面部扳机点阿是穴用细火针行温通法,不留针。隔日治疗1次。

2诊后,患者诉面部疼痛开始减轻,每次发作时间减轻。5诊后发作次数明显减少,疼痛继续减轻。原穴原法不变,共治疗10次,诸症消失,临床痊愈。

按　语

颜面痛从病因病机来看,多为风气挟寒或挟热上攻于阳明所致:从经络循行看,颜面为手足阳明循行所过。手阳明"从缺盆上颈贯颊,入下齿中"。足阳明"起于鼻之交頞中,旁约太阳之脉,下循鼻外,入上齿中,还出挟口环唇"。临床以取阳明经脉为主。选用阳明经荥穴二间、内庭以清热泻火,通利阳明。热象明显者,大迎放血,大迎为足阳明胃经穴位,有祛风止痛,消肿活络之效,《胜玉歌》:"牙腮疼紧大迎全"。还可选择天枢等穴,以调理阳明。如有风寒拘紧之象,可在面部阿是穴以细火针点刺。如面部扳机点明显,痛不可触者,可取颜面痛处的相应健侧,以毫针刺,即缪刺法,配合辨证取穴,也可取得满意疗效。

由于本病发作急骤,疼痛剧烈,病势较重,治疗需综合应用针灸三通法,以毫针微通为基础。对于继发性三叉神经痛,须查明原因,采取适当措施。

痫病(癫痫)

痫证又名"羊痫风"。是因气机逆乱,元神失控而致精神恍惚,甚则突然扑倒,昏不知人,口吐涎沫,两目上视,四肢抽搐,或口中如作猪羊叫声,发过即苏,一如常人的一类病证。

一、病因病机

先天因素如先天肝肾不足,气机逆乱,神不守舍,则发为痫证。积痰郁火可成为发病原因,痰由脾失健运,聚湿而生,火由五志过极或房劳过度而成,火邪煎熬津液亦可酿成热痰,且可触动内伏痰浊,使痰随火升,阻蔽心包,可使痫发;痰热亦可迷塞心窍,扰乱神明,引发癫痫。突然感受大惊大恐,惊则气乱,气血运行不畅,心神失养而发病;或因外伤,瘀血阻络,心神失和,脏腑失调而发。

二、诊　　断

（一）疾病诊断

1. 中医诊断

参照国家中医药管理局 1994 年发布的中华人民共和国和中医药行业标准《中医病症诊断疗效标准》中痫病的诊断标准。

（1）全面性发作时突然晕倒,项背强直,四肢抽搐。或仅双目瞪视,呼之不应,或头部下垂,肢体无力。

（2）部分性发作时可见多种形式:如口、眼、手等局部抽搐而无突然晕倒,或幻视,或呕吐、多汗,或言语障碍,或无意识的动作等。

（3）起病急骤,醒后如常人,反复发作。

（4）有家族病史,每因惊恐、劳累、情志过极等诱发。

（5）发作前常有眩晕、胸闷等先兆。

（6）脑电图检查有阳性表现,有条件做 CT、磁共振检查。

（7）应注意与中风、厥证、痉病等鉴别。

2. 西医诊断

参照中华医学会 2007 年发布的《临床诊疗指南·癫痫病分册》。

（1）内侧颞叶癫痫:①具有典型颞叶内侧癫痫发作的临床表现,如上腹部感觉异常、恐惧等先兆,口咽及运动自动症等。②脑电图显示前或前中颞癫痫样放电。③MRI 显示颞叶内侧病灶、海马硬化或正常。

（2）外侧颞叶癫痫:①具有典型颞叶外侧癫痫发作的临床表现,如听觉、前庭或复杂视幻觉等先兆。②脑电图显示后或中后颞癫痫样放电。③MRI 显示颞叶外侧病灶正常。

（二）证候诊断

1. 痰气郁滞证

发作时神情呆滞,目瞪如愚,或呷嘴、舔唇、咀嚼、吞咽,或寻衣捻物,或错语独行,或莫名伤悲,或妄见妄为,或鼻闻焦臭,或气上冲胸,恶心、胸闷、心慌等。甚者继而昏仆,目睛上视,口吐白沫,手足搐溺,喉中痰鸣或口吐涎沫,移时苏醒,头晕如蒙,静而少言,或神情呆钝,智能减退,胸部闷塞,胁肋胀满,舌质淡红,苔白腻,脉弦滑。

2. 痰火扰实证

发时或咀嚼、吞咽,寻衣捻物,或视物颠倒,或狂乱无知,狂言妄走,或猝然扑到,不省人事,四肢强痉拘挛,口中有声,口吐白沫,烦躁不安,气高息粗,痰鸣漉漉。平素急躁易怒,面红目赤,头疼失眠,口臭口苦,溲赤便干,或咯痰黏稠,舌质红,苔黄腻,脉弦滑。

3. 瘀阻脑络证

可有跌仆损伤史,发时或咀嚼、吞咽、寻衣捻物,或口角、眼角、肢体抽搐,颜面口唇青紫,或猝然昏仆,肢体抽搐,缓解期兼见头部或胸肋刺痛,肢体麻木,神情恍惚、健忘、心悸、寐多噩梦。舌质紫暗或瘀点、瘀斑,脉弦或涩。

4. 气血两虚证

痫病久发不愈,发则神情恍惚,或咀嚼、吞咽、寻衣捻物,口眼颤动,或颈软头垂,或手足蠕动,或猝然扑倒抽搐无力,或两目瞪视,或口吐白沫,或口噤目闭,二便自遗。平素可见神疲乏力,面色无华,眩晕时作,食欲不佳,大便溏薄。舌质淡,苔白或少苔,脉细弱。

5. 肝肾阴虚证

发则神思恍惚,或咀嚼、吞咽、寻衣捻物,或言语謇涩,或耳鸣如蝉,或妄见妄闻,手指蠕动,甚则猝然晕仆,肢搐。平素面色潮红,健忘失眠,五心烦热,腰膝酸软。舌质红绛,少苔或无苔,脉弦细数。

三、治 疗

(一) 治则

实证:熄风定痫,宁心化痰。
虚证:补益心脾,化痰镇静。

(二) 取穴

实证:大椎,腰奇。
虚证:大椎,腰奇,脊柱两侧夹脊穴。

(三) 刺法

用三棱针挑刺大椎、腰奇若干次,使其出血各 1～2 滴,然后拔火罐 10～15 分钟,使其出血少许。患者伏卧,用梅花针叩打第 1 颈椎至第 4 骶椎的脊柱及两侧,由上而下,叩打至皮肤红润或微出血为度,一周 2～3 次。毫针刺大椎针尖向下刺,腰奇针尖向上刺。均刺入 3 寸半深。

(四) 典型病例

1. 朱某某,男,9 岁

主诉:发作性抽搐七日。
现病史:(家长代诉病情)患儿从 7 岁开始出现抽风,发作时间每月一次至七次不等,面黄,抽时忽然跌倒,不省人事,继则斜视,口吐白沫,约半小时后苏醒,醒后疲乏,精神不振,经过针灸治疗症状好转,已有 8 个月未犯。近 7 天又发现抽搐,记忆力减退,食纳减少,睡眠及二便均正常。

望诊:面色淡黄,舌质淡红,苔白。

切诊:脉滑数。

诊断:癫痫。

辨证:痰饮瘀滞中焦,中气不降,随肝胆之气上扰。

治则:蠲化痰饮,熄风降逆。

取穴:四神聪、中脘、颊车、地仓、合谷、太冲。

针法:毫针点刺,不留针。

每周针 1~2 次。第 10 诊家长代述从初诊到现在约两个月,始终未抽搐,精神好,唯记忆力仍较差。取穴:百会、上星、中脘、合谷、太冲。刺法:同前。第 16 诊家长代述从上次针后情况很好,一直未犯病,所以两个月未来诊治。但在一周前又连续抽搐两次,每日一次,约十分钟缓解,抽后四肢疲乏,精神欠佳,脉沉滑。此为阳气不足,不能化痰。取穴:大椎、腰奇。刺法:大椎针尖向下刺;腰奇针尖向上刺。均刺入 3 寸半深。共观察治疗半年,针治 9 次。随访 5 年,病情未犯。

2. 张某某,男,24 岁

主诉:阵发性抽搐,口吐白沫,牙关紧闭数年。

现病史:数年前因突然昏倒,全身抽搐,口吐白沫,小便失禁等,诊为癫痫大发作,每日发作 1~2 次。每次发作约 2 分钟即止,醒后头痛、乏力。数年来未间断服用苯妥英钠及中药涤痰剂,效果甚差。至今每日发作 10 余次,不能参加工作。

望诊:面黄,精神尚好,舌苔白。

切诊:脉细滑。

诊断:癫痫。

辨证:情志不遂,督脉失调,气机逆乱。

治则:通调督脉,调理气机,疏导情志。

取穴:大椎、腰奇。

刺法:以上法先刺大椎,后针腰奇,施以对刺。留针 30 分钟,隔日治疗 1 次。

2 诊时病人诉自针后精神好转,发作症状程度减轻。5 诊时诉精神好,症状明显减轻,发作次数减少,每次欲要发作前的感觉明显减弱。

9 诊时诉大发作已停止,仅有瞬间而过的小发作,发作次数明显减少为 3~4 天发作 1 次。自述精神好,纳佳,心情舒畅。

治疗 1 个月后,病人诉已有近 1 周癫痫未发作,精神较好。效不更方,穴法不变,巩固治疗 2 个月治愈。2 年后随访,症状未复发,已胜任工作。

3. 龚某某,女,19 岁

主诉:癫痫发作 6 年。

现病史:6 年前发生癫痫,发作较有规律,每晚发作 1 次。发作前先有周身抖动,数 10 秒后神志不清,抽搐,口吐白沫,两目上视,喉中痰鸣,数分钟后苏醒。苏醒后感到周身乏力,头晕,嗜睡,纳呆,大便日 1 行,夜尿频,月经尚可,时有腰痛。

望诊:面红,精神尚好,舌苔白腻。

切诊:脉沉细。

诊断:癫痫。

辨证:气阴不足,痰浊上扰,督任失调。

治则:补益气阴,祛痰化浊,调理督脉。

取穴:大椎、腰奇、心俞、肾俞。

刺法:以上法先针大椎,后针腰奇。均用4寸毫针施以对刺,行龙虎交战手法。心俞、肾俞以毫针刺法,先刺心俞,后刺肾俞施以捻转之补法。留针30分钟,隔日治疗1次。

3诊时病人诉自第2次治疗后症状未发作,乏力好转,夜寝仍不安,多梦,针治穴法不变。7针后病人诉第2次治疗以来仅发作1次,且发作时的症状较前明显减轻。夜尿较频,脉沉细。上穴法不变,加照海予捻转之补法。

10诊后癫痫未再发作,针法不变,巩固治疗2个月。半年后随访,症状未再复发,临床治愈。

4. 邵某某,女,20岁

主诉:发作性意识障碍伴四肢抽搐5年。

现病史:1986年9月因突发性意识障碍,四肢抽搐就诊。因有食用未熟猪肉史,外院怀疑为脑囊虫病。化验脑囊虫血清试验(-)。脑电图不正常,诊为癫痫,以抗癫痫药物及针灸治疗,效果不佳。癫痫发作数日1次。每次发作症状表现较刻板,尤以经前经后及外感发热时为著。每逢月经前1~2天突发四肢抽搐,口吐白沫,神志意识丧失等,持续时间不定,短则数十分钟,长则数小时。每次发作停止后神志意识欠清,意识障碍可达1~2天方能完全清醒。胆怯,多梦,反应能力差,表情呆板,记忆力尚可,纳可,便调,月经大致正常。

望诊:舌质淡,苔白。

切诊:脉弦滑。

诊断:癫痫。

辨证:痰饮上扰清窍,气机失调。

治则:蠲化痰饮,调理气机,通调经脉。

取穴:四神聪、大椎、腰奇。

刺法:毫针刺四神聪,行卧刺法,得气乃止。大椎、腰奇均以4寸毫针沿皮对刺,以平补平泻手法给予中等刺激量。每次留针30分钟,每周治疗2次。

针治4次后,患者诉神精好,癫痫未发作,其他症状大减,夜寝安和,梦减。针治10次后,患者诉在治疗期间,癫痫仅发作1次,而且症状明显减轻。所有症状均在2分钟内消失。依上法继续巩固治疗不变。每周1~2次。经4个月治疗,症状无复发,疗效满意,临床痊愈。

按　语

癫痫,古称"痫"或"痫症"。首见于《内经》,历代均有论述。其病症与现代医学的癫痫病相同。就其产生的原因而言,多与风、火、痰、虚有关;就症状发作的程度与形式来讲,分为大发作和小发作;就病在经络而言,多与督脉、任脉、太阳、少阴有关。

在临床辨证中,癫痫病的辨证有多种多样,应用针灸方法治疗本病与服用药物治疗有所不同,对本病的认识也略有不同。贺老把癫痫病从根本上分为虚实两大类:实证者,体质强,患病时间短,以大发作为主。病因以痰、火、风为论。治疗以大椎、腰奇、四神聪为主穴。施用泻法。神志不清伴有抽搐者加用人中,予强刺激法。经常发作者加用合谷、太冲,予中等刺激量。虚证者,体质较弱,患病时间较长,以小发作为主,病因多以气血两虚,肝肾阴亏为论。治疗以大椎、腰奇为主穴。气血两虚症状明显者,多加用中脘、足三里;肝肾阴虚症状明显者,多加用肝俞、心俞、肾俞,均用轻刺激量。若中土不运,痰浊内生者可加用中脘、丰隆。小发作仅以吸吮、口角抽动、眴目等面部症状为主症者,多加用阳明局部俞穴如颊车、地仓等。上述各类病症久治不愈,发作次数频繁者,可加用长强,虚则补之,实则泻之。治疗癫痫病,应首选大椎,腰奇。此二穴合用具有镇静安神、醒脑开窍、蠲痰定志之作用。无论虚实均可作为治疗癫痫的基本方穴。使用此二穴时,强调治疗成年人时需用 4 寸毫针,先针大椎后针腰奇,施以沿皮对刺。具体操作方法前面已述。主要掌握偏于实证者应以泻法操作,偏于虚证者应以补法操作。酌情给以相应的刺激量,大椎为督脉腧穴,位于督脉上部,是诸阳之会,具有通阳通脑的功效。腰奇位于督脉下部,为经外奇穴,位于尾骨尖上 2 寸。二穴合用,可使督脉经气通畅,气血调和。

四神聪位于巅顶之上,属经外奇穴。具有清热镇惊之功效,与大椎、腰奇合用增加清热、通经、镇惊、安神之作用。多用于癫痫病及某些神志意识障碍疾病中。正确的应用大椎、腰奇的操作方法,对治疗癫痫有着十分重要的意义。

对大发作期间的治疗,因病人肢体抽搐,针刺时应防止事故;对癫痫持续状态,应进行及时的急救处理,以免延误治疗时机。患者须保持精神舒畅,防止过度疲劳及情绪波动,参加适当的体育锻炼。

癫狂证(精神分裂症)

癫与狂,都是属于神志失常的疾病,皆因痰迷神窍,神机逆乱而致。以精神抑郁,表情淡漠,沉默痴呆,语无伦次,静而少动;或精神亢奋,狂躁刚暴,喧扰不宁,毁物打骂,动而多怒为特征的一类病证。

一、病 因 病 机

癫狂虽临床症状不同,但病机病因均有类似之处。多由思虑太过,所求不遂,以至肝失条达,脾失健运,津液凝滞成痰,以致痰蒙心窍;或痰火相炽,热熏于上,清窍被蒙;或痰气相结郁滞于内,神窍被蒙;或心脾两虚,气血不荣,心气亏虚,神明失养而致。

二、诊 断

(一) 疾病诊断

1. 中医诊断

参照《中医内科学》(王永炎主编,第六版,上海科学技术出版社,2005 年),《中医内科诊疗常规》。

2. 西医诊断

根据 ICD-10 诊断。

（1）思维冥想，思维插入或思维被撤走，思维广播。

（2）明确涉及躯体或四肢运动，特殊思维、行为或感觉的被影响、被控制或被动妄想，妄想性知觉。

（3）对病人的行为进行跟踪性评论，或彼此对病人加以讨论的幻听，或来源于身体某一部分的其他类型的听幻觉。

（4）与文化不相称且根本不可能的其他类型的持久性妄想，如具有某种宗教或政治身份，或超人的力量和能力。

（5）伴有瞬间即逝的或未充分形成的无明显情感内容的妄想、或伴有持久的超价值观念，或连续数周或数月每日均出现的任何感官的幻觉。

（6）思潮断裂或无关的插入语，导致言语不连贯，或不中肯，或词语新作。

（7）紧张性行为，如兴奋、摆姿势，或蜡样屈曲、违拗、缄默及木僵。

（8）阴性症状为主要临床表现但必须澄清这些症状并非由抑郁症或神经阻滞剂治疗所致。

（9）个人行为的某些方面发生显著而持久的总体性质的改变，表现为丧失兴趣、缺乏目的、懒散、自我专注及社会退缩。

诊断精神分裂症通常要求在 1 个月或以上时期的大部分时间内确实存在属于上述 1 ~ 4 中至少一个或 5 ~ 8 中至少两组症状群中的十分明确的症状。若精神病症状学标准符合，病程不符合上述病程标准时，则诊断为分裂样精神病。严重程度标准要求患者的自知力丧失或不全，或社会功能明显受损，或现实检验能力受损，或无法进行有效交谈。诊断时应排除脑器质性精神障碍、躯体疾病所致精神障碍以及由精神活性物质、非依赖性物质所致的精神障碍。

（二）中医辨证分型

根据中西医结合学会精神疾病专业委员会 1991 年修订。

1. 痰火内扰型

（1）精神症状：①不协调性兴奋；②思维紊乱；③矛盾情感；④情绪易激惹；⑤注意力涣散。

（2）躯体症状：① * 大便秘结、溲赤、面红目赤、喜冷饮；②舌红或绛、苔黄厚或黄腻；③脉滑数有力。

2. 痰湿内阻型

（1）精神症状：①思维散漫；②幻觉或妄想；③情感淡漠；④精神活动迟缓；⑤意志减退或接触不良。

（2）躯体症状：①心烦失眠、倦怠乏力、纳呆便溏；② * 舌体胖或有齿痕、舌苔白腻；③脉滑或沉缓。

3. 气滞血瘀型

（1）精神症状：①行为幼稚或愚蠢；②思维破裂；③幻觉、妄想；④情绪不稳；⑤兴奋躁动。

（2）躯体症状：①周身不适、肌肤粗糙、面色晦暗、痛经、闭经、经少色暗或有血块；②＊舌质紫或瘀暗、少苔、舌下静脉曲张、瘀血；③脉涩或弦。

4. 阴虚火旺型

（1）精神症状：①病程迁延不愈或偶见冲动；②幻觉、妄想；③情感平淡、偶伴激惹；④思维联想障碍；⑤孤独退缩。

（2）躯体症状：①大便干燥、小便短赤、颧红、口干不渴；②＊舌红无苔，或舌绛苔剥；③脉细数。

5. 阴虚亏损型

（1）精神症状：①情感平淡；②懒散退缩；③思维贫乏或片断妄想；④意志减退；⑤寡言少语。

（2）躯体症状：①＊面色无华或萎黄、体虚乏力、形寒肢冷、食物不化；②舌质淡、苔薄白；③脉沉细弱。

6. 其他型

难以纳入以上各型者。

说明：

1）精神症状五项中，应具备其中两项。

2）躯体症状三项中，画"＊"者为必备症状，并同时具备其余任何一项症状。

3）各项症状中具备其中一个症状即可。

4）各症状的解释按全国统一教材为准。

三、治　疗

（一）治则

癫症：补益心脾，开郁化痰。

狂症：清心泻热，化痰开窍。

（二）取穴

合谷、太冲、内关、丰隆、颊车、地仓、气海、心俞、谵谵等。

（三）刺法

气海、心俞、谵谵用补法，予轻刺激量，其他腧穴用泻法，予强刺激量。上穴均用毫针刺法。

（四）典型病例

1. 张某某,女,34 岁

主诉:语无伦次,行为异常半年。

现病史:半年前因家务琐事导致情绪不畅,继而出现呃逆气短,善太息,吞咽不利。后因悲伤思虑过度,病情加重。现神志昏乱,行为异常,语言不分伦次,双颊发紧,张口困难。曾多方治疗无效,遂来诊,身体一般情况尚好,纳佳,便调,寝安。

望诊:形弱体瘦,面色萎黄,闭口不张,未见舌象。

切诊:脉弦滑。

诊断:癫狂。

辨证:心情抑郁,耗伤营血,痰气内结,蒙蔽包络,发而成癫。

治则:舒肝解郁,顺气豁痰,宁心安神。

取穴:合谷、太冲、内关、丰隆、颊车、地仓、气海。

刺法:以毫针刺入腧穴 5 分~1.5 寸,施以泻法。气海施以补法,留针 1 小时。

针后当即神志意识清醒,语言行为趋于合理,嘱其戒怒少思,弃其前嫌,善自调养,巩固治疗。

2. 王某某,女,29 岁

主诉:精神不正常,经常自言自语 2 年。

现病史:2 年前突然语无伦次,谩骂詈言,诊为“精神分裂症”住院治疗。病情平稳后出院。出院后不足 1 年,病症频发,语无伦次,时不识人,自言自语,詈言谩骂,近日加重,遂来诊。食纳极佳,二便调。

望诊:表情淡漠,舌苔白有齿痕。

切诊:脉沉细数。

诊断:癫狂

辨证:情志抑郁,日久不畅,气血耗散,清窍失荣,以致成癫。

治则:清心开窍,补益气血,养心安神。

取穴:心俞、谚谆。

刺法:取俯卧位,以毫针刺入 5 分深,施用补法,留针 30 分钟,每日治疗 1 次。

本病之治疗非一日之功,需慢慢调理,并配以良言开导。穴法不变治疗约 40 次后,渐渐恢复正常。经随访,患者精神正常,症未复发,临床治愈。

按　语

癫狂早在《内经》就有专论。本病虽为两症,因其病因及病机有类同之处,故多相提并论。

癫症,《寿世保元》云:“癫者,喜笑不常,颠倒错乱之谓也。”形象地说明了“癫”的特点。对于癫的病机《临症指南医案》云:“癫由积忧积郁,病在心脾胞络,玄阴蔽而不宣,故气郁痰迷,神志为之混淆……"。

《证治汇补》也记载到:"有视听言动俱妄,甚则能言平生未见闻事及五色神鬼,此乃气血虚极,神光不足或挟痰火,壅闭神明,非真有祟也宜随证治之。"由上可见癫症多系气血虚弱,肝心脾不足,痰浊蒙蔽清窍,神志不明而发病。因其病多为少动多静,不及他人,其性质为阴,故称为"文痴"。

狂症,《素问·厥论》云:"阳明之厥,则癫疾欲走呼,腹满不得卧,面赤而热,妄见而妄言。"《灵枢·经脉篇》云:"是动则病,洒洒振寒。善呻数欠,颜黑。病至则恶人与火,闻木声则惕然而惊。心欲动……甚则欲上高而歌,弃衣而走。"

《杂病源流犀烛》云:"狂之患固根于心,而亦因乎胃与肾,此癫狂兼致之故。"

由上可见狂症多因痰火内盛,阻络心包,神明失养而致。因其症又是狂走暴动,詈言谩骂为主,其性质为阳,故称为"武痴"。

贺老认为,本病的产生不论文痴武痴,导致病症产生的根本所在是痰闭心窍,神明受阻。文痴多由患体虚弱,肝脾不足以至气血两亏,湿痰内阻而致。武痴多因素体阳盛,复因情志不遂,肝火炽盛,引动痰浊,上闭清窍所致。

治疗癫症文痴,足太阳膀胱经及背俞穴为重点经络和腧穴,足太阳膀胱经在循行系是"络肾""从巅入络脑"。而足太阳膀胱经循行于后背,人之肾俞穴则是人之气血经气转枢条达之处,凡虚证可从肾俞穴着手治疗。

治疗癫症,穴不在多而在精,法不经杂而在通。治疗本症,心俞、谚语两穴是主要的,并非愈多愈好。心俞通于心窍,乃心窍之门户,刺心俞可使周身气血与心窍相通,气血调达,痰浊蠲化,心窍开通。谚语亦为太阳经穴,位于后背第6胸椎棘突下旁开3寸。此穴在临床少用。纵观经典古籍,谚语多治疗肩膊痛,热病汗不出等症。很少见治疗癫症。鉴于对癫症的认识,贺老发现、总结了谚语的特殊功效。本穴在治疗癫症方面有较好的疗效。其功能是:蠲化痰浊,调达气血,开窍安神,疏通经气。在具体使用方面,如何选取准确的腧穴是十分重要的。根据临床实践,本穴虽在第6胸椎棘突下旁开3寸,但每个人尚有病情与个体的差异。贺老的经验是:在第6胸椎棘突下旁开3寸处,医者以指按之,若病人有疼痛酸楚感,出现"唏嘘"之声即为此穴。

上2穴均使用补法,多用捻转补泻法之补法,以鼓舞正气。除了正确的选穴和施用手法外,进行心理上的治疗也是必要的。可针对病人发病之根源、现在之要求,进行良言劝解。并令家属予以合作。应用上法,宜守方而治,不可操之过急。

由于武痴产生的原因多为肝胆火热,痰火内结而上蒙清窍,此乃阳盛之症。因此,多从痰火着手,在经络多取阳明、厥阴,以清泻痰火,豁痰开窍,开胸解郁,宁心安神。其关键在于"通""泻",多首选丰隆,以化痰通络,泻热安神,配以合谷、太冲开四关以调达气血,宁心定志。内关为厥阴包经之络穴,善解郁宽胸,使心窍豁达。地仓、颊车为阳明腧穴,是治疗狂症的经验穴,《千金方》云:"狂风骂詈挝斫人……狂走刺人,或欲自死,骂詈不息,称神鬼语,地仓主之。"地仓、颊车在临床治疗狂症有一定效果。如病人体有虚证,可加用气海以培本。

由于狂症多为实证,阳证,在刺激手法上应施以泻法,给予重刺激量,使病人感到针感很重。如果病情严重,狂妄至极,可据病情酌情加以汤药,针药并用。

郁病(抑郁症)

郁病是由于情志不舒,气机郁滞,脏腑功能失调所引起的一类病证。

一、病 因 病 机

"郁"则为阻滞不通之意,指因各种原因造成的气机逆乱,郁滞不通,经络不行的病机。由于人体气为血帅,血为气母,气行则血行,气滞则血瘀,若情志不遂,伤于忧思恼怒,必首犯气机,气病及血,气血同病而发病症多端。长期忧思劳累,损及心营,营血不足,心肾不交,髓海失养,并之忧思恼怒,肝木不得条达,致情志不遂、气机逆乱得之。

二、诊 断

(一) 疾病诊断

1. 中医诊断标准

参照《中医内科学》(王永炎主编,第六版,上海科学技术出版社,2005 年)。

郁病是由于情志不舒,气机郁滞,脏腑功能失调所引起的一类病证。临床表现主要为心情抑郁,情绪不宁,胸胁胀痛,或易怒喜哭,或咽中如物梗塞,不寐等。以情志内伤为主要因素,病机发展以气郁为先,进而变生他郁。

2. 西医诊断标准

参照《ICD-10 精神与行为障碍分类》(世界卫生组织编,人民卫生出版社,1995 年)。

F32 抑郁发作

(1) 抑郁发作须持续至少 2 周。

(2) 在病人既往生活中,不存在足以符合轻躁狂或躁狂标准的轻躁狂或躁狂症状。

(3) 须除外的常见情况:此种发作不是由于精神活性物质使用或任何器质性精神障碍所致。

F32.0 轻度抑郁发作

A. 符合 F32 抑郁发作一般标准。

B. 至少具有下述 3 条症状中的 2 条:

(1) 抑郁心境,对个体来讲肯定异常,存在于一天中大多数时间里,且几乎每天如此,基本不受环境影响,持续至少 2 周;

(2) 对平日感兴趣的活动丧失兴趣或愉快感;

(3) 精力不足或过度疲劳;

C. 附加下述症状,共计至少 4 项:

(1) 自信心丧失或自卑;

(2) 无理由的自责或过分和不恰当的罪恶感;

（3）反复出现死的想法，或任何一种自杀行为；

（4）主诉或有证据表明存在思维或注意能力降低，例如犹豫不决或踌躇；

（5）精神运动性活动改变，表现为激越或迟滞（主观感受或客观证据均可）；

（6）任何类型的睡眠障碍；

（7）食欲改变（减少或增加），伴有相应的体重变化。

F32.1 中度抑郁发作

A. 符合 F32 抑郁发作一般标准。

B. 至少具有 F32.0B 中 3 个症状中的 2 条。

C. F32.0C 中附加症状，共计至少 6 个症状。

（二）证候诊断

1. 肝郁脾虚证

精神抑郁，胸胁胀满，多疑善虑，喜太息，纳呆，消瘦，稍事活动便觉倦怠，脘痞嗳气，大便时溏时干，或咽中不适，舌苔薄白，脉弦细或弦滑。

2. 肝郁气滞证

精神抑郁，胸胁作胀或脘痞，面色晦暗，嗳气频作，善便太息，夜寐不安，月经不调；舌质淡，苔薄白，脉弦。

3. 心脾两虚证

善思多虑不解，胸闷心悸，神疲，失眠，健忘，面色萎黄，头晕，神疲倦怠，易自汗，纳谷不化，便溏；舌质淡苔白，脉细。

4. 肾虚肝郁证

情绪低落，烦躁兼兴趣索然，神思不聚，善忘，忧愁善感，胁肋胀痛，时有太息，腰酸背痛，性欲低下，脉沉细弱或沉弦。

5. 肝胆湿热证

烦躁易怒，胸胁胀满，多梦，耳中轰鸣，头晕头胀，腹胀，口苦，咽有异物感，恶心，小便短赤，舌质红，舌苔黄腻，脉弦数或滑数。

三、治　　疗

（一）治则

开窍解郁，安神定志，疏条气机，通经活络。

（二）取穴

风府、内关、心俞、大陵、大椎、谵语。

（三）刺法

以毫针微通,施用平补平泻法,每次留针 30 分钟,隔日治疗 1 次。

（四）典型病例

李某某,男,52 岁。

主诉:胸闷发憋、牙关紧 7 个月。

现病史:患者于 7 个月前与他人生气后出现胸闷发憋、牙关不开,并诉之有周身"叫劲"之感。半年前开始经常失眠,多梦,食纳差,口干,大便结,性急易怒,经某医院诊为"更年期抑郁症""强迫观念"。现症:患者不语少动,问之回答甚少,胸堵发憋不畅。自述病情严重,牙关时而放松,时而紧闭不开,偶有磨牙之声,睡眠少,每夜 3～4 小时,梦多,周身乏力,食纳差,大便秘结,3 日一行。

望诊:面黄,舌苔白。

切诊:脉沉滑,手欠温。

诊断:郁病。

辨证:恼怒伤肝,木失条达,气机逆乱,经络不畅而致。

治则:开窍解郁,疏肝理气,调达气机,通经活络。

取穴:风府、大椎、譩譆、内关、心俞、大陵。

刺法:均以毫针刺法,施以平补平泻手法,每次治疗 20 分钟,隔日 1 次。

诊后当天胸憋发堵明显好转,牙关闭消失,张口自如。2 诊后胸闷发堵不畅消失,周身"叫劲"明显好转,自觉胸中气畅疏达,睡眠时间有所增加,每夜能睡 5 个小时。5 诊后病人主诉各种症状基本消失,语言增多,交流自如,睡眠好,食纳增加。再针 1 次,临床治愈。

按 语

郁证以忧郁、焦虑、紧张为主要症状,其表现可为多种多样。"郁"为阻滞不通之意,指因各种原因造成的气机逆乱,郁滞不通,经络不行的病机。由于郁为一病机的概括、反映,故可导致其他症状的出现,如《丹溪心法·六郁》云:"人体气血冲和,万病不生,一有拂郁,诸病生焉。故人身诸病多生于郁。"由于人体气为血帅,血为气母,气行则血行,气滞则血瘀,若情志不遂,伤于忧思恼怒,必首犯气机,气病及血,气血同病而发病症多端。

治疗本病应以解郁开窍、通达气血为大法,临床多选用心俞、大陵、譩譆、大椎、风府、内关等穴。心俞为经气输注之腧穴,为调理心阴之气要穴,刺心俞可使周身气血达于脑窍。譩譆具有通达气血、开窍安神、疏通经络的作用。风府为督脉之穴,具有开窍醒神、安神定志的作用。大椎为督脉之穴,与诸阳经相会,可通达周身阳气,使气血调和。内关为厥阴之络,络于少阳,少阳为枢,刺内关可解郁宽胸而使情志条达,郁闷可解。上述诸穴合用,则可使气血调和,经脉通畅,脑窍得开,而使病愈。

不寐(失眠)

不寐是因为阳不入阴所引起的经常不易入睡为特征的病证。

一、病 因 病 机

思虑劳倦,内伤心脾;房劳过度或久病之人,肾精耗伤,水不济火,虚火扰神;心虚胆怯,心神不安;饮食不节,脾胃受伤,痰热内积等各种原因,均可损伤心神而致不寐或多寐。虚实均可导致本病,尤以虚者为多。

二、诊　　断

(一)疾病诊断

1. 中医诊断标准

照中华中医药学会发布《中医内科常见病诊疗指南中医病证部分》(中国中医药出版社,2008 年)。

入睡困难,或睡而易醒,醒后不能再睡,重则彻夜难眠,连续 4 周以上;常伴有多梦、心烦、头昏头痛、心悸健忘、神疲乏力等症状;无妨碍睡眠的其他器质性病变和诱因。

2. 西医诊断标准

参照《ICD-10 精神与行为障碍分类》(人民卫生出版社,1993 年)。

主诉或是入睡困难,或是难以维持睡眠,或是睡眠质量差。

(1)这种睡眠紊乱每周至少发生三次并持续一个月以上。

(2)日夜专注于失眠,过分担心失眠的后果。

(3)睡眠质和(或)量的不满意引起了明显的苦恼或影响了社会及职业功能。

(二)证候诊断

1. 肝火扰心证

突发失眠,性情急躁易怒,不易入睡或入睡后多梦惊醒,胸胁胀闷,善太息,口苦咽干,头晕头胀,目赤耳鸣,便秘溲赤,舌质红苔黄,脉弦数。

2. 痰热扰心证

失眠时作,恶梦纷纭,易惊易醒,头目昏沉,脘腹痞闷,口苦心烦,饮食少思,口黏痰多,舌质红苔黄腻或滑腻,脉滑数。

3. 胃气失和证

失眠多发生在饮食后,脘腹痞闷,食滞不化,嗳腐酸臭,大便臭秽,纳呆食少,舌质红苔厚腻,脉弦或滑数。

4. 瘀血内阻证

失眠日久,躁扰不宁,胸不任物,胸任重物,夜多惊梦,夜不能睡,夜寐不安,面色青黄,或面部色斑,胸痛、头痛日久不愈,痛如针刺而有定处,或呃逆日久不止,或饮水即呛,干呕,或内热瞀闷,或心悸怔忡,或急躁善怒,或入暮潮热,舌质暗红、舌面有瘀点,唇暗或两目暗黑,脉涩或弦紧。

5. 心脾两虚证

不易入睡,睡而不实,多眠易醒,醒后难以复寐,心悸健忘,神疲乏力,四肢倦怠,纳谷不香,面色萎黄,口淡无味,腹胀便溏,舌质淡苔白,脉细弱。

6. 心胆气虚证

心悸胆怯,不易入睡,寐后易惊,遇事善惊,气短倦怠,自汗乏力,舌质淡苔白,脉弦细。

7. 心肾不交证

夜难入寐,甚则彻夜不眠,心中烦乱,头晕耳鸣,潮热盗汗,男子梦遗阳痿,女子月经不调,健忘,口舌生疮,大便干结,舌尖红少苔,脉细。

三、治　　疗

（一）治则

补虚祛邪,交通阴阳。

（二）取穴

依辨证不同,分别选用心俞、肾俞、照海、中脘、内关等。

（三）刺法

以毫针刺,实证用泻法,虚证用补法。

（四）典型病例

1. 崔某某,女,54 岁

主诉:失眠 1 年余。

现病史:1 年多前,因过分劳累,思虑过度出现夜不能寐,入睡困难,常自服安眠药物。初服药时尚可入睡,夜眠较实,久服药物后,药效欠佳。近日因工作原因,失眠加重,有时彻夜不眠,经各种中西药物治疗效果欠佳。目前症状加重,不能入睡,睡则梦多,多有梦魇,意乱心烦,腰疼膝软,疲乏无力,性急易躁,尿少而黄,大便秘结,月经已停。

望诊:面赤,唇红,舌淡红,舌苔少。

切诊:脉沉细数。

诊断:不寐。

辨证:思虑过度,心肾不交,心神失养。

治则:交通心肾,养心安神。

取穴:心俞,肾俞。

刺法:均用毫针刺法,行以微通,用捻转补法,每次留针30~40分钟,每日治疗1次。

1诊后当晚患者夜梦减少,余症未减。3诊后患者入睡似有好转,但感觉夜梦明显减少。5诊后患者大悦,述针后当晚上床较早很快入睡,夜梦基本消失,晨起后精神振作。经约10余次巩固治疗,患者失眠多梦完全消失,疲乏无力、性急易躁等症均有明显好转,失眠告愈。

2. 陈某某,女,35 岁

主诉:失眠多梦多年。

现病史:经常失眠多梦,原因不清,不能入睡,寐中易醒,醒后不易入睡,尤以劳累、紧张后症状加重。常服安眠药物维持睡眠。近来因肝功出现异常,要求针灸治疗。伴全身乏力,疲劳倦怠,四肢发凉,食纳可,大便秘结,3日1行,月经量少,每月错后。

望诊:面色无华,唇淡,舌质淡、舌苔白。

切诊:脉沉细无力。

诊断:不寐。

辨证:心脾两虚,气血不足,心神失养。

治则:调理心脾,补益气血,养心安神。

取穴:中脘、内关、足三里。

刺法:均用毫针行以微通,施用捻转补法。每次留针30分钟,隔日治疗1次。

2诊后患者诉睡眠似有好转,审证认方,原穴原法不变。5诊时患者诉已能入睡,夜梦减少且梦境浮浅,疲劳乏力有所好转。8诊时患者诉入寐较快,夜眠较实,已基本无梦。自觉体力明显增强,感到精神舒畅。同时感到肢体发凉有所好转,大便秘结好转,经10余诊治疗,患者失眠多梦完全消失,余症均有好转,失眠告愈。

3. 郭某某,女,31 岁

主诉:失眠半年。

现病史:半年前因家务事吵架后出现失眠,不能入睡,辗转不安,伴口干,便结,常服安眠药物。

望诊:舌苔白。

切诊:脉弦滑。

诊断:不寐。

辨证:阴亏液耗,津不上承,心神失荣。

治则:益阴安神之法。

取穴:阳池。

刺法:用毫针刺法,行平补平泻法,每次留针 30 分钟,每日治疗 1 次。

3 诊后患者感心中舒畅,已能入睡,但夜间仍睡眠不实,口干稍有好转。6 诊后夜间睡眠较实,口干已不明显,大便干结好转。经约 10 余诊治疗,患者口干消失,大便干结消失,恢复每日 1 次。夜眠安好,较充实。

4. 陈某某,女,49 岁

主诉:失眠 2 个月余。

现病史:无明显诱因而出现入睡困难,入睡后梦多,易醒,每晚断续睡眠不足 3 小时。伴有心慌,耳鸣,口干,腰膝酸软等症。

诊断:不寐。

辨证:阴虚火旺,心肾不交。

治则:滋阴降火,交通心肾。

取穴:心俞、肾俞、照海。

刺法:心俞用补法,余穴用泻法。

患者当晚顺利入睡,持续近 6 小时。治疗 10 次后,睡眠已正常。

5. 陆某某,女,16 岁

主诉:睡眠多四年。

现病史:患者四年前的一天晚上,在哭泣中入睡,自此后出现睡眠多,经常不自主入睡,入睡后不易被叫醒,睡眠时间明显增多,醒后双眼发红,纳可,二便调。曾服中药治疗,效果不明显。

望诊:舌淡红,苔白。

切诊:脉沉滑。

诊断:不寐。

辨证:气机不畅,痰蒙神窍。

治则:调畅气机,祛痰开窍。

取穴:中脘、睛明、解溪、内关。

治疗 5 次后,症状便明显改善,睡眠时间减少,且易被叫醒。

按 语

失眠一症,临床多见,多与心、脾、肾三脏及气血津液相关。临床应辨证与辨经相结合,既要从脏腑气血津液理论出发究其病机所在,也要从经脉循行理论去认识,进行综合分析,决定选经配穴及手法的应用。

贺老治疗失眠以分析病因病机为本,来决定选穴。同时在选穴方面又有与众不同的特点。

例 1 女性患者 54 岁,失眠 1 年余。审证求因,分析病机为肾阴不足而致心肾不交,心神失养所致。鉴于病机所在,乃从手足少阴入手,选用心俞、肾俞,滋肾阴,养心神。施用补法以利交通心肾而取效。

例 2 女性患者 35 岁,失眠多梦多年,审证求因,分析病机为心脾两虚、气血不足所致失眠。心阴赖脾气充盛方能神安。故用健脾益气为大法。取中脘、足三里以补中气,培补中土,配用内关以养阴安神而取效。

例 3 女性患者 31 岁,因气恼后出现失眠,口干便结,审证求因,分析病机乃为少阳失畅,阴液不足所致。少阳为枢转之机,郁怒于内而使少阳枢转不利。手足少阳相通,少阳枢转不利而使三焦津液不得正常输布,以致神不得安、失眠不寐。选用手少阳阳池。阳池为少阳之原穴,其性善能止渴生津润燥,有通利三焦水液使之输布之功效。分析病机本病例为少阳枢转不利、津液不达致病,故用阳池而取效。

综上所述贺老治疗失眠的特点,以分析病因病机为根本。据病因病机特点进行选经配穴。尤其是例 3 选用阳池一穴,思维独特,取穴独树一帜,值得研究、总结和应用。心俞宁心安神,肾俞滋阴补肾,照海属肾经,通于阴跷,滋阴养心,诸穴共用有交通心肾,使阴阳平衡之效。

脏躁(癔病)

脏躁是一种具有多种临床表现的神志异常疾病,常见于年轻女性。现代医学认为癔病是神经官能症之一,主要表现为情感、运动、感觉等方面的障碍。

一、病因病机

本病多因情志不畅,木郁不疏,气机失调而引起脏腑不和,经脉失调。心喜静,肝喜达。若因忧思恼怒,情感不畅等七情所伤,必将导致心神不宁、肝郁不达。心神不宁神气必乱。郁怒内结,肝失疏泄。若忧思不解,肝气不疏可导致横逆犯脾,痰浊内生,上扰清窍而致神志不明。若心气受扰,日久必致营血不足,心神失养则更加烦乱不宁。

二、诊　　断

脏躁的中医诊断及证候诊断参考郁病。

西医诊断标准参考《中国精神障碍分类与诊断标准》第 3 版(CCMD-3)癔病的诊断标准:

(1) 有心理或社会因素作为诱因,并至少有下列一项综合征:①癔症性遗忘;②癔症性漫游;③癔症性多重人格;④癔症性精神病;⑤癔症性运动和感觉障碍;⑥其他癔症形式。

(2) 没有可解释上述症状的躯体疾病。

(3) 社会功能受损。

(4) 起病与应激事件之间有明确联系,病程多反复迁延。

三、治　　疗

(一) 治则

平肝降逆、理气宽胸、宁心安神、疏调气血。

（二）取穴

素髎、内关、合谷、太冲、中脘、心俞、神门等。

（三）刺法

以毫针刺入 5 分～1 寸,施用泻法,留针 1 小时。

（四）典型病例

1. 吕某某,女,23 岁

主诉:全身抽搐 9 个小时。

现病史:昨晚因吵架气恼,胸闷不舒,自觉气滞于内,少言不语,不能入睡。至凌晨 4 时开始流泪无声,伴有抽噎。胸中苦满,嗳气有声,气郁不舒,头痛如裂,咽喉不利,欲咽不能,时发四肢抽搐。

望诊:呼吸不畅,叹息不止,四肢时有抽搐,舌苔黄厚。

切诊:脉沉弦有力。

诊断:癔病。

辨证:肝气久郁,气机不畅,经气失调。

治则:平肝降逆,理气宽胸,调达气机,疏调经气。

取穴:素髎、内关、合谷、太冲。

刺法:以毫针刺法。施用泻法,留针 1 小时。

初诊针刺施用手法后,病人感到胸中气郁稍有通畅,四肢抽搐缓解。嘱回去后将心放宽,好生休息,明日再诊。2 诊来时诉抽搐未发,睡眠尚好,胸闷口苦得解,咽喉通利,余症均减。唯头痛仍有,且不思饮食,针法不变。3 诊来时除身倦、稍有头痛外,余症均消。针法不变。再针治 1 次,诸症悉平。

2. 赵某某,女,14 岁

主诉:双下肢不能动 1 个月。

现病史:1 个月前在学校突发原因不明的哭笑无常,言语错乱,随即出现不能站立行走。经外院诊为"癔瘫"。经治效果欠佳,来诊。病人烦躁不安,语言似欠流畅,易于惊惕,回答问题尚准确,双腿无力,不能行路,不能抬起,双上肢活动正常。

望诊:面萎黄,双腿不能站立,不能迈步行走,舌苔薄白。

切诊:脉弦细。

查体:神志意识清晰,意向性语言欠流畅。颅脑神经正常。四肢肌张力正常。双下肢意向性肌力减弱。四肢生理腱反射正常对称。未引出锥体束征,双侧感觉对称。

诊断:癔病。

辨证:邪闭脏腑,气机逆乱,经脉失调。

治则:调理脏腑,通畅气机,疏经活络。

取穴:心俞、哑门、大椎、神门、大陵、内关、隐白、中脘。

刺法:均以毫针刺法,施以泻法,留针 1 小时。

1 诊治疗后,患者语言流畅,感到下肢有力,可以抬起。渐可下地经家人搀扶行走。

2 诊后,患者可自己行走,语言流畅,精神平和。再诊 1 次巩固疗效,嘱保持稳定情绪,避免复发。

3. 张某某,男,21 岁

主诉:突发喘息半小时。

现病史:半小时前在工作中与同伴吵架时突然出现胸中发闷,喉中不利,既而喘息,不能自平,来诊。

望诊:张口喘息,颇为困难,未见"三凹"征,舌苔薄白。

切诊:脉弦稍涩。

诊断:癔病。

辨证:肝郁失疏,肺失宣畅,气机逆乱,经脉失调。

治则:理气疏肝,通畅气机,宽胸解郁。

取穴:内关、膻中。

刺法:均以毫针刺法,施用泻法,留针 15 分钟。

针刺的捻转过程中,病人自觉喘息渐平,胸闷好转。留针 15 分钟后症状消失。

按 语

癔病是神经官能症之一。患者以年轻女性多,绝大多数患者在精神因素刺激后发病,多呈阵发性发作。临床症状复杂多样,主要症状可类似其他疾病表现。其发作主要分为精神障碍与躯体功能障碍两大类。发病症状可表现为:大哭大笑、昏厥、唱歌、失语、失明、失聪、瘫痪或肠鸣腹胀等内脏自主神经功能紊乱。表现的特点为"戏剧性"和"表演性"。若不能给予积极适当的治疗,可导致其症反复发作,久治不愈。

祖国医学认为本病是一种比较复杂的疾病,与内脏、气血、精神有着十分密切的关系,其病可表现为多种多样。并根据表现部位、性质及症状不同分为"奔豚气"、"梅核气"、"厥证"、"郁证"等不同类型。就其病因病机而言,以气郁恼怒、肝郁不舒最为多见。也有脾虚痰阻,营血不足等,不尽相同。

贺老认为虽本证产生原因甚多,临床变化多端,但究其根本而言,是"气"和"郁"。而气郁之病因导致的最根本的病机是"郁而不通"、"气机逆乱"。正是由于这种郁而不通,气机逆乱,才会导致周身气血失调,脏腑不和,精神不宁,经脉不通等各种临床表现。

就脏腑气血而言,气郁不畅,肝脏首当其冲,气郁于内,肝失疏泄,气机不能条达而致肝阴不足,心脾失养。肝郁不舒,横逆犯土而出现相应症状。

就经络而言,手足厥阴循行乃"历络三焦""循胸""出胁""属肝络胆,布胁肋""上注肺"。说明厥阴之脉对气血通行,阴血濡养脏腑、筋脉有着重要意义。由于厥阴脉循行与胁、肋、胸、目、咽等部位有关,因此,厥阴经脉不畅则上述部位容易出现各种症状。正如厥阴经病候所述:心痛、胸闷、心悸、心烦、掌心发热、胸满、呃逆等。

鉴于上述特点,贺老治疗脏躁首选内关穴以平肝理气、疏通气机、通调经络,使厥阴调畅,气血得和。然后根据脏躁的不同症状表现及不同性质、病机酌情选用其他俞穴,如突发昏厥,加用人中、素髎;胸中满闷、气郁严重,加用合谷、太冲、膻中;情志不畅,少言不语,加用大椎、哑门;心志不遂、言语错乱,加用神门、心俞、大陵;喘息样发作,胸中不畅,加用天突、膻中;瘫痪不起,萎弱无力,加用环跳、合谷、太冲等。

治疗癔病除了选穴以外,贺老认为针刺内关穴的手法,操作是重要的。具体的方法是:取4寸毫针常规进针后将针体卧倒,使针尖向郄门方向沿皮透刺,并根据病人病情不同施以捻转补泻手法,多数病人在施术过程中就会感到胸中豁然开阔,如释重负,增加了病人就诊治疗、战胜疾病的信心。

由于本病是精神因素而致的高级神经中枢功能失调的疾病,在治疗过程中,贺老常常给病人以必要的安慰鼓励,使病人建立起信心。充分利用患者的视、听、等感觉器官沟通外界信息,提高他们的信念,从根本上治愈本病。

颤震(帕金森病)

颤震是指因脑髓失充,筋脉肢体失控而发生的以头部或肢体摇动、颤抖为主要临床表现的一类病证。

一、病 因 病 机

本病多因年老肾气亏虚,气血不足,筋脉失荣所致。《素问·至真要大论》云:"诸风掉眩,皆属于肝。"凡风、颤之症均与肝有关。肝以阴血为主,赖肾阴充濡,谓之肝肾同源。肾阴不足,肝失濡养,为根本病因。阴血不足,虚风扰动,肌脉失荣,而发颤动。肝阴不足,失于疏泄,或横逆犯脾,中焦不运,湿痰内生,经络受阻,亦可发病。

二、诊 断

(一) 疾病诊断

1. 中医诊断

参照新世纪全国高等中医药院校规划教材《中医内科学》中颤病的诊断(周仲瑛主编,中国中医药出版社,2007)。

(1) 头部及肢体颤抖、摇动,不能自制,甚者颤动不止,四肢强急。

(2) 常伴动作笨拙、活动减少、多汗流涎、语言缓慢不清、烦躁不寐、神识呆滞等症状。

(3) 多发于中年人,一般呈隐袭起病,逐渐加重,不能自行缓解。部分病人发病与情志有关,或继发于脑部病变。

2. 西医诊断

参照2006年中华医学会神经病学分会制定的《帕金森病的诊断》。

符合帕金森病的诊断:

（1）运动减少,启动随意运动的速度缓慢。疾病进展后,重复性动作的运动速度及幅度均降低。

（2）至少存在下列 1 项特征①肌肉僵直;②静止性震颤 4～6Hz;③姿势不稳(非原发性视觉、前庭、小脑及本体感觉功能障碍造成)。

支持诊断帕金森病:必须具备以下 3 项或 3 项以上的特征。

（1）单侧起病;

（2）静止性震颤;

（3）逐渐进展;

（4）发病后为持续性的不对称性受累;

（5）对左旋多巴的治疗反应良好(70%～80%);

（6）左旋多巴导致的严重的异动症;

（7）左旋多巴治疗效果持续 5 年或 5 年以上;

（8）临床病程 10 年或 10 年以上。

必须排除非帕金森病:

下述症状和体征不支持帕金森病,可能为帕金森叠加症或继发帕金森综合征。

（1）反复的脑卒中发作史,伴帕金森病特征的阶梯状进展;

（2）反复的脑损伤史;

（3）明确的脑炎史和(或)非药物所致动眼危象;

（4）在症状出现时,应用抗精神病药物和(或)多巴胺耗竭药;

（5）一个以上的亲属患病;

（6）CT 扫描可见颅内肿瘤或交通性脑积水;

（7）接触已知的神经毒类;

（8）病情持续缓解或发展迅速;

（9）用大剂量左旋多巴胺治疗无效(除外吸收障碍);

（10）发病 3 年后,仍是严重的单侧忽略;

（11）出现其他神经系统症状和体征,如垂直凝视麻痹、共济失调,早期即有严重自主神经受累,早期即有严重的痴呆,伴有记忆力、言语和执行功能障碍,锥体束征阳性等。

（二）证候诊断

1. 肝血亏虚,风阳内动证

肢体颤振,项背僵直,活动减少,面色少华,行走不稳,头昏眼花,四肢乏力,舌质淡,苔薄白或白腻,脉弦细。

2. 痰热交织,风木内动证

头摇肢颤,神呆懒动,形体稍胖,头胸前倾,活动缓慢,胸脘痞闷,烦热口干,咯吐黄痰,头晕目眩,小便短赤,大便秘结,舌质红,舌苔黄或黄腻,脉弦滑数。

3. 血脉瘀滞,筋急风动证

头摇或肢体震颤日久,面色晦暗,肢体拘痉,活动受限,项背前倾,言语不利,步态慌张,发夹焦枯,舌质紫暗或夹瘀斑,舌苔薄白或白腻,脉弦涩。

三、治 疗

(一) 治则

滋阴补肾,养血祛风,疏风通脉。

(二) 取穴

气海、中极、列缺、听宫等。

(三) 刺法

均以毫针刺法,施以补法,每次留针 30 分钟或稍长,隔日治疗 1 次。

(四) 典型病例

1. 夏某某,男,51 岁

主诉:右上肢震颤 1 个月。

现病史:1 个月前突发脑血管病,偏瘫,诊为脑动脉硬化症,脑血栓形成。经治偏瘫好转。渐出现右手震颤,颤动呈捻药丸动作,紧张时加重,静坐时加重,入眠则止,醒后即发。一般情况好,纳尚可,二便调。

望诊:行走尚可,舌质暗,苔薄白。

切诊:脉沉。

诊断:震颤。

辨证:阴虚风动,血虚于内,筋脉失养。

治则:养血荣筋,祛风定颤。

取穴:列缺,听宫。

刺法:以毫针刺法,施用补法,每次留针 30 分钟,隔日治疗 1 次。

初诊仅用双侧列缺,效果不明显。考虑单穴效力不支,2 诊时加用听宫。针刺后病人感到颤动减轻,上法不变,共针治 4 次,颤动消失,情绪紧张时亦不复发,告愈。

2. 刘某某,男,35 岁

主诉:右上、下肢不自主颤动 1 年余。

现病史:1 年余前因疲劳过度,夜间突觉饥饿,胸闷心慌,右侧头部发胀。随即出现右上、下肢不自主抖动,后渐加重,行路、写字困难。抖动时轻时重,每日发作数次,短则 10 分钟,多则数小时。一般情况尚好,纳可,二便调,寝安。

望诊:面黄少泽,舌稍有卷缩,舌苔白。

切诊:脉弦细。

诊断:震颤。

辨证:阴虚于内,劳伤心脾,筋失所养。

治则:养阴益气,濡养筋脉。

取穴:气海、中极。

刺法:以毫针刺法,施用补法,每次留针 30 分钟,隔日治疗 1 次。

3 诊后患者诉颤动始见好转,抖动次数及幅度均有好转,5 诊后颤动已明显好转,每天仅出现 1~2 次,每次发作数分钟则止。约 8 诊后诉颤动基本消失,患肢活动自如,已无行路及书写困难。又诊数次,诸症消失,疗效稳固,告愈。

按 语

震颤麻痹主要发生于老年人,由于本病的发病年龄、性别、症状表现的特殊性,因此,治疗本病不能仅用治疗一般颤抖症状的"治风先治血""血行风自灭"的治疗原则来认识,应究其生理病机变化,进一步深化认识。

贺老认为,震颤麻痹发病的几个特殊性构成了认识本病、治疗本病的特点。首先发病的年龄及性别为老年男性,症状表现为不随意运动的增多和随意运动的减少,形成肌肉运动的不协调。《素问·上古天真论》云:"六八阳气衰竭于上,面焦,发鬓颁白;七八肝气衰,筋不能动,天癸竭,精少,肾脏衰,形体皆极;八八则齿发去。"说明男性至老年,肾脏衰竭天癸将尽,肾精亏耗不能荣养肝阴而至肝气衰,筋不能动而出现不随意运动增多,如头摇、唇颤、舌抖,肢动等。天癸将尽,脑髓不足,气血亏虚,肝阴不荣经脉,而出现随意运动减少,如面具脸,写字过小症、慌张步态等。其运动的不随意增多与随意动作减少,均由天癸将尽而致。只是临床表现不一样,故调补先天则为重要的一部分。

治疗本病不同于治疗一般的风证,治疗一般风证多从肝入手以养血荣筋熄风之法。震颤麻痹虽然与肝、血有关,但在治疗上以补调正气肾精为主,兼以养血祛风之法。就病机变化而言,阴精气血不足必致经络不畅或瘀滞不通。因此在临床上需将肾亏、血虚、经络不畅综合考虑加以认识,相互参照,认真辨证选其适当的治疗方案,或以补益为主。或以通经活络为主,其法并非一成不变。

1、2 例虽然均为震颤麻痹,但病因病机不尽相同,选用不同的治则、腧穴均取得良好疗效,说明临床辨证论治取穴对治疗震颤麻痹是十分重要的。

小 舞 蹈 病

小舞蹈病是中医"风"证之一,临床以手足多动,变化多端,面部口唇动作异常为主要表现。现代医学认为,小舞蹈病多发生于儿童,常为急性风湿病引起。起病较急,除动作呈舞蹈状外,尚伴有精神情志变化。

一、病 因 病 机

本病多见于儿童。常因先天禀赋不足,气血亏耗以至肾虚肝亏,阴阳经脉失调,四肢筋肉失荣而致风动于内。亦可因感受外邪,壅滞经脉,气血不能通行,筋脉失养而致。

二、诊　　断

诊断标准:参照《神经病学》(王维治主编,第五版,人民卫生出版社,2004 年)。

1. 诊断

依据起病年龄、特征性舞蹈样动作、随意运动不协调、肌张力减低、肌力减退等可诊断;如有急性风湿病的其他表现(关节炎、扁桃体炎、心脏病、血沉增快等)则诊断更可肯定。

2. 鉴别

(1) 习惯性痉挛:也多见于儿童,特点是动作刻板式的重复,局限于同一个肌肉或同一肌群;无肌力、肌张力及共济运动异常。

(2) 先天性舞蹈病:舞蹈样动作可作为脑瘫的一种表现形式,发病年龄较小舞蹈病早,多在 2 岁前发病,常伴有智能障碍、震颤和痉挛性瘫痪。

三、治　　疗

(一) 治则

补气固元,疏调经络。

(二) 取穴

中脘、气海、关元。

(三) 刺法

均用毫针刺法,行补法,每周治疗 3 次。小儿不留针,得气乃止。

(四) 典型病案

白某某,男,11 岁。

主诉:(家长代诉病情)全身不自主抖动两年。

现病史:两年前双眉不自主抖动。渐舌部、唇部、鼻梁及双下肢踝部不随意动作增多,不能休止。近来症状加重,四肢不规则、不随意运动明显增多,经某医院诊为"舞蹈病"。食纳不佳,时有腹痛,大便正常,小便频。

望诊:面黄,舌苔白。

切诊:脉滑细。

诊断:小舞蹈病。

辨证:先天不足,经脉空虚,失其濡养。

治则:培元补气,通经活络。

取穴:中脘、气海、关元。

刺法:均用毫针刺法,行补法,不留针。隔日治疗 1 次。

数诊后,患儿感到不规则运动似有减轻,有时可控制部分不随意运动。经原方原法约 12 次治疗,病情渐渐减轻,症状消失,恢复随意运动。告愈。

按　　语

小舞蹈病其症虽变化多端,但仍属"风",病脏归肝。从症状讲,风者善行而数变,一言而尽。就病因而言,患者多为先天禀赋不足,肝肾亏虚,阴主静,阳主动,而本病因肝肾不足,阴虚不能制阳而动。故治疗本病,则应以补阴益元,调达气血为本,元气旺盛,脉道充实,则筋肉可养,疾病可愈。

治疗本病,求本而治为大法。中脘为任脉之穴,腑会、胃之募穴。补益中脘可使中土得运。脾胃运化,气血得以化生,则筋脉充实。关元为任脉之穴,善补真元之气,并可调补一身阴血,与中脘相伍,中脘补阳,关元补阴,阴阳调和,筋脉运动自如。气海为任脉之穴,善补元气,上与中脘相伍可鼓舞中焦,使气血得以化生,下与关元配伍可益元固肾,人补阴精而使气血调和,阴平阳秘,经脉通畅。本病为针灸临床少见病种,但认真审证、治疗,效果较好。

面瘫(面神经炎)

面瘫以口眼歪斜为主要症状,发病急速,为单纯的一侧面颊筋肉迟缓,无半身不遂及神志不清等症状。又称口㖞、口眼㖞斜。

一、病 因 病 机

本病多因汗出受风,劳累后面部着凉,以致外寒之邪乘虚而入,客于面部阳明经脉,经络空虚,气血运行异常而出现口眼㖞斜。外感风寒不解,入里化热而出现阳明郁热也是常见病机之一,此为实证。尚有素体气血亏虚,邪气乘虚而入导致阳明失畅,经络受阻,亦可发为此病。

二、诊 　 断

(一) 疾病诊断

1. 中医诊断标准

参照普通高等教育"十五"国家级规划教材《针灸学》(石学敏主编,中国中医药出版社,2007 年)。

(1) 起病突然,春秋为多,常有受寒史或有一侧面颊、耳内、耳后完骨处的疼痛或发热。

(2) 一侧面部板滞,麻木,流泪,额纹消失,鼻唇沟变浅,眼不能闭合,口角向健侧牵拉。

(3) 一侧不能作闭眼,鼓腮,露齿等动作。

(4) 肌电图可表现为异常。

2. 西医诊断标准

参照普通高等教育"十五"国家级规划教材《神经病学》(王维治主编,第五版,人民卫生出版社,2004 年)。

(1)病史:起病急,常有受凉吹风史,或有病毒感染史。

(2)表现:一侧面部表情肌突然瘫痪、病侧额纹消失,眼裂不能闭合,鼻唇沟变浅,口角下垂,鼓腮,吹口哨时漏气,食物易滞留于病侧齿颊间,可伴病侧舌前 2/3 味觉丧失,听觉过敏,多泪等。

(3)脑 CT、MRI 检查正常。

(二)证候诊断

1. 风寒袭络证

突然口眼歪斜,眼睑闭合不全,兼见面部有受寒史,舌淡苔薄白,脉浮紧。

2. 风热袭络证

突然口眼歪斜,眼睑闭合不全,继发于感冒发热,或咽部感染史,舌红苔黄腻,脉浮数。

3. 风痰阻络证

突然口眼歪斜,眼睑闭合不全,或面部抽搐,颜面麻木作胀,伴头重如蒙、胸闷或呕吐痰涎,舌胖大,苔白腻,脉弦滑。

4. 气虚血瘀证

口眼歪斜,眼睑闭合不全日久不愈,面肌时有抽搐,舌淡紫,苔薄白,脉细涩或细弱。

三、治 疗

(一)治则

散风活络,调和气血。

(二)取穴

风池、阳白、瞳子髎、鱼腰、颊车、地仓、四白、颧髎、巨髎、下关、合谷、足三里、太冲。

(三)刺法

浅刺,留针 10～15 分钟,或不留针。3 个月以上的顽固性面瘫,面部采取火针治疗。面部穴位每次选用 5～6 个,肢体穴位必取。细火针点刺不留针,再行毫针刺法,小幅度捻转,平补平泻,留针 30 分钟,隔日 1 次。

（四）典型病例

1. 杨某某,男,49 岁

主诉:右侧口眼歪斜 4 个月。

现病史:4 个月前无明显原因出现口眼歪斜,右眼闭合不全、流泪,进食困难。经针灸、中西药物治疗有所好转,但仍有遗留症状。现症可见:右面部麻木感,容易流泪,迎风时明显,饮水时口角流涎,进食时易塞食。纳差,眠安,便调。检查:右侧额纹浅,右眼闭合欠紧、露睛,右鼻唇沟浅,口角略向左偏斜,示齿、鼓腮功能不全。

望诊:舌淡暗,苔薄白。

切诊:脉细滑。

诊断:面瘫。

辨证:脾胃不足,气血瘀滞,经脉不畅。

治则:健运脾胃,行气活血,调畅经脉。

取穴:风池、阳白、瞳子髎、鱼腰、地仓、颊车、颧髎、下关、合谷、足三里、太冲。

刺法:毫针刺,平补平泻。

治疗 3 次后,口角较前有力,塞食现象减轻;针治 5 次后额纹开始恢复,流泪、流涎有所好转;10 次后基本可正常进食和饮水;治疗 15 次后右目可完全闭合,不露睛,额纹及鼻唇沟对称,示齿、鼓腮等动作能正常完成,临床痊愈。

2. 周某某,男,21 岁

主诉:右侧口眼㖞斜 10 天。

现病史:10 天前晨起发觉右侧口角不利,饮食漏水,感觉面部紧涩,㖞斜。两日后右眼闭合不灵,并有向下牵拉感。服药效果欠佳,一般情况尚好,纳食佳,二便调。

望诊:舌苔白。

切诊:脉弦滑。

查体:右额纹消失,蹙眉困难,右眼裂增宽、不能闭合,口角左偏,右鼻唇沟浅,伸舌居中。

诊断:面瘫。

辨证:卫外不固,风邪侵袭,客于经络,气血不畅。

治则:祛风除邪,疏通经络。

取穴:阳白、四白、瞳子髎、下关、颧髎、颊车透地仓、合谷、足三里。

刺法:均以毫针刺患侧,先补后泻,留针 30 分钟,每日治疗 1 次。

3 诊后患者感到面部轻松、额纹稍现,可轻微蹙眉,口角㖞斜减轻,饮水已不外漏。6 诊后患者自己感到面部症状基本消失,已无不适感,左右额纹大致对称,口角基本恢复正常。巩固治疗至 10 诊临床痊愈。

3. 姚某某,男,2 岁半。

主诉:(家长代诉病情)右侧口眼㖞斜 20 余天。

现病史:20 天前原因不清发现右侧口角㖞斜,进食困难,未治。数日后症状明显加重,右眼不能闭合,流泪明显,经服维生素,抗病毒药物未效。一般情况好,纳食佳,二便调。

望诊:舌苔白。

切诊:脉弦滑。

查体:右额纹消失,右眼裂增宽、流泪,右鼻唇沟浅,口角左偏显著,啼哭时尤显,右耳后乳突压痛,伸舌居中。

诊断:面瘫。

辨证:风寒侵扰,客于经络,阳明失畅。

治则:祛风散寒,疏通阳明。

取穴:阳白、四白、瞳子髎、下关、颧髎、人中、颊车透地仓、合谷、足三里。

刺法:均以毫针刺患侧,先补后泻,留针20分钟,隔日治疗1次。

3诊后家长代诉口角㖞斜已明显减轻,右眼稍能闭合,耳后疼痛扪之明显好转。患儿精神好转,经9次治疗,各种症状完全消失。查体正常。

4. 方某某,女,60岁

主诉:面部肌肉麻痹三天。

现病史:三天前长途乘车时发现左侧面部肌肉麻痹,二日前又发现右侧面部肌肉同样麻痹,额部平滑无皱纹,眼裂扩大,双目不能闭合,鼻孔不能扩张,发不出唇音,咀嚼不便,双口角流涎,心烦,胸闷不舒,体倦无力,食欲欠佳,睡眠欠安,二便正常。

望诊:面色萎黄,面部无任何表情,精神不振。舌质淡苔白腻。

脉象:弦滑、沉取无力。

诊断:面瘫。

辨证:年满花甲,气血已衰,跋涉劳累,邪犯经络,致成上证。

治则:疏风通络、调和气血。

取穴:翳风、颊车透地仓、阳白、四白、瞳子髎、下关、颧髎、人中、承浆、合谷(双)。

刺法:以毫针刺患侧,用先补后泻法。

2诊病情无明显改善,双腿从膝眼以下疼痛。取穴同上加足三里(双)。3诊病情稍有好转,配穴同上。

按原方共针9次,颜面神经麻痹恢复正常,双目已能完全闭合,额纹显出,流涎已止,一切复如常人。

按　　语

㖞斜眼斜症首见《灵枢·经脉》,称为"口㖞""卒口僻"。《金匮要略》则称为"㖞僻"。本病病因多与风寒热虚有关。常因外感风寒,经脉不畅;或外感风热,经脉不通或久病体虚,汗出受风或情志不舒,气血郁滞,复感外邪而导致本病。在经络系统中,本病多与手足阳明、手太阳、任脉及经筋有一定关系。《灵枢·经筋》:"足阳明之……其病……卒口僻"。《灵枢·经脉》:"胃足阳明之脉……是主血所生者……口㖞"。

面神经炎是针灸临床最常见病症之一,可发生于各个年龄组和不同性别。面瘫以早治为好,绝大多数病人都能获得满意疗效。但也有部分病例因误治、失治等原因效果不佳至病情加重或成面肌痉挛、面肌倒错等顽固症状。针灸要点:越早治越要注意调整周身的气血。体壮者多用合谷,体弱者多用合谷、足三里。人体气血充盈,经脉通畅是治疗本病的基础。在早期,疾病处在发展亢奋阶段,要因势利导,不可强拒。治疗时面部用穴要相对少,刺法要轻,刺入要浅。待病情稳定后(约 3 天至 1 周)正气充盛,邪气不亢时才以疏通面部阳明为主。按病情之寒热虚实施以不同手法。热证面部肌肉松弛、苔黄,宜采用放血、拔罐及毫针泻法;寒证面部拘紧滞涩,宜用毫针先泻后补,可配用灸法。

若面瘫已形成后遗症,面部肌肉痉挛,面肌倒错等,宜用火针刺之。参见面肌痉挛一文。患面瘫后,应注意休息,切忌劳累,治疗和恢复期间尽量避免夫妻性生活,要保证眼部清洁,可适当外用眼药水以保护球结膜,尤其应减少用眼时间,不宜长时间看电视和使用电脑,患部要避风、保暖。如积极治疗治疗的同时,注意以上事项,大多数患者可获痊愈。但是,如果失治、误治或高龄、糖尿病人、体质过于虚弱者,可能会遗留后遗症,影响正常生活。

面睏(面肌痉挛)

面肌痉挛属于中医的"筋惕肉睏"、"面睏"、"目睏"范畴。多自眼轮匝肌开始,逐渐向下半部面肌扩展,尤以口角抽搐最明显。每次抽搐持续数秒至数分钟,可因精神紧张、疲劳、面部自主运动而加重,睡眠时消失。

一、病 因 病 机

该病的发生与风寒之邪客于少阳、阳明,其邪留滞而经气运行不畅、筋脉收引而致面部肌肉拘挛睏动,或素体脾胃虚弱,或因病致虚,脾胃受纳功能失常,津液气血之源不足,气血亏虚,肌肉失养而发;或因年老久病体弱,肾精不足,阴液亏耗,水不涵木,阴虚阳亢,风阳上扰而发。

二、诊 断

(一) 诊断标准

参照《神经病学》(王维治主编,第五版,人民卫生出版社,2004 年)。

1. 根据临床表现可诊断

发病多在中年以后,女性较多。多从眼轮匝肌间歇性轻微颤搐开始,逐渐缓慢地扩散至一侧的其他面肌,口角部肌肉最易受累,严重者可累及同侧颈阔肌。抽搐的轻重程度不等,可因精神紧张、疲劳和自主运动而加剧,不能自行控制,入睡后停止。神经系统检查无阳性体征。

2. 鉴别

(1)功能性睑痉挛:发生于老年妇女,常为双侧性,无下半部面肌痉挛。

(2)Meige 综合征:也好发于老年妇女,表现为两侧睑痉挛,且伴有口舌、面肌、下颌、喉及颈肌肌张力障碍。

（二）证候诊断

1. 气血亏虚,经脉失养

面部肌肉跳动,失眠多梦,肢体面部麻木,劳累失眠后症状加重,抽动明显。舌质淡苔白或有齿痕,脉沉细。

2. 风寒未尽,客于阳明

面部拘紧明显,抽动时呈痉挛状,遇寒加重。有时呈面瘫后遗症状。脉弦涩,舌苔白。

3. 气郁不畅,失于疏泄

面部肌肉以颤动为主,女性多见。忧郁气恼后症状加重,有时呈周期性发作,舌苔白脉弦滑。

三、治　疗

（一）治则

调理气血,通经活络。

（二）取穴

主穴:局部阿是穴。
配穴:地仓、丝竹空、风池、合谷、太冲、足三里、三阴交。

（三）刺法

面部用细火针速刺。余穴毫针刺法。

（四）典型病案

1. 陈某某,女,86 岁

主诉:左眼睑抽动 20 余年,左面部抽动两年。

现病史:20 年前因意外精神刺激导致左眼睑时有抽动,未予治疗。近两年来症状加重,扩大到左面颊肌肉抽动,严重发作时左眼几乎不能睁开,引颊移口,面部紧涩,有时整个面部不能自主。精神紧张或遇寒冷后症状明显加重。一般情况尚好,纳可,便调,寝安。

望诊:面黄,左颊不停跳动,频率时快时慢,幅度时大时小。舌质淡苔薄白。

切诊:脉弦滑。

诊断:面肌痉挛。

辨证:肝郁气滞,气血失调,筋脉失养。

治则:行气活血,养血荣筋,疏导阳明。

取穴:角孙、头临泣、丝竹空、地仓、阿是穴、合谷、太冲。

诊后患者自觉面部轻松有舒适感,5 诊后面部颤动次数减少。望诊已能看到面部抽动频率、次数明显好转,舌脉如前。治疗穴位不变,两疗程后,患者只诉偶有面部轻微蠕动。望诊肌肉震动已消失,面肌活动自如,原方巩固治疗两个疗程后临床痊愈。

2. 王某某,女,54 岁

主诉:左眼睑颤动 2 年。

现病史:两年前原因不明出现左眼睑轻度跳动,经常发作。近 9 个月来上眼睑跳动停止,下眼睑跳动幅度增大,入眠则止,醒后则复发,伴有耳鸣,情绪波动时症状加重。严重时目不能睁,口角向左牵拉,导致口眼歪斜。抽动静止后面部恢复正常,同时感到面部拘紧不灵活,纳可,寝安,便秘,尿常。

望诊:体瘦,面黄,左眼下睑跳动明显,伴口角歪斜。舌质淡,苔白。

切诊:脉细缓。

诊断:面肌痉挛。

辨证:气血俱虚,不荣经脉,阳明失畅。

治则:疏通经脉,调理气血。

治疗:以细火针速刺面部阿是穴,隔日治疗一次。

1 诊后症状无改善,3 诊后下眼睑跳动次数减少,患者诉面部始有舒展感,偶感跳动停止。效不更方,穴法不变,4 诊后至 10 诊,效果明显,约 13 诊后,下睑跳动停止,面部形态正常,临床痊愈。

3. 程某某,女,43 岁

主诉:左侧面肌痉挛 4 年。

现病史:初病时左侧眼周肌肉抽动,半年来口角也有抽动,且发作逐渐频繁,每日发作 2 ~ 5 次,每次抽动 2 ~ 5 分钟,发作时左眼裂小,口角向左侧偏斜,牵涉左侧头部胀满不适,抽动可自行停止。患者纳可,便调,平素性情急躁易怒。

望诊:舌淡,苔薄白。

切诊:脉弦细。

诊断:面肌痉挛。

辨证:肝阳化风。

取穴:阿是穴、地仓、丝竹空、风池、合谷、太冲、足三里、三阴交。

刺法同上。

治疗 1 次后,患者即觉患部轻松,随着治疗次数增加,发作次数逐渐减少,程度减。2 疗程后,已渐无发作,继续巩固治疗 1 疗程。半年后随访未见复发。

按 语

祖国医学认为面肌痉挛、跳动、颤动仅是程度不同,而在病因病机、临床辨证方面均有着共同的认识。其病因多与精神情绪的变化有关,女性多于男性。另外,脑力工作者用脑过度,精神紧张亦为好发原因之一。在脏腑往往与肝有关,肝气郁滞不畅必然导致肝血亏耗,阴血不足,不能荣于颜面而致风生。亦可因口眼㖞斜或风痰眩晕日久不愈导致久病气虚,风痰相搏阻于阳明经脉,产生痉挛抽动。

在经络系统,本病常与经脉循行有关,"头为诸阳之会"。多条阳经循行于面,尤以阳明、少阳更为重要,阳明经多气多血,少阳经多气少血,均与人体气血有着明确显著的关系。正是由于经脉性质与循行部位的重要性,贺老认为,虽然本病产生的病因病机及病势发展有不同,但其实质都是面部经脉滞涩不畅、气血不行、局部肌肉失于荣养所致。大量的临床资料证明,本病症状仅以局部为主,不论病之轻重、性别年龄,患者全身症状很少。基于此对本病的认识,经络系统的理论是重要的,局部治疗也占有重要的地位。

治疗本病非火针莫属,用一般的药物及针灸方法很难奏效。疗效的产生与火针的功效特点分不开。正如《针灸聚英》云:"火针亦可行气,火针惟假火力,无补泻虚实之害。"因此,尽管对本病的认识有气血虚实之分,就火针治疗而言,尽可应用不得拘泥。需注意的是操作要"准、稳、快"。针要烧红、烧透,刺之要准确。所刺部位首选痉挛跳动局部阿是穴,次选面部疼痛压痛点及面部腧穴。每次针3~6穴,不可用太多腧穴,隔日治疗1次。

有些病人尚伴有其他症状或病因不同,可酌情使用相应腧穴,配以毫针治疗。风寒重者多用风池,肝郁气滞者多用合谷、太冲。气血不足者加用中脘、足三里。同时予适当补泻手法。另外,对患者要嘱其注意休息,鼓励建立信心,遵守疗程。

大部分患者第一次火针后,自觉面肌舒适轻松,2次到3次就开始抽搐减轻,个别精神紧张,畏惧火针者第一次治疗后可能抽搐加剧,但坚持2~3次后就开始好转。通过对火针治疗的面肌痉挛患者的临床疗效分析,可以看出,病程愈短、痉挛范围越小,临床疗效越佳;而痉挛时间较长、范围较广,临床疗效则较差。如病程在3年以内者,控制率高,而病程在3年以上控制率低。

对于本病,一般的药物及针灸方法很难奏效。不少医生认为,面肌痉挛的本质是神经-肌肉处于兴奋状态,局部取穴只会增加对局部的刺激,可诱发痉挛发作,使病情加重。我们通过临床观察发现,选取局部穴,只要方法得当,可优于其他穴位,只要深浅适宜,刺激量得当,并不会加重局部痉挛,反而有止痉的作用。面部应选用细火针,速刺即出,以免留下瘢痕。很多患者随面肌痉挛的减轻,舌、脉有所改善,原来舌质紫暗、淡暗、暗红者都不同程度的转为红舌、淡红舌。除了对患者进行了临床症状和体征的观察外,还对其中的部分患者做了治疗前后的甲皱微循环和红外热像图检查,发现治疗后患者的微循环有明显的改善,表现为血色变红,血流速度加快,血流态好转等,红外热像图反映出治疗后患者患侧面部温度升高。

胸痹(冠心病)

胸痹指胸部闷痛,甚则胸痛彻背,气短喘息不得卧为主症的一种疾病。其病因多与寒邪内侵,饮食不当,情志波动,年老体虚等有关。西医的冠状动脉粥样硬化性心脏病可参照本病。胸痹之名称,首见于中医经典《内经》。

一、病因病机

素体阳衰,胸阳不足,阴寒之邪乘虚侵袭,寒凝气滞,痹阻胸阳而发病。饮食不节,脾胃运化失职,聚湿成痰,心脉受阻,胸阳失展而成胸痹。忧思伤脾,脾虚生痰;郁怒伤肝,肝郁气滞,二者均可阻滞心脉而发病。年迈体虚,肾脏渐衰,肾之阴阳不足可致心阳不振,心阴亏虚,而致胸阳失运,心脉阻滞,而成胸痹。

二、诊　　断

（一）疾病诊断

1. 中医诊断

参照 1994 年国家中医药管理局胸痹急症协作组制订的《中医内科急证诊疗规范》中"胸痹心痛(冠心病心绞痛)急症诊疗规范"。

（1）膻中或心前区憋闷疼痛,甚则痛彻左肩背、咽喉、胃脘部、左上臂内侧等部位,呈反复发作性或持续不解,常伴有心悸、气短、自汗,甚则喘息不得平卧。

（2）胸闷憋痛一般几秒到几十分钟可缓解。严重者可见疼痛剧烈,持续不解,汗出肢冷,面色苍白,唇甲青紫,心跳加快,或心律失常等危候,可发生猝死。

（3）多发于中年以上,常因操劳过度、抑郁恼怒或多饮暴食、感受寒冷而诱发。

2. 西医诊断

参照 1979 年国际心脏病学会和世界卫生组织临床命名标准化联合专题报告《缺血性心脏病的命名及诊断标准》。

（1）心绞痛是冠状动脉供血不足,心肌急剧的、暂时缺血与缺氧所引起的以发作性胸痛或胸部不适为主要表现的临床综合征。

（2）心绞痛每周发作两次以上,心电图检查有缺血性改变或运动试验阳性者。

（3）特点为阵发性的前胸压榨性疼痛感觉,可伴有其他症状,疼痛主要位于胸骨后部,可放射至心前区与左上肢,常发生于劳动或情绪激动时,每次发作 3 ~ 5min,可数日一次,也可一日数次,休息或用硝酸酯制剂后消失。

（二）证候诊断

参照 2002 年《中医内科学》(田德禄主编,第一版,人民卫生出版社。)

1. 心血瘀阻

胸部刺痛,固定不移,入夜加重。胸闷心悸,时作时止日久不愈,或眩晕,或因恼怒而加重。舌质紫暗或有瘀斑,脉沉涩。

2. 痰浊内阻

胸闷如窒而痛,痛引肩背,疲乏,气短,肢体沉重,痰多,或时有胸闷刺痛。舌质淡,苔浊腻,脉滑。

3. 阴寒凝滞

胸痛如绞,时作时止,感寒痛甚。胸闷气短,心悸,面色苍白,四肢不温,或心痛彻背,背痛彻心。舌淡苔白,脉细沉。

4. 气阴两虚

心胸隐痛,时作时休,心悸气短,头晕,或手足心热,或肢体沉重,遇劳则甚,舌偏红或有齿印,脉细弱无力,或结代。

5. 心肾阴虚

胸闷痛或灼痛,心悸心烦,盗汗,腰膝酸软,耳鸣,头晕目眩,或面部烘热,汗多,胁肋胀痛。舌红少苔,脉细数。

6. 心肾阳虚

胸闷气短,甚则胸痛彻背,心悸汗出,畏寒肢冷,腰痠乏力,面色苍白,唇甲淡白或青紫,舌淡白或紫暗,脉沉细或沉微欲绝。

三、治　疗

(一) 治则

温阳散寒,豁痰开结,活血化瘀。

(二) 取穴

主穴:膻中、内关透郄门。
阴寒凝滞:膻中、关元。
痰浊壅塞:中脘、丰隆。
心血瘀阻:然谷。

(三) 刺法

以泻法为主。膻中平刺 0.5 寸,内关直刺 0.5～1 寸,使针感上下传导为佳。阴寒凝滞型采用灸法。中脘、丰隆直刺 1 寸,然谷以三棱针放血。

(四) 典型病例

1. 刘某某,女,60 岁

主诉:胸闷胸痛 5 年余。
现病史:患者 5 年余前开始胸部憋闷,时有心前区疼痛,呈刺痛,伴有气短,心慌,经含服硝酸甘油可缓解。每遇劳累、生气等诱因发作。纳可,眠差,二便调。
既往史:高血压病史。
望诊:舌质暗,苔白。
脉象:脉沉细。
诊断:胸痹。

辨证:气滞血瘀,心脉不畅。

治则:益气活血,通利心脉。

取穴:膻中、内关、郄门、然谷。

刺法:毫针刺内关透郄门,然谷放血,灸膻中。

针刺后自觉胸中舒畅。随着针刺进行,发作程度及次数明显减少。针刺10次后,已少有发作。

2. 赵某某,女,78岁

主诉:胸闷、胸痛十余年。

现病史:患者于十余年前开始心前区疼痛,胸闷,时有喘憋,夜间时有咳嗽,咯吐泡沫痰,曾于门诊服中药治疗,效果不显,现仍时胸痛,胸憋闷,夜间时常喘憋,咳嗽、咯吐泡沫痰。伴气短,双下肢浮肿。纳可,眠差,二便调。

望诊:舌质暗、苔白。

切诊:脉沉细。

既往史:高血压病史。

诊断:胸痹。

辨证:气滞血瘀。

治则:益气活血通脉。

取穴:内关透郄门、筑宾。

刺法:毫针。

2 诊:症情有所好转,仍感胸痛,胸闷,夜间时咳嗽,咯吐泡沫痰,针取内关透郄门、筑宾、天突、膻中(毫针)。刚针完觉胸闷减轻。

3. 孟某某,男,4岁

主诉:胸闷、憋气一年,加重2日。

现病史:胸闷、憋气年余,近二日来加重,喘憋,靠吸氧度日,经查为"心尖息肉",纳差,二便正常。

望诊:苔白腻,喘重。

切诊:脉细略数。

诊断:胸痹。

辨证:心阳不振,气血郁滞。

治则:温阳通络,活血化瘀。

取穴:内关、郄门。

刺法:以4寸毫针刺内关沿皮向上透郄门,用补法。

经针刺治疗四次,诸症消失,回原籍。最近托人带信来说,身体一直很好,能参加农村劳动。

按 语

膻中为气会,可调畅气机,气行则心脉可通;内关为心包经络穴,别走少阳之经,且与阴维相会,"阴维为病苦心痛",内关透郄门,中间透过间使穴可散寒,郄门穴可活血止痛,二者共为主穴,宽胸理气止痛。灸膻中温阳散寒;中脘、丰隆长于祛痰化浊;然谷为肾经荥穴,心与肾为同名经,然谷放血祛胸中瘀血,心脉通畅而痛可止。

心悸(室性早搏)

心悸是指气血阴阳亏虚,或痰饮瘀血阻滞,致心失所养,心脉不畅,心神不宁,引起心中急剧跳动,惊慌不安,不能自主为主要表现的一种病证。心悸发作时常伴有气短、胸闷,甚至眩晕、喘促、晕厥。心悸包括惊悸和怔忡。

一、病 因 病 机

心悸的病因较为复杂,既有体质因素、饮食劳倦或情志所伤,亦有因感受外邪或药物中毒所致。其虚证者,多因气血阴阳亏虚,引起心神失养;实证者常见痰浊、瘀血、水饮,而致心神不宁。

二、诊 断

(一) 疾病诊断

1. 中医诊断标准

参照中华中医药学会发布《中医内科常见病诊疗指南》(ZYYXH/T19-2008)与《中药新药临床研究指导原则》(中国医药科技出版社,2002 年)。
(1) 自觉心中跳动,惊慌不安,不能自主。
(2) 可见结脉、代脉、促脉等脉象。
(3) 常有情志刺激、惊恐、紧张、劳倦、烟酒等诱发因素。

2. 西医诊断标准

参照《室性心律失常的治疗指南》(ACC/AHA/ESC 制定,2006 年)。
(1) 临床表现
症状:最常见的症状是心悸不适,部分病人还可以出现心前区重击感、头晕、乏力、胸闷,甚至晕厥;较轻的室性期前收缩常无临床症状。
体征:心脏听诊有提前出现的心搏,其后有较长的间歇,提前出现的室性期前搏动的第一心音增强,第二心音减弱或消失,有时仅能听到第一心音。桡动脉搏动有漏搏现象。
(2) 心电图特征
1) 提前出现的宽大畸形的 QRS 波群,时限>0.12s,其前无 P 波,其后常有完全性代偿间期,T 波方向与 QRS 波群主波方向相反。
2) 室性早搏的类型:室性早搏可孤立或规律出现。每个窦性搏动后跟随一个室性早搏,并有规律出现两次以上者称为室性早搏二联律;每 2 个窦性搏动后出现一个室性早搏,并有规律出现两次以上者称为室性早搏三联律;连续发生 2 个室性早搏称成对室性早搏;连续 3 个以上室性早搏称短阵室性心动过速。位于两个窦性心律之间的室性早搏称为间位性室性早搏。若室性早搏在同一导联内形态相同,且偶联间期固定者,称为单形性室性早搏。若同一导联中室性早搏的形态不同,但配对间期相等者称多形性室性早搏。若室性早搏在同一导联内出现两种或两种以上形态,且偶联间期存在差异者,称为多源性室性早搏。

(二)证候诊断

1. 气阴两虚证

心悸,气短,体倦乏力,少寐多梦,心烦,自汗盗汗,口干,舌质红少苔,脉细数无力。

2. 心脾两虚证

心悸气短,头晕乏力,面色不华,腹胀纳呆,舌淡苔薄白,脉细弱结代。

3. 阴阳两虚证

心悸,怔忡,胸闷气短,面色苍白,头晕乏力,自汗或盗汗,舌质淡红或嫩红,舌苔薄白,脉结代。

4. 痰瘀互阻证

心悸怔忡,胸闷痛,形体肥胖,痰多气短,伴有倦怠乏力,纳呆便溏,口黏,恶心,咯吐痰涎,舌质淡紫或紫暗,苔白腻,脉弦滑或结代。

5. 气滞血瘀证

心悸、胸闷,胸痛阵发,痛无定处,时欲太息,遇情志不遂时容易诱发或加重,或兼有脘胀闷,得嗳气或矢气则舒,苔薄或薄腻脉细弦。

6. 痰火扰心证

心悸,呕恶,口苦尿赤,痰多气短,舌暗红苔黄腻,脉滑数。

三、治 疗

(一)治则

益气安神,通调经脉。

(二)取穴

内关。

(三)刺法

施用毫针刺法,针刺时,用 3~4 寸长针透刺,由内关透向郄门,隔日治疗 1 次。每次留针30～40分钟。

(四) 典型病例

卢某某,女,62 岁

主诉:心慌胸闷时作约10余年。

现病史:约10余年前不明原因发生心谎,全身乏力,动则尤甚,经外院做 HOLTER 诊断为"心律失常-频发室早"。长期服用中西药物,症状时好时发。刻下证:心慌不安,胸闷,夜寐不安,多梦,面肿,周身疲乏。纳可,二便调。

望诊:面色㿠白,舌质淡苔白。

闻诊:语言无力,听诊心律不齐,心率每分钟100次左右。

切诊:脉结代,双脉均弱。

诊断:心悸。

辨证:心气不足,心神失养。

治则:通调经脉,益气安神。

取穴:内关。

刺法:毫针刺,隔日治疗1次。

针刺后,患者自觉周身舒适,胸部豁朗。治疗5次,已未再发作心悸胸闷等症,劳累后亦未觉不适。听诊心率90次左右,每分钟早搏约6个。约10诊患者心慌消失,精神好。听诊心律较齐,偶有早搏。

按　　语

贺老认为,本病患者多为体质衰弱。因此,不宜多用腧穴,要少用穴,并采用补益手法以鼓舞人体之正气,使经脉气血通畅而症状缓解。内关穴则为其疗效相对稳定可靠的腧穴。本穴为厥阴之络穴,通于少阳,又为八脉交会穴之一而通于阴维。故临床治疗心胸脘腹之症往往取效。在临床上贺老仅用此穴,加之相应手法,往往能够明显缓解症状,达到临床取效的目的。若要进一步提高疗效,扩大疗效范围,则应针药并用,不能偏颇。

消渴病(2 型糖尿病)

消渴是由于阴亏燥热,五脏虚弱所导致的以多饮、多食、多尿、形体消瘦为特征的病证。

一、病 因 病 机

本病多由热盛化燥,肺胃津伤,或肾虚精亏所致。主要病机为燥热偏盛,阴津亏耗,两者互为因果,燥热越盛则阴愈亏,阴越亏则燥热越盛。病变的主要部位在肺、胃、肾。

二、诊 断

（一）疾病诊断

1. 中医诊断标准

参照中华中医药学会《糖尿病中医防治指南》（ZYYXH/T3.1~3.15-2007）。

多饮、多食、多尿、形体消瘦，或尿糖增高等表现，是诊断消渴病的主要依据。有的患者"三多"症状不明显，但若中年之后发病，且嗜食膏粱厚味，形体肥胖，以及伴发肺痨、水肿、眩晕、胸痹、中风、雀目、痈疽等病症，应考虑消渴病的可能。

2. 西医诊断标准

采用中华医学会糖尿病分会《中国 2 型糖尿病病防治指南》（2007 年）。

空腹血糖（FPG）≥7.0mmol/L（126mg/dl）；或糖耐量试验（OGTT）中服糖后 2 小时血糖（2HPG）≥11.1mmol/L（200mg/dl）；或随机血糖≥11.1mmol/L（200mg/dl）。

（二）证候诊断

1. 主证

（1）肝胃郁热证：脘腹痞满，胸胁胀闷，面色红赤，形体偏胖，腹部胀大，心烦易怒，口干口苦，大便干，小便色黄，舌质红，苔黄，脉弦数。

（2）胃肠实热证：脘腹胀满，痞塞不适，大便秘结，口干口苦，或有口臭，或咽痛，或牙龈出血，口渴喜冷饮，饮水量多，多食易饥，舌红，边有瘀斑，舌下络脉青紫，苔黄，脉滑数。

（3）脾虚胃热证：心下痞满，胀闷呕恶，呃逆，水谷不消，纳呆，便溏，或肠鸣下利，或虚烦不眠，或头眩心悸，或痰多，舌淡胖，舌下络脉瘀阻，苔白腻，脉弦滑无力。

（4）上热下寒证：心烦口苦，胃脘灼热，痞满不痛，或干呕呕吐，肠鸣下利，手足及下肢冷甚，舌红，苔黄根部腐腻，舌下络脉瘀阻，脉弦滑。

（5）阴虚火旺证：五心烦热，急躁易怒，口干口渴，渴喜冷饮，易饥多食，时时汗出，少寐多梦，溲赤便秘，舌红赤，少苔，脉虚细数。

（6）气阴两虚证：消瘦，倦怠乏力，气短懒言，易汗出，胸闷憋气，脘腹胀满，腰膝酸软，虚浮便溏，口干口苦，舌淡体胖，苔薄白干或少苔，脉虚细无力。

（7）阴阳两虚证：小便频数，夜尿增多，浑浊如脂如膏，甚至饮一溲一，五心烦热，口干咽燥，耳轮干枯，面色黧黑；畏寒肢凉，面色苍白，神疲乏力，腰膝酸软，脘腹胀满，食纳不香，阳痿，面目浮肿，五更泄泻，舌淡体胖，苔白而干，脉沉细无力。

2. 兼证

（1）瘀证：胸闷刺痛，肢体麻木或疼痛，疼痛不移，肌肤甲错，健忘心悸，心烦失眠，或中风偏瘫，语言謇涩，或视物不清，唇舌紫暗，舌质暗，有瘀斑，舌下脉络青紫迂曲，苔薄白，脉弦或沉而涩。

（2）痰证：嗜食肥甘，形体肥胖，呕恶眩晕，口黏痰多，食油腻则加重，舌体胖大，苔白厚腻，脉滑。

（3）湿证：头重昏蒙，四肢沉重，遇阴雨天加重，倦怠嗜卧，脘腹胀满，食少纳呆，便溏或黏滞不爽，舌胖大，边齿痕，苔腻，脉弦滑。

（4）浊证：腹部肥胖，实验检查血脂或血尿酸升高，或伴脂肪肝，舌胖大，苔腐腻，脉滑。

三、治　疗

（一）治则

养阴生津，清热润燥

（二）取穴

太渊、三阴交、然谷、胰俞

上消：加鱼际、廉泉

中消：加脾俞、胃俞、内庭

下消：加太溪、照海、肾俞

（三）刺法

毫针刺，根据辨证酌情补泻，留针30分钟。

（四）典型病例

蒋某，男，59岁

主诉：乏力，口干口渴5年余。

现病史：5年前开始自觉乏力，口干口渴，在某医院诊断为2型糖尿病，一直服用二甲双胍0.25日3次，拜糖平50mg日3次，但血糖一直控制不佳，空腹在8.5～9mmol/L，餐后血糖10～12 mmol/L，多食易饥，性急易怒，眠差梦多，小便调，大便干结。

望诊：舌红，苔少，声息正常。

切诊：细数。

诊断：消渴病。

辨证：阴虚火旺。

治则：养阴生津，清热润燥。

取穴：太渊、三阴交、然谷、照海、内庭、胰俞。

共治疗40多次，全身乏力及口干口渴症状明显改善，空腹在6.5～7.5mmol/L，餐后血糖8～9 mmol/L，眠可，二便调。

按　语

消渴虽有上消属肺，中消属胃，下消属肾之分，但其病机主要是阴虚燥热所致。阴虚为本,燥热为标。故其治则为养阴生津,清热润燥。胰俞是经外奇穴,为治疗上中下三消的经验穴。上消宜清心肺,故取太渊清肺滋阴;中消以调脾胃,故取三阴交补脾、内庭清胃热;下消宜治肝肾,故取然谷、照海滋阴补肾。主穴合用,共起养阴生津,清热润燥之功效。

麻木(糖尿病周围神经病变)

一、病 因 病 机

本病初起多由热盛化燥,肺胃津伤,或肾虚精亏所致。久治不愈,气血不行,瘀滞经脉而成痿成痹。日久不愈,耗伤气血,必成经脉失濡而发为痿痹。上述病机均可导致气血不行,经脉不通而发为本病。可有寒热虚实之分。

二、诊   断

1. 中医诊断标准

参照《糖尿病中医防治指南》(中华中医药学会颁布,2007 年)。
(1) 病史:有消渴病,或消渴病久治不愈病史。
(2) 主要症状:四肢远端感觉、运动障碍,表现为肢体麻木、挛急疼痛,肌肉无力和萎缩等。
(3) 主要体征:震动觉、压力觉、痛觉、温度觉(小纤维和大纤维介导)的缺失,以及跟腱反射减弱或消失等。
(4) 辅助检查:物理学检查、神经电生理检查的异常改变,QST 和 NCS 中至少两项异常。
(5) 排除了引起这些症状和(或)体征的其他神经病变。

2. 西医诊断标准

参照中华医学会《中国 2 型糖尿病病防治指南》(2007 年)。
(1) 明确的糖尿病病史。
(2) 在诊断糖尿病时或之后出现的神经病变。
(3) 临床症状和体征与糖尿病周围神经病变的表现相符。
(4) 以下 5 项检查中如果有 2 项或 2 项以上异常则诊断为糖尿病周围神经病变:温度觉异常;尼龙丝检查,足部感觉减退或消失;振动觉异常;踝反射消失;神经传导速度有 2 项或 2 项以上减慢。

排除其他病变如颈腰椎病变(神经根压迫、椎管狭窄、颈腰椎退行性变)、脑梗死、吉兰-巴雷综合征、严重动静脉血管病变(静脉栓塞、淋巴管炎)等,尚需鉴别药物尤其是化疗药物引起的神经毒性作用以及肾功能不全引起的代谢毒物对神经的损伤。

(二)证候诊断

参照 2007 年由中华中医药学会颁布的《糖尿病中医防治指南·糖尿病周围神经病变》。

1. 气虚血瘀证

肢体麻木,如有蚁行感,肢末时痛,多呈刺痛,下肢为主,入夜痛甚;气短乏力,神疲倦怠,自汗畏风,易于感冒,舌质淡暗,或有瘀点,苔薄白,脉细涩。

2. 阴虚血瘀证

肢体麻木,腿足挛急,酸胀疼痛,或小腿抽搐,夜间为甚,或灼热疼痛,五心烦热,失眠多梦,皮肤干燥,腰膝酸软,头晕耳鸣;口干不欲饮,便秘,舌质嫩红或暗红,苔花剥少津,脉细数或细涩。

3. 寒凝血瘀证

肢体麻木不仁,四末冷痛,得温痛减,遇寒痛增,下肢为著,入夜更甚;神疲乏力,畏寒怕冷,尿清便溏,或尿少浮肿,舌质暗淡或有瘀点,苔白滑,脉沉细涩。

4. 痰瘀阻络证

肢体麻木不止,常有定处,足如踩棉,肢体困倦,头重如裹,昏蒙不清,体多肥胖,口黏乏味,胸闷纳呆,腹胀不适,大便黏滞。舌质紫暗,舌体胖大有齿痕,苔白厚腻,脉沉滑或沉涩。

5. 肝肾亏虚证

肢体痿软无力,肌肉萎缩,甚者痿废不用,腰膝酸软,阳痿不举,骨松齿摇,头晕耳鸣,舌质淡,少苔或无苔,脉沉细无力。

三、治　疗

(一) 治则

调理气血,濡养筋脉,温通经络。

(二) 取穴

以阿是穴及循经取穴为主。

(三) 刺法

以中粗火针行温通法,以散刺为主,隔日治疗1次。

(四) 典型病例

王某某,男,54 岁

主诉:双下肢痿软无力1年半。

现病史:1年半来双下肢无力,尤以踝部以下部位为著,伴有麻木、表面痛觉减弱,尚可行走。自述抬脚上楼梯最为困难,渐有加重趋势,曾诊为"糖尿病性末梢神经炎",予西药治疗。一般情况好,纳尚可,二便调,寝安。

望诊:面黄白,行走困难,足趾活动不能,舌尖红,舌苔白。

切诊:脉弦滑。

诊断:周围神经炎。

辨证:气血阻滞,经脉不通,肌肤失养。

治则:疏导气血,通经活络,荣养肌肤。

取穴:局部阿是穴及局部腧穴。

刺法:以火针行温通法,以散刺为主,隔日治疗1次。

3 诊后患者诉局部麻木明显好转。5 诊后诉下肢无力减轻,麻木基本消失。经约 10 诊后下肢痿软无力明显好转,继续治疗。

按　　语

本病的产生原因有虚有实,症状表现也不尽相同,虽均有手足痿弱无力之症,但有或痛或麻或不仁之分。痛者多为邪实,瘀滞经脉不通而成痿成痹,如《素问·痹论》云:"痹……痛者,寒气多也,有寒故痛也"。麻或不仁者,多为气血亏虚或湿浊于内,经脉闭阻而成痿成痹。如《素问·痿论》云:"肾水脏也,今水不胜火,则骨枯而髓虚,故不任身,发为骨痿。故下经曰:骨痿者,生于大热者。"

虽然本病有寒热虚实之分,各种原因最终导致筋肉失养而发为痿证,然经脉不通为主要病机。由于严重的经脉不通,施用普通毫针微通法不足以使气血通畅,故选用疏通经脉效力较强的火针温通法,且寒热虚实之证均可使用,"火针惟假火力,无补泻虚实之害。"

本病例患周围神经炎虽一年半之久,但观其整体状况,舌脉相参,认为本病非整体虚弱之象,实属局部气血不畅,筋肉失于濡养所致。故选用火针以温通,仅在局部施用散刺法而取效。若患者整体状况差,气血亏虚症状明显,可酌情在火针治疗局部的基础上,加用足三里、阳陵泉、中脘、气海、关元等腧穴,用毫针刺法,多用补法,临床可灵活掌握。多发性神经炎的治疗可参考本篇章。

痿　　病

痿病是由邪热伤津,或气阴不足而致经脉失养,以肢体软弱无力,经脉弛缓,甚则肌肉萎缩或瘫痪为主要表现的肢体病症。多见于周围神经病变,脊髓病变,肌萎缩侧束硬化,周期性瘫痪等。

一、病　因　病　机

温热外袭,津液耗伤,肺热叶焦,筋脉失养;湿热内蕴,侵淫阳明,宗筋弛缓;脾胃久虚,气血不足;肝肾受损,精血亏耗;或久病于内,经脉阻滞,以上诸多原因均会导致关节筋骨肌肉失养,发为痿病。

二、诊　　断

（一）诊断依据

参照国家中医药管理局 1994 年颁布《中医病证诊断疗效标准》
（1）肢体经脉弛缓，软弱无为，活动不利，甚则肌肉萎缩，弛纵瘫痪。
（2）可伴有肢体麻木、疼痛，或拘急痉挛。严重者可见排尿障碍，呼吸困难，吞咽无力等。
（3）常有久居湿地、涉水淋雨史。或有药物史，家族史。
（4）可结合西医相关疾病做相应理化检查，如有条件应做 CT、磁共振等。
（5）应注意与痹证、风痱、震颤等鉴别。

（二）证候诊断

参照国家中医药管理局 1994 年颁布《中医病证诊断疗效标准》

1. 肺热津伤

发热多汗，热退后突然出现肢体软弱无力，皮肤干燥，心烦口渴，呛咳咽燥，便干，尿短黄。舌质红，苔黄，脉细数。

2. 湿热浸淫

肢体逐渐痿软无力，下肢为重，麻木不仁。或发热，小便赤涩热痛。舌红，苔黄腻，脉濡数。

3. 脾胃虚弱

起病缓慢，渐见下肢痿软无力，时好时差，甚则肌肉萎缩。神倦，气短自汗，食少便溏，面色少华。舌淡，苔白，脉细缓。

4. 瘀阻脉络

四肢痿软，麻木不仁，肌肤甲错，时有拘挛疼痛感。舌质紫暗，苔薄白，脉细涩。

5. 肝肾亏虚

病久肢体痿软不用，肌肉萎缩，形瘦骨立，腰膝酸软，头晕耳鸣，或二便失禁。舌红绛，少苔，脉细数。

三、治　　疗

（一）治则

润肺健脾，通调阳明，荣养筋脉。

（二）取穴

足阳明经腧穴、督脉阿是穴、中脘、气海、天枢。

（三）刺法

火针速刺法,隔日治疗1次。

（四）典型病例

1. 王某某,女,31岁

主诉:双下肢不能动4年。

现病史:4年前感冒后出现周身无力,双下肢不能动,麻木、发凉,基本生活不能自理。右眼失明。经多家医院诊治,收效甚微,曾诊断为"多发性脊髓炎"、"视神经萎缩"。患者对生活工作丧失信心,经人介绍来诊。主症为双下肢不能动,轮椅推入诊室。双下肢麻木发凉,肿胀,纳食较少,寐安,二便调畅。

望诊:体瘦,面黄,下肢肌肉萎缩。舌淡红,苔薄白。

切诊:脉沉细。下肢皮肤温凉。

诊断:痿病。

辨证:脾胃不足,气血虚弱,筋脉失养。

治则:补益脾胃,温通阳明,濡养筋脉。

取穴:中脘、气海、天枢、督脉阿是穴、足阳明经腧穴。

刺法:火针速刺法,每周治疗2~3次。

开始时每周治疗3次,初用火针治疗时,针刺处无痛觉,经数次治疗后,能逐渐感受到痛觉。20余次后能站立扶床行走数步,下肢麻木发凉的感觉减轻。以后每周治疗2次,12次为1疗程,每疗程后休息1~2周。经1年的治疗,患者症状消失,生活能自理,临床痊愈。

2. 李某某,男,43岁

主诉:全身乏力6年。

现病史:6年前出现全身乏力,咀嚼无力。于外院诊断为"运动神经元损伤",经中西医治疗效果不佳。

诊断:痿病。

治则:补益脾胃,濡养经脉。

取穴:中脘、肩髃、曲池、合谷、气冲、阴市、足三里。

刺法:先以火针刺中脘,余穴以毫针刺。

治疗3个月后,患者上肢肌肉较前丰满,可自行穿衣。

按 语

本病中医辨证多属虚证,或虚实夹杂,足阳明经脉为多气多血之经脉,与脾胃后天之本相连。因此,多选用足阳明胃经腧穴行火针温通法,可令气血充盛,瘀滞得除,经脉得以运行而"主润宗筋,利机关也"。即云"治痿独取阳明"也。贺老认为痿证的治疗多选用任脉、督脉和足阳明经血以养阴壮阳,荣养气血,扶正固本,火针温痛使气血流畅,经脉通利,加强扶正之力。痿证一般病程较长,治疗不易见效,可备选上述经脉的几组穴位,轮流应用,并配合肢体功能锻炼。

麻市(股外侧皮神经炎)

一、病 因 病 机

本病多为素体不足,气血亏虚,脉道不充,营卫不固,腠理空虚,经脉皮部失于营养所致。其本为气血虚弱者居多,亦可因久病气虚,中焦不运,湿痰阻络,经脉不行,肌肤不荣而致。若久病不愈,虽其本为虚,但日久气血行涩必成瘀滞,形成血瘀络阻之症。

二、诊 断 标 准

参照《神经病学》(王维治主编,第一版,人民卫生出版社,2006 年)。

本病诊断主要依据病史和体格检查。

主要症状是大腿外侧感觉异常,如蚁走感、烧灼感或麻木针刺感等,活泼局部感觉过敏、感觉缺失或疼痛,无肌萎缩和无力等运动受累症状,检查可发现大腿外侧感觉减退或过敏,部分病人腹股沟外侧压痛或 Tinel 征(+)。皮节刺激体感诱发电位检查尤其两侧对比有重要诊断意义。

三、治　　疗

(一) 治则

行气活血,疏通皮部。

(二) 取穴

局部阿是穴,虚证明显者加用中脘、大巨、足三里。

(三) 刺法

局部阿是穴毫针或用火针点刺,或用锋针点刺出血拔罐。中脘、大巨、足三里以毫针刺法,捻转补法予轻刺激量,隔日治疗 1 次。每次留针 30 分钟。

(四) 典型病例

1. 张某某,男,59 岁

主诉:双下肢大腿外侧麻木 2 年余。

现病史:2 年前原因不明发现右下肢大腿外侧发麻,时轻时重,未予重视。后麻木加重不能缓解,经服用中西药物治疗效果欠佳。近 1 周来继发左下肢大腿外侧麻木,时轻时重,伴有针刺样疼痛,发无定时,并感觉局部发凉怕冷。全身一般症状尚好,纳可,二便调,寝安。

望诊:面白,舌质淡红,舌苔白。

切诊:脉沉。

查体:右下肢股外侧前下方约 10 厘米×15 厘米面积痛觉减弱,部分区域痛觉消失,左下肢股外侧下方约 20 厘米×5 厘米面积痛觉减弱,有压痛点数个。

诊断:麻木。

辨证:气血不畅,瘀滞皮部。

治则:活血调气,疏通经络。

取穴:火针局部痛点点刺,隔两日治疗 1 次。

2 诊时病人诉局部怕冷发凉,压痛均有明显好转,双下肢麻木亦有减轻。查体左下肢股外侧压痛点消失,依法治疗同前。3 诊来时病人诉双下肢麻木明显好转,麻感消除大部,局部冷凉感完全消失。查体右下肢股外侧痛觉减弱面积为 6 厘米×6 厘米,左下肢股外侧痛觉减弱面积为 6 厘米×4 厘米,患病区域明显缩小。4 诊来时病人诉诸症基本消失。现主观感觉局部稍有麻木感外,余无不适。查体双下肢痛觉减弱区域已基本消失,再诊数次巩固疗效。

2. 赵某某,男,49 岁

主诉:左下肢大腿前外侧麻木伴有热感 2 周。

现病史:2 周前原因不明发现左下肢大腿外侧有蚁行感,自以为因坐姿不当而致,未加注意。数日后症状加重,感觉局部有许多蚂蚁爬行,终日不止,难忍之极。纳尚可,大便干结,3 日 1 行,寝安。

望诊:舌质淡红,苔白稍黄。

切诊:脉滑数。

查体:左下肢股外侧皮肤约 30 厘米×12 厘米面积痛觉减退。表面经触摸则蚁行感明显加重,其蚁行感程度随指之压力递增。

诊断:麻木。

辨证:素体有热,邪气亢盛,热郁络脉,气血不通,皮部失荣。

治则:清泄邪热,活血调气,通经活络。

取穴:局部阿是穴、血海、风市。

刺法:局部阿是穴锋针速刺出血拔罐,留罐 15 分钟。血海、风市以毫针施以泻法,留针 30 分钟,隔日 1 次。

3 诊后患者诉蚁感明显减弱,以手扪之其麻感程度已不再明显加重。查体如初诊,治疗不变,4 诊后蚁行感大部分消失。但病人又诉病变部位经常出现“咕咚”样的流水感觉。查体左下肢股外侧痛觉减弱,面积稍有减小,边缘界线不清,上法加足三里,以补法。

6 诊后患者局部蚁行感消失,麻木感明显减轻,局部流水样感觉时断时有。查体病变面积约 22 厘米×10 厘米。局部痛觉减弱。8 诊后患者诉局部流水样感觉完全消失,蚁行麻木感均消失。偶有轻度反复,查体双下肢皮肤痛觉大致对称。再以原法巩固治疗两次,临床痊愈。

按　　语

　　股外侧皮神经炎仅为麻木症之一种。多发生于中老年年龄组,以男性居多。虽然本病发生的原因很多,但以气血虚弱为本。气血两虚,经脉失畅以至不荣腠理,皮部失养而致。加之年老阳气亏耗,中土虚弱以至气血生化之源不足则更易发病。气血亏虚,脉道不充,则经络气滞,阻滞于阳明、少阳,则产生股外侧麻木。日久不愈或气虚血滞血瘀则伴发疼痛不移。

　　本病的病因以虚为本,瘀滞为标。贺老认为治疗本病需标本同治。而首先要以"通"为主。若瘀滞消除,则气血易于生新通利。因此,临床常用强通、温通法则治疗。微通仅是辅助治疗。在具体治疗过程中,病人整体情况好,或病症无明显虚实变化时,多以火针速刺局部,以麻木部位为腧。依病变部位大小,行不同的点刺针数。一般用数针至十余针,不可再多。如果瘀滞明显,局部有疼痛或触压有压痛点,则应以痛点为腧,例1就是较典型治疗过程。

　　在临症时,患者的整体情况较差或素体虚弱,除了酌情应用局部治疗外,尚应考虑到其症虚、体弱,选用补益调整之法,尤其是应用放血疗法时应减少出血量及针刺点。病例2在治疗数次后,虽然症减,但患者感到局部有"咕咚"样的流水感,这是正气不足,无力鼓动气血运行,经气循行不能接续的现象。加用多气多血的胃经腧穴之后,此症消失。总之,治疗本病以刺局部为主,兼顾整体,不可偏颇。

内 伤 发 热

　　凡由于气血阴阳亏虚,脏腑功能失调导致的发热,称为内伤发热。内伤发热一般以低热多见,但有时可以为高热,也有患者自觉发热而体温不高。现代医学认为,低热仅为临床症状,可由多种病因引起。如各种全身或局灶的慢性感染性疾病,各种非感染性的全身疾病以及功能性的低热等。

一、病 因 病 机

　　脏腑内伤,阴阳失衡,阴虚生内热最为多见。常见为肺肾肝三脏阴伤于内,阴不及阳,虚阳于外,阴液内耗,必成外热之象。也可为邪伏阳分,营阴亏耗,虚热于外而致。少阳枢转不利,阳郁不达或外邪不解,抑遏阳气,阳气不得泄越而致。

二、诊　　断

　　参照《中医内科学》(田德禄主编,第一版,人民卫生出版社,2002 年)。

　　(1)病史及症状是本病诊断的重要依据。本病多病程较长,体温以低热为多,也有高热及虽自觉发热而体温不高者。

　　(2)血液生化、免疫检查、病原学检查、病理检查及 X 线、超声、CT、磁共振等辅助检查有助于诊断及鉴别诊断。

三、治　疗

(一) 治则

养阴益元,调和五脏,疏导气机。

(二) 取穴

大椎、肝俞、肾俞、四花、气海。

(三) 刺法

均用毫针刺法,施用补法,每次留针 30～40 分钟,每周治疗 2～3 次。

(四) 典型病例

1. 李某某,女,25 岁

主诉:低热 3 周。

现病史:3 周前咽痛愈后出现全身无力,食欲不佳,烦躁,测体温在 37.4～37.7℃ 之间,睡眠不安,二便正常。

望诊:面红,舌苔薄白。

切诊:脉细数。

诊断:低热。

辨证:阴分不足,阴虚内热。

治则:滋阴清热,疏导气机。

取穴:大椎、四花、肝俞。

刺法:均以毫针刺法,施用补法。

穴法不变,针治 6 次,低热已退,体温正常,恢复工作。

2. 王某某,女,52 岁

主诉:自觉身热年余。

现病史:1 年前因外科手术后出现饮食不佳,周身乏力,心悸失眠。测体温经常在 37.5℃,有时略高,有时接近正常,血压经常偏高,二便正常。

望诊:舌尖红,舌苔薄白。

切诊:脉细数。

诊断:低热。

辨证:术后伤元,阴亏液耗,脏腑失和。

治则:补阴益元,调和脏腑。

取穴:大椎、四花、气海。

刺法:均用毫针刺法,施用补法,每次留针 30～40 分钟,每周治疗 2～3 次。

3 诊后患者心悸失眠好转,烦躁好转,体温已降低 0.3℃,穴法不变,经 8 诊后体温正常,诸症消失。

3. 王某某,女,32 岁

主诉:午后低热,体温 37.5℃ 3 个月。

现病史:3 个月来午后低热,体倦,心悸不寐,不思饮食,月经错后,带下,二便正常。

望诊:面黄无华,舌胖大,舌苔白。

切诊:脉细弦。

诊断:低热。

辨证:劳思伤脾,气血不足,中土失调。

治则:调补中土,益气养血。

取穴:大椎、四花、脾俞。

刺法:均用毫针刺法,施用补法。每次留针 30 ~ 40 分钟,每周治疗 2 ~ 3 次。

数诊后饮食稍增,体温降至正常。穴法不更,共针治 10 次,体温保持在 36.5℃,饮食正常,心悸消除,体力增强,恢复工作。

按　　语

低热一症多见于女性患者,由于是全身性疾病,故发病原因很多,临床辨证分型也较多。

贺老认为从中医角度认识,低热应为一病,强调运用经络腧穴的治疗特点和作用,同时运用脏腑气血理论使经络腧穴与脏腑气血辨证相结合,选用适当的腧穴,二者缺一不可。

治疗低热,应以大椎、四花穴为首选穴组,在此基础上再据脏腑气血辨证之不同选用肝俞、脾俞、气海等。大椎为督脉之穴,为手足之阳之交会穴,故有"诸阳之会"的之称。由于大椎通于阳经的特点,故可通达周身阳气,使阳气得以泄越而热解。四花穴即双侧的胆俞、膈俞,主治男女五劳七伤,气虚血弱,骨蒸潮热,尪羸瘤疾等,颇有效果。背俞穴为经气输注之地,少阳为枢,胆俞充盛可使气机条达,枢转得利。与大椎相伍可使阳气得以泄越,低热可解。膈俞为血之盛会,凡低热或新病或久病,必有阴伤血耗,取膈俞可使阴血通畅、气血旺盛,而使气机条达。上三穴共同使用可起事半功倍的效果。再据脏腑气血辨证之不同,酌情加用肝俞以调理阴血,加用脾俞以养阴益气,加用气海以补气和阳。

例 1 女性患者 25 岁,症为低热,辨证为阴虚内热,必用调理阴血之法。故用大椎、四花,加用肝俞以调理阴血,疏调气机。

例 2 女性患者 52 岁,症为低热,其因为手术所致,辨证为脏腑失和,气血不足,故选用大椎、四花,加用气海以补气和,增加鼓舞阳气之功。阳气充盛,气机方能调畅。

例 3 女性患者 32 岁,辨证为中土失调,气血不足。故选用大椎、四花,加用脾俞以调补中土,使之有气血生化之源,气血充盛,气机得以调畅,低热得解。

从现代医学角度认识,低热仅为一症状表现,除一部分病例为体弱、自主神经功能紊乱失调外,绝大部分患者均有内在导致低热的因素,如结核、体内感染病灶、甲亢、血液病、月经病等,在临床上若久治不愈,则应考虑致热因素何在,应进行相应的检查与处理。

针灸治疗因体弱及自主神经功能紊乱失调而致低热者,有良好的效果。对他病引致低热者,有解除低热症状的效果。

瘿病（甲状腺功能亢进）

甲状腺功能亢进简称甲亢，属中医的"瘿病"范围。以喉结两旁结节肿大，伴有性情急躁、心悸、消瘦等一组临床表现的疾病。本病多见于女性，20～40岁发病较多。

一、病 因 病 机

由于长期恼怒及思虑劳累，肝失条达，气机郁滞，影响津液的正常运行及输布，则津液易于凝聚成痰，气滞痰凝，壅结颈前，则形成瘿病。如有因饮食失调，或久居高山地区，水土失宜，一则影响脾胃的功能，使脾失健运，水湿停聚，聚而生痰；二则影响气血正常运行，痰湿郁结颈前亦发为瘿病。另外妇女有经、孕、产、乳，其生理特点与肝经气血关系密切，遇有情志、饮食等致病因素，常引起气郁痰结，气滞血瘀及肝郁化火等病理变化，故女性易患此病。

二、诊 断

（一）疾病诊断

1. 中医诊断标准

参照中华中医药学会《中医内科常见病诊断指南》。

颈前结块肿大，其块可随吞咽动作而上下移动，触之多柔软、光滑，病程日久则质地较硬，或可扪及结节。

2. 西医诊断标准

参照《中国甲状腺疾病诊疗指南》（中华医学会，2008年）。

FT3、FT4明显升高，TSH降低，血沉正常，TPOAB及TGAB大致正常。

（二）证候诊断

1. 气郁痰阻

颈前正中肿大，质软不痛，颈部觉胀，胸闷喜太息，或兼胸胁窜痛，眼干涩不适，病情的波动常与情志因素有关，苔薄白，脉弦。

2. 痰结血瘀

颈前出现肿块，按之较硬或有结节，肿块经久未消，胸闷，纳差，眼球突出，苔薄白或白腻，脉弦或涩。

3. 肝火炽盛

颈前轻度或中度肿大，一般柔软、光滑，烦热，容易出汗，性情急躁易怒，眼球突出，手指颤抖,面部烘热,口苦,舌质红,苔薄黄,脉弦数。

4. 肝阴虚

瘿肿或大或小,质软,病起缓慢,心悸不宁,心烦少寐,易出汗,手指颤动,眼干,目眩,倦怠乏力,舌质红,舌体颤动,脉弦细数。

三、治　疗

(一) 治则

理气化痰,消瘿散结。

(二) 取穴

照海、神门、内关、三阴交。

(三) 刺法

以毫针点刺照海,不留针。其他穴位留针 30 分钟。

(四) 典型病例

1. 臧某某,女,32 岁

主诉:颈前甲状腺结节肿大半年余。

现病史:半年前患者自觉心慌,烦躁,颈前区域肿大,经医院检查后,诊断为"甲状腺功能亢进"。现证:甲状腺结节肿大,伴有心慌,烦躁不安,手指发抖,周身无力,饮食可,二便调。

望诊:面黄,舌体胖大、边有齿痕,舌苔薄白。

切诊:脉细。

诊断:瘿病。

辨证:肝郁不舒,气失条达,气血瘀滞,痰湿凝结而致此病。

治则:疏肝理气,条达气机,活血化瘀,化痰散结。

取穴:照海。

刺法:以毫针点刺,不留针。

患者隔日针治 1 次,共按原方治疗 10 次,诸症消失。

2. 鲁某某,女,19 岁

主诉:心慌气短半年。

现病史:患者半年前出现心慌气短,全身乏力,多汗,颈两侧肿胀。经医院诊断为"甲状腺功能亢进"。

望诊:面色正常,颈部弥漫性肿大,右侧较明显,局部无压痛,舌苔白。

切诊:脉细。

诊断:瘿病。

辨证:肝失条达,气机不畅,痰湿凝聚。

治则:调气安神,化痰散结,通络。

取穴:神门、内关、三阴交、局部阿是穴。

刺法:颈部左右各刺3针,不留针;其他穴留针30分钟(以上均用毫针)。

患者隔日针治1次,共针治1次,两侧甲状腺明显缩小,接近正常范围。基础代谢为+2%,临床痊愈,停针。

3. 王某某,女,32岁

主诉:心慌气短已两年。

现病史:患者两年来,自觉心慌心跳,气短乏力,失眠多梦,食欲尚可,二便正常,经实验室检查后诊断为"甲亢"。

望诊:舌苔薄白,颈左右侧漫肿。

切诊:脉滑。

诊断:瘿病。

辨证:肝郁气滞,气血瘀滞,痰凝成核。

治则:舒肝安神,活血通络,化痰散结。

取穴:神门、内关、三阴交、局部阿是穴。

刺法:以毫针点刺局部阿是穴左右各3针,不留针。其他穴留针30分钟。

患者隔日针治1次,共治疗12次,诸症均除,两侧甲状腺大小基本正常。基础代谢为-8%,停针观察。

按 语

甲亢一病多与肝脾心肾有关,然诸脏之中又以肝脏为最,肝主疏泄条达,失于疏泄,则肝气郁滞,及于他脏,则可见心脾肾诸脏之证,如心慌失眠为心病,纳食异常,体重下降,倦怠乏力为脾病。五心烦热,舌红等症属肾病,可见肝气郁则五脏之气皆郁,肝气滞则五脏之气皆滞,故贺老提出"病多气滞论"。古人云,肝为五脏之贼,亦说明了肝气的疏泄与条达直接影响到五脏功能。

贺老把甲亢的致病原因归结为肝气郁滞为主,而治疗上却另有独到之处。甲亢患者性情多有急躁,病久必热郁化火,火热为盛,如迎而扑之,往往有煽风助火之弊;如从心脾肾治之,则为巧取之法,如从心治可以泻火,从脾治可以土壅抑木,从肾治可以滋水潜阳以制肝,故见肝之病不治肝,而以他经治之是谓巧,此为上工之法也。

本病表面上看来,好似亢进之证,为实证。实质上,此病多虚中挟实,故治疗中当亦补亦泻,临证据证情以区别对待之。

尪痹(类风湿关节炎)

一、病因病机

《素问·痹论》云:"所谓痹者,各以其时重感于风寒湿之气也。"风寒湿邪为本病的主要病因,据感受风、寒、湿之不同,又分为"行痹""痛痹""著痹"等。如云:"风气胜者为行痹,寒气胜者为痛痹,湿气胜者为著痹。"

凡气候变化无常,或久居潮湿,涉水冒雨,风寒湿邪侵入筋肉骨节而发病。亦可因正气不足,不御外邪而得之。

二、诊　断

(一)疾病诊断

1. 中医诊断标准

参照中华人民共和国中医药行业标准《中医病证诊断疗效标准》(ZY/T001.1-94)。

尪痹是由风寒湿邪客于关节,气血痹阻,导致以小关节疼痛、肿胀、晨僵为特点的疾病。

2. 西医诊断标准

参照 1987 年美国风湿病学会修订的《类风湿关节炎分类标准》和 2009 年 ACR/EULAR 类风湿关节炎分类标准。

(1) 1987 年美国风湿病学会修订的"类风湿关节炎分类标准"

1) 晨僵至少 1 小时(≥6 周)。

2) 3 个或 3 个以上关节区的关节炎(≥6 周)。

3) 腕、掌指关节或近端指间关节炎(≥6 周)。

4) 对称性关节炎(≥6 周)。

5) 皮下结节。

6) 手 X 线改变。

7) 类风湿因子阳性。

有上述七项中四项者即可诊断为类风湿关节炎。

(2) 2009 年 ACR/EULAR 的"类风湿关节炎分类标准"

1) 受累关节

1 个大关节(0 分)

2~10 大关节(1 分)

1~3 小关节(有或没有大关节)(2 分)

4~10 小关节(有或没有大关节)(3 分)

超过 10 个小关节(至少一个小关节)(5 分)

2) 血清学(至少需要 1 项结果)

RF 和 ACPA(anti-citrullinated protein antibody,抗瓜氨酸化的蛋白抗体)阴性(0 分)

RF 和 ACPA,至少有一项是低滴度阳性。(2 分)

RF 和 ACPA,至少有一项高滴度阳性(3 分)

3) 急性期反应物(至少需要 1 项结果)

CRP 和 ESR 均正常(0 分)

CRP 或 ESR 异常(1 分)

4）症状持续时间

<6 周(0 分)

≥6 周(1 分)

注:在 1)~4)内,取病人符合条件的最高分。例如,患者有 5 个小关节和 4 个大关节受累,评分为 3 分。

(二) 证候诊断

1. 风湿痹阻证

肢体关节疼痛、重着,或有肿胀,痛处游走不定,关节屈伸不利,舌质淡红,苔白腻,脉濡或滑。

2. 寒湿痹阻证

肢体关节冷痛,局部肿胀,屈伸不利,关节拘急,局部畏寒,得寒痛剧,得热痛减,皮色不红,舌胖,舌质淡暗,苔白腻或白滑,脉弦缓或沉紧。

3. 湿热痹阻证

关节肿痛,触之灼热或有热感,口渴不欲饮,烦闷不安,或有发热,舌质红,苔黄腻,脉濡数或滑数。

4. 痰瘀痹阻证

关节肿痛日久不消,晨僵,屈伸不利,关节周围或皮下结节,舌暗紫,苔白厚或厚腻,脉沉细涩或沉滑。

5. 气血两虚证

关节肌肉痠痛无力,活动后加剧,或肢体麻木,筋惕肉𬌗,肌肉萎缩,关节变形;少气乏力,自汗,心悸,头晕目眩,面黄少华,舌淡苔薄白,脉细弱。

6. 肝肾不足证

关节肌肉疼痛,肿大或僵硬变形,屈伸不利,腰膝酸软无力,关节发凉,畏寒喜暖,舌红,苔白薄,脉沉弱。

三、治 疗

(一) 治则

调补气血,通经活络,通关利节。

(二) 取穴

中脘、肩髃、曲池、外关、合谷、风府、阿是、鹤顶、阳陵泉、阴陵泉等穴。

（三）刺法

均用毫针刺法，施用平补平泻法，每次留针30分钟，隔日治疗1次。必要时加用灸法或火针温通。

（四）典型病例

赵某某,女,25岁

主诉:双手指关节、腕关节疼痛一年余。

现病史:一年前开始出现双手指关节疼痛,腕关节有时亦疼痛,晨起关节僵硬感,活动后减轻。曾在某医院查血沉为35mm/h,诊为"类风湿性关节炎"。服用多种药物未效。且病情有加重趋势,夜间尤甚,不能入眠。纳可,二便调,月经正常。

望诊:面色黄,关节无红肿,活动自如,舌苔薄白。

切诊:脉沉细。

诊断:尪痹。

辨证:素体阳气不足,卫外不固,外感风寒湿邪,阻滞经脉,不通则痛。

治则:扶正祛邪,通经活络,调达气血。

取穴:中脘、曲池、外关、合谷、阿是穴。

刺法:中脘施用灸法,阿是穴用火针点刺,余穴用毫针刺法。施用平补平泻手法,每次留针20分钟,隔日治疗1次。

1诊后患者诉疼痛减轻,共治疗20余次,诸症明显减轻。

按　　语

多种原因均可引起关节痛,为针灸临床常见病症。治疗各种关节痛首先要认清气血之关系,气为血帅,血为气母,此为气血生理联系,而气行则血行,气滞则血滞则为病机变化。由此而产生"通则不痛""以通为顺"的治疗大法。

大凡痹证,或正虚或邪实皆由外邪入侵,经脉气血不通而致,其中"风为百病之长"、"寒为痛因之先",说明了风寒之邪在痹证的地位。由于上述之认识,产生了疏风行血、散寒通络的治疗法则。由于本病虚实并存,气血经脉瘀滞不行为著,故非毫针微通所及,必用火针行温通之法方可取效。

上述患者素体较虚,因寒凉引起关节痛、麻木,为典型外邪侵入,气血泣而不行之痹证。选用中脘鼓舞正气,气血旺盛以利祛邪。火针选用局部及邻近腧穴行温通经脉之法,以行气活血,通经活络。中气充盛,气血得畅,通则痛止。

大偻（强直性脊柱炎）

强直性脊柱炎是一种主要侵犯脊柱,并可不同程度的累及骶髂关节和周围关节的慢性进行性炎性疾病。常见于16~40岁的青壮年,以男性多见。本病起病比较隐袭,进展缓慢。

一、病因病机

《素问·痹论》云:"所谓痹者,各以其时重感于风寒湿之气也。"风寒湿邪为本病的主要病因,据感受风、寒、湿之不同,又分为"行痹""痛痹""着痹"等。如云:"风气胜者为行痹,寒气胜者为痛痹,湿气胜者为着痹。"

凡正气不足,不御外邪,遇气候变化无常,或久居潮湿,涉水冒雨,风寒湿邪侵入筋肉骨节而发病。

二、诊　断

(一) 疾病诊断

1. 中医诊断标准

参照《实用中医风湿病学》(王承德、沈丕安、胡荫奇主编,人民卫生出版社,2009 年)、中华中医药学会发布的《中医内科常见病诊疗指南》(ZYYXH/T50 ~ 135-2008)。

凡症见腰骶、胯疼痛,僵直不舒,继而沿脊柱由下而上渐及胸椎、颈椎(少数可见由上而下者),或见生理弯度消失、僵硬如柱,俯仰不能;或见腰弯、背突、颈重、肩随、形体羸弱;或见关节肿痛、屈伸不利等临床表现,甚还可见"尻以代踵,脊以代头"之征象,均可诊为大偻。

2. 西医诊断标准

参照 1984 年美国风湿病学会修订的纽约标准。

(1) 临床标准

1) 腰痛、僵 3 个月以上,活动改善,休息无改善。

2) 腰椎额状面和矢状面活动受限。

3) 胸廓活动度低于相应年龄、性别的正常人(<5cm)。

(2) 放射学标准:双侧骶髂关节炎≥2 级或单侧骶髂关节炎 3 ~ 4 级。

(3) 分级

1) 肯定强直性脊柱炎:符合放射学标准和至少 1 项临床标准;

2) 可能强直性脊柱炎:符合 3 项临床标准或符合放射学标准而不具备任何临床标准(应除外其他原因所致骶髂关节炎)。

(二) 证候诊断

1. 肾虚督寒证

腰骶、脊背、臀疼痛,僵硬不舒,牵及膝腿痛或酸软无力,畏寒喜暖,得热则舒,俯仰受限,活动不利,甚则腰脊僵直或后凸变形,行走坐卧不能,或见男子阴囊寒冷,女子白带寒滑,舌暗红,苔薄白或白厚,脉沉弦细。

2. 肾虚湿热证

腰骶、脊背、臀酸痛、沉重、僵硬不适、身热不扬、绵绵不解、汗出心烦、口苦黏腻或口干不欲饮，或见脘闷纳呆、大便溏软，或黏滞不爽，小便黄赤或伴见关节红肿灼热焮痛，或有积液，屈伸活动受限，舌质偏红，苔腻，脉沉滑或弦细数。

三、治　疗

（一）治则

调补督脉，通经活络。

（二）取穴

风府、大椎、陶道、身柱、神道、至阳、筋缩、脊中、悬枢、命门、腰阳关、长强、后溪、悬钟、阿是穴等。

（三）刺法

先用火针点刺上述穴位，再用毫针刺法，施用平补平泻法，每次留针 30 分钟，隔日治疗 1 次。

（四）典型病例

王某某，男，28 岁

主诉：腰骶部疼痛、晨僵 2 年余。

现病史：自 2 年前出现腰骶部疼痛，后逐渐出现脊背僵硬不舒，晨起明显，活动后减轻，畏寒喜暖，在外院诊为"强直性脊柱炎"。服用多种药物未效。且病情有加重趋势，现俯仰轻度受限。纳眠可，二便调。

望诊：面色黄，舌苔薄白。

切诊：脉沉细。

诊断：大偻。

辨证：素体正气不足，卫外不固，外感风寒湿邪，阻滞督脉，不通则痛。

治则：调补督脉，通经活络。

取穴：风府、大椎、陶道、身柱、神道、至阳、筋缩、脊中、悬枢、命门、腰阳关、长强、后溪、悬钟、阿是穴等。

刺法：先用火针点刺上述穴位，再用毫针刺法，施用平补平泻法，每次留针 30 分钟，隔日治疗 1 次。

1 诊后患者诉腰骶疼痛减轻，5 诊后脊背僵硬不舒减轻。原方原穴不变，共治疗 30 次，诸症改善。

按　　语

督脉总督人体一身之阳,主气机,阳主动,督脉为病主要为经脉气血不利,"脊强反折,腰背强痛,不得俯仰"。故贺普仁教授认为,正气不足,督脉气血不利是本病之根本原因。针刺督脉穴可强健腰脊、补督益肾;悬钟为髓会,肾主骨生髓,针刺此穴可益肾壮骨;督脉之别络自脑下项,与手足太阳会于第一胸椎下两旁,故通于手太阳小肠经。故后溪可补益督脉之气,且后溪是手太阳小肠经输穴,"输主体重节痛",故可治疗腰腿疼痛。通过针刺以上穴位,可补肾强督、调畅气机、行气活血,从而达到治疗疾病的目的。

阴阳毒(系统性红斑狼疮)

阴阳毒是机体由于感受毒邪致使阴阳失调,引起的一种以面部红斑、咽痛口疮、关节疼痛,并可伴有脏腑损伤等全身病变的疾病。相当于系统性红斑狼疮。

一、病 因 病 机

本病的发生多与先天禀赋不足,或因七情内伤,劳累过度,或因房事不节,以致阴阳气血失于平衡,气血运行不畅,气滞血瘀,经络阻隔,此为本病的内因。亦有多数患者与暴晒强烈日光有关,故外受热毒是诱发本病的条件。

二、诊　　断

(一) 疾病诊断

西医诊断标准:参照美国风湿病学会(ACR)1997 年修订的系统性红斑狼疮分类标准和中华医学会 2004 年修订的《临床诊疗指南·风湿病分册》的系统性红斑狼疮诊疗指南。

(1) 美国风湿病学会 1997 年推荐的 SLE 分类标准

1) 颊部红斑:固定红斑,扁平或高起,在两颧突出部位。

2) 盘状红斑:片状高起于皮肤的红斑,黏附有角质脱屑和毛囊栓;陈旧病变可发生萎缩性瘢痕。

3) 光过敏:对日光有明显的反应,引起皮疹,从病史中得知或医生观察到。

4) 口腔溃疡:经医生观察到的口腔或鼻咽部溃疡,一般为无痛性。

5) 关节炎:非侵蚀性关节炎,累及 2 个或更多的外周关节,有压痛,肿胀或积液。

6) 浆膜炎:胸膜炎或心包炎。

7) 肾脏病变:尿蛋白>0.5g/24h 或 +++,或管型(红细胞、血红蛋白、颗粒或混合管型)。

8) 神经病变:癫痫发作或精神病,除药物或已知的代谢紊乱。

9) 血液学疾病:溶血性贫血,或白细胞减少,或淋巴细胞减少,或血小板减少。

10）免疫学异常：抗 ds-DNA 抗体阳性，或抗 Sm 抗体阳性，或抗磷脂抗体阳性（包括抗心磷脂抗体、或狼疮抗凝物、或至少持续 6 个月的梅毒血清试验假阳性三者中具备一项阳性）。

11）抗核抗体：在任何时候和未用药物诱发"药物性狼疮"的情况下，抗核抗体滴度异常。

该分类标准的 11 项中，符合 4 项或 4 项以上者，再除外感染、肿瘤和其他结缔组织病后，可诊断系统性红斑狼疮（SLE）。

（2）中华医学会 2004 年修订的《临床诊疗指南·风湿病分册》的系统性红斑狼疮诊疗指南。

轻型：诊断明确或高度怀疑者，但临床稳定，所累及的靶器官（包括肾脏、血液系统、肺脏、心脏、消化系统、中枢神经系统、皮肤、关节）功能正常或稳定，呈非致命性。

重型：诊断明确，狼疮活动明显，伴有重要脏器累及并影响其功能；如病情危重而凶险、严重威胁患者生命的则称为狼疮危象。

（二）证候诊断

1. 热毒血瘀证

斑疹鲜红，面赤，关节肌肉酸痛，口疮，小便黄，大便秘结，舌质红，苔黄，脉滑数或洪数。本证多见于 SLE 以皮肤损害为主要表现者。

2. 风湿痹阻证

肢体关节疼痛、重着，或有肿胀，痛处游走不定，关节屈伸不利，四肢肌肉酸痛或困重，舌质红，苔腻，脉滑或弦。本证多见于 SLE 以关节和肌肉病变为主要表现者。

3. 气血亏虚证

神疲乏力，头晕，心悸，气短，自汗，面黄少华，舌质淡红，苔薄白，脉细弱。本证多见于红细胞或白细胞或血小板轻度减少为主要表现者。

4. 肝肾阴虚证

低热，盗汗，面颧潮红，局部斑疹暗褐，口干咽燥，腰膝酸软，脱发，眼睛干涩或视物模糊，月经不调或闭经，舌质红，苔少或光剥，脉细或细数。

三、治 疗 方 案

（一）治则

急性期多以清热解毒为主，后期多以补脾益肾，调气血为主。

（二）取穴

急性期取大椎、委中，后期取肾俞、脾俞、关元、中极、水分。

（三）刺法

以锋针刺大椎出血加拔罐,以锋针缓刺委中出血;肾俞、脾俞、关元等穴用艾灸法或用太乙神针,每次灸1小时。

（四）典型病例

王某某,女,34岁

主诉:红斑狼疮10年,加重1年。

现病史:患者于10年前发现系统性红斑狼疮,虽经多方医治,但病情愈来愈重,1年前开始出现水肿,腹部隆起,心慌气短,实验室检查发现尿中有蛋白、红细胞、白细胞,经某医院诊为"系统性红斑狼疮后期","合并肾脏损害"、"腹水"。患者感觉疲倦乏力,懒言,四肢凉,月经前后不定期,经量少,纳呆,小便少。

望诊:舌淡红,苔薄白。

切诊:脉沉细。

诊断:阴阳毒。

辨证:患者病程日久,损伤正气,脾肾两虚,以致水肿等症。

治则:温补脾肾,运化水湿。

取穴:关元、肾俞、水分。

操作:以太乙神针灸以上3穴,共计1小时,每日1次。

患者经太乙神针灸治,共计两个月,初起需坐车就诊,后期已单独骑自行车就诊,实验室检查尿常规正常。临床检查,腹水消失,诸种不适均无,临床痊愈后恢复工作。

按　　语

系统性红斑狼疮是一种全身性系统性疾病,症状比较复杂,病情也比较危重,特别是后期,患者的心、肾等脏器均受到损害,属于正气损伤阶段。病案中患者病程日久,出现腹水,既是肾气损伤严重的表现,又是水湿停聚体内、阻滞阳气、邪气实的征象,治疗上以温补脾肾之阳来运化水湿之邪,从而起到扶正固本,祛除邪气的目的。

太乙神针是艾灸法的一种,最早始于清代。其制作方法是用细软艾绒加少许人参、麝香药末,以桑皮纸卷紧,外用鸡蛋清封固,阴干后备用。贺老在前人经验的基础上,结合实际情况,制作了铁制的灸具,解决了缺少桑皮纸的问题,使用起来更为方便。即选用粗铁筒一个,长25cm,直径5cm,内配以胆,铁筒两端有螺纹,配以螺盖,平时选用纯净细软艾绒放入铁筒内,旋转螺盖,使艾绒压紧,以备用。使用时,根据病情选定施灸部位,做好标记,将铁筒一端内的艾绒用火烧着,以红色棉布7层包裹,对正穴位,紧按其上,使艾绒温热,透入深部,如病人感太烫、有烧灼感,可略提起,等热减再灸,冷后可再烧,重复施灸,一般每穴灸10~15分钟即可,重证病人可适当延长,贺老常用此法治疗疑难顽症,如晚期癌症,肾功不全等重证患者。

咳嗽（感冒后咳嗽或感染后咳嗽）

咳嗽是呼吸系统疾患的主要症状,也是中医常见病证。

一、病因病机

外邪侵肺,或从口鼻而入,或为皮毛所受。肺卫受邪,肺失宣肃,肺气上逆不降则发为咳嗽。肺气不利,津液失布则可见痰浊。寒则痰浊清稀,热则痰黄而黏。肺为娇润之脏,喜润恶燥。若因燥邪伤肺,耗伤肺阴,肺失清润,气机不利,可致干咳痰黏不易出。痰饮内伏,脾失健运,水液运化无权,聚而成痰成饮,阻遏肺气,肺气不降则咳而痰多。肺主气,通调水道,故咳与痰常合并存在。

二、诊　　断

（一）疾病诊断

1. 中医诊断标准

参照《中医内科学》(周仲瑛主编,中国中医药出版社,2003 年)、中华人民共和国中医药行业标准《中医病证诊断疗效标准》(ZY/T001. 1-94)。
（1）有明确的感冒或呼吸道感染史
（2）咳嗽为主,或伴有咯痰,或咽干、咽痒
（3）胸部查体及 X 线无明显异常。

2. 西医诊断标准

参照《咳嗽的诊断与治疗指南》(中华医学会,2009 年)。
属于急性或亚急性咳嗽的患者
（1）病史:由呼吸道感染引起,感染控制以后迁延不愈的一类咳嗽。
（2）主要症状:多表现为刺激性干咳或咳少量白色黏液痰。
（3）主要体征:肺部无阳性体征。
（4）辅助检查:胸部 X 线检查无明显病变,肺通气功能正常,支气管激发试验阴性,诱导痰检测细胞学检查嗜酸细胞比例<2.5% 。

（二）证候诊断

1. 风邪犯肺证

咳嗽气急,或呛咳阵作,咽痒,遇冷空气、异味等因素突发或加重,或夜卧晨起咳剧,多呈反复性发作,干咳无痰或少痰,舌苔薄白,脉浮,或紧、或弦。

2. 风寒恋肺证

咳嗽日久,遇风或寒加剧,少量白稀痰,有夜咳,口不干,舌淡,苔白或白滑,脉浮紧或浮弦。

3. 风热郁肺证

咳嗽日久,口干,咽干,日咳较多,食辛辣燥热之品则咳,少量白黏痰,舌红,苔薄黄,脉弦数或弦。

4. 风燥伤肺证

咳嗽,少痰,口干,咽干,鼻燥,鼻痒,大便干,夜间咳甚,舌淡红、少津,脉细数。

三、治 疗 方 案

(一) 治则

以通调经络,宣通肺气为本。据辨证之不同,酌情选用散寒、清热、润燥、健脾等止咳化痰之法。

(二) 取穴

肺俞、大杼、风门、定喘、曲垣、秉风。

(三) 刺法

均以毫针刺法,以先补后泻之法。隔日针治 1 次,每次留针 30 分钟。

(四) 典型病例

1. 王某某,女,48 岁

主诉:咳嗽 1 年。
现病史:1 年前出现咳嗽,吐白色痰,夜间及晨起后症状加重,冬季寒冷时症状加重,经胸透诊为"慢性支气管炎",纳食可,二便正常。
望诊:舌苔白。
切诊:脉沉滑。
诊断:慢性支气管炎。
辨证:肺气不足,外受风寒,肺失清肃。
治则:益肺祛寒,宣肺止咳。
取穴:肺俞、大杼、风门。
刺法:均以毫针刺法,先补后泻,留针 30 分钟,隔日治疗 1 次。
1 诊后症状减轻,咳嗽减少,痰量未减。穴法不变,加用大椎拔罐,6 诊后症状明显减轻,咳嗽少,痰量减少。继续治疗,经 12 次治疗,症状消失。

2. 张某某,男,78 岁

主诉:咳嗽伴痰多数年。

现病史:数年前因受凉感冒后咳嗽不止,经治未愈。后渐咳嗽加重,伴有少量白痰。每逢天气转凉或受凉时咳嗽加重,白痰增多,常服止咳化痰药物,效果欠佳。一般情况尚好,纳可,饮可,二便调,经常有胸闷发憋,夜寐欠安。

望诊:面色黄白,舌苔薄白。

切诊:脉沉滑。

诊断:慢性支气管炎。

辨证:肺气不足,痰浊阻肺,肺失宣肃。

治则:益肺温阳,止咳化痰。

取穴:肺俞、大杼、风门、内关。

刺法:均以毫针刺法,施用补法,每次留针 30 分钟,每周治疗 2～3 次。

5 诊后咳嗽明显减轻,痰量减少,自觉胸中气畅。穴法不变,约 10 诊后咳嗽基本消失,偶有少量白痰咳出。再诊数次,诸症消失。

3. 陈某某,男,8.5 岁

主诉:(家长代诉病情)咳嗽,经常感冒 1 年。

现病史:患儿平素易于感冒,每次感冒均以咳嗽发热为主症。1 年前发热咳嗽,热退后咳嗽不减。1 年来经常不断咳嗽,似有少量痰液(患儿不能吐出)。常服中西药未效。精神好,纳可,寐安,二便调。

望诊:舌苔白。

切诊:脉弦滑数。

诊断:慢性支气管炎。

辨证:素体虚弱,卫表不固,肺失宣肃。

治则:补肺固表,清降肺气。

取穴:肺俞、大杼、风门、曲垣、秉风。

刺法:均以毫针速刺,得气出针,隔日 1 次。

2 诊后咳嗽开始减轻,3 诊明显减轻,5 诊后已基本不咳,痰液已消。嘱经常来诊以提高机体抵抗力,避免感冒。

按　　语

咳嗽又称"咳逆",虽有"五脏六腑皆令人咳"之理论,但是泛指各种咳嗽而言。就慢性支气管炎而言,咳嗽与肺脾两脏与手太阴经脉关系密切。

贺老认为,无论何种咳嗽,或肺虚,或肾虚,或脾虚,或热证,或寒证等,其咳嗽均为肺手太阴经脉气血瘀滞,肺气失于宣肃而致。故治疗首先要辨病,抓住手太阴经脉与肺脏是关键,然后进行详细辨证,以背部腧穴为主,首选肺俞、风门、大杼、曲垣、秉风等。肺俞为手太阴肺经背俞穴,为太阴经气输注之地,肺俞通畅,可使太阴经气旺盛。经气旺盛,肺脏充实,卫外坚固不易感冒,则可行宣肃之功,咳嗽得消。肺气充盛,津液得以输布,痰浊得化。风门、大杼为太阳膀胱之穴,太阳为藩篱之本,经气充盛可司卫外固表之能,以祛风散寒,与肺俞相伍,可使腠理充实,免受外邪侵袭。

临床除用上述腧穴外,尚应根据辨证之寒热虚实,针对病因酌情选用拔罐艾灸等方法。一般热证型气管炎,除针刺外多加局部腧穴拔罐,热重者可加用大椎、风门、肺俞穴锋针点刺拔罐放血。一般寒证型气管炎可加用火针点刺上穴,虚寒型者则加用艾条灸,每次使用腧穴可酌情而定。

哮喘病(支气管哮喘)

哮为喉中鸣响,喘为呼吸困难。二者在临床上常同时并发。哮喘是一种反复发作疾患,较难治愈。

一、病 因 病 机

实喘:风寒侵犯或外邪引动寒饮,卫阳闭郁;风热伤肺或痰热内盛以致肺气壅塞;情志不畅,肝气郁结,逆乘于肺,引动伏饮。多方面原因均可致肺失宣降,肺气上逆而发病。

虚喘:脏腑虚弱可致哮喘。如饮食不当,贪食生冷、肥甘、鱼虾等物,以致痰浊内生,上干于肺;脾胃虚弱,化源不足,使得肺气虚弱,气无所主;或肾虚,气失摄纳,发为哮喘。

二、诊 断

(一) 疾病诊断

1. 中医诊断标准

参照中华中医药学会发布《中医内科常见病诊疗指南》(ZYYXH/T5-2008)。
(1) 发作时喉中哮鸣有声,呼吸困难,甚则张口抬肩,不能平卧,或口唇指甲紫绀。
(2) 呈反复发作性,常因气候突变、饮食不当、情志失调、劳累等因素而诱发。发作前多有鼻痒、喷嚏、咳嗽、胸闷等症状。
(3) 有过敏史或家族史。
(4) 两肺可闻及哮鸣音或伴有湿啰音。
(5) 血嗜酸粒细胞可增高。
(6) 痰液涂片可见嗜酸细胞。
(7) 胸部 X 线检查一般无特殊改变,久病可见肺气肿征。

2. 西医诊断标准

参照《支气管哮喘防治指南》(中华医学会呼吸病学分会哮喘学组修订,2008 年)。
(1) 反复发作喘息、气急、胸闷或咳嗽,多与接触变应原、冷空气、物理及化学性刺激、病毒性上呼吸道感染、运动等有关。

(2) 发作时在双肺可闻及散在或弥漫性,以呼气相为主的哮鸣音,呼气相延长。

(3) 上述症状可经治疗缓解或自行缓解。

(4) 除外其他疾病所引起的喘息、气急、胸闷和咳嗽。

(5) 临床表现不典型者(如无明显喘息或体征),应至少具备以下1项试验阳性:支气管激发试验或运动激发试验阳性;支气管舒张试验阳性 FEV1 增加≥12%,且 FEV1 增加绝对值≥200 ml;呼气流量峰值(PEF)日内(或 2 周)变异率≥20%。

符合 1~4 条或 4、5 条者,可以诊断为支气管哮喘。

(二) 证候诊断

1. 发作期(病期诊断中属急性发作期和部分慢性持续期患者)

(1) 风哮:时发时止,发时喉中哮鸣有声,反复发作,止时又如常人,发病前多有鼻痒、咽痒、喷嚏、咳嗽等症,舌淡苔白,脉浮紧。

(2) 寒哮:喉中哮鸣如水鸡声,呼吸急促,喘憋气逆,痰多、色白多泡沫,易咯,口不渴或渴喜热饮,恶寒,天冷或受寒易发。肢冷,面色青晦,舌苔白滑,脉弦紧或浮紧。

(3) 热哮:喉中痰鸣如吼,咯痰黄稠,胸闷,气喘息粗,甚则鼻翼煽动,烦躁不安,发热口渴,或咳吐脓血腥臭痰,胸痛,大便秘结,小便短赤,舌红苔黄腻,脉滑数。

(4) 虚哮:喉中哮鸣如鼾,声低,气短息促,动则喘甚,发作频繁,甚至持续喘哮,咯痰无力,舌质淡或偏红,或紫暗,脉沉细或细数。

2. 缓解期(病期诊断中属缓解期和部分慢性持续期患者)

(1) 肺脾气虚证:气短声低,喉中时有轻度哮鸣,痰多质稀,色白,自汗,怕风,常易感冒,倦怠乏力,食少便溏,舌质淡,苔白,脉细弱。

(2) 肺肾两虚证:气短息促,动则为甚,吸气不利,咯痰质黏起沫,脑转耳鸣,腰膝酸软,心慌,不耐劳累,或五心烦热,颧红,口干,舌质红,少苔,脉细数;或畏寒肢冷,面色苍白,舌苔淡白,质胖,脉沉细。

三、治 疗

(一) 治则

宣肺祛风,顺气化痰或调补肺肾。

(二) 取穴

大杼、风门、肺俞。

(三) 刺法

以中粗火针,用速刺法。

(四) 典型病案

1. 武某某,女,38 岁

主诉:哮喘 28 年。

现病史:年幼时即患气管炎,10 岁以后开始哮喘,经肌注或静点氨茶碱后才能控制,夏季较重。近 10 年来,一年四季都要发作,咳喘难忍。食欲尚可,大便不畅,月经量少,经期不准。

望诊:面黄,消瘦。舌质红,苔薄白。

切诊:脉滑数。

诊断:哮喘。

辩证:先天不足,脾不健运,肺气虚弱。

治则:扶正定喘。

取穴:大杼、风门、肺俞。

刺法:火针点刺。

治疗当日明显减轻,隔日治疗一次,10 次治疗后,哮喘未再发作。

2. 宋某某,男,43 岁

主诉:哮喘 2 年。

现病史:2 年前出现哮喘,经查与螨虫及花粉过敏有关。反复发作,每次发作时喉中痰鸣,需肌注氨茶碱才能控制。现症:胸闷发憋,气短乏力,尿短少,大便正常。

望诊:面色㿠白,舌苔薄白。

切诊:脉沉细。

诊断:哮喘。

辨证:肺气不足,气机不利。

治则:补肺定喘,疏调气机。

取穴:肺俞。

刺法:以火针点刺。每日治疗一次。

2 诊后,患者诉哮喘减轻,自觉气憋开始好转,喉中清利。5 诊后,诸症明显好转,活动自如。8 诊后,患者精神好,各种症状均消失。再针数次以巩固疗效。

3. 陈某某,女,41 岁

主诉:哮喘 20 余年。

现病史:约 20 岁时,春季出现喘憋气短,经治未愈。以后每逢春季及秋季冷热变化时喘憋加重,且喉中有声,痰多。发作前有胸闷,鼻塞流涕等先兆。哮喘终日不休,需用氨茶碱药物注射方能止喘。待夏季气候变热时哮喘方止。刻下证:喘憋而哮,喉中痰鸣,痰不多,时有白沫吐出。口干,纳尚可,二便调。

望诊:痛苦面容,呼吸急促,张口抬肩,汗多,舌苔薄白。

切诊:脉沉细。

诊断:哮喘。

辨证:肺气不足,气机失调。

治则:补肺定喘,疏调气机。

取穴:肺俞。

刺法:以中粗火针,施用速刺法,每日 1 次。

3 诊后患者自感喘憋好转,喉中痰鸣好转。7 诊后喘憋基本消失,听诊哮鸣音减轻。约 10 诊后喘憋哮鸣基本消失。巩固治疗数次。

4. 赵某某,男,12 岁

主诉:哮喘 3 年。

现病史:3 年前因"上感"后出现喘憋气短,渐渐加重并出现喉中哮鸣。经查与螨、真菌等多种因素有关,常服西药及中药治疗。病情时轻时重,已休学 2 年。刻下证:气短憋气,喘息不安,喉中哮鸣,痰多易出,肢冷汗出。纳可,便调。

望诊:面色㿠白,有汗,舌苔薄白。

切诊:脉弦细。

诊断:哮喘。

辨证:肺卫失宣,阳气不足,痰浊内生。

冶则:宣肺定喘,鼓舞阳气,祛痰化浊。

取穴:定喘、大椎、肺俞、曲垣。

刺法:均以中粗火针,行速刺法。每日治疗 1 次。

2 诊后憋气减轻,躁动不安好转。3 诊后哮鸣减轻,患儿自觉喉中清利,痰始见少。5 诊后诸症继续减轻。约 10 诊患儿哮喘消失,精神好,痰已消失。再以数诊巩固治疗。

按 语

祖国医学认为,哮与喘是两个病症。哮为喉中有声鸣响;喘为气促喘憋,呼吸困难。如《医学正传》云:"大抵哮以声响名,喘以气息言。夫喘促喉间如水鸡声者谓之哮。气促而连续不能以息者谓之喘。"由此可见喘可无哮,哮必有喘。两者常同时举发,病因病机治法大致相同,故合兼叙述。

哮喘是临床常见病,亦为较难治愈之病。传统认识本病的产生多与痰、湿、饮、寒等因素有关,并有寒热虚实之分。强调要从肺脾肾三脏认识等,其治疗方法也各有异。针灸治疗绝大部分取穴为肺俞、列缺、尺泽、膻中、膏肓、气海、太溪、太渊、足三里等。或针或灸或针灸并用。

贺老治疗哮喘病,首先强调辨其病,以过敏性哮喘为主要病种,兼有喘息性支气管炎等。因心脏等原因引起的喘憋不在此列。

哮喘的辨证有多种变化,如肺虚、肾虚、风寒、痰热等。虽然辨证很多,而这些因素均会导致气血郁滞,气机失调,肺气不足而痰阻于内。若肺气充盛,气血调畅,即便有肾虚、风寒等因素也不能令肺哮喘。即便有"肺为储痰之器,脾为生痰之源"之理论,其脾生痰也因肺气充盛,气血调畅而不会储留在肺而产生哮喘。

由于对此理论的独特认识,贺老强调治疗哮喘其本在肺。肺气充盛,气血经络调畅则病可愈。方法以温通法为主。其首选腧穴为肺俞,其次为定喘、大椎、曲垣、秉风等穴。

就温通而言,火针治疗具有效力强,生效迅速,用穴少等特点,虚实证均可使用。肺俞为手太阴之背俞穴,为太阴经气输注之处,火针治疗肺俞可使火针的特点与肺俞的特点结合起来而使肺气充盛,气机调畅,郁滞之气血经气通散,达到痰消喘定之目的。肺俞是治疗哮喘的首选腧穴。

其他腧穴如大椎、定喘等均作为辅助用穴,临证可酌情化裁使用。原则是少用穴,用穴精。部分患者有惧火针心理,可酌情采用定喘、肺俞、风门、大杼、曲垣等穴,配以列缺行毫针针刺。待出针后再予后背上述腧穴行拔罐疗法。只要坚持治疗,亦可取得较好疗效。

无脉症(多发性大动脉炎)

本病为主动脉弓或其他大动脉的慢性、进行性,且常为闭塞性炎症。由于受累动脉不同,产生不同的临床类型。其中以头和臂部动脉受累引起的上肢无脉症较多见。其次是降主动脉和腹主动脉受累的下肢无脉症,还有肾动脉受累引起的肾动脉狭窄高血压类型。

一、病 因 病 机

本病多由风寒湿邪侵袭,以致经络闭阻不通;或因心脾肺虚,气血不足,推动无力,以致经脉不通,发为无脉症。

二、诊 断

西医诊断参照《内科学》(叶任高主编,第五版,人民卫生出版社,2002 年)

在 40 岁以下女性出现无脉或两侧桡动脉血压差异($\geq$10mmHg)或血管杂音(锁骨下或腹部)或内脏器官缺血症状应考虑本病的可能。确诊有赖于动脉造影。

三、治 疗

(一)治则

温经散寒,行气活血,通调经脉。

(二)取穴

阿是穴。

(三)刺法

以中粗火针,速刺法。

（四）典型病例

周某，女，26 岁

主诉：左侧桡动脉摸不到，后背疼痛多日。

现病史：患者多日来后背、双肩及腹部疼痛，低热，脸色发青，周身无力，胸闷，失眠，食欲不振，后经检查发现，左侧桡动脉摸不到，血压无，右侧血压 170/100mmHg。

望诊：面色青无华。舌尖红，苔白。

切诊：右脉滑数，左脉无。

诊断：无脉症。

辨证：肺气不足，寒邪侵袭，闭阻经脉。

治则：益气活血，温经散寒，通调经脉。

取穴：阿是穴，沿肺经循行路线取穴。

刺法：以中粗火针，速刺法。

第 1 次针后，寸口脉已能摸到，但搏动微弱；第 2 次针后，低热已退，背部及两肩微痛，寸口脉较上次搏动明显，经火针治疗 10 次后，诸症消失，恢复工作。由于过度劳累，背痛复发，寸口脉又摸不到，继用前法治疗 8 次，病痊愈。秋后收大白菜，气候冷，活又累，背痛再次发作，脉搏又无，且食欲不振，体渐瘦，又依前法治疗，1 诊后寸口脉微微跳动，背痛减轻；2 诊后背痛消失，寸口脉较上次有力。又连续治疗 10 次，病情痊愈，停针观察。

按　语

本病较为少见，由于损及动脉范围不同而有不同的临床表现。主要分为上肢无脉症和下肢无脉症两种类型。上肢无脉症主要表现为单侧或双侧上肢动脉搏动减弱或消失，上肢动脉血压降低或测不出，受损动脉所辖区域有疼痛、麻木感觉，周身不适，易昏厥，视力减退等症状；下肢无脉症可见下肢部位动脉搏动消失或减弱，下肢血压测不出或明显降低，而上肢血压明显升高，下肢缺血产生麻木，疼痛，间歇性跛行，易疲劳。本病一般发展缓慢，多见于年轻女性。

气为血帅，血为气母，血行于脉中，依赖于气的推动，气充足则推动血液在脉中运行畅通无阻，反之则涩滞不通；又因气血得温易行，得寒则凝滞不畅，故寒邪侵袭经脉，气血凝滞，亦可造成无脉之症。本病的形成主要是由于气虚寒凝所致，其治疗之法，当以益气活血，温经散寒，通调经脉为法，发生在上肢的无脉症，以火针刺阿是穴，沿肺经循行路线取穴，因肺主气，刺之可调补气血，通经脉；如发生在下肢的无脉症，以火针刺阿是穴，沿脾胃经循行路线取穴，因脾胃为后天之本，刺之可补气养血，调畅脉道。火针之法以火胜寒除寒，故刺之获效。本文列举之病例反复发作，反复治愈，从复发的情况看，此病人劳累后和感受寒冷时易于发病，由此可知此乃气虚不耐劳累、气虚不能胜寒所致，故此病治疗始终以益气祛寒为主法，每次发作均予以治愈。

胃痞病(功能性消化不良)

胃痞病是由于中焦气机阻滞、升降失常,出现以胸腹痞闷胀满不舒为主症的病证。一般触之无形,按之柔软,压之不痛。

一、病 因 病 机

其致病原因,有表邪入里、饮食不化、情志失调、脾胃虚弱等。但病机关键在于脾胃功能障碍,致中焦气机阻滞,升降失常,从而发生痞满。

二、诊　　断

(一)疾病诊断

1. 中医诊断标准

参照中华中医药学会脾胃病分会制定的《消化不良中医诊疗共识意见(2009)》。

以胃脘痞胀、餐后饱胀不适、早饱为主症者,应属于中医"胃痞"的范畴。

2. 西医诊断标准

参照"中华医学会消化病学分会胃肠动力学组制定的《中国消化不良的诊治指南(2007)》"。

功能性消化不良必须包括以下1条或多条:①餐后饱胀不适;②早饱感;③上腹痛;④上腹烧灼感;并且在排除器质性疾病基础上没有可以解释上述症状的功能性疾病。诊断前症状出现至少6个月,近3个月满足以上标准。亚型诊断包括餐后不适综合征与上腹痛综合征。

(二)证候诊断

1. 脾虚气滞证

胃脘痞闷或胀痛,食少纳呆,纳少泛恶,嗳气,呃逆,疲乏无力,舌淡,苔薄白,脉细弦。

2. 肝胃不和证

胃部胀痛,两胁胀满,每因情志不畅而发作或加重,痞塞不舒,心烦易怒,善太息,舌淡红,苔薄白,脉弦。

3. 脾胃虚寒证

胃寒隐痛或痞满,喜温喜按,泛吐清水,食少纳呆,神疲倦怠,手足不温,大便溏薄,舌淡苔白,脉细弱。

4. 脾胃湿热证

脘腹痞满或疼痛,口干口苦,身重困倦,恶心呕吐,小便短黄,食少纳呆,舌苔黄腻,脉滑。

5. 寒热错杂证

胃脘痞满或疼痛,遇冷加重,肢冷便溏,嗳气纳呆,嘈杂泛酸,舌淡苔黄,脉弦细滑。

三、治 疗 方 案

(一) 治则

健脾和胃,调理中焦气机。

(二) 取穴

中脘、天枢、足三里、内关。实证加期门、阳陵泉;虚证可加脾俞、胃俞。

(三) 刺法

平补平泻;虚证可加用火针点刺。

(四) 典型病例

赵某,女,56 岁

主诉:胃脘胀满不适 1 年余。

现病史:一年多前无明显诱因出现胃脘部胀满感,以餐后为重,偶有胃脘疼痛,得温则缓,进食冷物则易发,食少纳呆,大便质稀,曾在外院做胃镜未见明显异常。

望诊:面色无华。舌淡,苔薄白。

切诊:脉沉细。

诊断:胃痞病。

辨证:脾胃虚寒,中焦气机失调。

治则:健脾和胃,调理中焦气机。

取穴:中脘、天枢、足三里、内关、脾俞、胃俞。

刺法:先以毫针刺上述穴位,平补平泻,留针 30 分钟。后以中粗火针速刺。

第 2 次针后,胃脘部胀满感好转;第 6 次针后,进食量增多,大便成形。共治疗 15 次,诸症改善。

按　　语

胃痞病是由于中焦气机阻滞、升降失常所致,故治疗上应以健脾和胃,调理中焦气机为治则。中脘为胃之募穴,腑之会穴,可健运脾胃,调理气机;足三里为胃之下合穴,"合治内腑",可疏调胃腑气机;手厥阴与阴维脉相通而共主心胸腹之病,足阳明连于胃,主治本经及脾胃之病。内关为本经之络穴,通于阴维,善理气宽胸止呕降逆,是治疗呕吐的主穴。天枢位于腹部,可通调腑气。诸穴合用,可起健脾和胃,调理中焦气机功效。

呃 逆

呃逆是指胃气上逆,喉中呃逆连声,短促而频繁,不能自控的症状。

一、病 因 病 机

饮食不节,过食生冷,寒滞于内,胃阳被遏致使胃气不降,发为呃逆;嗜食辛辣,胃腑积热;情志不遂,气郁化火而致胃火上冲,发为呃逆;也可因胃气不足,阳气受遏,胃气不得下降而发为呃逆。

二、诊 断 依 据

参照《中医内科学》(田德禄主编,人民卫生出版社,2002 年)

(1)气逆上冲,喉间呃呃连声,声短而频,令人不能自制为主症,其呃声或高或低,或疏或密,间歇时间不定。

(2)常伴有胸脘膈间不舒,嘈杂灼热,腹胀嗳气等。

(3)多有受凉、饮食、情志等诱因。

(4)呃逆控制后,X 线钡餐及内窥镜等检查有助于诊断。必要时检查肝、肾功能、B 超、CT 等有助于鉴别诊断。

三、治 疗

(一)治则

通调经脉,和胃降逆。

(二)取穴

内关、章门、足三里、气海、期门、合谷等。

(三)刺法

以毫针微通刺法,酌情选用补法或泻法,每次留针 10～30 分钟,每日治疗 1～2 次。

(四)典型病例

1. 王某某,女,25 岁

主诉:呃逆 1 年半。

现病史:呃逆已有 1 年半,原因不清,经常不断发作。伴嗳气,腹胀,纳可,但食后胃脘不舒,大便干结,3 日 1 行,月经后错 3 天。

望诊:呃逆频频,舌苔薄白。

切诊:脉弦滑。

诊断:呃逆。

辨证:肝郁不舒,气机不畅,胃气上逆。

治则:疏肝理气,调和气血,和胃降逆。

取穴:内关。

刺法:以毫针刺法,施用平补平泻法,每次留针 10 分钟,每日针治 1 次。

初诊术者将针刺入内关施用手法时,患者呃逆停止,留针 10 分钟内未见呃逆再作。2 诊来时患者诉针后当天呃逆复发,但次数及程度均有减轻,再针内关。3 诊时患者诉呃逆已减少过半。共针治 5 次,患者呃逆消失,嗳气消失,临床告愈。

2. 李某某,男,8 岁

主诉:(家长代诉病情)呃逆已有 20 天。

现病史:约 20 天前,患儿因饮食过量后当即出现呃逆。家长予饮热水,恐吓等方法均未制止呃逆发作。经多方治疗未效,其呃逆发作时轻时重,除睡眠外,昼夜不休,呃逆频频。刻下证:呃逆不止,胃脘不舒,不欲饮食,大便日 1 次、偏干,尿可,寐安。

望诊:舌苔白罩黄。

切诊:脉弦滑。

诊断:呃逆。

辨证:饮食不节,阻遏胃气,胃失和降。

治则:清热除滞,和胃降逆。

取穴:左章门、右合谷。

刺法:均用毫针刺法,补章门、泻合谷,每次留针 20 分钟,每日治疗 1 次。

初诊针刺治疗过程中,患儿呃逆停止。2 诊时家长诉患儿回家后,仅有少量呃逆。穴法不变,经 4 诊治疗,患儿呃逆消失。

3. 石某某,男,36 岁

主诉:呃逆 1 年 4 个月。

现病史:1 年多前,因生闷气饮酒后入睡发生呃逆。自觉腹内有气上窜,随即呃逆,最多时每日可达 800 次左右,痛苦之极,经多方治疗未效。食佳、眠安,大便有时溏。

望诊:面色红润,舌质绛,舌苔薄白润。

切诊:脉弦细。

诊断:呃逆。

辨证:肝郁气滞,木盛土衰,胃气不降。

治则:理气宽中,培土抑木,降逆止呃。

取穴:内关、膻中、天突、天枢、足三里、三阴交、中脘、气海。

刺法:气海施用灸法,每次 20 分钟,余穴均用毫针刺法,平补平泻,每次留针 30 分钟,每日治疗 1 次。

1 诊后患者感胸脘舒适,穴减天突。2 诊后自述呃逆已减少过半。原方穴加期门,依上法针灸并用共 11 次,症消告愈。

4. 张某某,男,59 岁

主诉:呃逆一周。

现病史:素有高血压史,十天前突然头痛剧烈,言语不能,血压 190/110mmHg。诊为脑血管病,七日前出现呃逆不止,伴有胃脘疼痛,发胀,食后即吐,纳少,大便日行一次,不溏,小便尚可。

望诊:面色萎黄,精神不振,苔白微腻少津,舌向右歪。

切诊:脉弦细。

诊断:呃逆。

辨证:平素阴虚肝旺、木克脾土,中气虚弱,胃气上逆。

治则:健脾和胃平呃。

取穴:章门(左)、合谷(右)。

刺法:平补平泻,留针 30 分钟。

2 诊后呃逆稍缓解,仍有发作,纳食略有好转。针穴同前。3 诊后呃逆停止,仅昨晚呃逆两声,精神好转。2 个月后追访,一直未复发。

按　　语

呃逆俗称"打嗝儿"古典医籍中又称为"哕"。针灸疗法有较好的疗效。

呃逆产生的原因虽然很多,但归纳起来以肝与胃最为重要。肝主疏泄,性喜条达,属木。胃主受纳腐熟,其气主降,属土。凡肝旺横逆克土或胃弱肝气乘之均可导致胃气受阻,不能下降而致呃逆;凡饮食不节,阻遏胃气,也可使胃气不降而致呃逆。因此,针灸治疗中多选用厥阴及阳明之腧穴。

泄泻病(腹泻型肠易激综合征)

泄泻,系排便次数增多,粪便稀薄,或泄下如水样。古典医籍中称"濡泻"、"飧泻"、"洞泻"、"下利"、"溏泻"等。

一、病　因　病　机

腹泻多由感染外邪,内伤七情,饮食不节或久病体虚,导致脏腑功能失调,经络失于调和而致。常与肝肾脾胃肠有关。内伤七情,木郁克土可致腹泻,其病位在肝脾,常因土虚木乘,肝气横逆,克伐脾土而为。脾肾两虚,阳气不足,命门火衰可致腹泻,其病位在脾肾。多因素体虚弱,中土清阳不升,浊阴不降,运化失常而为。在脾为阳虚,在肾为火衰。饮食不节,湿热互结,互阻肠胃,以致升降失司,运化失常,清浊交混而致腹泻。

二、诊　断

（一）疾病诊断

1. 中医诊断标准

参照中华中医药学会脾胃病分会肠易激综合征中医诊疗共识意见（2010 年）。

诊断要点：泄泻以腹痛、大便粪质清稀为主要依据。或大便次数增多，粪质清稀，甚则如水样；或泻下完谷不化。常先有腹胀腹痛，旋即泄泻。

2. 西医诊断标准

参照中华医学会消化病学分会胃肠动力学组肠易激综合征诊断和治疗的共识意见（2008 年）。

反复发作的腹痛或不适，诊断前症状出现至少 6 个月，最近 3 个月内每个月至少有 3 天出现症状，合并以下 2 条或多条：

（1）排便后症状缓解。

（2）发作时伴有排便频率改变。

（3）发作时伴有大便性状（外观）改变。

不适意味着感觉不舒服而非疼痛。在病理生理学研究和临床试验中，筛选可评估的患者时，疼痛和（或）不适出现的频率至少为每周 2 天。

（二）证候诊断

1. 肝郁脾虚证

每因情志怫郁即腹痛肠鸣泄泻，泻后痛减，脘痞胸闷，急躁，易怒，嗳气少食，舌边红，苔薄白，脉弦。

2. 脾胃虚弱证

腹痛隐隐，胸闷不舒，餐后即泻，大便时溏时泻，夹有黏液，面色萎黄，肢体倦怠，舌淡苔白，脉沉细弱。

3. 脾肾阳虚证

晨起腹痛即腹泻，完谷不化，腹部冷痛，得温痛减，形寒肢冷，腰膝酸软；不思饮食，舌淡胖，苔白滑，脉沉细。

4. 脾虚湿盛证

大便时溏时泻，餐后即泻，夹有黏液，腹痛隐隐，绵绵不休，劳累或受凉后发作或加重，神疲纳呆，四肢倦怠，舌淡、边有齿痕，苔白腻，脉虚弱。

三、治　疗

（一）温通法

治法：健脾利湿，温中和胃。

取穴：中脘、天枢、长强。

刺法：用中粗火针，速刺法，点刺。

（二）强通法

治法：升清降浊，调和胃肠。

取穴：曲泽、委中（双）。

刺法：以锋针，用缓刺法放血。

（三）典型病例

1. 李某某，男，43 岁

主诉：腹痛、泻泄 2 天。

现病史：昨天午饭后出现胃脘轻微不适、疼痛，然后出现水样泄泻 7 次。泻后胃脘不适疼痛好转，晚饭不欲进食，自服药物不详。今天症状不见好转，晨起已泻 2 次，伴胃脘痛，肠鸣，口不干，不欲饮食。

望诊：舌苔白稍厚。

切诊：脉紧。

诊断：腹泻。

辨证：饮食不节，伤及脾胃，中土失和。

治则：和胃理脾，消滞止泻，理气化滞。

取穴：曲池、足三里。

刺法：均以毫针刺法，施用泻法，每次留针 20 ～ 30 分钟，每日治疗 1 次。

诊后肠鸣消失，胃脘疼痛消失，当日腹泻 1 次。2 诊后腹泻止，3 诊巩固治疗，临床告愈。

2. 张某某，女，41 岁

主诉：腹泻，腹胀反复发作 2 个月。

现病史：2 个月来无明显诱因出现腹泻，每日 2 ～ 3 次。大便有时稀溏，有时不成形，有时则呈正常便形。每逢大便稀时则伴有胸闷，腹胀，矢气多。多项大便化验正常，常服中西药物，效不显。刻下证：大便每日 2 ～ 3 次，较稀不成形，腹胀明显，胸闷，性急躁，纳尚可，尿少，寐安。

望诊：舌苔白。

切诊：脉沉弦。

诊断：腹泻。

辨证：脾虚肝郁，肠胃失和。

治则:补益中土,调和肠胃。

取穴:曲池、足三里、天枢。

刺法:均以毫针刺法,曲池施用泻法,足三里、天枢施用补法,每次留针 30 分钟,每天治疗 1 次。

3 诊后患者诉仍有腹泻,每天 2～3 次,但大便已成形。效不更方,穴法不变,继续治疗。5 诊后大便每天 1～2 次,腹胀基本消失。又治疗数次,大便恢复正常,诸症好转,再予巩固治疗数次。

3. 潘某某,女,49 岁

主诉:腹泻 14 年。

现病史:自 14 年前患急性胃肠炎之后渐渐形成慢性腹泻,时轻时重。有时连续月余大便稀溏,有时偶发大便稀溏。每当饮食不当时腹泻加重,腹胀满。刻下证:大便稀溏已半月,每日 1～2 次,无腹痛。稍有腹胀,纳食可,尿可,寐安。

望诊:体弱面黄,舌胖大,舌苔白。

切诊:脉弦滑,手欠温。

诊断:腹泻。

辨证:中土不足,脾胃失和,升降失司。

治则:温补中土,调和脾胃,理气通滞。

取穴:长强、天枢、气海、中脘。

刺法:长强予火针温通法,行速刺法。余穴予毫针针刺行补法。每次留针 30～40 分钟,隔日治疗 1 次。

初诊后患者诉腹中舒适。2 诊后大便每日 1 次,稍有成形。3 诊后大便明显好转,已基本成形,食纳佳。5 诊后大便正常,诸症均好转。减火针及长强穴,余穴不变,施用补法。慢慢将息调理。

4. 焦某某,女,40 岁

主诉:五更泻数年。

现病史:数年前因腹痛腹泻自服药后症状消失。数日之后因夜间腹部受寒凉后出现五更泻,多年久治不愈。曾诊为“慢性结肠炎”,服用中西药物及针刺效果欠佳。刻下:每早起床后腹痛,肠鸣,即欲临厕。大便不成形,泻后轻松,腹痛、肠鸣消失,一切如常。腰痛,腹凉,喜热饮食,尿常。

望诊:体瘦面黄,精神好,舌淡苔白滑。

切诊:脉沉细,手欠温。

诊断:腹泻。

辨证:脾肾不足,阳气亏虚。

治则:益火温阳,调补脾肾。

取穴:长强、天枢、气海。

刺法:均用火针温通,行速刺法,每日治疗 1 次。

针 5 次后患者诉肠鸣腹痛减轻,晨起临厕已不急迫,大便溏稀似有好转。10 诊后患者诉大便已明显见好,每天已能控制到工作地点后上厕所。腰痛、腹凉等症均有好转,原法原穴不变,巩固治疗。

5. 张某某,女,56 岁

主诉:便溏数年。

现病史:自数年前开始出现大便溏,但又不畅,每日大便数次,而每次大便量很少,又总有排不尽感。精神紧张时加重。食欲不振,小便正常。

望诊:面黄无华、舌苔白。

切诊:脉沉细。

诊断:腹泻。

辨证:脾肾阳虚。

治则:补益阳气,以奏收摄之功。

取穴:长强。

刺法:中粗火针,速刺法。

一次火针治疗后,便溏次数减少,排不尽感减轻,二次火针治疗后,便溏又有改善,三次火针治疗后,大便基本成形,日一次,四次后大便正常,带团赴国外访问演出。

按 语

腹泻是临床常见症状,也是针灸临床疗效较好的病种之一。

祖国医学认为,引起腹泻的原因甚多,其分类也不尽相同。就原因而言,可有七情所伤、外感寒湿、饮食不节、食入不洁等因素;就脏腑来讲,可有肝、脾、肠、胃、肾的病变;就经络来讲,可与足明阳、手阳明、足太阴、足少阴、足厥阴等经脉有关;就性质来讲,可有寒热虚实之分等。

诸此多种复杂的因素、条件,贺老认为应根据针灸临床的特点抓住主要矛盾。一是根据病变部位首先抓住胃肠与肾(下焦)的关系;其次要抓住与上述病变部位有关的几条经脉,如阳明、少阴等;第三就是抓住病之虚实变化。只有抓住上述的几个要点,腹泻一症就能治疗有望。与此同时酌情选用针灸三通法的不同刺法,并注意尽可能少用腧穴。

腹泻分为虚实,认清虚实是治疗本症的要点,实证病程短,病在肠胃,取阳明经,用微通法。多选用曲池、足三里。曲池为手阳明之合穴,具有清热除滞、通经止痛止泻作用,可使经脉调畅;足三里为足阳明之合穴,具有通调胃肠之气,通经止痛止泻的作用。二穴合用,加强通经止泻作用,同时酌情施用补泻手法,临床每用必效。

虚证病程长,病在下焦,宜取督任之穴,用火针温通法,多选用长强、气海、中脘、天枢等。长强为督脉之穴,是温阳固脱,止泻的效穴;气海、中脘可补益中气,兼补下焦,起到温补脾肾、固元止泻之作用;天枢为辅助用穴,功在中土。诸穴合用,相得益彰。每每取效。

通过治疗腹泻,可以看出,取穴不在多而精,是贺老临床治病的一大特点。

胃脘痛(慢性胃炎)

凡由于脾胃受损,气血不调所引起的以上腹胃脘部近歧骨处的疼痛称为胃脘痛。

一、病因病机

本病的发生与肝脾胃关系密切。肝主疏泄条达,脾主运化升清,胃主腐熟水谷,三脏调和则无胃痛之患。外感寒邪,内客于胃;饮食不节,胃失和降;情志不畅,肝木横逆犯胃,可致实性胃痛;饥饱失常,劳倦过度,或久病脾胃受伤,脾阳不振,中焦虚寒,或胃阴受损,失其濡养,则发为虚性胃痛。

二、诊　　断

(一) 疾病诊断

1. 中医诊断标准

参照"慢性萎缩性胃炎中医诊疗共识意见"(中华中医药学会脾胃病分会)、"慢性浅表性胃炎中医诊疗共识意见"(中华中医药学会脾胃病分会,2009,深圳)及《中药新药临床研究指导原则(2002年)》。

主要症状:不同程度和性质的胃脘部疼痛。

次要症状:可兼有胃脘部胀满、胀闷、嗳气、吐酸、纳呆、胁胀腹胀等。

本病可见于任何年龄段,以中老年多见,常反复发作。

2. 西医诊断标准

参照"中国慢性胃炎共识意见"(中华医学会消化病学分会全国第二届慢性胃炎共识会议,2006,上海)。

慢性胃炎常见上腹部疼痛,腹胀,早饱,食欲减低,饮食减少,或伴有烧心泛酸等。症状缺乏特异性,确诊依赖于胃镜及内镜下病理。

(1) 内镜诊断

浅表性胃炎:内镜下可见红斑(点状、条状、片状)、黏膜粗糙不平、出血点或出血斑、黏膜水肿或渗出。

萎缩性胃炎:内镜下可见黏膜红白相间、以白为主、黏膜皱襞变平甚至消失、黏膜血管显露、黏膜呈颗粒状或结节样。

如伴有胆汁反流、糜烂、黏膜内出血等,描述为萎缩性胃炎或浅表性胃炎伴胆汁反流、糜烂、黏膜内出血等。

(2) 病理诊断

根据需要可取2～5块活检组织,内镜医师应向病理科提供取材的部位、内镜检查结果和简要病史。病理医师应报告每一块活检标本的组织学变化,对 *Hp*、慢性炎症、活动性炎症、萎缩、肠上皮化生和异型增生应予以分级。

慢性胃炎活检显示有固有腺体的萎缩,即可诊断为萎缩性胃炎,不必考虑活检标本的萎缩块数与程度,临床医师可结合病理结果和内镜所见,做出病变范围与程度的判断。

（二）证候诊断

参照"慢性萎缩性胃炎中医诊疗共识意见"、"慢性浅表性胃炎中医诊疗共识意见"（中华中医药学会脾胃病分会,2009,深圳）及《中药新药临床研究指导原则(2002年)》。

1. 肝胃气滞证

胃脘胀满或胀痛,胁肋胀痛,症状因情绪因素诱发或加重,嗳气频作,胸闷不舒,舌苔薄白,脉弦。

2. 肝胃郁热证

胃脘饥嘈不适或灼痛,心烦易怒,嘈杂反酸,口干口苦,大便干燥,舌质红苔黄,脉弦或弦数。

3. 脾胃湿热证

脘腹痞满,食少纳呆,口干口苦,身重困倦,小便短黄,恶心欲呕,舌质红,苔黄腻脉滑或数。

4. 脾胃气虚证

胃脘胀满或胃痛隐隐,餐后明显,饮食不慎后易加重或发作,纳呆,疲倦乏力,少气懒言,四肢不温,大便溏薄,舌淡或有齿印,苔薄白,脉沉弱。

5. 脾胃虚寒证

胃痛隐隐,绵绵不休,喜温喜按,劳累或受凉后发作或加重,泛吐清水,神疲纳呆,四肢倦怠,手足不温,大便溏薄,舌淡苔白,脉虚弱。

6. 胃阴不足证

胃脘灼热疼痛,胃中嘈杂,似饥而不欲食,口干舌燥,大便干结,舌红少津或有裂纹,苔少或无,脉细或数。

7. 胃络瘀阻证

胃脘痞满或痛有定处,胃痛拒按,黑便,面色暗滞,舌质暗红或有瘀点、瘀斑,脉弦涩。

三、治　疗

（一）治则

散寒导滞,疏肝健脾。

（二）取穴

内关、足三里。

(三) 刺法

以毫针刺,实证用泻法,虚证用补法。每日治疗一次,留针 20 ~ 40 分钟。

(四) 典型病例

1. 施某某,女,29 岁

主诉:胃脘痛 2 个月余。

现病史:自 2 个月前出现胃脘疼痛,时轻时重,胸闷发堵,烦躁易怒,两胁作痛,纳少,二便正常。

望诊:舌苔白。

切诊:脉弦滑数。

诊断:胃脘痛。

辨证:木旺横逆,克犯脾土。

治法:疏肝解郁。

取穴:中脘、内关、足三里、合谷、太冲。

刺法:用泻法,留针 40 分钟。

共针三次而愈。

2. 康某某,女,29 岁

主诉:胃脘痛 1 个月。

现病史:近 1 个月胃脘疼痛,伴吞酸嘈杂,饮食不下,食入即吐,喜冷饮,大便干,三日一行,小便黄。

望诊:舌质淡红,少苔。

切诊:脉弦细滑稍数。

诊断:胃脘痛。

辨证:阳明胃热,中焦食滞。

治法:化滞和胃。

取穴:内关、足三里、合谷、天枢、上脘、中脘、下脘。

共治疗九次,胃痛消失。

3. 王某某,女,53 岁

主诉:胃脘痛 1 周余。

现病史:自 1 周前出现胃脘痛,伴脘腹胀满,纳差,大便如常。既往有胃溃疡病史。

望诊:舌苔白,舌边齿痕。

切诊:脉弦。

诊断:胃脘痛。

辨证:肝胃失和,气机阻滞。

治法:调气和胃,止痛。

取穴:中脘,气海,足三里,内关。

针刺五次后痛止。

4. 王某某,男,30 岁

主诉:胃脘痛 2 年。

现病史:2 年前出现胃脘痛,不能进食,食后则吐,经治好转。近 1 年胃脘痛复发,以夜间为重,进食则痛减,返酸,胀气,大便不爽,经消化道造影诊为十二指肠球部溃疡。刻下证:胃脘疼痛,不能工作,进食不能缓解,服用溴丙胺太林等药物无效。纳呆,尿黄,大便溏。

望诊:痛苦面容,精神不振,舌质淡,舌苔薄白。

切诊:脉弦细。

诊断:胃脘痛。

辨证:素体阴盛,中焦虚寒,复值肝气横逆,发为胃痛。

治则:调补中土,疏达厥阴,通经止痛。

取穴:内关、足三里。

刺法:以毫针微通,施用先补后泻法,每次治疗留针 20 分钟,每日治疗 1 次。

针刺 10 分钟后,胃脘痛大减。第 2 天复诊时其疼痛已较治疗前明显减轻。第 3 诊时诉疼痛基本消失。返酸、胀气均有好转。继续调治。

5. 庞某某,男,28 岁

主诉:胃脘痛 1 年。

现病史:1 年前因劳累后饮食无度出现嗳气,胃脘痛,伴大便稀。经胃镜诊查为浅表性萎缩性胃炎,常服各种药物效果不佳。刻下证:胃脘隐痛,嗳气频频,腹胀明显,不欲饮水,不欲进食,尿少而黄,大便不成形。

望诊:面黄,消瘦,舌苔白。

切诊:脉弦细。

诊断:胃脘痛。

辨证:肝失条达,木郁克土,中焦气滞,发为胃痛。

治则:疏肝理气,调理中土,通经止痛。

取穴:左内关、右足三里。

刺法:以毫针刺法,泻内关,补足三里,留针 20 分钟,每日治疗 1 次。

针刺后痛止,嘱继续来诊。2 诊时患者诉回家后胃痛复发,但疼痛程度明显减弱。针穴不变。3 诊后疼痛消失,嗳气、腹胀均有好转。4 诊后诉各种症状均有好转。纳食可,大便已成形。经 10 余次治疗,患者诸症消失,纳可,二便调,临床告愈。

6. 贺某某,女,54 岁

主诉:胃脘经常疼痛不适多年。

现病史:自年轻时发生胃部经常不适,后发展为胃疼,经常发作,每次发作时胃脘胀痛,不能进食,恶心呕吐。大便经常干燥,3 ~ 5 日 1 行,近日旧病复发。刻下证:胃脘疼痛,发胀,不能进食。恶心、未吐。大便结,尿少而黄。

望诊:舌苔白稍厚。

切诊:脉弦。

诊断:胃脘痛。

辨证:胃热于内,升降失司,气机不畅,发为胃痛。

治则:清泻胃热,调理气机,通经止痛。

取穴:内关、足三里。

刺法:均以毫针刺法,施用泻法,留针20分钟,每天治疗1次。

2诊后其疼痛减轻,恶心消失。3诊后疼痛完全消失,已能正常进食,精神好,继续治疗。

按 语

胃脘痛又称"心痛"、"心下痛"。按病因病机可分为九种心痛,如气痛、热痛、虚痛、寒痛、瘀痛等,实质均为胃脘痛。如《医学正传》云:"古方九种心痛……详其所由,皆在胃脘而实不在于心。"应区别于朝发夕死之"真心痛"。

虽然引起胃脘痛的原因很多,病机变化也很多,究其共同点有二:一,其痛为经脉气血郁滞运行不畅所致;二,其疼痛部位均在于胃,部位明确。同时许多胃脘痛与厥阴肝木联系密切。肝主疏泄,喜条达。若经脉不畅,肝之疏泄功能失调,则必发胃脘疼痛。

因此,治疗胃脘痛,通其经脉及调其血气为主要指导思想,体现了"以通为顺"的学术思想。

经过多年的临床筛选,贺老将内关、足三里作为首选腧穴,治疗胃脘痛往往取效。内关为手厥阴心包之络穴,络于少阳三焦,少阳为气机之枢纽,气机通利,可助胃气下降、脾气上升,而达到疏调脾胃气机,通经活络、和胃止痛之效。足三里为阳明之合穴,合主逆气而泄,施用适当手法可通调经气,和胃止痛,二穴合用具有疏通经脉、通调气机、运行气血、和胃止痛、降逆止呕等功效。

胃脘痛为急症范畴,治宜"急则治标",待痛止后据病之寒热虚实,体质强弱之不同,选用不同的治疗原则和方法,继续调治,进而治愈疾病。

胃 下 垂

本病多见于体弱瘦长体型的女性。患者饮食之后即感胃脘胀满不适,嗳气,多伴有恶心等症。站立及运动之后症状加剧,纳食欠佳。

一、病 因 病 机

多由禀赋不足,脾胃虚弱,中阳素虚,后天失养所致;也可因思虑劳累,饮食不慎,日久气血不足,中气下陷所致。

二、诊 断

(一) 诊断参照"胃下垂诊疗指南"(中华中医药学会,2011)

(1) 多发生于瘦长体形,经产妇及消耗性疾病进行性消瘦等。

（2）不同程度的上腹部饱胀感，食后尤甚，嗳气，厌食，便秘，腹痛。腹胀可于餐后、站立过久和劳累后加重，平卧时减轻。

（3）肋下角常小于90°。站立时触及较明显的腹主动脉搏动；振水声；以双手托扶下腹部，往上则上腹坠胀减轻；可触及下垂的肝、脾、肾等脏器。

（4）X线钡餐造影检查可见胃小弯角切迹、胃幽门管低于髂嵴连线水平；胃呈长钩形或无张力型，上窄下宽，胃体与胃窦靠近，胃角变锐。胃的位置及张力均低，整个胃几乎位于腹腔左侧。

（二）证候诊断

1. 脾虚气陷证

脘腹坠胀，食后、站立或劳累后加重，不思饮食，面色萎黄，精神倦怠，舌淡有齿痕，苔薄白，脉细或濡。

2. 脾虚饮停证

脘腹胀满不舒，胃内振水声或水在肠间辘辘有声，呕吐清水痰涎，或伴头晕目眩，心悸气短，舌质淡胖有齿痕，苔白滑，脉弦滑或弦细。

3. 胃阴不足证

胃脘痞满，隐隐作坠疼痛，饥不欲食，口燥咽干，烦渴喜饮，纳呆消瘦，大便干结，舌质红或有裂纹，少津少苔，脉细数。

4. 肝胃不和证

胃脘痞胀，甚则胀及胸胁，嗳气频频，食后尤甚，舌苔薄白，脉细弦。

5. 胃络瘀阻证

脘腹坠胀疼痛，固定不移，形体消瘦，面色晦暗，食后或入夜痛甚，呕血或黑便，舌质紫暗或有瘀斑，苔薄，脉涩。

三、治　疗

（一）治则

补中益气，健脾和胃，升提中气。

（二）取穴

脾俞、胃俞、中脘、内关、足三里。

（三）刺法

均以中粗火针行速刺法，不留针，隔日治疗1次。

（四）典型病例

赵某某,女,29 岁

主诉:胃脘不适,经常胀气数年。

现病史:数年来经常饭后脘腹饱胀,恶心呕吐,曾在某医院钡餐造影诊为"胃下垂"。低于正常位置12 厘米。刻下证:食欲不佳,食后脘腹饱胀,发坠,嗳气明显。大便不调,时干时稀,精神较差,四肢力弱,月经量少。

望诊:面色萎黄,无华,舌质淡,舌苔白。

切诊:脉细弱无力。

诊断:腹胀。

辨证:中气不足,脾阳不升。

治则:补益中气,升阳举陷,健脾和胃。

取穴:第1组中脘、内关、足三里。

第2组脾俞、肾俞。

刺法:均以中粗火针行速刺法,不留针,隔日治疗1 次,两组俞穴交替使用。

2 诊后患者感脘闷胀气减轻。3 诊后食欲增加,脘腹下坠感消失,大便正常。5 诊后脘腹饱胀感明显减轻。原方原法不变,治疗10 次后复查钡餐造影,胃的位置正常,临床诸症消失,痊愈。

按　　语

胃下垂多属中医腹胀、嗳气范畴。脾胃虚弱,中气不足为主要病因。在治疗上应选用升阳举陷,鼓舞中气为大法。本病病程较长,病势顽固,采用一般方法多难取效。故选用火针疗法以温通经脉,升阳举陷,临床常可奏效。

腧穴多选用健脾和胃、补益中气之穴,如中脘、内关、足三里、脾俞等。配用肾俞以鼓舞肾之阳气而使中阳得举,胃腑得以提托。中脘为胃之募穴。募穴为经气汇聚之穴。又为腑会。为腑之经气集聚之穴。故中脘为主穴可使经气充盛、胃气得以鼓动,胃气盛则可行升提之功而使其复位。配以内关、足三里,以宽胸理气,消胀止呕,消食导滞,通利肠腑。脾俞、肾俞为背俞穴,是经气转输之穴。取脾俞可使经气通畅,内腑调和,中气得充。胃下垂为中气不足,中阳不振,取肾俞以温通少阴之气,以火补土而使中阳得温,阳气充盛。脾气充盛而使内陷之腑得以提托升举。此二穴取穴精练,穴义明了,意味深长,又加以火针以温通,更为穴法相融,足见医者匠心所在。

由于此类患者病程较长,中州为虚,体质多弱,每次治疗不宜针刺过多。故选用前后两组俞穴,交替使用更为适宜。

便　　秘

便秘是指粪便在肠内滞留过久,秘结不通,排便周期延长,或周期不长,但粪质干结,排出艰难,或粪质不硬,虽有便意,但便而不畅的病证。

一、病 因 病 机

便秘的病因有胃肠积热、气机郁滞、气血阴津亏虚、阴寒凝滞;病机为大肠传导失司;病位在大肠,与肺、脾、肾相关。肺与大肠相表里,肺热肺燥,肺失宣降,热移于大肠,致大肠传导失常;脾主运化,职司水谷精微的吸收转输,脾病则气血乏源,转输不利,糟粕内停而致便秘;肾司二便,主开合,寓元阴元阳,肾虚则阴亏肠燥,或阳衰寒凝,传导失常而形成便秘。

二、诊 断

(一) 诊断参照"便秘诊疗指南"(中华中医药学会,2011)

Rome II 有关便秘的诊断要点:

慢性便秘:具备在过去 12 个月中至少 12 周连续或间断出现以下 2 个或 2 个以上症状:①>1/4 的时间有排便费力;②>1/4 的时间有粪便呈团块或硬结;③>1/4 的时间有排便不尽感;④>1/4 的时间有排便时肛门阻塞感,或肛门直肠梗阻;⑤>1/4 的时间有排便时需用手法协助;⑥>1/4 的时间有每周排便<3 次,不存在稀便,也不符合肠易激综合征的诊断要点。

功能性便秘:除符合以上诊断要点外,同时需除外肠道或全身器质性病因以及药物因素所致的便秘。

(二) 证候诊断

1. 肠道实热证

大便干结,腹胀腹痛,口干口臭,小便短赤,面红身热,舌质红,苔黄或黄燥,脉滑数。

2. 肠道气滞证

大便不畅,欲解不得,甚则腹中作胀,嗳气频作,舌淡红,苔薄腻,脉弦。

3. 脾虚气弱证

排便困难,虽有便意,用力努挣则汗出短气,便后乏力,面白神疲,肢倦懒言,舌淡苔白,脉虚。

4. 脾肾阳虚证

大便艰涩,排出困难,小便清长,面色㿠白,四肢不温,喜热怕冷,腹中冷痛,或腰膝酸冷,舌淡苔白,脉沉迟。

5. 阴虚肠燥证

大便干结,状如羊屎,口干少津,心烦少眠,潮热盗汗,舌质红,少苔,脉细数。

三、治 疗

(一) 治则

以通腑为常法,在具体运用时应当根据证候的虚实,采用不同的方法。其治疗大法,实者或清热通下,或行气导滞;虚者或益气养血,或生津润燥,或温通开闭等以通腑开结。

(二) 取穴

太渊、合谷、照海、承山、肾俞、足三里、大肠俞、天枢、支沟、中脘为主穴。

(三) 刺法

毫针刺,或以手指按揉法。虚证可加灸或火针。

(四) 典型病例

李某某,男,8 岁

主诉:大便干结数年。
现病史:自幼大便干燥,数日一行。无其他明显不适。形体偏瘦,纳食一般。
治疗:行气通便。
取穴:中脘、天枢、气海、支沟、阳陵泉、三阴交。
刺法:毫针刺,快针治疗,不留针。
患儿自述当晚即排便。

按 语

便秘依其发病特点可分虚实两类。实秘主证:大便坚涩难下,经常三五日或更长时间一次。或身热,烦渴,口臭,脉数,苔黄燥;或胁腹胀满疼痛,噫气频作,纳食减少,苔厚腻,脉弦。虚秘主证:便秘而排便无力,或见面色口唇苍白无华,头晕心悸,神疲气怯,舌淡苔薄,脉象虚细;或见腹中冷痛,喜热畏寒,舌淡,苔白润,脉沉迟。其治法:实秘用泻法,以清热润肠,疏肝理气;虚秘用补法,以补益气血,润肠通便;寒秘:加灸或火针以温下焦通便秘。

便秘病因不同,但其本质是津液不能濡润大肠,使大肠的传导功能失调所致。太渊为肺经穴,肺与大肠相表里,针刺太渊可宣肺以疏通大肠腑气;大肠俞为大肠背俞穴,天枢为大肠募穴,俞募相配,以疏通大肠腑气,腑气通则传导功能复常,便秘可止;支沟为三焦经火穴,可宣泄三焦之火以通便;阳陵泉可疏肝利胆,使疏泄有常、腑气通降;肾俞、照海穴滋肾水以增液润肠;合谷泻大肠腑气以泄热通便;中脘疏通三焦;足三里扶助中气,脾胃气旺,则能生化气血,为虚秘治本之法;灸气海温下焦理气滞以通便。

针灸治疗便秘,效果较好,如经多次治疗而无效者,应采用多种方法治疗,并进一步查明病因,以防延误病情,平时宜坚持体育锻炼,多食蔬菜,逐步养成定时排便的习惯。

胁痛（胆囊炎）

胁部为少阳经脉所过，胆位于胁下，胆腑经脉之病均可引起胁痛。

一、病 因 病 机

多由情志不舒，饮食不节而致。也可因外邪侵袭，湿热内蕴，结于肝胆以致肝胆失于疏泄，气机不畅，经脉不通，气血运行不畅而发本病。

二、诊　　断

（一）疾病诊断

1. 西医诊断

参照中国中西医结合学会消化系统疾病专业委员会制定的《胆石症的中西医结合诊疗方案》。

2. 中医诊断

参照"胁痛诊疗指南"（中华中医药学会，2011）。

（1）一侧或两侧胁肋疼痛为主要临床表现，疼痛性质可表现为刺痛、胀痛、隐痛、闷痛、灼痛或窜痛。

（2）常因情绪改变、进食油腻、劳累受凉等原因而诱发，并反复发作。

（3）理化检查：可结合血常规、肝功能、甲胎蛋白（AFP）、胆囊造影、B超、CT等检查。

（二）证候诊断

1. 肝郁气滞证

情志抑郁，善太息，嗳气后觉舒，两侧胁肋或少腹胀痛走窜不定，甚则连及胸肩部，或有乳房胀痛，且情绪激动则痛剧；伴有纳呆，脘腹胀痛；舌苔薄白，脉弦。

2. 血瘀阻络证

胁肋刺痛，痛处固定而拒按，入夜更甚，面色晦暗，舌质紫暗或有瘀斑，脉弦涩。

3. 湿热蕴结证

胁肋胀痛，触痛明显而拒按，或牵及肩背；伴有身热不扬，纳呆恶心，厌食油腻，口苦口干，腹胀尿少，或有黄疸；舌红，舌苔黄腻，脉滑数。

4. 肝阴亏虚证

胁肋隐痛，绵绵不已，遇劳加重；伴有口干咽燥，五心烦热，两目干涩，头晕目眩；舌红少苔,脉弦细数。

三、治　疗

(一) 治则

清利肝胆,疏理气机,调和气血。

(二) 取穴

曲池、丘墟、照海。

(三) 刺法

均用毫针刺法,曲池施用捻转泻法;丘墟照海行透刺法,以 3 寸毫针刺入,以透至照海皮下为度。每次留针 30 分钟,每天治疗 1 次。

(四) 典型病例

王某某,女,50 岁

主诉:右胁下疼痛 3 年。

现病史:3 年前突发右胁下疼痛,经某医院疑为胃之病变,久治不愈。后疼痛经常加剧,其痛常向右肩胛处放射。1985 年突发高热,寒战不已。经 B 超检查,发现胆囊内有数多的光团,大小 0.5～0.8cm 不等。诊为"胆囊结石合并胆囊炎",住院治疗。约 15 天后热退,但局部疼痛无明显变化,建议手术摘除。患者因惧怕手术而出院,曾服用多种利胆消炎等药物,也曾用耳针、耳豆治疗,效果不佳。1986 年胆囊造影仍有众多结石,经常低热,37.5℃左右,纳食差,性易急躁,尿黄,大便可。

望诊:舌苔白。

切诊:脉细弦。

诊断:胆囊炎。

辨证:肝郁不疏,胆道不利。

治则:疏肝利胆,通经活络。

取穴:丘墟、照海、曲池。

刺法:均用毫针刺法,丘墟、照海行透刺法,以透至照海皮下为度,施用泻法。曲池施用泻法,每次留针 20 分钟,隔日治疗 1 次。

针 8 次后体温恢复正常,右胁及右肩背痛减。食欲增加,乏力消失,精神好转,继续治疗。约 15 次治疗时,胁部疼痛完全消失,周身各种不适感均消失,经 X 线显示:胆囊内仅余 0.8cm 结石两个,其余均已排尽。

按　语

胆囊炎为现代医学名称,在古籍中与胁痛有关。胆囊炎的临床辨证较多,如邪在少阳:

胁痛,往来寒热,胸胁苦满等。肝气郁结:胁痛,痛无定处,善太息等。瘀血阻络:胁痛,痛有定处,入夜则重等。肝胆湿热:胁痛满胀,口苦心烦,胸闷纳呆等。

就经络而言,胁肋为少阳、厥阴所过,以足少阳为主。足少阳循行:"络肝,属胆,循胁里……""循胸,过季胁……"足厥阴肝经循行:"属肝,络胆,上贯隔、布胁肋……"。

虽然对胆囊炎的胁痛认识较多,但贺老认为不论辨证如何,针灸治疗应抓住经络主体,认清疾病实质。凡胁痛均以疏通少阳经脉为大法,取少阳经脉之原穴丘墟为基本腧穴,同时在操作上采用"一针两穴"的透针针刺方法,既由丘墟透向对侧少阴的照海穴,达到少阳经气疏通以利转枢,以及阴经血气充濡的效果。丘墟透照海为治疗胆囊炎等胆系疾病的重要腧穴。其操作手法多采用先补后泻的捻转手法,达到通经活络、行气活血、解痉止痛的目的。

若肝气郁结、气滞不畅、瘀滞内停明显者,可加用双侧曲池穴。曲池为阳明之合穴,主周身气血,具有清热化滞的作用。凡上症不利者均可使用,为治疗胆囊炎的辅助腧穴,其手法操作采用捻转之泻法,以利结滞之经脉气血通畅。

癃　闭

癃闭是以排尿困难,少腹胀痛,甚至小便闭塞不通为主证的疾病。小便不畅,病势较缓为"癃",欲解不得,病势较急为"闭"。

一、病　因　病　机

本病位在膀胱,但与水道通畅、三焦气化有密切的关系。其病因病机较为复杂。情志不畅,七情所伤,肺热伤津,致水道受阻,或中焦湿热,或中焦虚弱,升运水化不利,或肾阳不足,致使膀胱气化无权等均可形成癃闭。由于房劳过度,肾气受损,阻塞膀胱。或由于外伤,经脉受阻均可形成癃闭。

二、诊　　断

(一) 疾病诊断

参照《中医内科学》(田德禄主编,人民卫生出版社,2002 年)。

(1) 小便不利,点滴不畅,或小便闭塞不通,尿道无涩痛,小腹胀满。

(2) 多见于老年男性,或产后妇女及手术后患者。

(3) 凡小腹胀满,小便欲解不出,触扣小腹部膀胱区明显胀满者,是为尿潴留;若小便量少或不通,无排尿感觉和小腹胀满,触扣小腹部膀胱区也无明显充盈征象,多属肾衰竭引起的少尿或无尿。

(4) 详细询问病史,了解发病经过以及伴随症状,再结合体检和有关检查,如肛门指诊、B 超、腹部 X 线片、膀胱镜、肾功能检查等,以确定是肾、膀胱、尿道还是前列腺等疾病引起的癃闭。

（二）证候诊断

1. 膀胱湿热

小便量少难出，点滴而下，甚或涓滴不畅，小腹胀满，口干不欲饮。舌红，苔黄腻，脉数。

2. 肝郁气滞

小便突然不通，或通而不畅，胁痛，小腹胀急，口苦。多因精神紧张或惊恐而发。舌苔薄白，脉弦细。

3. 肺热壅盛

小便不畅或点滴不通，呼吸急促或咳嗽。

4. 尿道阻塞

小便滴沥不畅，或尿如细线，甚或阻塞不通，小腹胀满疼痛。舌质紫暗，或有瘀斑，脉涩。

5. 肾气亏虚

小腹坠胀，小便欲解不得出，或滴沥不爽，排尿无力。腰膝酸软，精神委靡，食欲不振，面色㿠白。舌淡，苔薄白，脉沉细弱。

6. 脾气不升

欲小便而不得出，或尿量少而不爽，小腹坠胀。舌质淡，边有齿印，脉弱。

三、治　疗

（一）治则

清热利水，行瘀散结，补肾温阳。

（二）取穴

气海、关元、水道、大赫、阴陵泉。

（三）刺法

以2寸毫针刺入穴位1.5寸深，用补法。

（四）典型病例

王某某，男，65岁

主诉：小便不利2年

现病史：二年前因劳累和精神抑郁始见小便不利，近半年来排尿困难加重，腹胀难忍，有尿意但不能自行排出，尿量过多时才有尿外溢，为此该患者痛不欲生，多次萌轻生之念。多处求医,未见好转。医院欲做"造瘘"手术,未同意。纳差。

望诊:面黄无华,体瘦,少腹硬满,浮肿,舌质淡,苔薄白。

切诊:脉细弱。

诊断:癃闭。

辩证:肾气虚弱,肺失肃降,膀胱气化不利,三焦决渎无力,导致尿闭。

治则:补益正气,温肾健脾,升清降浊,通调水道。

取穴:气海、关元、水道、大赫、阴陵泉。

刺法:以 2 寸毫针,刺穴位 1.5 寸深,用补法。

针后当日晚上即尿出小便 500 毫升。原方治疗六次,排尿困难完全消失,小便通畅。

按　语

癃闭是指排尿困难,甚则小便闭塞不通的一种常见急证。其中以小便闭塞,点滴不通最为急重。早在帛书《阴阳十一脉灸经》中就提到了癃闭证,《灵枢·热病》还主张刺血法治疗:"癃,取之阴蹻及三毛上及血络出血。"《金匮要略》记载,刺泻劳宫及关元,可治疗妇人伤胎之"小便不利"。至晋代,《脉经》采用针泻横骨、关元的方法治疗"小便难"。

本病针灸治疗效果较好,取穴以腹部腧穴为主。气海、关元、水道、大赫居于小腹,与膀胱相邻,具有疏利膀胱之作用。另加脾经腧穴阴陵泉以运化水湿。以上诸穴,共同起疏导气机,通利水道,促进排尿之作用。

肾风(IgA 肾病)

IgA 肾病,属祖国医学"肾风""水肿""虚劳""腰痛"等范畴,是常见的肾脏疾患。本病在临床上以水肿、高血压、血尿、贫血为主要表现。理化检查及尿常规出现蛋白尿、管型、红细胞为主要表现。男性多于女性。

一、病 因 病 机

本病的发生主要与肺脾肾三脏相关。初起在肺:风寒犯肺,外邪侵入而致肺失宣肃,不能通调水道,下输膀胱,而致水湿停留出现水肿。病久责之于脾肾:脾虚日久水湿不能运化,水液积聚而成水肿。或久居寒湿之地,湿邪困脾,脾失健运,水湿不化而致水肿。病程日久必然伤肾,肾气亏虚,肾阳不足,不能主水,水道不通必成水肿。

二、诊 断

(一) 疾病诊断

1. 中医诊断标准

参照国家中医药管理局《22 个专业 95 个病种中医诊疗方案》

尿中泡沫增多,或尿血(包括镜下红细胞尿),或眼睑、足跗浮肿,或腰酸、腰痛,或眩晕耳鸣;舌淡红,或舌红,或舌体胖、边有齿痕,或舌暗,有瘀点瘀斑,或舌下脉络瘀滞;苔薄白或薄白腻;脉细,或弦细,或兼微数。

2. 西医诊断标准

参照中华医学会肾脏病学分会编著或修订的《临床诊疗指南·肾脏病学分册》、《原发性肾小球疾病的诊断及其分类标准》。

起病缓慢,病程迁延,患病时间超过 3 个月;部分患者急性起病,病程较短;血尿以畸形红细胞为主,常有不同程度的蛋白尿;可伴有高血压和肾功能减退;肾活检病理诊断为 IgA 肾病;排除继发性因素。

(二) 证候诊断

1. 基本证候

(1) 气阴两虚证

主症:泡沫尿(尿检蛋白)或尿血(尿检镜下红细胞增多)。

次症:腰酸、乏力、口干、目涩、手足心热,眼睑或足跗浮肿,夜尿多。

舌脉:脉细或兼微数,苔薄、舌红,舌体胖,舌边有齿痕。

(2) 脉络瘀阻证

主症:①血尿(包括镜下红细胞尿),腰部刺痛,或久病(反复迁延不愈病程 1 年以上);②肾病理表现为毛细血管襻闭塞、塌陷、僵硬、毛细血管有微血栓样物质形成,毛细血管扩张与瘀血、肾小血管血栓形成,肾小球缺血样改变,肾小球球囊粘连、瘢痕,肾小球硬化,肾小管萎缩,间质纤维化。

次症:①面色黧黑,肌肤甲错,皮肤赤丝红缕,蟹爪纹络;②甲皱微循环郁滞,血黏度增高、尿纤维蛋白降解产物(FDP)含量增高。

舌脉:脉涩,或舌有瘀点、瘀斑,或舌下脉络瘀滞。

(3) 风湿内扰证

主症:泡沫尿(尿蛋白)或尿血(肉眼或镜下红细胞尿)、24 小时尿蛋白定量大于 1.0g。

次症:①新近出现或加重的困乏、眩晕、水肿;②辅助检查、实验室及肾病理:血压、血肌酐、尿蛋白等从原先稳定水平出现变动、升高;肾病理出现肾小球系膜细胞或内皮细胞增生、间质炎细胞浸润或节段性毛细血管襻纤维素样坏死、细胞性新月体形成及(或)足突广泛融合。

舌脉:脉弦或弦细或沉,苔薄腻。

2. 合并证候

(1) 风热扰络证:发热,咽痛,咳嗽,尿血,腰酸,苔薄白或薄黄,脉浮数。

(2) 湿浊犯脾证:腹痛,腹泻,或伴恶心,纳呆,苔白腻,脉滑。

(3) 下焦湿热证:血尿,尿频不爽,舌质红,苔黄腻,脉濡数。

三、治 疗

（一）治则

补益肾脏,行气化水,利湿消肿。

（二）取穴

关元、肾俞、中极。

（三）刺法

均以毫针微通法,施用补法。每次留针 30~40 分钟。每周治疗 2~3 次。要求坚持治疗。

（四）典型病例

1. 郑某某,女,4 岁

主诉:周身浮肿 2 年。

现病史:(家长代诉病情)因周身浮肿伴腰痛于 1984 年去某医院检查治疗。诊为"肾病综合征",服用泼尼松治疗。45 天后浮肿开始消退,出院继续门诊治疗。查尿蛋白(+),泼尼松减量服用。两周后尿蛋白(-)。半年后又感不适,复诊。化验尿蛋白(+++),病情忽轻忽重,服用激素类药物病情无明显改善,来针灸科求治。

望诊:面色黄,舌质淡,舌苔白。

切诊:脉沉细。

诊断:慢性肾炎。

辨证:先天不足,肾虚水泛。

治则:益肾行水。

取穴:肾俞。

刺法:双侧肾俞施用补法,不留针。每周治疗 2 次。

医嘱:注意饮食,免食辛辣咸盐,多食清淡食品,不可过多食用高蛋白食品。注意保暖,避免感冒。坚持针灸治疗,有计划减少激素用量。

经过半年治疗,已完全停用激素,尿蛋白阴性,虽患感冒、咽炎等,肾病未再复发。

2. 李某某,男,23 岁

主诉:慢性肾炎 5 年。

现病史:5 年前因感冒引起腰痛剧烈,头面及下肢浮肿,尿血。经查血压 140/100mmHg,尿蛋白(++),红细胞成堆,白细胞 2~3,管型多见。诊为急性肾小球肾炎,予利尿、降血压、抗感染等治疗。经治疗未能根除,其症经常反复发作,每遇劳累、寒凉之后症状加重。经服用中药后症状在一段时间较稳定,最近旧病复发,求治。患者腰痛如折,下肢轻度浮肿,纳偏少,食无味,不喜饮。周身乏力,少言嗜卧,自觉精力不支,四肢逆冷。尿黄、夜尿 2~3 次,寐安。

望诊:面色㿠白无泽,精神委靡,唇淡,舌质淡,舌苔薄白。

切诊:双手凉,脉沉细,双尺弱。

检查:BP 140/100 mmHg,下肢浮肿Ⅱ°。尿常规:蛋白(++)、红细胞3~5,颗粒管型,血色素10g。

诊断:慢性肾炎。

辨证:肾阳不足,及于脾阳,阳虚水泛。

治则:温补肾阳,行气化水,固本求真。

取穴:肾俞、关元。

刺法:肾俞、关元均用毫针刺法,施用补法,留针30~40分钟。关元加艾条灸法,每次灸30~40分钟,每周治疗2~3次。

经20余天治疗后,病人精神好,纳食好转。四肢冷凉明显好转,腰痛等症均减。下肢浮肿Ⅰ°,血压120/85 mmHg,尿蛋白(+),未见尿中红细胞,有少量颗粒管型,血色素12g,原方原法不变继续治疗。约2个月后,患者症状明显减轻,下肢浮肿消失,血压大致正常,尿常规正常,血色素稳定在13g。继续间断治疗巩固疗效。

3. 王某某,男,27 岁

主诉:慢性肾炎4年。

现病史:4年前因突然发烧致腰痛、尿频、下肢浮肿。经某医院诊为"急性肾小球肾炎"。予激素、抗生素等药物治疗,症状及化验结果稍见好转。经常间断服药,经常反复发作,始终未愈,约1年前出现尿少,腰痛明显,时有恶心,不思饮食。经相关化验检查,诊为"慢性肾衰竭",给予西药对症治疗,并予中药治疗。患者一般情况尚好,精神可,面白而黄,腰痛腰酸,下肢轻度浮肿,痿软无力,口不喜饮,尿量偏少而黄,大便正常。

望诊:面色白黄,唇淡,舌质淡,舌苔薄白。

切诊:四肢欠温,脉沉细。

检查:血压140/110 mmHg,血红蛋白9g,尿素氮54 mmol/L,尿蛋白(+++)。

诊断:慢性肾炎。

辨证:肾阳不足,命门火衰,气化失常。

治则:补益肾阳,益火之源,行气化水。

取穴:肾俞、关元、中极。

刺法:均以毫针微通,施用补法,每次留针30~40分钟。关元穴施用艾条灸,每次30分钟。每周治疗2~3次。

医嘱:忌食辛辣,坚持治疗,注意休息。

经约1个月治疗,病人精神好,食纳佳,腰膝酸软消失,下肢浮肿消失,四肢欠温好转,血压稍降低130~140/90~100 mmHg,血色素10g,尿素氮46 mmol/L,尿蛋白(++)。经两个月治疗后,病人主观不适症状基本消失,血压大致正常,血色素12g,尿素氮40,尿蛋白(+),病情稳定好转。原方原法不变,继续巩固治疗。

4. 戴某某,男,17 岁

主诉:二年来反复尿蛋白阳性。

现病史:两年前,外感后周身发痒,查尿蛋白"++",腰酸、乏力,无水肿及高血压,协和医院诊为"肾炎",虽经中、西医多次治疗,但尿蛋白总是反复为"微量"、"+"、或"++",有时也为"阴性"。多在劳累,心情不宁或感冒后尿蛋白增多,近两年迁延不愈。

望诊:面色㿠白无华,舌苔薄白,质淡。

切诊:脉沉细。

诊断:慢性肾炎。

辨证:证系外感风寒,肺气不利,则气不化水,脾阳不振,土不利水,导致肾阳虚弱,膀胱气化不能所致。

治则:大补元气,温肾利水。

取穴:肾俞。

刺法:以 1 寸毫针,点刺穴位 3 分深,不留针,每周针两次,两个月复查尿多次,均正常。

按　　语

慢性肾炎是现代医学名称,是一种感染后引起肾小球损害的变态反应性疾病。临床以高血压、浮肿、血尿、蛋白尿为主要表现。久治不愈在 1 年以上者为慢性肾炎。现代医学治疗本病多借助于中医方法。慢性肾炎久治不愈,可发展为急慢性肾衰竭而危及生命。

慢性肾炎有多种表现,常属于中医"腰痛""浮肿""虚劳"等范畴。病情迁延,伤及脏腑,其证多为脾气不足,脾肾阳虚,命门火衰等虚证。其治不外补脾、补肾或脾肾双补。所举病案,虽病略有不同,但纵观全部病情,其症均为肾阳不足或命门火衰所致。治疗此类病症,非补肾益火而不愈。

贺老常以肾俞、关元为主穴,必要时加灸,坚持治疗临床常多取效。肾俞为足少阴之背俞穴,为少阴经气输注之地。针刺补法施于肾俞可鼓舞少阴正气。肾俞充盛,少阴得畅,可使五脏六腑之精华汇集于肾而使肾气充盛。肾气充盛则诸症可消。关元为小腹任脉与足三阴交会穴,为元气通畅之关守要穴,可使足三阴经气充盛,阴平方能阳秘,为强壮腧穴之一,具有调补先天,鼓舞肾气,充盛气血的强大作用。凡久病沉病,痼疾顽症,久治不愈发为虚劳羸瘦之病症,均可选用关元。可针可灸,也可针灸并用,尤以阳气不足之症,施用灸法,长久坚持使用,必有其效。中极为任脉与足三阴交会穴,可使足三阴经气充盛,肝脾肾三脏气血得调,阴血充盛则五脏六腑气血调和,为关元的辅助用穴。

贺老认为,治疗慢性肾炎应该将辨病与辨证相结合,不能偏颇。从脏腑理论认识,肾为水火之脏,水为至阴,非火而不能温,重点要放在补肾益火方面,由上述病例可见一斑。

淋证(尿路感染)

淋证多因肾虚,膀胱湿热,气化失司,水道不利所致。是以小便频急,淋漓不尽,尿道涩痛,小腹拘急,痛引腰腹为主要临床表现的病证。

一、病　因　病　机

素体阳盛,复因过食肥甘酒醇,以至湿热生于内,注于下焦,积于膀胱。湿热积于膀胱可使膀胱气化失司,水道不通,发为淋证。尿道不畅则气血易于失和。故本病多为气淋、血淋之证。初起为实,久治不愈多虚。

二、诊　　断

(一) 疾病诊断

1. 中医诊断标准

参照普通高等教育"十一五"国家级规划教材《中医内科学》(周仲瑛主编,中国中医药出版社,2007 年)和《实用中医内科学》(王永炎、严世芸主编,第二版,上海科学技术出版社,2009 年)。

(1) 小便频数,淋沥涩痛,小腹拘急引痛,为各种淋证的主症,是诊断淋证的主要依据。

(2) 劳淋:病程较长,缠绵难愈,时轻时重,遇劳加重或诱发。尿液赤涩不甚,溺痛不著,淋沥不已,余沥难尽,乏力,不耐劳累。

(3) 病久或反复发作后,常伴有低热,腰痛、小腹坠胀等。

2. 西医诊断标准

参照《内科学》(陆再英等主编,第七版,人民卫生出版社,2008 年)和《肾脏病临床与进展》(郑法雷等主编,人民军医出版社,2006 年)。

尿路感染诊断标准:

(1) 清洁中段尿(要求尿停留在膀胱中 4 ~ 6 小时以上)细菌定量培养,菌落数 $\geqslant 10^5$ /ml。

(2) 清洁离心中段尿沉渣白细胞数>10 个/HP,有尿路感染症状。

具备上述两项可以确诊。如无第二项,则应再作尿菌计数复查,如仍 $\geqslant 10^5$ /ml,且两次的细菌相同者,可以确诊。

(3) 作膀胱穿刺尿培养,细菌阳性(不论菌数多少),亦可确诊。

(4) 作尿菌培养计数有困难者,可用治疗前清晨清洁中段尿(尿停留于膀胱 4 ~ 6 小时以上)离心尿沉渣革兰染色查找细菌,如细菌>1/油镜视野,结合临床症状亦可确诊。

(5) 尿细菌数在 $10^4 \sim 10^5$ /ml 之间者,应复查。如仍为 $10^4 \sim 10^5$ /ml,需结合临床表现诊断,或作膀胱穿刺尿培养确诊。

(6) 当女性有明显尿频、尿急、尿痛、尿白细胞增多、清洁中段尿细菌定量培养 $\geqslant 10^2$ / ml,并为常见致病菌时,可拟诊为尿路感染。

(7) 老年男性,如有尿路感染症状,清洁中段尿培养菌落计数 $\geqslant 10^3$ /ml 时,可以诊断;对于存在尿路复杂情况,如前列腺肥大、尿路结石或留置导尿管等,清洁中段尿培养菌落计数 $\geqslant 10^4$ /ml 时,可以诊断。

(二) 证候诊断

1. 气阴两虚,膀胱湿热证

主症:①尿频;②倦怠乏力;③小腹不适。

次症:①尿色黄赤;②遇劳加重或复发;③手足心热;④舌质红、少津和(或)脉沉细或弦数或滑数。

具备主症三项,或主症二项兼次症二项者,即可诊断。

2. 肾阴不足,膀胱湿热证

主症:①尿频而短;②腰酸痛/手足心热;③小腹不适。

次症:①尿热;②口干舌燥;③小便涩痛;④舌红、少苔和(或)脉细数或滑数。

具备主症三项,或主症①③兼次症②①或②③,或兼次症④①或④③者,或主症②③兼次症①或③者,即可诊断。

3. 阴阳两虚,湿热下注证

主症:①尿频;②欲出不尽;③遇冷加重。

次症:①小腹凉;②腰酸痛;③夜尿频;④舌质淡苔薄白和(或)脉细弱或沉细。

具备主症三项,或主症二项兼次症二项者,即可诊断。

三、治　疗

(一) 治则

清热利湿,通利膀胱,调和气血。

(二) 取穴

关元、中极、水道、三阴交。

(三) 刺法

以毫针刺法,施用泻法,关元、中极针感以传至会阴部为好。每次治疗留20分钟,每日治疗1次。

(四) 典型病例

1. 周某某,女,30 岁

主诉:尿频、尿急、尿混浊不清1周。

现病史:1周来原因不清出现少腹胀满,频有尿意,尿液欠清。近3天症状加重,尿急而量少,时有尿道灼热感,尿液混浊。口干不喜饮,烦躁,周身力弱,食纳可,便干结,两日一行。尿常规检查,尿中白细胞0~1,红细胞2~6。

望诊:面白,舌质稍红,舌苔白稍厚。

切诊:脉弦滑。

诊断:泌尿系感染。

辨证:湿热积于膀胱,气化不利。

治则:清利湿热,调达气血。

取穴:中极、大赫、三阴交、天枢。

刺法:均以毫针刺法。天枢用补法,其他穴用泻法。每次治疗留针 20 ~ 30 分钟,每日治疗 1 次。

第 1 诊治疗后,患者当时就感觉小腹轻松,尿意明显减轻。2 诊后诉尿痛、尿频、尿急明显好转。3 诊后诉症状完全消失,查尿已恢复正常。再治 2 次,临床告愈。

2. 贾某某,女,46 岁

主诉:尿频、尿急、尿道痛 2 天。

现病史:昨天早上出现小便急,频数,尿道灼痛,尿色深。伴腰酸无力,食纳可,大便正常。

望诊:舌苔薄黄。

切诊:脉滑数。

诊断:泌尿系感染。

辨证:下焦湿热,膀胱失利。

治则:清利湿热,通利膀胱,疏调气机。

取穴:关元、水道、中极、三阴交。

刺法:均以毫针刺法,施有泻法。每次治疗留针 20 ~ 30 分钟,每日治疗 1 次。

针后当天下午,尿频、尿急、尿道灼痛均明显减轻。第 2 天再针 1 次,症状完全消失。2 次治疗,临床告愈。

3. 许某某,男,61 岁

主诉:腰痛、小便频数四年。

现病史:四年来自觉腰痛,阴囊肿,小便频数,不能控制,淋沥不断,伴有两膝关节疼,全身乏力,食欲不振,大便干燥。平素嗜酒。

望诊:舌苔白。

切诊:脉沉细。

诊断:泌尿系感染。

辨证:过食酒甘厚味、性欲不节,致使肾阳不足,开合失司所致。

治则:补益肝肾,通利膀胱。

取穴:肾俞、关元、大赫、气冲、三阴交。

刺法:肾俞补法,点刺不留针,其他穴留针 30 分钟,用补法。共治 20 次,诸症消失。

按 语

泌尿系感染属中医气淋、血淋范围,为五淋之一。临床辨证多为实证,以湿热结于膀胱者为多,多见于女性。

本病针灸疗效较好,取穴以腹部腧穴为主,如中极、大赫、关元、水道、天枢等。关元、中极为任脉之穴,居于小腹,与膀胱相邻。关元为小肠募穴,中极为膀胱募穴,具有疏利膀胱之作用。水道、天枢为阳明之穴,可疏导气机,通利水道,促进排尿。另选脾经之三阴交以调和气血,运化水湿。

要求尽量每日针治1次,必要时治疗两次,并要有良好针感,施用泻法,以取得较大的刺激量为好。告诉病人多饮水,忌食辛辣。

淋证(慢性前列腺炎)

慢性前列腺炎属祖国医学"淋证"范畴,以排尿次数增多,尿道灼热或刺痒隐痛为主要表现。常伴有性功能改变。

一、病 因 病 机

本病多因湿热积于下焦,经久不除,致使膀胱气化不行、水道不通。湿热久积,气血失和,肾气耗损以至阴液不足,小便行涩不利。久之不愈,过累过劳则易于复发,实为下焦开阖不利所致。

二、诊　　断

(一)疾病诊断

(1) 中医诊断标准参照"淋证"。

(2) 西医诊断标准:参照《外科学》(陈孝平主编,人民卫生出版社,2002年)

根据典型的临床表现(尿路刺激症状,疼痛,性功能障碍)可考虑诊断。经直肠前列腺指诊:病变早期,前列腺一般比较饱满,前列腺液较多;病程较长时,前列腺体积缩小,质地坚硬。B超可见前列腺内部回声不均匀,前列腺被膜增厚。慢性细菌性前列腺炎前列腺液内白细胞增多(>10/高倍视野),磷脂小体减少,细菌培养可呈阳性。慢性非细菌性前列腺炎前列腺液内可见多量白细胞,但细菌培养为阴性。而前列腺痛前列腺液内无白细胞增多,且细菌培养呈阴性。

(二)证候诊断参照"淋证"。

三、治　　疗

(一)治则

补益肝肾,通利膀胱,行气活血。

(二)取穴

中封、蠡沟、列缺、关元、大赫、肾俞等。

（三）刺法

均以毫针刺法,施用补法,每次留针30分钟,隔日治疗1次。

（四）典型病例

1. 金某某,男,48岁

主诉:尿意频频,淋沥不尽2年。

现病史:2年前无明显原因出现尿痛,尿道有灼热感,排尿总有不尽感,每天可尿20余次,每次尿量极少。经查诊为"慢性前列腺炎",常服用中西药物。最近症状加重,身体乏力,精神差,自觉体力不支。腰酸痛无力,阴囊坠胀,尿中有白色浊液,夜尿频频。纳食差,饮水少,口干不欲饮。大便偏稀,肠鸣时作。

望诊:面黄,精神差,舌质胖大,舌苔白厚。

切诊:脉沉滑。

诊断:慢性前列腺炎。

辨证:下焦不足,气化不利,气滞于内。

治则:调补下焦,行气化滞。

取穴:中封、蠡沟。

刺法:均用毫针刺法,施用补法,每次留针30~40分钟,每周治疗2~3次。

3诊后患者诉阴囊坠胀好转,腰痛腰酸明显好转,7诊后阴囊坠胀消失,尿频好转,能够忍住,尿色白浊稍有好转。经过15诊后尿频明显好转,每天尿7~8次,每次尿量较多,尿色白浊基本变清,继续治疗。

2. 米某某,男,58岁

主诉:尿频,尿急、尿痛多年。

现病史:数年前发现尿频,尿急、尿痛、发热,诊为急性前列腺炎,经治好转后遗留尿频,尿意不尽。经常小腹及骶部疼痛。有时疼痛不能忍受。最近旧病复发。刻下证:小腹、骶部疼痛明显,尿急、尿频,轻微尿痛,尿液混浊,纳食不佳,大便尚可,寐安。

望诊:面㿠白无泽,精神欠佳,舌胖大,舌苔白稍厚。

切诊:脉弦滑弱。

诊断:慢性前列腺炎。

辨证:下元不足,气化不利,肺失宣肃,气滞于内。

治则:调补下焦,行气化滞,利肺宣肃。

取穴:列缺、中封。

刺法:均用毫针刺法,施用补法,每次留针30分钟,隔日治疗1次。

初诊出针后,患者诉骶痛、小腹疼痛明显减轻,2诊时诉,初诊回去当晚尿急、尿频、尿痛好转,尿液清亮。经3诊治疗,患者骶痛、小腹痛、尿急、尿频、尿痛均消失。

按 语

慢性前列腺炎属中医淋症之"劳淋""膏淋"范畴,多由急性前列腺炎治疗不当而致。由于久病不愈,必将导致身体抵抗力下降,每逢劳累、寒凉、外感时则易复发。尿液多呈混浊状,称为"白浊"。

本病多由下元亏虚,经脉气血郁滞不通所致。故应以补益下焦,通经活络,调达气血为大法。由于足厥阴经脉循行是"循股阴,入毛中,过阴器,抵小腹"及病候所主为"狐病""遗溺""闭癃"等,均以少腹、前阴疾患为主,因此,治疗慢性前列腺炎多选用厥阴经腧穴。

中封为厥阴之经穴,善主前阴、泌尿、生殖之症,是通达厥阴之气血的常用腧穴。蠡沟为厥阴之络穴,别走少阳,可通利三焦,具有疏调气机,化气行滞之功效。二穴合用可疏调经脉气血,通淋化滞。此二穴是笔者治疗前阴、泌尿等疾病的常用腧穴。列缺为手太阴之络穴,是八脉交会穴之一,通于任脉。手太阴肺病候所主"小便数而欠""溺色变"。针刺列缺可使肺气通畅,津液得以疏布调畅。三焦通利,而使尿意频频、尿痛之症消失,尿液充足,尿道通利,则白浊可消,尿液清澈。同时列缺通于任脉,任脉"起于中极之下,以上毛际,循腹里,上关元"。针列缺可使任脉通畅,周天通达,少腹及骶部疼痛消失。列缺与中封相伍,诸症皆消。

通过以上病例可看出,治疗慢性前列腺炎经络腧穴理论占有相当地位,同时脏腑理论也是不可忽视的内容。

水 肿

水肿是指体内水分潴留,引至眼睑、颜面、手足、腹部、胸腔,甚至全身浮肿而言。

一、病 因 病 机

水赖气动,其本在肾。肺主皮毛,若风邪犯肺,肺气不调,水道不通,风水相搏,溢于肌肤可形成水肿。脾为湿困,则脾失健运,水湿气化不利,遂可成水肿;若肾精亏损,化气行水不能,膀胱功能失常,开合不利,水液内停,形成水肿。总之,肺脾肾三脏互为因果,加重水肿。此外,阻滞三焦水道,可使浮肿顽固不化。

二、诊 断

(一) 疾病诊断

参照《中医内科学》(田德禄主编,人民卫生出版社,2002 年)。

(1) 水肿先从眼睑或下肢开始,继及四肢和全身。轻者仅眼睑和足胫浮肿,重者全身皆肿,甚则腹大胀满,气喘不能平卧。更严重者可见尿闭,恶心呕吐,口有秽味,甚至出现头痛,抽搐,神昏,谵语等危象。

（2）可有乳蛾，心悸，疮毒，紫癜以及久病体虚病史。

（3）查尿常规、24 小时尿蛋白定量、血常规、血沉、血浆白蛋白、血尿素氮、肌酐、体液免疫以及心电图、心功能测定、肾 B 超等实验室检查，以助于明确诊断。

（二）证候诊断

1. 风水泛滥

眼睑浮肿，继则四肢及全身皆肿，来势迅速，多有恶寒发热，肢节酸楚，小便不利等症。偏于风热者，伴咽喉红肿疼痛，舌红，脉浮滑数；偏于风寒者，兼恶寒，咳喘，舌苔薄白，脉浮滑或紧。如水肿较甚，亦可见沉脉。

2. 湿毒侵淫

眼睑浮肿，延及全身，小便不利，身发疮痍，甚者溃烂，恶风发热。舌红，苔薄黄，脉浮数或滑数。

3. 水湿浸渍

全身水肿，按之没指，小便短少，身体困重，胸闷，纳呆，泛恶。苔白腻，脉沉缓。起病缓慢，病程较长。

4. 湿热壅盛

遍体浮肿，皮肤绷急光亮，胸脘痞闷，烦热口渴，小便短赤，或大便干结。苔黄腻，脉沉数或濡数。

5. 脾阳虚衰

身肿，腰以下为甚，按之凹陷不易恢复，脘腹胀问，纳减便溏，面色萎黄，神倦肢冷，小便短少。舌质淡，苔白腻或白滑，脉沉缓或沉弱。

6. 肾阳衰微

面浮身肿，腰以下尤甚，按之凹陷不起，心悸，气促，腰部冷痛酸重，尿量减少或增多，四肢厥冷，怯寒神疲，面色灰滞或㿠白。舌质淡胖，苔白，脉沉细或沉迟无力。

三、治 疗

（一）治则

宣肺健脾，补肾利湿，化气行水。

（二）取穴

水沟、支沟、中脘、足三里、三阴交、太溪。

（三）刺法

以毫针刺入 3 分~1 寸深,用补法。

（四）典型病例

李某某,男,69 岁

主诉:两下肢浮肿两个多月,且逐渐加重。

现病史:下肢浮肿先由两足开始,渐向上延伸,两腿胀沉。近五日来面部亦发现浮肿,伴有尿少,纳差,既往有胃病史,时有作痛。大便正常。

望诊:面黄少泽,舌质淡,苔薄白,眼下如卧蚕状。

切诊:下肢浮肿,按之如泥。脉寸微关弱尺弦。

诊断:水肿。

辨证:脾胃气虚,运化失职,水湿泛溢,聚而为肿。

治则:调理三焦,健脾利湿。

取穴:水沟、支沟、中脘、足三里、三阴交、太溪。

刺法:以 1 寸半毫针刺入穴位行补法。针 6 次后,两腿浮肿消。取穴同上,加偏历,刺法同前。共针 11 次后,浮肿完全消失,善后调护、停止治疗。

按　　语

本病可因外邪或内伤引起,与肺脾肾三经的关系最为密切。临床多分为阳水、阴水。阳水治宜清热散寒、疏风利水;阴水治宜健脾温肾、助阳利水。中脘、足三里分别为胃经的募穴、合穴,可健脾利湿;三阴交为脾经穴,可通调肝、脾、肾三经经气;太溪为肾经穴,可调补肾气;水沟穴位于鼻柱下沟中央,其穴正夹于手足阳明经之中,如经水交会,可化气行水;支沟为三焦经穴,可通调水道。诸穴合用,共起调理三焦,健脾利湿,化气行水之作用。

遗　　精

遗精指在睡眠中有精液泄出而言,一般分为梦遗和滑精。有梦而遗称为“梦遗”,无梦而遗称为“滑精”“滑泄”。上两证在临床常可同时存在,不能截然分开。

一、病 因 病 机

本病多由思虑过度,耗伤心脾以致气不摄精,精关不固;或因早婚,房事过度而伤肾,以致精关不固,封藏不密;或饮食不节,醇酒厚味,损伤脾胃以致湿热下注,扰动精室。

二、诊　　断

（一）疾病诊断

参照《中医内科学》(田德禄主编,人民卫生出版社,2002 年)

（1）已婚男子虽有正常的性生活，但仍有遗精，每周超过 1 次以上，一般多在睡眠中出现；或成年未婚男子，频繁出现遗精，每周超过 2 次以上，或一日几次，甚至清醒时精自滑出，并伴有不同程度的头昏、耳鸣、健忘、心慌、失眠、精神委靡、腰腿酸软等症，即可诊断为本病。

（2）直肠指诊、前列腺 B 超、前列腺液及精液常规检查等，可协助本病的病因诊断。

（二）证候诊断

1. 心肾不交

少寐多梦，梦则遗精。心烦，头晕目眩，倦怠乏力，心悸，善恐健忘，口干，小便短赤。舌红少苔，脉细数。

2. 湿热下注

遗精频作，或尿时有少量精液外流。小便热涩浑浊，口苦，心烦少寐，口舌生疮。舌红苔黄腻，脉濡数。

3. 劳伤心脾

劳则遗精，失眠健忘，面色萎黄，四肢倦怠，食少便溏。舌淡苔薄，脉细弱。

4. 肾虚不固

肾阴亏虚者，伴有腰膝酸软，咽干，心烦，眩晕耳鸣，健忘失眠，低热盗汗。舌红少苔，脉细数。肾阳虚衰者，伴有形寒肢冷，阳痿早泄，夜尿多或尿少浮肿。舌淡有齿印，苔白滑，脉沉细。

三、治　疗

（一）治则

养心益肾，固摄精关。

（二）取穴

心俞、肾俞等。

（三）刺法

均以毫针刺法，施用补法，每次留针 30 分钟。隔日治疗 1 次，急则治标，缓则治本。

（四）典型病例

1. 王某某，男，28 岁

主诉：梦中遗精两年多。

现病史：约两年前，出现梦中遗精，屡发不止，最短每夜 1 次，最长 4 天 1 次。头昏脑胀，白天工作学习精力不能集中。曾服中药未效,一般情况好,纳可,尿常,大便干,2日一行,夜梦纷纭。

望诊:神疲,舌苔薄白。

切诊:脉沉细。

诊断:遗精。

辨证:心肾不交,精关不固。

治则:交通心肾,固摄精关。

取穴:心俞、肾俞。

刺法:均以毫针刺法,施用补法,每次治疗留针30分钟,隔日治疗1次。

3诊后,患者诉夜梦开始减少,夜间休息较好,精力有所恢复。5诊后诉遗精开始好转,自治疗开始仅遗1次。经10余次治疗,患者夜梦消失,睡眠充实安稳,遗精完全消失,精力充沛,诸症皆消。

2. 刘某某,男,47 岁

主诉:头晕目眩,记忆力减退伴滑精7年。

现病史:7年来经常头晕目眩,心慌心悸,气短乏力,动则气喘,记忆力明显减退。后服用鹿茸精补养。服后出现滑精,每夜3~6次。腰酸膝软无力,精神委靡,纳可,夜眠安。

望诊:面色黄暗,体瘦,精神委靡,舌苔薄白。

切诊:脉沉而濡,细无力。

诊断:遗精。

辨证:肾气不足,精关不固,相火旺盛。

治则:急则治标:疏泄相火;缓则治本:补益肾气,固摄精关。

取穴:环跳(左)。

刺法:以4寸毫针,进针3寸,施用泻法,使针感传向小腹及会阴部,然后施用补法。

针2次后滑泄始有好转,3诊后未出现滑泄。4诊述仍未见泄泄,余症同前。拟更方改穴,去环跳,取神阙、气海,只灸不针,以益元固本。灸后患者自述精神好,诸症均见好转。效不更方,巩固治疗3个月,遗精未见反复。腰酸膝软,心慌气短等症消失。

按　　语

遗精是临床常见症状,以青年男子,尤其未婚者居多。若偶有夜间梦遗则属精满而溢。如《素问·上古天真论》曰:"男子二八肾气盛,天癸至,精气溢泻"。为正常生理现象,不能以病相论。若遗精过多,出现其他不适症状,以至婚后仍频繁出现则为病态。

从理论上讲,梦遗有多种辨证,但临床针灸治疗仍以交通心肾为大法。故常用心俞、肾俞以鼓舞脏腑经气,交通心肾两脏,可使心肾相交,水火既济。具有安神益肾之功,临床往往取效。

滑泄较梦遗为重,往往滑泄不禁,不分昼夜,遇色动念则易精出,其病多为肾气不足,阳气衰败,病情较为严重,治疗原则需先止住滑泄,然后慢慢调理正气,方能根除病患。故其大法为急则治标,缓则治本,且守方而治,灸重于针。

例 2 中年患者,多年神经官能症不愈,肾阳衰弱以至滑泄。先用环跳以治其标,待滑泄好转后,再治其本。施用灸法,鼓舞阳气,充填肾阴,固摄精关。经治滑泄病愈,且体质增强,诸症悉平。

需注意的是,针环跳一穴其针感要窜至小腹,最好常至会阴或前阴,效果较好;针环跳而滑泄止仅为治标之效,有效后需改用灸法以治其本。若环跳久用易伤正气,反而不利疾病痊愈。

阳 痿

阳痿是指男子在性交时出现阴茎不能勃起或勃而不坚。现代医学认为,本病可由多种原因引起,如性神经官能症、糖尿病性神经炎、抑郁性精神病、某些内分泌病变、某些脊髓病变等。临床多见于性神经官能症及动脉硬化症患者。

一、病 因 病 机

阳痿又称阴痿,肾主前后二阴,主生殖。肾脏不足,命门火衰,宗筋不得荣养则阴茎不举。色欲过度,房室不节或先天肾气不足或复犯房事之禁等均可引起。阳气不足,命门火衰引起阳痿最为多见,故《景岳全书》云:"凡男子阳疾不起,多由命门火衰……火衰者十居七八,而火盛者仅有三成。"劳心过度,暗耗心脾,气血不足以至肾气亏虚亦为常见原因。除此外,惊恐伤肾,过食肥甘厚味,嗜饮醇酒浓茶,湿热内生亦为原因之一。上述众因,均可导致经脉不通,气血失荣宗筋。常与肾足少阴、任脉等经脉有关。

二、诊 断

参照《中医内科学》(田德禄主编,人民卫生出版社,2002 年)

指青壮年男子,由于虚损、惊恐或湿热等原因,致使宗筋弛纵,引起阳事痿软不举,或临房举而不坚的病证。

三、治 疗

(一) 治则

补益肾气。

(二) 取穴

关元、大赫、三阴交。

(三) 刺法

毫针刺入 1.5 寸深,补法。

（四）典型病例

1. 陈某某,男,70 岁

主诉:阳痿 4 年。

现病史:4 年前患阳痿、早泄,阴茎勃起无力。原孤身一人,无意治疗。近日再婚,求治心切。食欲好,夜寐安,小便频数,大便正常。

望诊:舌淡红,苔薄白。

切诊:脉沉缓。

诊断:阳痿。

辨证:年已古稀,肾阳不足。

治则:填精髓,补肾阳。

取穴、刺法同上。

二诊症状无明显改善;三诊自述症状好转,晨起前能自动勃起。四诊自述勃起坚硬,阳气大振,犹如壮年。

2. 伍某某,男,46 岁

主诉:阳痿 2 个月。

现病史:患者婚后性生活一直正常,2 个月来,工作紧张,压力大,出现阴茎不能勃起,情绪低落,有时心慌。入睡困难,夜寐不安,纳食尚可,二便正常。

望诊:舌淡红,苔薄白。

切诊:脉弦细。

诊断:阳痿。

辨证:气机不畅,心肾亏虚。

治则:补益心肾,通调气机。

取穴:关元、大赫、三阴交、神门、内关、心俞。

1 诊后,当晚入睡顺利,睡眠时间明显延长,心情较舒畅;2 诊后稍能勃起;3 诊后勃起较坚,性交成功。后治疗由每日 1 次改为 1 周 2～3 次。共治疗 2 周,诸症消失,临床痊愈。

3. 周某某,男,54 岁

主诉:间断发生阳痿数年。

现病史:在 1990 年曾经一度发生阴茎不能勃起,服用中药后恢复正常,1991 年发现肾结石,服用中药后结石排出,但随后阴茎不能勃起,至今半年,服用药物后无效。

望诊:舌暗红,舌苔薄黄干。

切诊:脉沉弦。

诊断:阳痿。

辨证:肾气亏损。

治则:补益肾气。

取穴:大赫、中封。

刺法:先以毫针针大赫、中封,再分别加灸。

针刺 30 次后能行房事。

4. 肖某某,男,27 岁

主诉:阴茎不举,不能性交数月。

现病史:素精神易于紧张,数月前新婚。女性对性生活过于紧张,心理恐惧。患者惟恐性交不行,心理负担过重以致新婚之夜阴茎勃起不能,以后则发生阳痿,不能同房,一般状况好,食眠均正常,体质尚好。

望诊:舌苔薄白。

切诊:脉弦细。

诊断:阳痿。

辨证:情志不畅,气血不荣经脉,损伤肾阳。

治则:疏调气机,通达经脉,益肾壮阳。

取穴:关元、大赫、三阴交、内关。

刺法:均以毫针刺法,施用补法。关元穴则要求针感传至阴茎或前阴部位为好。每日治疗 1 次,每次留针半小时,辅以言语开导。

1 诊后,病人精神紧张稍有放松,当夜感到阴茎有所勃起。3 诊后诉阴茎勃起较坚,当夜性交成功。以后巩固疗效,原方原法不变,后来人报喜,其病数月未犯,女性已怀孕 4 个月。

5. 孙某某,男,28 岁

主诉:阴茎不举两周。

现病史:两周前新婚之夜发现阴茎勃起不能,当夜性交失败,患者有遗精病史,伴早泄,食欲及二便正常。

望诊:面黄,舌苔白。

切诊:脉弦滑,两尺脉弱。

诊断:阳痿。

辨证:肾气不足,宗筋失濡。

治则:补益肾阳,通调经络。

取穴:环跳。

刺法:用 4 寸毫针,以针感向少腹或阴茎放散为度。每天治疗 1 次,每次留针 30 分钟。

针后当晚阴茎勃起,性交成功。经 2 次治疗,疾病痊愈。

按　　语

阳痿又称阴痿,是男性病科最常见症状,也是针灸治疗效果较好的病种。多发生于青壮年。本病的发生多与心脾肾三脏有关,尤以命门火衰者居多,其次是劳伤心脾、气血不足者。本病虚证居多,实证偏少。由于针灸临床根于经络腧穴系统,因此治疗本病要结合脏腑气血学说,从经络腧穴角度综合认识理解。

《素问·痿论》云:"思想无穷,所愿不得,意淫于外,入房太甚,宗筋弛纵,发为筋痿。"

《黄帝内经素问集注》云:"前阴者,宗筋所聚……入房太甚则宗筋弛纵,发为阴痿。"准确地说明阴茎属宗筋,本病与筋有明确关系。在治疗中既要考虑到心脾肾,也要考虑到经络中的足少阴、任脉、足少阳、足厥阴等经脉。

贺老认为,本病虽以虚证为多,实证为少,但治疗上并不能完全将虚实截然分开,这是针灸治疗的特点。无论发病原因如何,或虚或实。发病之病机总为气血瘀滞于内,肾阳不足,宗筋不荣。因此,通调少阴、任脉等经脉则为常规大法。腧穴多选用大赫、中极、关元等,并据气血虚实酌情选用三阴交、内关、环跳等腧穴。

关元以填精补阴,温阳通脉,治疗中强调针感要串至会阴或阴茎。大赫、中极为局部用穴,辅助关元增加效力。三阴交以养阴血,鼓舞后天脾胃,气血得充,五脏得以调养。内关、环跳枢转阴阳之气,调和诸脉,使宗筋得养。

第二章 儿 科

急 惊 风

急惊风是以四肢抽搐,口噤不开,角弓反张和意识不清为特征的一种儿科急症。多见于5岁以下的婴幼儿,年龄越小发病率越高,7岁以后逐渐减少。

本病类似现代医学的惊厥,在很多疾病中均可引起。

一、病 因 病 机

本病大多由于小儿肌腠不密,外感时疫邪气,热极生风,内陷厥阴以致本病。或因乳食不节,积滞胃肠,水液凝滞,痰浊内生,气机壅阻,郁而化热,热极生风。或因暴受惊恐,恐则气下,惊则气乱,神无所依,亦可引起惊厥。

二、诊 断

(一) 疾病诊断

参照《中医儿科学》(马融等主编,第二版,人民卫生出版社,2012年)

(1) 以3岁以下婴幼儿为多,5岁以上逐渐减少。

(2) 常有感受风热、疫毒之邪或暴受惊恐病史。

(3) 临床以高热、抽风、昏迷为主要表现。

(4) 有明显的原发疾病,如感冒、肺炎、疫毒痢、流行性腮腺炎、流行性乙型脑炎等。中枢神经系统感染者,神经系统查体病理征阳性。

(5) 必要时行便培养、血培养、脑脊液、脑电图及CT等检查。

(二) 证候诊断

1. 外感风热证

起病急骤,发热,鼻塞流涕,咳嗽,头痛,神昏,抽搐,舌红苔薄黄,脉浮数。

2. 温热疫毒证

麻疹、流行性腮腺炎等过程中,出现高热,神昏,四肢抽搐,头痛,烦躁,舌红苔黄,脉数。

3. 暑热疫证

起病急骤,持续高热,神昏谵语,反复抽搐,头痛项强,呕吐,舌红苔黄,脉弦数。

4. 湿热疫毒证

夏秋季节,急起高热,反复惊厥,腹痛呕吐,黏液脓血便。舌红苔黄腻,脉滑数。

5. 暴受惊恐

有惊吓病史,惊惕不安,面色乍青乍白。脉律不整,指纹紫滞。

三、治 疗

(一) 治则

清热解毒,平肝熄风,镇惊安神,开窍。

(二) 取穴

攒竹、大椎、合谷、太冲。

(三) 刺法

针刺用泻法。

(四) 典型病例

马某某,女,6 个月

主诉:(家长代诉病情)阵发性四肢抽搐 10 余日。

现病史:患儿于 10 天前发热 38.7℃,后抽风,当即某医院就诊,经检查后诊为“脑膜炎”,治疗后热退,抽风止,待 3 天后抽风又作,发作时两目圆睁,口开不闭,上下肢抽动,角弓反张,呼吸急促,痰声漉漉,每日 2～3 次,每次持续约 3 分钟,抽止汗出,深睡不醒,醒后稍进饮食,旋即又睡,大便稀薄,小便正常。

望诊:面色红润,舌苔白。

切诊:关纹淡紫,脉细数。

辨证:内有蕴热未尽,日久灼伤津液,引动肝风,挟痰上扰所致。

治则:清热保津,平肝熄风,安神止惊。

取穴:大椎、攒竹、合谷、太冲。

刺法:以毫针点刺穴位,不留针。

1 诊后只抽 1 次,较前减轻。2 诊后患儿未抽,但睡眠不实,易惊醒。3 诊后未抽,以上诸症均消失。4 诊后饮食增加,二便正常。

按 语

惊风是一种小儿常见的症状。习惯上将"惊风"称作一种病。"惊"指的是惊惕,悸动不安,"风"指的是抽搐。临床上"惊"与"风"常常同时出现,故称之为"惊风"。与惊风相近的还有癫痫,主要临床表现也是抽搐,与风相似,但其表现以屡发屡止,抽时吐沫,喉间作声为特点。中医认为,"诸风掉眩,皆属于肝"。临床上凡抽搐振掉多与肝有关。"心主惊",惊惕,惊动不安又与心有关。而心与肝又有密切关系,两者可以相互影响,肝气太过可以生火,即"气有余便是火","木旺生火",心火太盛,可以引动肝风,风火相煽,发为抽搐等症。"风气通于肝",肝喜疏泄条达,如因食滞痰郁,化生积热或阻遏肝的疏泄功能,均可引起惊风。

惊风按其病因病机及临床表现分为3种:急惊风,正气未伤,属于实证、热证者居多。如惊风日久不治,反复发生,可以转为慢惊风。慢惊风时致惊原因尚未去尽,而正气已虚,属于虚中挟实之证。如慢惊风仍未控制,最后可以发展为慢脾风,到了慢脾风,则正气耗竭,脾肾阳微,为难治之证。

贺老认为,急惊风的治疗以泻实热之邪、熄风止痉为主,取督脉大椎穴泻实热,此穴位于第七颈椎棘突下,为手足三阳与督脉之会穴,功专疏风解表,清热通阳,为治疗热证的主要穴位之一。该穴在清热的同时,还可以通调诸经之阳气,使之郁结消除,脉道通畅,以防热盛气壅,壅而为郁,郁而化热,热盛风动的发生,故大椎穴是治疗急惊风的主要穴位之一。攒竹穴为足太阳膀胱经穴,位于眉头,可安神镇惊以熄风。合谷、太冲为四关穴,具有开窍醒神、熄风止痉的作用,历来为止抽的常用穴位,以上穴位合用,共同起到清热熄风,安神止惊的作用。如临床上,患儿口噤不开,神志不清,亦可加用人中、十宣等穴,以开窍醒神、止抽。

疳 积

本病是因喂养不当,损伤脾胃,津气耗伤,影响生长发育,以全身虚弱羸瘦为主要表现的营养缺乏性疾病。从西医角度看,它可包括消化不良、营养不良、某些维生素缺乏症、肠道寄生虫症等多种疾病。

一、病因病机

小儿脏腑娇嫩,脾胃功能薄弱,再加上不知饥饱,饮食不节,尤其是过食生冷、油腻和甜食,以致食滞中焦;此外肠寄生虫或病后失调也可引起脾胃失和,日久中焦失运,食滞化热,耗伤津液,发为疳积。

二、诊 断

(一)疾病诊断

参照《中医儿科学》(马融等主编,第二版,人民卫生出版社,2012年)

（1）有先天禀赋不足,长期喂养不当或病后失调等病史。

（2）形体消瘦,面色不华,毛发稀疏枯黄,饮食异常,大便不调,或脘腹膨胀,烦躁易怒,或精神不振,或喜揉眉擦眼,或吮指磨牙。

（3）体重低于正常同龄儿平均值15%以上。

（4）查血常规中红细胞及血红蛋白减少,疳肿胀者,血清总蛋白在45g/L以下,白蛋白在20g/L以下。

（二）证候诊断

1. 疳气

形体略瘦,毛发稀疏,急躁易怒。舌淡苔薄微腻,脉细。

2. 疳积

形体明显消瘦,面色萎黄无华,四肢枯细,肚腹膨胀,烦躁不宁。舌淡红,苔腻,脉沉细。

3. 干疳

形体极度消瘦,精神委靡,杳不思食。舌淡嫩,苔少,脉细弱。

三、治 疗

（一）治则

调理脾胃,消积化滞,清热。

（二）取穴

四缝。

（三）刺法

以小三棱针速刺穴位,挤出少量黄白黏液。

（四）典型病例

1. 季某某,女,8岁

主诉:(家长代诉病情)食欲不振4个月。

现病史:4个月前,患儿感冒发热,口渴欲饮,连续吃冰棍2支,后经口服中药汤剂后,发热退,感冒愈,但食欲一直不好,厌油腻,饥饿时常吃巧克力以充饥,体力差,上课时精力不集中,平日大便时有干燥。

望诊:身体瘦弱,皮肤干皱,面色失润发黄,有白斑,舌苔白。

切诊:脉沉细数。

诊断:疳积。

辨证:病后正气不足,饮食失于调理,脾胃不运,中焦积滞。

治则:消积祛滞,调理脾胃。

取穴:四缝。

刺法:以小三棱针速刺穴位,挤出少量黄白色黏液。

患儿每周针治 1～2 次。共治疗 5 次,饮食增加,大便调,皮肤、面色恢复正常。

2. 王某某,男,1 岁

主诉:(家长代诉病情)厌食半年。

现病史:患儿半年来厌食,食后腹胀,大便不调,面黄消瘦,毛发稀疏发黄直立,右手经常挖鼻孔,易哭闹,不玩耍。

望诊:形体干瘦,面色萎黄无华。舌苔薄白,关纹色淡。

切诊:脉细数。

诊断:疳积。

辩证:饮食不节,克伤脾胃。

治则:调理脾胃,消积化滞。

取穴:四缝。

刺法:以细小三棱针,速刺穴位,挤出黄白色黏液。

患儿每周治疗 1～2 次。治疗 2 次后,食欲好转,共治疗 7 次,饮食增加,二便调,毛发、面色恢复正常。

3. 何某某,女,9 岁

主诉:(家长代诉病情)食欲不振 1 年。

现病史:1 年来,患儿食欲不振,食纳甚少,日渐消瘦,性情急躁,易患感冒,夜间出汗,头晕,乘车尤甚,大便不调,时干时溏,小便正常。

望诊:面黄无华,体瘦,舌苔薄白。

切诊:脉细数。

诊断:疳积。

辨证:食滞化热,中焦失运。

治则:消滞清热,健运中焦。

取穴:四缝、脾俞。

刺法:以三棱针速刺四缝,挤出黄白色液体;以毫针点刺脾俞,不留针。

患儿经 25 次治疗后,纳食大有改善,体重增加,大便调,性情平和。

按　语

疳积一病所包括的范围较广。从中医角度,此病包括积滞和疳证两部分,但由于其致病原因相同,只是疾病程度轻重不同,症状表现轻重有异。《证治准绳》说:"积为疳之母,所以,有积不治,乃成疳。"可见积证为病之始,较轻,疳证为病之后,较重。由于医疗的发展,现今积证多见,疳证已大为减少,但积证如久延不治,亦会严重影响患儿健康。

本病的发生主要责之于脾胃,胃主受纳和腐熟水谷,这一过程即相当于饮食物的加工研磨过程;脾主运化是水谷精微的分布利用过程。这两个过程一前一后,相互衔接,任何一环节停止或消极工作,均会引起本病发生,出现厌食、腹胀、大便不爽、消瘦等症。日久不愈者,还可积滞化热,加重病情。

治疗方面以四缝穴为主,此穴位最早出自《奇效良方》一书,穴位居于第 2、3、4、5 指掌面,近端指关节横纹中点。此穴主治小儿疳积,为其经验效穴。贺老在前人应用此穴的基础上,多次加以验证,治愈了多例小儿疳积患者。如病情需要,在应用四缝穴的同时,还可配以脾俞、胃俞、中脘、足三里等穴,但每次选配 1~2 穴即可,临床可据病情选穴配伍,不必拘泥。

小儿多动症

小儿多动症指智力正常或基本正常,临床表现为与其智力水平不相称的活动过度,注意力涣散,情绪不稳定和任性、冲动,以及不同程度的学习困难,言语、记忆、运动控制等轻微失调的一种综合性疾病,又称儿童多动综合征及轻微脑功能障碍综合征。

一、病 因 病 机

先天禀赋不足:如由于孕母妊娠期有病毒感染或有影响胎儿的用药史,以及分娩时有宫内窒息史等各种因素,影响了胎儿的正常发育。饮食因素:如饮食中营养成分不足,或营养成分搭配不当,或过食生冷损伤脾胃,造成气血亏虚,心神失养;过食肥甘厚味,产生湿热痰浊,阻滞气机,扰乱心神。外伤和其他因素如产伤以及其他外伤,可使儿童气血瘀滞,经脉不畅,心肝失养而神魂不安;或由于其他疾病之后,虽原发病痊愈,但已造成气血逆乱,使心神失养以致神不安藏而发病。

二、诊 断

目前多采用 DSM-IV 关于小儿多动症的诊断标准:要求满足 A-E。

A 症状标准

(1) 注意缺陷症状:符合下述注意缺陷症状中至少 6 项,持续至少 6 个月,达到适应不良的程度,并与发育水平不相称。

①在学习、工作或其他活动中常常不注意细节,容易出现粗心所致的错误;②在学习或游戏活动时,常常难以保持注意力;③与他人说话时,常常心不在焉,似听非听;④往往不能按照指示完成作业、日常家务或工作(不是由于对抗行为或未能理解所致);⑤常常难以完成有条理的任务或其他活动;⑥不喜欢、不愿意从事那些需要精力持久的事情(如作业或家务),常常设法逃避;⑦常常丢失学习、活动所必需的东西(如玩具、课本、铅笔、书或工具等);⑧很容易受外界刺激而分心;⑨在日常活动中常常丢三忘四。

(2) 多动(冲动)症状:符合下述多动、冲动症状中至少 6 项,持续至少 6 个,达到适应不良的程度,并与发育水平不相称。

①常常手脚动个不停或在座位上扭来扭去;②在教室或其他要求坐好的场合,常常擅自离开座位;③常常在不适当的场合过分地奔来奔去或爬上爬下,在青少年或成人可能只有坐立不安的主观感受;④往往不能安静地游戏或参加业余活动;⑤常常一刻不停地活动,好像有个机器在驱动他;⑥常常话多;⑦常常别人问话未完即抢着回答;⑧在活动中常常不能耐心地排队等待轮换上场;⑨常常打断或干扰他人(如别人讲话时插嘴或干扰其他儿童游戏)。

B 病程标准

某些造成损害的症状出现在 7 岁前。

C 某些症状造成的损害至少在两种环境例如学校和家里出现

D 严重程度标准

在社交、业业或职业功能上具有临床意义损害的明显证据。

E 排除标准

症状不是出现在广泛发育障碍、精神分裂症或其他精神病性障碍的病程中,亦不能用其他精神障碍例如心境障碍、焦虑障碍、分离障碍或人格障碍来解释。

三、治　疗

(一) 治则

宁神定智,调和阴阳。

(二) 取穴

百会、攒竹、心俞、谵谵、通里、照海、大椎、腰奇。

(三) 刺法

毫针刺,用平补平泻法,每日 1 次,每次留针 30 分钟,10 次为 1 疗程。小儿不便留针者,可毫针速刺。

(四) 典型病例

吕某,男,9 岁

主诉:多动多语已 10 个月。

现病史:患儿 1 年前有外伤病史,头部被击伤,头皮下血肿,经治疗后血肿消失,10 个月前开始,患儿常耸肩搐鼻,挤眉弄眼,手脚易动,上课时精力不集中,做小动作,说话,不团结同学,有时骂人打人,被老师多次留校,学习成绩明显下降。开始时家长误认为孩子淘气,常施以严格管教,但毫无奏效,后经某医院诊断为"进行性抽搐",又经某儿童医院诊断为"秽语综合征",经治疗后未见明显效果,经人介绍来此就诊。

望诊:舌淡红、苔薄白。患儿来就诊时,不自主地搐鼻耸肩、挤眉弄眼。

切诊:脉细数。

诊断:小儿多动症。

辨证:患儿外伤,气血瘀滞,阴阳不调,心肝失养,神魂不安。

治则:调和阴阳,化瘀通络,宁神安魂。

取穴:攒竹、谚谵、大椎、腰奇。

刺法:以毫针刺之,不留针。

患者隔日针治1次。5诊后挤眉弄眼、搐鼻耸肩动作消失;10诊后活动明显减少,较少与同学吵架骂人,自我控制能力增强;15诊后患儿已能遵守课堂纪律,学习成绩较前提高。20诊后已基本正常,能团结同学,尊敬老师,按时完成作业。

按 语

多动症是发生在儿童的一种疾病,在6~8岁儿童中发病率最高,或者说在此期间的临床表现最为突出,由于本期的发生是渐进性,病程多在6个月以上,从中医角度可以认为是在儿童发育过程中渐进形成的一种阴阳失调现象。儿童在此阶段的发育特点是功能(阳)蓬勃旺盛,物质(阴)相对消耗过多的"纯阳之体",阳主动,阳盛阴衰,阴阳失衡是多动症患者发病的关键。心藏神、肺藏魄、肝藏魂、脾藏意、肾藏志,此为五神。五神是五脏的生理活动,也包含了现代医学所指的中枢神经活动。五神的活动实际上以心为主,即心神居于统帅其他四神的地位。儿童多动症,不论何种类型,所共同的表现均为五神失调,尤以心神失调最为多见,即神不宁、意不周、志不坚、思不专(不能反复计度)、虑不远、智不谧的神志病变。中医强调形体决定精神,又重视精神在生命活动中的统帅地位,多动症患者心神不宁,五神不安则表现形体多动、口多言、打人骂人、自我失控。气与血,一阴一阳,互为根本,相互促进。维持着脏腑生理功能正常协调,经络间相互沟通流畅,多动症患者气血逆乱,脏腑失养,经络不畅,故失其和平,出现病态。以上讨论了多动症的发生主要与阴阳失衡、脏腑失调、五神失宁、气血失和有密切关系。

治疗多动症要重视调理气血阴阳,安神宁志。常用穴位中以督脉之大椎穴,以及督脉循行线上的腰奇穴(本穴为奇穴,但位居督脉线上),抑阳而熄风。督脉属阳,多动症临床表现以多动多言为主,故为阳盛之证,取督脉阳经之穴以抑制阳盛而达调理阴阳之目的;攒竹为足太阳膀胱经穴,有镇惊安神之功,历来为医家所用安神之要穴;谚谵亦为足太阳膀胱经穴,位居背后第6胸椎棘突下旁开3寸,是治疗神志病变的效穴,也是贺老善于应用之穴。以上四穴合用,治疗多动症可收到很好效果。

五迟、五软、五硬(脑性瘫痪)

五迟、五软、五硬均为小儿生长发育障碍的疾患。三者往往同时并见,故可合为一病述。五迟、五软均以虚证为主,往往成为痼疾而难愈。

一、病因病机

本病由先天禀赋不足,肝肾亏损,后天失养,气血虚弱所致。以心脾肝肾亏虚为主,精髓不充,精明之府失养。部分后天性患儿有因瘀血痰浊阻滞脑络,致神明失聪。病因以先天为主,父母双方自身遗传缺陷,精血虚损者,精薄血弱,孕胎禀赋不足,或胎儿期间母亲起居饮食、用药不慎,以致伤及胎元。后天多为产后各种因素导致。以上各种原因可导致患儿心脾气血不足,肝肾阴亏,上不能充髓而养脑,外不能滋养筋骨肌肉,以至精明之府失于聪慧,肢体痿软,智能低于正常同龄儿童。本病虚多实少,少数实证者常因产伤等损及脑府,使瘀阻脑内,或热病后浊邪停滞,窍道不通,心神脑窍失慧。

二、诊　　断

(一) 疾病诊断

1. 中医诊断标准

参照普通高等教育中医药类规划教材《中医儿科学》(王萍芬主编,第六版,上海科学技术出版社,2007 年)。

(1) 小儿 1~2 岁还不能站立、行走、不会说话。

(2) 小儿周岁前后头项软弱下垂,手臂不能握举或握之不紧,不能立、不能行,或立之不久,行之不远;皮宽肌肉松软无力。

(3) 肢体强硬而不柔,拘急挛缩。

(4) 有孕期调护失宜、药物损害,产伤、窒息、早产及喂养不当史。

2. 西医诊断标准

参照《实用儿科学》(诸福棠主编,第七版,人民卫生出版社,2005 年),新世纪全国高等医药院校规划教材《中西医结合儿科学》(王雪峰主编,第一版,中国中医药出版社,2005 年)。

(1) 引起脑性瘫痪(简称脑瘫)的脑损伤为非进行性;

(2) 引起运动障碍的病变部位在脑部;

(3) 症状在婴儿期出现;

(4) 有时合并智力障碍、癫、感知觉障碍及其他异常;

(5) 除外进行性疾病所致的中枢性运动障碍及正常小儿暂时性的运动发育迟缓。

(二) 证候诊断

1. 脾肾两亏证

头项软弱,不能抬举或挺而不坚;口软唇弛,吸吮或咀嚼困难;肌肉松软无力,按压失于弹性,两足痿弱,骨软无力。面白,肢倦无力。舌淡,苔薄白,脉沉无力或指纹淡。

2. 肝肾亏虚证

肢体不自主运动,关节活动不灵,手足徐动或震颤,动作不协调。语言不利,或失听失明,或失聪。舌质淡,脉细软或指纹淡紫。

3. 肝强脾弱证

自出生之后多卧少动,颈强不柔,肢体强直拘挛,强硬失用,或动作笨拙,肌肉瘦削。烦躁易怒,遇到外界刺激后加重,食少纳呆。舌质胖大或瘦薄,舌苔少或白腻,脉沉弦或细弱,指纹沉滞。

4. 痰瘀阻络证

自出生后反应迟钝,智力低下;关节强硬,肌肉软弱,动作不自主,或有癫痫发作。肌肤甲错,毛发枯槁,口流痰涎,吞咽困难。舌质紫暗,苔白腻,脉滑沉。

5. 心脾两虚型

语言发育迟缓,智力低下,伴运动发育落后,发迟或发稀萎黄,四肢萎软无力,肌肉松弛,口角流涎,咀嚼无力,弄舌,食欲不振,大便偏干,神疲体倦,面色无华,唇甲色淡。

三、治　疗

(一) 治则

填髓通督,健脑益智。

(二) 取穴

百会、四神聪、风府、哑门、大椎、心俞、谚谞、通里、照海。

(三) 刺法

用毫针快速点刺,不留针。进针要稳准、轻浅、快,即持针要稳,刺穴要准,手法要轻,进针要浅且快。力求无痛,针不可提插捻转。每日针刺一次,或隔日一次,以三个月为一疗程。

(四) 典型病例

1. 孙某,男,3 岁半

患者足月顺产,幼时并未发现其异常,但至今一直不能行走,仅能说很少话语,吐字不清,无理解力,胆怯怕人,对陌生环境恐惧不安。体质欠佳,易感冒。夜间哭闹,尿床,纳食少,体瘦。舌淡苔薄白,脉沉细。查脑 CT 正常。诊断为小儿弱智。

贺老取上穴治疗 2 个月余后,患者渐能行走,吐字较前清晰,爱说话,性格较前开朗,能识别父母以外的其他人,体质有所改善。

2. 钱某某,男,14 岁

主诉:智力低下十余年。

现病史:患儿自幼智力低下,学习成绩不佳,初中一年级,语文、数学均不及格。平素急躁易怒。

治疗:以上述方法治疗 1 年后,可以与人正常交流,语言、礼节如常人,所有课程均达到及格水平,英语成绩 70 分以上,后参军入伍。

按 语

从穴位的组成可以看到贺老非常重视督脉的作用,他认为:督脉"并于脊里"、"入脑",故取督脉之穴以通调督脉经气,充实髓海,健脑益智。本病治以"补"、"调"之法,即补先天以固本,调周身之阳气,通其混沌之清窍,使其脑神醒来。

本病属虚多实少,主因先天不足,后天失养,故补益先天后天为其大法,辅以益智开窍醒神,本方多采用督脉之穴,总督一身之阳气,充实髓海,健脑益智。膀胱之脉,挟脊抵腰络肾,取心俞和谚语二穴,开通心窍,镇静安神。足少阴肾经照海之穴,滋补肝肾,取通里,心经络穴,调补心气心血,与照海相配,共凑补益心肾,使水火相济,心肾相交。四神聪为典型的健脑醒神之穴,其连于督脉,位于太阳经与肝经之间,故善调一身之阴阳,针之可熄风宁神定志。在临床中,当辨证以虚为主时,取:百会、四神聪、哑门、心俞、谚语、通里、照海为首。少数以实证为主者,则采用扶正与祛邪实并举之法,即在虚证的基础上,加上风府、大椎、腰奇三穴。切不可手法过重、泻之过重。

患儿智力低下,不会与医者进行配合,且疼痛及刺激会使其更辗转翻腾。故针刺宜轻浅不留针,即快针疗法。"刺小儿,浅刺而疾发针",小儿脏腑娇嫩,形气未充,正是"稚阴稚阳"之体,故采用针法,以补为主,以轻浅为宜。另外,对于快针疗法有一种说法,认为快针为轻刺激,轻刺激属于补法的一种。因进针速度非常快,患儿无疼痛感。本方多为头部及四末之穴,针之方便,坐之可取,易被患儿及家长接受,不伤病儿脏器。

在贺老诊治的儿科病证中小儿弱智占很大比例,经临床观察多例,有确切疗效。小儿为"纯阳"之体,生机蓬勃,活力充沛,反应敏捷,所以在生长发育过程中,从体格、智力以至脏腑功能,均不断向完善、成熟方面发展。相对而言,年龄越小,生长发育速度也愈快,这就提示我们:小儿弱智之病,要早发现,早治疗。在治疗中,因其病为痼疾,所以要有耐心,帮助家长树立信心。治疗时间以 3 个月到半年为佳。

本病患病率较高,病因复杂,临床表现多样,治疗较为棘手。所以积极预防显得格外重要,积极开展医学遗传的咨询工作,加强婚姻指导和计划生育,预防孕妇婴幼儿各种传染病,以避免小儿弱智的产生。

遗 尿

遗尿是指在睡眠时不能自行控制而排尿者。5 岁以下儿童,如遗尿发生不太过频繁,可不予治疗。偶见疲劳或睡前饮水过多而尿床者,不作病态。

一、病因病机

肾司封藏,主气化,膀胱有贮藏和排泄小便的功能,若肾气不足,开阖失利,下源不能固摄,至膀胱约束无权而发生遗尿;或因脾肺气虚,气不化水,脾失健运,以致水湿不行,渗入膀胱,水道无以制约而发生遗尿。

二、诊 断

疾病诊断

参照《中医儿科学》(马融等主编,第二版,人民卫生出版社,2012 年)
(1) 发病年龄在 5 岁以上。
(2) 睡眠较深,不易唤醒,每夜或隔几天发生尿床,甚则 1 夜尿床数次。
(3) 尿常规及尿培养均无异常。
(4) X 线检查,部分患儿可发现有隐性脊柱裂。

三、治 疗

(一) 治则

调补脾肾,健脾益肺,固摄下元。

(二) 取穴

主穴:三阴交、肾俞、关元、中极。
配穴:气海、足三里、膀胱俞、阳陵泉、太冲、百会。每次取三阴交和另一主穴,三阴交两侧交替使用,每次针一侧。余主穴轮流使用。每次再加配穴 1~2 个。

(三) 刺法

以毫针刺入穴位 0.5~1 寸深,每日一次,每次留针 30 分钟,用补法,可灸。

(四) 典型病例

1. 张某,男,10 岁

主诉:自幼遗尿。
现病史:自幼尿床,每夜尿一至两次,因惧怕尿床,患儿于晚上不敢饮水,手足凉,纳一般,二便调。
望诊:身体瘦弱,面色萎黄,舌苔白。
切诊:脉细。
诊断:遗尿。

辨证:脾肾不足,下元失于固摄。

治法:补益脾肾之阳气,固摄下元。

取穴:中极、关元、三阴交。

隔日针刺1次,针治五次后,尿床明显减少;10次后已基本不尿床。

2. 赵某,女,17岁

主诉:遗尿十余年。

现病史:遗尿十余年,每夜2～3次,昼感尿急,难于控制,久治不效。

望诊:面黄不泽,舌胖嫩少苔。

切诊:脉沉滑。

诊断:遗尿。

辨证:气虚肾弱,膀胱失约。

治疗:益气补肾。

取穴:气海、三阴交、丰隆。

针治6次,诸证悉平,3个月后追访,病未复发。

按 语

小儿遗尿多由肾气虚弱所致,虽临床有脾气虚者,但皆以肾虚为根本。小儿本为稚阴稚阳之体,如因先天不足,肾气虚弱,气化无权,则不能自行控制而遗尿。对此病的治疗原则是温补肾元,采用关元、中极、气海、三阴交等穴补之。亦可用艾灸关元,更加强温补肾阳的作用,其灸之法,可告知患儿家长,自行回家艾灸,每次约半小时为宜,每日1次。

三阴交补脾气以调理后天,并可通调肝、脾、肾三经经气。肾司二便,遗尿以肾虚为本,故取肾脏经气输注之肾俞穴以培补先天;关元、中极穴为任脉经穴,为强壮要穴,中极又为膀胱募穴,功专助阳,利膀胱,可以温肾固摄,治疗遗尿。气海、足三里培元固本;膀胱俞以利膀胱;阳陵泉、太冲调气舒肝;百会振奋阳气,升阳举陷。亦可在肾俞、关元加灸,以增强温补肾阳之力。诸穴共济温补脾肾,固摄下元之效。

痄腮(流行性腮腺炎)

流行性腮腺炎是由腮腺炎病毒引起的以腮腺肿痛为主要症状的呼吸道传染病。又称"痄腮"、"蛤蟆瘟"、"大头瘟"。冬春较为多见,传染性强,儿童多发,尤以5～15岁容易发病。有腮腺炎接触史。

一、病 因 病 机

外感时疫温毒之邪,更兼挟痰化热,郁滞少阳,少阳经脉失于疏泄,气血不通,故耳下腮部肿胀疼痛,并有恶寒发热等症。

二、诊　　断

（一）疾病诊断

参照《中医儿科学》（马融等主编,第二版,人民卫生出版社,2012 年）

（1）好发于冬春季节,发病前 2~3 周有接触史。

（2）初期可有发热、头痛等,1~2 天后,出现腮部肿胀疼痛,通常先一侧,继而对侧。腮部肿胀是以耳垂为中心的漫肿,边缘不清,表皮不红,有压痛;腮腺管口红肿,按压腮腺时无脓液自腺管内流出。腮腺肿大 3~4 日达高峰,同时出现高热,以后逐渐消退,病程 1~2 周。可出现睾丸炎、附睾炎、卵巢炎、脑膜脑炎、胰腺炎、心肌炎及肾炎等并发症。

（3）血常规可见白细胞正常或增多,淋巴细胞相对增多;血尿淀粉酶可增高;血清特异性抗体增高;早期唾液、尿液、脑脊液或血液中可分离出病毒。

（二）证候诊断

1. 常证

（1）瘟毒在表证:轻微发热,或头痛,耳下腮部漫肿疼痛,张口不利,咀嚼不便,舌红苔薄白,脉浮数。

（2）热毒蕴结证:高热,烦渴,咽红肿痛,或头痛、呕吐,腮部肿胀疼痛,坚硬拒按,张口咀嚼困难,舌红苔黄,脉洪数。

2. 变证

（1）邪窜睾腹:腮肿渐消,又见发热,一侧或两侧睾丸肿痛,或见少腹疼痛,舌红苔黄,脉弦数。

（2）邪陷心肝:多在腮肿的同时,出现高热,烦躁,头痛项强,呕吐,嗜睡,四肢抽搐,舌红,苔黄,脉弦数。

三、治　　疗

（一）治则

清热解毒,散结消肿。

（二）取穴

阿是穴、颊车。

（三）刺法

火针点刺。

（四）典型病例

1. 张某,男,10 岁

主诉:左腮肿痛 2 天。

现病史:局部发红,压痛明显,咀嚼困难。伴有恶寒微热,口渴咽干,纳差,大便偏干。

望诊:舌红,苔薄黄。

切诊:脉弦略数。

诊断:痄腮。

辨证:少阳郁热,毒邪内蕴。

治则:清泻少阳,散结消肿。

取穴:阿是穴。

刺法:以细火针快速点刺肿胀局部,刺 5 针左右。

治疗后,腮部肿痛减轻。每日治疗 1 次,4 日后肿痛消而痊愈。

2. 刘某某,男,7 岁

主诉:3 日来高热,两腮肿痛。

现病史:患者 3 日来持续高热 38.5℃。两侧腮部漫肿无际,瘰胀疼痛,咀嚼困难,食欲不振,大便干,小便黄赤。

望诊:面赤,咽红,两腮隆起,皮色不变。舌苔黄。

闻诊:呼吸急促。

切诊:脉滑数。

诊断:痄腮。

辨证:感受时疫之邪,毒热壅阻少阳、阳明经络,以致痄腮。

治则:法宜清热解毒,疏通少阳、阳明经络。

取穴:漫肿中心及其周围。

刺法:以细火针,用散刺法点刺漫肿局部。每次 4～7 针。

1 诊治疗后,漫肿渐消,体温降至 37.5℃。2 诊后肿完全消除,体温降至正常。共治疗 3 次而愈。

按　　语

本病的发生主要责之于毒热之邪阻遏少阳、阳明经所致,其治疗之法在于通其经络,驱邪外出。痄腮一病,历来以药物治疗者为多见,然针灸治疗本病,或毫针刺合谷、颊车、翳风、下关等穴,或少商等穴放血,或灯心草灸角孙,尚未见有用火针者。火针速刺治疗痄腮,其病虽属热证,但疗效颇佳。此好比用艾灸治疗热证一样。唐代著名医家孙思邈常用艾灸治疗毒热蕴结之痈疽,脏腑实热之胀满,阳证之发狂,阴虚之内热。其理在于,毒热蕴结者火郁发之;脏腑实热者,宣泄之;重阳发狂者,引阳散泄之;阴虚内热者,阳中求阴也。如《千金翼方·卷二十八》:"凡卒患腰肿跗骨肿痈疽节肿风游毒热肿,此等诸疾,但初觉有异,即急灸之立愈……。"《千金要方·卷十三》说:"不能食,胸中满隔上逆气闷热,灸心腧二十七壮,小儿减之。"像以上用艾卷治疗热证的原文,在孙氏的著作中记载多处,这不仅丰富了针灸的理论,而且扩大了灸法的治疗范围。贺老在前人经验的基础上,提出了热证用火针的治法,并用之临床,取得满意效果。痄腮病属毒热蕴结,阻遏经络所致,火针速刺之,在于通其经络,使火郁发之,驱邪外出。"病多气滞",经气阻滞是引发诸病的根源,也是诸病发生后对经络作用的结果,所以气滞既是致病原因又是致病的病理过程和结果。痄腮病之温热时邪流行于自然界,素体经气畅通之人,抵抗外邪而健康生活,素体经气阻滞之人,无力抵御邪气,外邪乘虚而入,使人致病。今痄腮之人,所以患病,一是经络之气阻滞,二是与毒邪强有关,但前者是致病的根本原因。火针治疗疼腮,就是运用了"通其经络",驱其郁滞,使得火气毒热之邪外出,郁热肿胀得以宣散,故病治愈。

第三章 外科皮肤科

瘿瘤(甲状腺腺瘤)

本病为甲状腺良性肿瘤,好发于青年女性,其临床表现是结喉正中附近肿块,能随吞咽动作而上下移动。属于中医"瘿瘤"等范围。

一、病 因 病 机

本病多因情志内伤,肝气郁结,气滞血瘀所致。肝郁则脾失健运,痰湿凝聚,经络阻隔,结于喉部,发为瘿瘤。

二、诊　　断

参照《外科学》(陈孝平主编,人民卫生出版社,2002 年)。

多见于 40 岁以下女性。腺瘤多为单发,呈圆形或椭圆形,局限在一侧腺体内。质地较周围甲状腺组织稍硬,表面光滑,无压痛,能随吞咽上下移动。腺瘤生长缓慢,大部分无任何症状。

三、治　　疗

(一) 治则

理气解郁,化痰软坚。

(二) 取穴

阿是穴。

(三) 刺法

以中粗火针,用速刺法,点刺肿物 3 ~ 5 针。

(四) 典型病例

1. 路某某,女,21 岁

主诉:喉部左侧发现一肿块月余。

现病史:患者结喉左侧发现一肿块已月余,自觉局部不适,发堵,吞咽不便,纳食可,二便正常,经期不准,月经量少。

望诊:舌淡苔白。

切诊:脉沉细。

查体:结喉左侧可扪及胡桃大小肿物,质地坚实,表面光滑,无压痛,可随吞咽动作上下移动。

诊断:甲状腺腺瘤。

辨证:气机不畅,痰阻经络,结于喉间。

治则:调气化痰,解闭散结。

取穴:俞府、照海、肺俞、阿是穴。

刺法:以中粗火针,用速刺法点刺局部阿是穴。以毫针刺俞府、照海,平补平泻法,留针30 分钟;肺俞穴以毫针点刺。

患者每周治疗 2 次,经 4 次治疗后,肿物变小,再经 4 次治疗,肿块消失,临床痊愈。

2. 杨某某,女,32 岁

主诉:结喉右侧肿块 4 个月。

病史:患者于 4 个月前发现结喉右侧肿块,曾去医院检查,诊断为"甲状腺腺瘤",建议手术切除,患者惧怕手术,故前来要求针刺治疗。现症:结喉右侧肿块大如胡桃,吞咽时局部发憋,胸闷,易急躁,纳一般,二便正常。

望诊:舌淡苔白。

切诊:脉弦。

查体:在结喉右侧,可扪及胡桃大小圆形肿块,质硬,光滑,随吞咽可上下移动。

诊断:甲状腺腺瘤。

辨证:肝郁气滞,痰湿凝结。

治则:理气消瘿,化痰散结。

取穴:阿是穴、三阴交、内关。

刺法:以中粗火针,用速刺法,点刺肿块局部 3~5 针。以毫针刺三阴交、内关,用泻法,留针 30 分钟。

患者每周治疗 2~3 次,共治疗月余,肿块消失,临床痊愈。

按　　语

甲状腺腺瘤系良性肿瘤,中医属于"瘿瘤"的范围,瘿瘤的名目较多,《圣济总录》有五瘿,为石瘿、泥瘿、劳瘿、忧瘿、气瘿;《三因极一病证方论》也有五瘿,为石瘿、肉瘿、筋瘿、血瘿、气瘿。其发病皆因气滞痰凝而成。从病名考虑,甲状腺腺瘤属于"瘿瘤"范围中的"肉瘿"。关于"瘿瘤"的记载较多,古人多以理气化痰、软坚散结之药剂治之。贺老认为,引起此病的关键是气滞,气滞则痰凝成核,发为肿块,反过来肿块又加重气滞,而出现胸闷发憋等不适,从临床考虑,当先软坚散结,结散则气调,气调则滞消,经络通畅而病愈,治以取火针刺之,火针具有温通的作用,可以助阳化气。气机疏利,津液运行,化痰祛湿,故可消瘿散结。

在例1中,针刺肾经之俞府、照海穴以行气开闭。肾足少阴之脉"从肾上贯肝膈、入肺中,循喉咙,挟舌本。"取照海穴为循经远端取穴,病在上,取之下;取俞府穴乃循经邻近取穴。肺俞穴位于胸背,可调胸中之气;三穴合用,调理气机,气调则痰散,与火针一起共同起到软坚散结消瘰的作用。例2中,在应用火针的同时,针足太阴脾经穴三阴交以运湿化痰,针手厥阴心包经络穴内关以行气宽胸,二穴同用,行气化痰,配合火针刺局部,亦收到了治愈病瘤的满意效果。

瘰疬(颈淋巴结结核)

颈部淋巴结结核为结核性颈淋巴结炎。多见于儿童和青年人。中医称为"瘰疬"。淋巴结大者为瘰,小者为疬,合称为瘰疬。若破溃成疮,皮下窜空,流脓,经久不愈,则称为"鼠疮"。

一、病 因 病 机

本病多由肝郁气滞,痰湿凝聚,气郁化火,痰火上壅而结节于颈。或因热邪伤阴,肺肾两亏,虚火内动,痰火凝结所致。

二、诊 断

参照《外科学》(陈孝平主编,人民卫生出版社,2002年)。

颈部一侧或两侧有多个大小不等的肿大淋巴结,一般位于胸锁乳突肌的前后缘。初期,肿大的淋巴结较硬,无痛,可推动。病变发展,发生淋巴结周围炎,使淋巴结与皮肤与周围组织发生粘连,各个淋巴结可互相粘连,融合成团,形成不易推动的结节性肿块。根据结核病接触史及局部体征,特别是已形成寒性脓肿,或已溃破或已溃破形成经久不愈的窦道或慢性溃疡时,多可做出明确诊断。

三、治 疗

(一)治则

调气化痰,软坚散结,通经活络。

(二)取穴

肘尖,严重者加曲池、肩井,局部(阿是穴)。

(三)刺法

以毫针刺入肘尖,针尖向上沿皮刺约4寸。曲池,用直刺法,或向上沿皮刺。肩井,斜刺或平刺。局部采用火针点刺。

（四）典型病例

张某某,男,31 岁

主诉:左侧颈部长一硬结一年余。

现病史:一年前,患者左颈部长一硬结,初如黄豆粒大小,渐状如核桃,疼痛、发胀,约4cm×4cm,周围有散在大小不等硬结数枚。曾在某医院检查诊断为"颈淋巴结结核"。现仍颈部疼痛不适,按之压痛明显,推之可移动。因用链霉素过敏,故治疗效果不显著。

望诊:面色黄,体瘦,舌苔白,舌质淡。

切诊:脉细。

诊断:颈淋巴结结核。

辨证:正气不足,肝郁不舒,痰湿不化,痰气凝结,阻于经络。

治则:温通经脉,除痰湿,散郁结。

取穴:病灶局部(阿是穴)。

刺法:以火针,点刺结核上 5 针,隔日 1 次。

患者针治两月,结核消失,病情痊愈。

按　　语

颈部淋巴结结核古称瘰疬,如陈实功在《外科正宗》中云:"瘰疬者累累如贯珠,连接三五枚。……其患先小后大,初不觉痛,久方知痛。"

针灸治疗本病,在古代文献中有不少记载,如《针灸大全》载:"项生瘰疬,绕颈起核,名曰蟠蛇疬,天井二穴,风池二穴,肘尖二穴,缺盆二穴,十宣十穴。"《针灸大成》载:"肘尖穴,治瘰疬。左患灸右,右患灸左,如初生时,男左女右,灸风池。"现在针灸治疗瘰疬的方法,是在古代治疗方法的基础上发展而来的。贺老治疗瘰疬,依据病情需要,或局部火针点刺,或循手阳明,手少阳经远端取曲池、肩井穴,或取经外奇穴肘尖,以上穴位或配合或单独应用,均能起到行气消痰,软坚散结的作用。关于火针的应用,因淋巴结结核与痰核流注,经气阻滞有关,痰病得火而解者,是以热则气行,津液流通故也。

乳癖（乳房纤维腺瘤）

本病为乳房内的良性肿瘤,好发于青壮年妇女,与雌激素分泌激增、内分泌失调,以致部分乳腺组织增生异常有关。少数病例可以恶性变。属于中医"乳癖"的范围。

一、病 因 病 机

本病多因郁怒伤肝,思虑伤脾,冲任失调,以致乳络气滞痰凝,血瘀凝聚成核;肝肾不足,冲任失调,致使气血瘀滞,或脾肾阳虚痰湿内结,经脉阻塞,而致乳房结块、疼痛,常伴月经不调。

二、诊　　断

（一）疾病诊断

参照《外科学》（陈孝平主编，人民卫生出版社，2002 年）。

女性常见，高发年龄是 20～25 岁，其次为 15～20 岁和 25～30 岁。好发于乳房外上象限，约 75% 为单发，少数多发。病人常无明显自觉症状。肿块增大缓慢，质似硬橡皮球的弹性感，表面光滑，易推动。月经周期对肿块的大小并无影响。

（二）证候诊断

1. 肝郁气滞

兼见情志郁闷不舒，心烦易怒，乳房胀痛，乳房肿块可随情志波动而增大，经前期症状加重，脉涩。

2. 肝肾阴虚

形体消瘦，虚烦不眠，头晕，月经周期紊乱，乳房内肿块隐痛或胀痛，舌质红，脉沉细数。多见于更年期妇女。

3. 冲任失调

见于绝经期妇女，表现为心烦易怒，腰酸膝软，精神倦怠，失眠多梦，乳房肿块胀痛，舌淡苔白，脉沉细。

三、治　　疗

（一）治则

以通络散结为主法。肝郁者疏肝解郁；肝肾阴虚者补之；冲任失调者调理之。

（二）取穴

肝郁气滞：足临泣。
肝肾阴虚：照海。
冲任失调：照海、足临泣。

（三）刺法

以火针点刺局部（乳房肿块）3～5 针。以毫针刺足临泣、照海穴，视虚实情况行补泻手法，留针半小时。

(四) 典型病例

1. 张某某,女,23 岁,未婚

主诉:右侧乳房肿块 3 个月余。

现病史:3 个月前,患者洗澡时发现右侧乳房有肿块 2 个,如枣大,近来因工作紧张,常有胸部不适感,乳房胀痛,尤以月经前明显,有时气急胸闷,曾去西医院,诊为"乳房纤维腺瘤",建议观察一段时间,如继续长大,可手术切除,患者因惧怕,故来就诊。

望诊:乳房外观正常,无红肿。舌淡红,苔薄白。

切诊:脉细。

查体:乳房内可摸到肿块 2 个,大者约 1.5cm×2cm,表面光滑,可移动。

诊断:乳房纤维腺瘤。

辨证:肝郁气滞,气血凝结。

取穴:足临泣。

刺法:以毫针刺入足临泣穴,用泻法,留针 30 分钟。隔日 1 次。

患者针后,自觉胸部舒畅,针刺 3 次后,肿块减小,共治疗 10 次,肿块消失。

2. 章某某,41 岁,女

主诉:左乳房内生一硬块已数年之久。

现病史:患者左侧乳房内上方长一硬块已达数年之久,开始如枣大,近年来因恚怒、情志抑郁逐渐增大如胡桃,且下方亦生小结块数枚,有压痛,推之可移动,恐生恶性肿瘤,即去某医院检查,诊断为"乳腺增生病"。

望诊:面色黄,舌苔白。

切诊:脉细弦。

查体:左乳内上方可触及一肿块,约 3cm×3cm,乳房下方小结块数枚。

诊断:乳腺纤维腺瘤。

辨证:肝肾不足,肝郁气滞,气血凝聚。

治则:滋阴养肾,疏肝解郁,温通经络,调和气血。

取穴:照海、足临泣、局部(阿是穴)。

刺法:以毫针刺照海、足临泣穴,前者补之,后者泻之,留针 30 分钟。以粗火针,用速刺法,点刺肿块 5 针(每个均刺)。

2 次针后,压痛消失,共治疗 8 次,硬块基本消失,停止治疗。

按 语

本病证分三型,肝郁气滞型多见于发育期青壮年,此时女子情绪波动较大,易于激动,故常易出现肝气郁滞,以致气血凝结而成此病,此证属实证,可取足临泣穴以刺之,足临泣为足少阳胆经之穴,肝胆相表里,刺此穴可调节肝经气机,解郁除滞,病自能除。肝肾阴虚型多见于中年及更年期妇女,此时女子因生育或劳累所致,加之体质素虚,可出现肝肾两亏之虚证,

针足少阴肾经照海穴以补肾阴。冲任不调型多见于绝经期妇女,此时妇女因生理机能发生改变,常伴有多种症状出现,多呈现虚实夹杂之征象,故可取照海穴以补之,足少阳胆经足临泣穴以泻之,二穴一补一泻,具有调肝补肾之功,冲任之脉与肝胆经脉联系密切。故调补肝肾即调补冲任之脉也,本病的局部征象为乳房内肿块,火针点刺肿块,有散结除滞之功,故刺之效佳。临床根据实际情况,三种证型均可以毫针远端取穴,配以火针点刺局部肿块,二者配合使用,临床效果更佳。

乳岩(乳腺癌)

发生在乳房部的肿块,坚硬如石,溃后状如岩穴者,称为乳岩。是妇女常见的恶性肿瘤之一,多发于 40 岁以上的患者。

一、病 因 病 机

多因恚怒忧思损伤肝脾,肝伤则气滞,脾虚则生痰,气滞痰凝,发为肿块。气滞日久者,可致血瘀,冲任失调而发此病。如病程日久,耗伤阴血,肝肾阴亏亦可发生。

二、诊 　 断

(一)疾病诊断

参照《中医外科学》(陈红风主编,第二版,人民卫生出版社,2012 年)。

(1)多见于 40~60 岁女性,男性少见。

(2)体检发现或偶然发现乳房内有无痛性肿块,边界不清,质地坚硬,表面不光滑,不易推动,常与皮肤粘连而出现窝征,个别可伴有乳头血性或水样溢液。后期随着肿块增大,可产生不同程度疼痛,皮肤可呈橘皮样改变;乳头内缩或抬高。晚期,乳房肿块色红高突,溃烂后疮口边缘不整齐,中央凹陷似岩穴,有时外翻似菜花,时渗紫红血水,疼痛明显。病变周围可出现散在的小肿块,状如堆栗。

(3)钼靶 X 线可见致密的肿块阴影,形状不规则,边缘毛刺状,密度不均匀,可见细小成堆的钙化点,常伴有血管影增多增粗,乳头回缩,乳房皮肤增厚或凹陷。B 超可见实质性占位病变。

(二)证候诊断

1. 情志郁结证

乳房结块,皮色如常,质地坚硬,伴有心情不舒、胸闷不适,舌苔白,脉弦滑。

2. 冲任失调证

乳房结块坚硬,伴有月经不调。舌淡红,苔薄白,脉沉细。

3. 毒蕴溃烂证

岩肿破溃,血水淋漓,臭秽不堪,色紫剧痛,饮食不佳,身体渐瘦。舌苔薄黄,脉弦数。

4. 气血两虚证

乳岩晚期,破溃外翻如菜花,不断渗流血水,疼痛难忍,面色苍白,动则气短,身体瘦弱,饮食不思。舌淡红,脉沉细无力。

三、治　疗

(一) 治则

主要以调和气血,活血化瘀,通乳络为主法。

(二) 取穴

阿是穴。

(三) 刺法

以中粗火针,用速刺法,点刺肿物中心及上下左右共5针。

(四) 典型病例

1. 某女,45岁

主诉:左乳房内肿块3年余。

现病史:3年前,发现左侧乳房内有硬核,逐渐肿大,破溃,流臭稀脓水,经某综合医院病理切片检查,确诊为"乳腺癌"。食欲尚可,二便及月经正常。自觉左臂发沉,胸口郁闷不适。

望诊:形体消瘦,左乳疮口紫褐色,有分泌物,恶臭难闻,周围皮肤坚硬,舌苔白。

切诊:脉沉细。

查体:左侧腋下淋巴结肿大约1cm×1cm,触之移动。

辨证:肝郁气滞,瘀血阻络,毒邪停聚。

治则:舒肝调气,行血化瘀,化腐解毒。

取穴:疮口及周围阿是穴。

刺法:以粗火针,慢刺法点刺疮口内之腐肉;快速法刺周围阿是穴。

患者每周治疗2次,共火针治疗8次。疮口愈合,周围肿胀消失,腋下淋巴结亦渐缩小。回农村休养。半年后随访,病未复发。现已经5年,仍身体健壮。

2. 陈某某,女,28岁

主诉:右侧乳房肿物两月余。

现病史:两月前,发现右侧乳房肿物,经医院诊断为"乳腺癌早期",精神不振,郁闷不舒,纳可,二便调。

　　望诊:舌质淡,苔白。

　　切诊:脉细弦。

　　查体:右侧乳房肿块约2cm×3cm,光滑,可推动,无压痛。

　　诊断:乳腺癌。

　　辨证:肝郁不舒,气滞血瘀,毒邪结聚。

　　治则:调气行瘀,通经活络,解毒散结。

　　取穴:阿是穴。

　　刺法:以中粗火针,用速刺法,点刺肿物中心及上下左右共5针。

　　每周治疗2次,共火针治疗10次,肿物消失。

按　　语

　　《外科正宗》云:"忧郁伤肝,思虑伤脾,积想在心,所愿不得志者,致经络痞涩,聚结成核"。病程久者,肝肾虚损,出现恶病质征象。故该病与肝脾心肾皆有关系。从外在体征看,患者乳房局部肿块,实乃由多个脏腑功能失调,经络不畅,气血凝聚所致,故本病发于局部,而与全身机能状态有关,临床上患者一旦得知患乳腺癌,往往精神负担很重,这样就会加速脏腑功能失调,愈加降低了机体的抗病能力,从而加速了疾病的恶化,促进了死亡的到来。贺老治疗本病,以诚恳的热情话语鼓励患者,增加战胜疾病的信心,又以精湛的针刺技巧见著于医疗。贺老认为,本病的关键是毒邪结聚,气滞血瘀,其治之法以火针行气活血,解毒散结,可使毒瘤消除,毒瘤既除,患者精神放松,负担减轻,反过来又可以有利于机体抗病能力的提高,故局部除瘤是关键。患者如全身症状较多,亦可采用毫针刺法,取肝肾脾胃等经穴位调理,也会取得很好的治疗效果。临证要根据病情需要,灵活掌握,不必拘泥,随证而变。

肠痈(阑尾炎)

　　肠痈是外科病症,现代医学称为"阑尾炎"。为腹腔内阑尾发生炎症引起的少腹部疼痛的病证。

一、病 因 病 机

　　多由饮食不节,寒温不适,或情志所伤,损伤脾胃,引起肠道传化失司,糟粕停滞,气滞血瘀,瘀久化热,热盛肉腐而成痈肿。

二、诊　　断

(一) 疾病诊断

参照《中医外科学》(陈红风主编,第二版,人民卫生出版社,2012 年)。

1. 初起

腹痛始于胃脘,或绕脐走窜,数小时后,腹痛转移并固定在右下腹部(麦氏点),疼痛呈持续性加重。右下腹压痛是本病常见的重要体征。

2. 成脓

腹痛加剧,右下腹挛急、拒按,壮热不退,恶心呕吐,纳呆,便结或腹泻、里急后重。

3. 溃后

腹痛向余腹扩展,痛处拒按,恶心呕吐。

4. 检查

多数患者白细胞计数及中性粒细胞比例增高。诊断性腹腔穿刺检查和 B 超对诊断有一定帮助。

(二) 证候诊断

1. 湿热壅滞证

腹痛加剧,右下腹挛急、拒按,或可扪及局限性包块。伴发热,恶心呕吐,便秘或腹泻。舌红苔黄腻,脉滑数。

2. 气血瘀滞证

转移性右下腹痛,呈持续性、进行性加剧,右下腹挛急、拒按不明显。可有轻度发热。舌质正常,苔白腻,脉弦滑或弦紧。

3. 热度伤阴证

腹痛剧烈,心下硬满,腹胀,全腹挛急、拒按。壮热不退或寒战,烦躁,恶心呕吐。舌红绛而干,苔黄厚干燥,脉洪数。

三、治 疗

(一) 治则

疏通腑气,清泻郁热。

(二) 取穴

阑尾穴、阿是穴。

(三) 刺法

均用毫针行泻法,每次留针 20 分钟,每日治疗 1 次。

（四）典型病例

李某某,男,36 岁

主诉:右少腹疼痛两天。

现病史:两天前上午发生腹痛,时痛时止。昨天开始右下腹疼痛,渐漫延至全腹痛,伴脘痞呕恶,微热。当时曾大便 3 次,服止痛药及镇静剂未效,夜间又呕吐 1 次,口苦纳呆,眠不佳,微咳,时有便意,尿少,伴尿道涩痛。

望诊:舌苔浮黄厚燥。

切诊:脉浮弦。

查体:麦氏点压痛明显,反跳痛明显,白细胞 15300/mm³（15.3×10⁹/L）,中性粒细胞80%,淋巴细胞14%。

诊断:肠痈。

辨证:饮食不节,脾胃受损,食积不化,湿热壅滞,气滞血瘀,发为肠痈。

治则:疏调气血,通经活络,理气止痛。

取穴:阑尾穴,局部阿是穴。

刺法:均用毫针刺法,施以泻法,每次留针 30 分钟,每日治疗 1 次。初日诊治 2 次。

2 次治疗后,局部疼痛减轻,症状缓解,腹部仍有不适感。查血象:白细胞 9100/mm³（9.1×10⁹/L）,中性粒细胞 80%,淋巴细胞 20%。3 诊后其痛已基本消失,腹部仍有不适感。查血象:白细胞 6200/mm³（6.2×10⁹/L）,中性粒细胞 71%,淋巴细胞 25%。针穴改腹结（右）,府舍（右）阑尾穴（右）。5 诊时腹痛消失,腹部舒适,食纳好转,大便稍溏,临床症状消失,告愈。

按　语

肠痈为急腹症之一,所痛之处为足阳明循行所过,其循行"起于胃口,下循腹里,下至气街中而合。"虽痈痛为大肠之腑,但手足阳明相通。凡饮食不节或肠胃运化失调,皆可导致腑气不通,气机阻滞,进而化热,即成痈痛。胃足阳明主血所生病者"循膺乳气街……皆痛"说明胃肠蕴热,热结血脉必致经气不通,而不通则痛。

由于痈痛为局部炎症,热结于内而致气机失畅,血气郁滞,故用毫针针局部阿是穴,以泻其邪,给予强刺激,以令经脉通畅,热清气散。配用经外奇穴阑尾穴,鼓舞阳明正气,以利气血运行。

通过此病例可以看出,针灸不仅对慢性病有良好疗效,而且对某些急症、炎症也有治疗效果,为针刺治疗急腹症提供了经验。可供治疗其他急腹症参考。

疝　气

凡体腔内容物向外突出,睾丸或阴囊肿胀疼痛,中医学统称为疝气。本文所述疝气以小腹痛引睾丸,或睾丸阴囊肿大胀痛为主症。

一、病 因 病 机

坐卧湿池、涉水或遭受雨湿风冷;或情志抑郁,气滞寒凝而为寒疝。素体虚弱,或劳累过度,强力负重,以致气虚下陷而为狐疝。

二、证 候 诊 断

寒疝:小腹、阴囊冷痛,睾丸坚硬拘急,舌苔薄白,脉沉细。
狐疝:阴囊肿胀坠痛,小腹结滞不舒,立则阴囊下坠,久则阴囊偏大,舌淡苔薄,脉弦。

三、治 疗

(一)治则

暖肝益气,温通经脉。

(二)取穴

大敦、中封、蠡沟、三阴交、阴陵泉、照海、气海、关元。

(三)刺法

毫针刺法,泻法。

(四)典型病例

卓某,男,42 岁

主诉:睾丸疼痛 4 年。
现病史:睾丸疼痛 4 年,因于劳累后受寒引起。睾丸疼痛下坠,痛及少腹,阴囊冰冷。
望诊:苔薄白。
切诊:脉弦迟。
诊断:疝气。
辨证:肾虚久劳,外邪客于厥阴之脉,寒阻脉中而致寒疝。
针刺大敦、中封、蠡沟、三阴交、阴陵泉、照海、气海、关元。
共针 12 次,取得满意效果。

按 语

足厥阴肝经"循股阴,入毛中,抵小腹"。故肝经可以治疗前阴病等泌尿生殖系统疾患,故取大敦、中封、蠡沟为主穴。大敦为肝经的井木穴,可疏理下焦,开窍泻肝,自古即是治疗疝气的常用穴位,《千金方》云:"治小儿阴肿方,灸大敦七壮";《医学纲目》曰:"卒疝少腹痛,取大敦三分,陷六呼,灸七壮";《针灸聚英》言:"大敦、照海,患寒疝而善蹇"。取三阴经穴和任脉穴以调理气机、补肾益气。寒象明显,可在腹部配合灸法。

脱肛病(直肠脱垂)

脱肛是指肛管、直肠,甚至乙状结肠下端,向外翻出而脱垂于肛门外的病证,此病多见于老年人,儿童及妇女。

一、病因病机

本病多因久泻久痢,以致脾阳受损,或为先天不足,或为妇女妊娠分娩,脾肾两虚而致中气不足,气虚下陷,升举摄取无力以致脱肛。

二、诊 断

(一)疾病诊断

参照2002年中华中医药学会肛肠分会制订的脱肛病诊断标准,即二型三度分类法。

(1)一型:不完全性直肠脱垂,即直肠黏膜脱垂。

表现为直肠黏膜层脱出肛外,脱出物呈半球形,其表面可见以直肠腔为中心的环状的黏膜沟。

(2)二型:完全性直肠脱垂,即直肠全层脱垂。

脱垂的直肠呈圆锥形,脱出部分可以直肠腔为中心呈同心圆排列的黏膜环形沟。

二型根据脱垂程度分为三度:①Ⅰ度为直肠壶腹内的肠套叠,即隐性直肠脱垂。排便造影呈伞状阴影。②Ⅱ度为直肠全层脱垂于肛门外,肛管位置正常,肛门括约肌功能正常,不伴有肛门失禁。③Ⅲ度为直肠和部分乙状结肠及肛管脱出于肛门外,肛门括约肌功能受损,伴有肛门不全性或完全性失禁。

(二)证候诊断

1. 气虚下陷证

便后肛门有物脱出,直肠脱垂呈半球形或圆锥形,甚则咳嗽,行走,排尿时脱出,劳累后加重;伴有脘腹重坠,纳少,神疲体倦,气短声低,头晕心悸。舌质淡体胖,边有齿痕,脉弱。

2. 肾气不固证

直肠滑脱不收;伴有面白神疲,听力减退,腰膝酸软,小便频数或夜尿多,久泻久痢。舌淡苔白,脉细弱。

3. 气血两虚证

直肠脱出;伴有面白或萎黄,少气懒言,头晕眼花,心悸健忘或失眠。舌质淡白,脉细弱。

4. 湿热下注证

直肠脱出,嵌顿不能还纳,脱垂的直肠黏膜有糜烂、溃疡;伴有肛门肿痛,面赤身热,口干口臭,腹胀便结,小便短赤。舌红,苔黄腻,脉滑数。

三、治 疗 方 法

(一) 治则

振奋阳气,提肛举陷。

(二) 取穴

百会、长强。

(三) 刺法

以毫针刺百会,用补法,小儿不留针;以火针刺长强,用速刺法。

(四) 典型病例

1. 张某某,男,2 岁半

主诉:(家长代诉病情)脱肛 3 个月。

现病史:3 个月来,患儿消化不良,食则泄泻,每日 4 ~ 5 次,甚至 8 ~ 9 次,虽经服药治疗,但效不显,后发现患儿常有哭闹,坐卧不宁,大便时发现肛门脱出,常以手送回,但每次大便时即出,近日加重,故就诊。

望诊:面色㿠白,舌苔白。

切诊:脉沉细。

诊断:脱肛。

辨证:脾肾气虚,中气下陷。

治则:振奋阳气,提肛举陷。

取穴:百会。

刺法:以毫针刺之,不留针,补法。

一诊后脱肛上收,但大便时仍下脱;共点刺百会穴 6 次,脱肛不再复发,临床痊愈。

2. 刘某某,男,26 岁

主诉:脱肛 20 年。

现病史:患者幼时身体健康,6 岁时患痢疾久泄不止,以致肛门脱出,虽经多方医治,泄泻止而脱肛不愈,参加工作后,脱肛渐重,大便时带血,稍一用力即肛门脱出不能回纳,疼痛难忍,不能下蹲,患者十分痛苦。纳食一般,大便正常,常有鲜血便出。

望诊:舌苔白,面色黄,身体消瘦。

切诊:脉细。

诊断:脱肛。

辨证:脾阳不振,中气下陷。

治则:振奋阳气,升阳举陷。

取穴:百会、长强。

刺法:以艾卷灸百会,每次30分钟,补法。以中粗火针速刺长强,用速刺法。

第1、2诊以艾卷灸百会,每次30分钟,灸后患者仍诉脱肛如前;第3诊时以中粗火针速刺长强穴处,每次2~3针,针后当即肛门回缩,共治疗4次脱肛消失,经追访,至今未复发。

按 语

脱肛一病,现代医学称肛管直肠脱垂,认为与肛提肌松弛关系密切,尤其是当腹内压力增高时,直肠或肛管被挤出体外就产生脱垂。中医认为此病属气虚下陷,升举无力,不能固摄而致脱肛,因此治疗应采用升补、固摄之法。百会为手足三阳督脉之会,有升阳举陷的作用,临床应用时可针可灸,均有效。长强为督脉之气所发,足少阳、足少阴之所结,有固摄升陷的作用,用火针点刺该穴,更加强其升阳之功。以上两穴可单独使用,亦可配伍治疗脱肛,有良效。

肛裂病(肛裂)

肛裂是肛管齿状线以下深及全层的皮肤裂隙,为一感染性慢性溃疡面。好发于肛门中线前后,一般男性多发于后部,女性多见于前部,病情常经久不愈,往往给患者造成相当大的痛苦。

一、病 因 病 机

此病乃由大肠燥结,粪便粗硬,极力欲下,损伤肛肠,染毒焮肿,排便困难,久忍不解,损伤益甚,日久不愈,肺阴受伤,肠管失于濡润,肠络阻滞,发为肛裂。

二、诊 断

(一)疾病诊断

1. 中医诊断标准

参照中华人民共和国中医药行业标准《中医病证诊断疗效标准》(ZY/T001.7-94)。

(1)主要症状:排便时疼痛明显,便后疼痛可加剧,常有便秘及少量便血。好发于肛门前后正中部位。

(2)主要体征:肛管皮肤浅表纵裂,创缘整齐、基底新鲜、色红,触痛明显,创面富于弹性。多见于初期肛裂;有反复发作史。创缘不规则,增厚,弹性差,溃疡基底紫红色或有脓性分泌物,上端邻近肛窦处肛乳头肥大;创缘下端有哨兵痔,或有皮下瘘管形成。多见于陈旧期肛裂。

2. 西医诊断标准

参照《外科学》(吴在德等主编,第七版,人民卫生出版社,2008 年)。

肛裂的诊断要具备主要症状如肛门部疼痛、便血或伴有便秘,肛裂的疼痛呈典型的周期性疼痛,排便时疼痛,便后数分钟后可缓解,随后再次发生疼痛可达数小时后缓解;便血为滴血或手纸染血,鲜血,量少。肛门部检查有肛管皮肤裂开,肥大乳头和哨兵痔等体征即可做出诊断。

(二) 疾病分期

1. 急性期

病程短,裂创新鲜,色红,底浅,边缘整齐有弹性,疼痛剧烈。

2. 慢性期

病程长,反复发作,裂创底深,边缘不整,或有脓性分泌物上端邻近肛窦处肛乳头肥大,创缘卜端有哨兵痔,或有皮下瘘管形成,裂创底部栉膜变厚变硬,形成栉膜带。

(三) 证候诊断

1. 血热肠燥证

大便二三日一行,质干硬,便时滴血或手纸染血,肛门疼痛,腹部胀满,溲黄,裂口色红。舌质偏红,苔黄燥,脉弦数。

2. 阴虚津亏证

大便干燥数日一行,便时疼痛点滴下血,口干咽燥,五心烦热,裂口深红。舌红,少苔或无苔,脉细数。

3. 气滞血瘀证

肛门刺痛,便时便后尤甚,肛门紧缩,裂口色紫暗。舌质紫暗,脉弦或涩。

三、治 疗

(一) 治则

调气理血,润肠通络。

(二) 取穴

孔最、承山、阳溪。

(三) 刺法

以毫针刺之,留针 30 分钟。

（四）典型病例

1. 祖某某,女,54 岁

主诉:肛门裂痛已数年。

现病史:患者数年来肛门裂痛,时轻时重。近日来肛门疼痛难忍,行路时痛重,且大便时下血如注,体渐不支,服药不效,要求针刺治疗。

望诊:舌淡,苔厚。

切诊:脉沉细无力。

诊断:肛裂。

辨证:气血两亏,肠管失润。

治则:调气润肠,养血止血。

取穴:承山、孔最。

刺法:以毫针刺之,留针 30 分钟。

针后当日疼痛大减,血下如故,次日又针刺前穴,疼痛消失,但大便时仍下血,建议去肛肠科检查,后告诉有一处血管破裂,缝合 3 针后病愈,至今未发。

2. 刘某某,男,45 岁

主诉:肛门疼痛 1 年余。

现病史:1 年多来,肛门疼痛时轻时重,近日来疼痛加重,尤在排便后疼痛可持续四五个小时后方可缓解,每次大便时带有鲜血,大便不干,日行 1 次。肛肠科检查结果:肛缘 12 点处有一痔核大约 0.5cm,6 点处有一纵行裂伤,触痛甚。

望诊:舌苔白。

切诊:脉缓。

诊断:肛裂。

辨证:热灼肛肠,气血瘀滞。

治则:清热理肠,通经活络,调气和血。

取穴:阳溪、孔最。

刺法:以毫针刺之,留针 30 分钟。

按　语

肛裂是发生于肛门的病变,肛门向上连接于大肠,人体内食物吸收后的糟粕经大肠、肛门排出体外,古代"粕"字通魄,故肛门又称为魄门,出自《难经·四十四难》,是七冲门之一。因其肛门与大肠在组织结构、生理功能上有着上下承接的作用,密不可分,在病理上亦很相似,故肛门的病变常与大肠病变有十分密切关系。中医认为肺与大肠相表里,肺气的肃降功能对于大肠腑气通畅有着重要的功能,选用手太阴肺经郄穴孔最,宣降肺气以助大肠腑气通畅,而郄穴又善治急证和血证,故取此穴既可通腑气止痛,又可理气止血。肛裂一病,多与大肠热郁有关,采用手阳明大肠经之经穴阳溪,清泻大肠燥热,热除以助腑气通畅而止血止痛。

从经脉循行看,足太阳膀胱经之经别"其一道下尻五寸,别入肛……"。选用承山穴,是为循经远端取穴,此穴被历代医家认为是治疗痔疮等肛肠病变的经验效穴,此穴确实有理肠疗痔的极好作用,承山配以孔最,可见其理肠调气及止痛作用十分明显。以上列举病案两则,共使用穴位 3 个,临证可据证情灵活选用配伍,多可收效。

肛 门 瘙 痒

肛门瘙痒是指发生于肛门周围的一种较常见的局限性瘙痒病。现代医学认为本病的发生多由局部摩擦或刺激、白带过多、阴道滴虫或真菌病、蛲虫、痔瘘以及衣裤等物致敏有关。

一、病 因 病 机

本病多由脾胃虚弱,运化失常,水湿停聚,郁久化热,湿热下注于大肠;或感染病虫,虫蚀于阴中所致。

二、治　　疗

(一) 治则

清热利湿,止痒。

(二) 取穴

阳溪、后溪、血海。

(三) 刺法

以毫针刺入穴位 5 分至 1 寸深,留针 30 分钟。

(四) 典型病例

1. 金某某,男,56 岁

主诉:肛门周围瘙痒 6 年。

现病史:病初起时肛门周围轻微刺痒,经用高锰酸钾坐浴,服用多种维生素治疗数月,未见好转,且日渐加重,发作时必须用热水烫洗方觉舒适。近 1 年来,瘙痒尤甚,每发作时必烫洗之,每日少则 5~6 次,多则 7~8 次,否则刺痒难忍。食欲尚可,二便调,夜眠差。

望诊:舌苔薄白。

切诊:脉滑。

诊断:肛门瘙痒。

辨证:湿热下注于肛门,以致痛痒。

治则:清热利湿,止痒。

取穴:阳溪、后溪。

刺法:以毫针刺入穴位 1 寸深,留针 30 分钟。

1 诊后瘙痒明显减轻,当晚只烫洗肛门 1 次;2 诊后症状继续减轻,不烫洗肛门已能忍受;3 诊后基本不痒,晚上安然入睡。患者共治疗 6 次,出国赴任。

2. 何某某,男,46 岁

主诉:肛门周围瘙痒一月余。

现病史:1 个多月来,肛门有不适感,局部瘙痒,有时肛门处有小虫蠕动感,腹胀,纳呆,粪便中可见白色小虫,小便正常。

望诊:面色黄,舌苔白。

切诊:脉弦细。

诊断:肛门瘙痒。

辨证:脾胃虚弱,湿热下注,虫蚀肛门,以致痛痒。

治则:健脾和胃,利湿清热,杀虫止痒。

取穴:血海、阳溪、后溪。

刺法:以毫针刺入穴位 5 分至 1 寸深,留针 30 分钟。

1 诊后肛门不适减轻;2 诊后肛门已无小虫蠕动感。共治疗 12 次,肛门不适感消除,大便中未发现小白虫。

按 语

痛痒是一个自觉症状,引起此症的原因不外血虚、血燥、外风侵袭,以及湿热浸淫。瘙痒可发生于人体上下各个部位,但因于风者多犯人体上部,因于湿热者多犯人体下部。本章所述肛门瘙痒病即为湿热下注于大肠所发。正常时,人体内之糟粕经大肠、肛门排于体外,如遇运化失常,糟粕滞留,湿热滋生,则大肠湿热熏灼肛门,以致瘙痒发作。至于肛门感染病虫和大肠湿热的关系,二者相互影响。即大肠湿热之人易感病虫,引发瘙痒;而肛门已感染病虫之人多可导致大肠湿热,故二者相互影响,可加重病情。

本病的治疗以清利湿热,杀虫止痒为主,配以调理脾胃。阳溪穴为手阳明大肠经之经穴,有清利大肠湿热之功;后溪为手太阳小肠经之输穴,亦可清热利湿,以助运化。二穴相配,具有较强的清热利湿、杀虫止痒之功效。血海为足太阴脾经穴,有健运脾胃、和血止痒作用,故必要时可上述三穴配伍应用。

砂石淋(泌尿系结石)

泌尿系结石是指尿液中晶体、胶体产生沉淀,并与尿中脱落的细胞、尿中的细菌及各种无机盐混合而成的石性物质,大者可呈石块状,小者呈泥沙状。可分为肾结石、输尿管结石、膀胱结石、尿道结石等。肾、输尿管结石以 20～50 岁男性多发,膀胱及尿道结石则多见于老年人和 10 岁以下的男童。本病属于中医"淋证"中的"石淋"、"砂淋"范畴。

一、病 因 病 机

结石的形成以气虚为主,与肝、脾、肾三脏关系较为密切。肝喜条达,主疏泄。内伤七情,肝郁气滞,升降失司,三焦气化不利,水液代谢失调,可致尿中杂质逐渐凝结成石。脾主运化,脾失健运则寒湿内生,寒湿郁久化热,结于下焦,尿液受湿热煎熬,形成砂石,肾主水,司二便,肾气不足,津亏液耗,温煦无力,开阖失司,以致形成结石。肝脾肾三脏往往相互影响,而发生本病。

二、诊 断

(一)疾病诊断

参照《中医外科学》(陈红风主编,第二版,人民卫生出版社,2012 年)。

1. 上尿路结石

突然发作的肾区和后腰部位的绞痛和血尿。肾结石一般表现为腰部钝痛或胀痛,有时发生绞痛。输尿管结石发作时为急性腰部绞痛,并沿输尿管向下放射到下腹部、外阴部和大腿内侧,伴有恶心呕吐。肾和输尿管结石发作绞痛后都可出现肉眼血尿或镜下血尿。

2. 膀胱结石

排尿中断,并且引起疼痛,常放射到阴茎头和远端尿道;多数患者平时排尿不畅、尿频、尿急、尿痛和血尿。儿童和老年人发病率高。

3. 尿道结石

排尿困难、排尿费力,呈点滴状,疼痛,或出现尿流中断及急性尿潴留;排尿疼痛明显,可放射到阴茎头部,后尿道结石可伴有会阴和阴囊部疼痛。

4. 辅助检查

腹部 X 线多可发现结石的大小、形态和位置。另外尿路造影、B 超、膀胱镜、CT 等有助于临床诊断。

(二)证候诊断

1. 湿热蕴结证

腰痛、小腹疼痛,尿频、尿急、尿痛,小便黄混或血尿。舌红苔黄腻,脉弦数。

2. 气滞血瘀证

发病急,腰腹部胀痛或绞痛,疼痛放射至阴部,尿频、尿急、尿痛,小便黄混。舌红有瘀斑,脉弦。

3. 肾气亏虚证

结石日久不去,腰部胀痛不适,时发时止,劳累时加重,疲乏无力,尿少或频数不爽,或面部轻度浮肿。舌淡苔白,脉细无力。

三、治　疗

(一) 治则

条达气机,通利水道。

(二) 取穴

主穴:中封、蠡沟。
配穴:天枢、水道、归来、关元、三阴交、水泉等。

(三) 刺法

用毫针刺法,施用龙虎交战手法,先补后泻。留针20～30分钟,每日或隔日治疗1次。

(四) 典型病例

1. 安某某,男,40 岁

主诉:腰腹疼痛半个月。
现病史:患者半月前左腰微疼,服中药后痛止。后又发作2次,以酸为主,重时牵引左腹。今日左腰腹突然剧痛难忍。查尿常规有多数红细胞/高倍每视野。X线腹片平视:左腰2～3椎旁输尿管走行处,可见一枣仁状高密度阴影。
望诊:患者呈痛苦面容,舌淡苔白。
切诊:查之左腹部有压痛,左腰部有叩击痛。脉弦尺弱。
西医诊断:输尿管结石。
中医诊断:淋证。
辨证:肾气不足,三焦气化失司。
治则:通条气机,补肾通淋。
取穴:蠡沟、中封、三阴交、水泉、关元。
经针刺一次立即止痛,针治九次,排出一绿豆大的褐色结石,复查X线腹平片,结石影消失,尿常规正常,症状消失。

2. 肖某某,男,43 岁

主诉:右侧腰部疼痛一周。
现病史:患者因右侧腰部阵发性剧烈疼痛一周而来求治。经某医院诊为"右侧输尿管结石"、"肾积水"。服用利尿剂治疗未效,故来诊。患者腰痛、腰酸明显,纳可,二便调。
望诊:舌苔白。

切诊:脉弦滑。

诊断:淋证。

辨证:气机不利,水道不畅,聚而成石。

治则:疏通气机,通利排石。

取穴:中封、蠡沟。

刺法:毫针刺,先补后泻,每天治疗 1 次。

3 诊后,患者感腰痛、腰酸减轻。6 诊后,感到阵发性疼痛性质有所改变。8 诊后,排出 1.0cm×1.0cm 结石一块。又继续治疗数次,腰痛完全解除,痊愈告终。

3. 曹某某,女,23 岁

主诉:腰痛乏力 2 年。

现病史:于 2 年前开始腰痛,全身乏力。查尿中有数个红细胞/高倍视野,尿蛋白+~++,因症状轻没注意。直至今年 7 月,在外地医院拍摄 X 线腹平片,诊为"双侧输尿管结石"。又做逆行膀胱造影,证实右侧输尿管呈沟状畸形,结石正在弯钩中,经住院治疗无效,建议手术治疗,病人未同意,出院后又服排石汤药近 30 付,曾采用 2 次"总攻疗法"未能排石。来我院住院治疗,查 X 线腹平片示:双侧输尿管走行区见阳性结石。尿常规:红细胞 5~7 个/高倍每视野。

望诊:舌苔白边有齿痕。

切诊:两少腹有压痛,双肾区有叩击痛。脉略滑数,尺弱。

诊断:淋证。

辨证:肝木乘土,脾不健运,湿热郁结下焦所致。

治则:疏肝健脾,通结利水。

取穴:中封、蠡沟、水道、三阴交。

针治 2 次后,左侧结石下降 3cm,针治 15 次后,结石下降 12cm,针治 30 次后,结石下降 13cm,针治 60 次后,有一 0.6cm×0.5cm 结石通过畸形之输尿管下降至膀胱,排出体外。复查肾图,右侧正常。X 线腹平片证实,右侧输尿管结石影消失。左侧输尿管已长息肉,结石嵌在息肉内,故不得出。

4. 刘某某,女,29 岁

主诉:腰酸痛 2 个月。

现病史:因腰部酸痛 2 个月前来求治,诊为双肾结石,患者腰部酸痛,不能劳动,不能弯腰,口干,纳可,二便调。拍摄 X 线腹平片示,双肾盏部有数个结石,约 0.3~0.5cm 大小。

望诊:舌苔白。

切诊:脉细滑。

诊断:淋证。

辨证:气机不利,水道不畅,聚而成石。

治则:疏通气机,通利排石。

取穴:中封、蠡沟。

刺法:毫针刺,先补后泻,每天治疗 1 次。

4 诊后,患者排出大约 0.4 ~ 0.5cm 大小不规则状结石 4 块。复查 X 线腹平片,结石影消失。

5. 赵某某,男,35 岁

主诉:左侧肾结石 3 个月。

现病史:3 个月前因突发腰痛、腰胀就诊。X 线片显示左肾下盏部位有成团不规则结石,予排石机治疗 2 次后,排出砂粒样结石 3 个。仍然腰痛,有时呈剧痛状。纳可,二便调。

望诊:舌苔白。

切诊:脉弦滑。

诊断:淋证。

辨证:气机不利,水道不畅,聚而成石。

治则:疏调气机,通利排石。

取穴:中封、蠡沟、天枢、水道。

刺法:均以毫针刺法,先补后泻,每次治疗留针 20 分钟,隔日治疗 1 次。

医嘱:多饮水,治疗后用小筛子滤尿查石。

经 9 次治疗后,结石排出,症状消失,X 线显示已无结石存在。

按　　语

本病痛在腰部及少腹,牵引小腹,从经脉循行来看,肝经过阴器,抵小腹,任脉起于中极之下,肾、脾、胃经行于腹部,因此常取这些经脉的穴位治疗。

主穴中封、蠡沟都是足厥阴肝经穴位,有疏肝利气,通结止痛利尿的作用。配穴天枢、水道是多气多血的足阳明胃经腧穴,天枢穴为手阳明大肠经之募穴,有疏调肠腑,理气消滞的作用;水道穴主治小腹胀痛,痛引阴中,有通利水道之功。关元穴是任脉的穴位,为小肠经的募穴,足三阴、任脉之交会穴,可补肾益气;三阴交穴为足太阴之腧穴,与足厥阴和足少阴经交会,可健脾补肾、调气利水;水泉穴为足少阴肾经的郄穴,有扶正祛邪、疏窍利水之功。诸穴配伍共同达到培补脾肾、通利水道、散结止痛之目的。在治疗过程当中,主穴必用,配穴可酌情选取,每次根据辨证选择一两个。有实验表明,针此这些腧穴可以解除泌尿系平滑肌痉挛,使之扩张,从而缓解疼痛,排出结石。

治疗本病,应采用"龙虎交战"手法。先补阳数 9 次,后泻阴数 6 次,使之得气,感应强烈但不伤正气。此法针欲泻而先补,犹如欲跃而先退,作用优于平补平泻,临床常用于镇痛,效果明显,若在疼痛发作时行此法治疗,可立即止痛,运用于本病,还可以提高结石的排出率。

针灸排石有一定的选择范围,一般结石在 1cm 之内较易成功。若结石较大,位置较高,或并发严重感染者,则应考虑外科治疗,不可单纯依赖针灸,以免延误病情。

臀痈(臀部蜂窝织炎)

臀痈即为臀部的急性化脓性感染,除局部红肿热痛外,多伴有体温上升,周身不适,剧烈疼痛。

一、病因病机

七情所伤,肝失疏泄;或因过食甘甜厚味,胃肠积热,营气不和;或因局部注射时感染毒邪,邪毒直中分肉之间,化热肉腐以致本病。亦可从局部疮疖发展而来。

二、诊 断

疾病诊断

参照《中医外科学》(陈红风主编,第二版,人民卫生出版社,2012 年)。

(1) 局部常有注射或疮疖或臀部周围有糜烂破碎史。

1) 急性者:多由于肌内注射染毒引起。臀部一侧初起疼痛,肿胀焮红,皮肤灼热,患肢步行困难,红肿以中心最为明显,而四周较淡,边缘不清,红肿逐渐扩大而有硬结,2～3 天皮肤湿烂,随即变成黑色腐溃,或中软不溃;溃后一般浓稠,但有的伴有大块腐肉脱落,以致疮口深大而成空腔,1 个月左右方可痊愈。伴有恶寒、发热、头痛等全身症状,待脓出腐脱后逐渐减轻。

2) 慢性者:初起多漫肿,皮色不变,红热不显,而硬块坚巨,有疼痛或压痛,患肢步行不便,进展较为缓慢,一般经治疗后多半能自行消退。

3) 全身症状:急性者,伴有恶寒,发热,头痛,骨节酸痛,胃纳不佳等全身症状,待脓出腐脱后逐渐减轻;慢性者,全身症状也不明显。

(2) 血常规检查示白细胞总数及中性粒细胞比例均增高;B 超检查有助于深部感染的诊断,对是否形成脓肿和定位具有肯定价值;脓液涂片和细菌培养可明确致病菌类型。

三、治 疗

(一) 治则

清热解毒,散结消肿。

(二) 取穴

阿是穴。

(三) 刺法

以中粗火针,用速刺法。

(四) 典型病例

翁某某,女,25 岁

主诉:左侧臀部红肿疼痛月余。

现病史:一月前发现臀部有一指甲大小的红肿块,自觉烧灼,奇痒。虽经敷药等治疗,反而扩大到碗口大小,并伴有发烧,体温在37.5℃以上,剧痛难忍。经切开排脓,但伤口周围又起2个疖肿,疼痛不减,纳差,行走不便。

望诊:面黄体瘦,左侧臀部有10cm×8cm大小的疮口,舌苔黄腻。

切诊:脉洪数。

辨证:毒邪浸淫,气血瘀滞,发为痈肿。

治则:清热解毒,行气活血。

取穴:阿是穴(伤口周围)。

刺法:以粗火针,速刺法,在伤口周围点刺五针,有恶血流出。

一次后,伤口已有新生肉芽长出,两次后伤口干燥愈合。

按　　语

痈是一种比较严重的皮肤和皮下组织的化脓性感染。发于臀部的称为臀痈。其病因不论是肝失疏泄或胃肠积热,或因外邪火毒侵入,其病机多为气滞血瘀,火针点刺局部,可直接使恶血出尽,祛瘀而生新,促使新血生成,畅通血脉,局部可得以营养,逐邪外出,故痈肿消,疮口愈。

筋瘤(下肢静脉曲张)

筋瘤是指体表静脉曲张交错而形成团块状的一种病变。

一、病 因 病 机

过度劳累,耗伤气血,中气下陷,筋脉松弛;或经久站立工作,经常负重以及妊娠等因素,使得血壅于下,筋脉扩张充盈;或因劳累之后,血脉充盈,再涉水淋雨,寒湿侵袭,瘀血阻络。也可因肝火亢盛,血涸筋脉失养所致。

二、诊 　 断

疾病诊断

参照《中医外科学》(陈红风主编,第二版,人民卫生出版社,2012年)。

(1) 多发于下肢,经常站立工作者或重体力劳动者为好发人群。

(2) 患肢内侧或小腿后侧浅静脉盘曲成团,如蚯蚓集结,表面呈青蓝色,质地柔软。

(3) 早期可无自觉不适。站立较久时出现患肢酸胀、麻木、困重等症状。

(4) 病久可见足踝部肿胀或皮肤萎缩、脱屑、瘙痒和色素沉着,皮下硬结。严重者可伴发湿疮、臁疮。部分可合并局部红肿灼热疼痛和条索状结节。

(5) 下肢超声及静脉造影可准确判断病变性质。

三、治　疗

（一）治则

活血化瘀,舒筋散结。

（二）取穴

阿是穴(即凸起静脉处)、血海。

（三）刺法

①选中粗火针,以散刺法。在患肢找较大的曲张的血管,常规消毒,再将火针于酒精灯上烧红,迅速准确地刺入血管中,随针拔出即有紫黑色血液顺针孔流出,无须干棉球按压,使血液自然流出,"血变而止",待血止后,用干棉球擦拭针孔。②毫针刺血海,进针后捻转或平补平泻。得气后留针20分钟。

（四）典型病例

1. 马某某,女,30 岁

主诉:两小腿静脉曲张 6 年。
现病史:两小腿静脉曲张 6 年,静脉隆起颜色青紫,发痒、发胀,走路易疲劳。
望诊:面色正常,舌苔白。
切诊:脉滑。
诊断:下肢静脉曲张。
辨证:气滞血瘀,经脉不畅。
治则:通经活络,行气活血。
取穴:阿是穴、血海。
刺法:以火针缓刺法,刺破静脉凸起处,放出少量血液,待恶血出尽,其血自止;血海毫针刺法。
该患者共治疗 15 次,肤色完全正常。

2. 王某某,女,27 岁

主诉:双下肢憋困不适五年。
现病史:双下肢憋困不适五年,久站腿困,小腿发热,发胀,右腿明显。饮食、二便和月经均正常。
望诊:面色正常,舌苔薄白。
切诊:脉细滑。
查体:双下肢静脉曲张,右小腿尤甚,状如蚯蚓。
诊断:下肢静脉曲张。
治疗:方法同上,每周治疗 2 次,治疗 10 次后,已基本如常,无不适症状。

3. 刘某某,女,40岁

主诉:左下肢胀痛8年。

现病史:因其工作需长期站立,左下肢静脉曲张近8年。于2002年3月27日就诊,症见小腿后面静脉迂曲隆起、高于皮肤,伴左下肢胀痛、乏力,站久及行走时症状加重。

望诊:舌质暗淡,苔白。

切诊:脉沉。

诊断:左下肢静脉曲张。

辨证:气滞血瘀。

先用火针点刺病灶,再用毫针针刺血海,得气后留针20分钟。

共治疗3次,曲张静脉已变平,颜色明显变浅,无肿胀疼痛感。随访1年无复发。

4. 杨某某,女,39岁

主诉:双下肢肿胀35年。

现病史:自4岁两小腿静脉曲张、发胀、发沉,走路稍多即肿,其母有类似症状。

望诊:两下肢静脉明显曲张、隆起。皮肤紫褐色,舌苔白。

切诊:脉滑。

诊断:下肢静脉曲张。

辨证:先天禀赋不足,气滞血瘀,经脉不畅。

治则:通经活络,行气行血。

取穴:阿是穴。

刺法:以火针用缓刺法,刺破静脉隆起处,放出大量血液,待血液变成鲜红色,其血自止。

该例共放血20多次,自觉症状消失,肤色正常,仅有左小腿内侧被自行车撞伤处,肤色尚有残留部分色素沉着。

按　语

明代《外科正宗》对其有详细的描述:"筋瘤者,坚而色紫,垒垒青筋,盘曲甚者,结若蚯蚓"。中医认为本病是因长久站立,下肢气血不能畅达于上,血行缓慢,脉络滞塞不通所致。其病机多为气滞血瘀,火针点刺局部,可直接使恶血出尽,祛瘀而生新,促使新血生成,畅通血脉,临床效果颇佳。现在治疗本病要使用火针,用中粗火针点刺患处血管有两个作用:①因用中粗火针点刺于病处血管,故有放血作用。②火针本身的作用。火针有壮阳补虚、升阳举陷的功能。直接作用于因长久站立、劳累过度、耗伤气血、中气下陷引起的筋脉松弛薄弱的血管,起到升阳举陷的作用,火针有祛邪除湿、通经止痛的功能。由于火针是一种有形无迹的热力,对于因寒湿之邪侵袭经络,引起筋挛血瘀的筋瘤,用之可以祛散寒湿之邪,使脉络调和,疼痛缓解;火针还有通经活络、散瘀消肿、生肌敛疮、祛腐排脓的功用。通过中粗火针散刺外露的较大的血管,使其瘀血随针外出,起到了三棱针放血的作用,在此还有祛瘀生新之意。用血海可养血活血,起到扶正固本的作用。对于下肢静脉曲张合并有慢性溃疡及慢性湿疹者,可使疮口周围瘀积的气血得以消散,加速血液流通,增强病灶周围的营养,促进组织的再生,达到祛腐排脓、祛瘀生新的目的,故治疗本法有较好的临床疗效。

因为火针是经过加热烧红后刺入人体血管的,消毒很彻底。所以火针引起感染的机会很小,针后无需特殊处理。另一方面火针还能激发人体的防御功能,起到扶正祛邪的作用。西医一般采取穿弹力袜或用绷带,使曲张的静脉处于萎瘪状态,或直接采用手术治疗。而用此法治疗下肢静脉曲张,操作简单,患者痛苦小,疗程短,医疗费用低廉,且疗效显著,不易复发,值得推广。

臁疮(下肢溃疡)

臁疮是指发生于下肢而经久不愈的溃疡。常继发于下肢静脉曲张、栓塞性静脉炎或慢性复发性丹毒等。中医称为"臁疮",因其多发于胫臁骨内外部,久不收口而得名。

一、病 因 病 机

本病多因湿热下注,瘀血凝聚,经络阻滞,气血运行不畅,肌肤失于濡养,溃腐流津,而成臁疮。湿热蕴毒或染毒焮发则红肿灼痛,脓血增多外溢。日久伤阴耗血,气血不足,营卫不和;或因湿寒久滞,而致经络气血阻隔,故见肉芽不鲜,周围皮肤紫暗,脓汁清稀,经久不愈,此时气虚血瘀为本病之本,湿毒邪气为病之标。

二、诊　　断

(一) 疾病诊断

1. 中医诊断标准

参照中华人民共和国中医药行业标准《中医病证诊断疗效标准》(ZY/T001.2-94)及新世纪全国高等中医药院校教材《中医外科学》(李曰庆主编,中国中医药出版社,2002 年)。

下肢局部见一溃疡,大小不等,多表浅,疮面肉色灰白、淡红或紫暗,表面或附有黄色脓苔,疮口凹陷,边缘形如缸口,脓水清稀,呈灰黑或带绿色,带腥味。溃疡周围可伴有湿疮、静脉曲张、色素沉着。疮口难愈,愈后易溃,反复发作。

2. 西医诊断标准

参照《现代创伤修复学》(付小兵、王德文主编,人民军医出版社,1999 年)。
各种原因引起的下肢溃疡,经常规治疗 1 个月以上未愈合者。

(二) 证候诊断

1. 湿热毒蕴证

局部痒痛兼作,疮面腐肉较多,脓水浸淫,或秽臭难闻,疮周皮肤漫肿灼热。可伴恶寒发热,口干苦,小便黄赤,大便秘结,舌质红,舌苔黄腻,脉数。

2. 湿热瘀阻证

局部破溃,疮面腐肉未脱,脓水淋漓。可伴口干、口苦,小便黄赤,大便秘结,舌质偏红,苔黄腻,脉数。

3. 气虚血瘀证

疮面腐肉已尽,肉芽色暗淡不鲜,脓水清稀,新肌难生或不生。可伴神疲乏力,舌质淡,或有瘀斑,舌苔薄,脉细。

三、治 疗

(一) 治则

调和气血,祛湿通络。

(二) 取穴

阿是穴。

(三) 刺法

以中粗火针,用速刺法,点刺溃疡中央及周围十针至数十针不等。

(四) 典型病例

1. 徐某某,男,64 岁

主诉:右小腿溃疡多年不愈。
现病史:患者于 1977 年患右下肢静脉炎,经多方治疗,服用中西药,不仅静脉炎未见好转,反而右侧小腿前面肿胀,继则发紫、溃烂,时好时坏,走路时小腿酸胀沉重,症已持续 10 年。纳食一般,二便正常。
望诊:右小腿前面皮肤紫肿,有渗液形成痂覆盖在疮口上,肢体发凉。舌苔白,舌质淡。
切诊:脉沉细。
诊断:臁疮。
辨证:病程日久,耗气伤血,湿寒凝聚,经络气血阻隔故见溃烂不愈。
治则:温通经脉,调和气血,利湿驱寒。
取穴:阿是穴。
刺法:以中粗火针,用快速法刺入局部 1~3 分深,不留针。根据面积大小不同,可刺 10~20 针,使其恶血出尽,后用消毒棉球按压针孔。
该患者共治疗 15 次,临床痊愈。

2. 李某某,男,56 岁

主诉:左侧下肢溃烂不愈已 7 年。

现病史:患者7年前患有左下肢静脉曲张,下肢肿胀,酸痛不适,后来左小腿胫骨前皮肤发紫、溃烂,曾经多处治疗,不愈。现溃烂处流黄水不止,伤口不愈合。

望诊:左小腿胫骨前,溃烂面积约3cm×5cm,疮面周围皮肤黑紫色,有渗出液及结痂。舌淡苔白。

切诊:患肢发凉。脉沉。

诊断:臁疮。

辨证:气血两虚,湿寒凝聚,经脉不畅。

治则:调气和血,温经通脉,利湿驱寒。

取穴:阿是穴。

刺法:以中粗火针,速刺溃疡面及周围,每次刺10~20针,使其恶血出尽,最后以干棉球按压针孔。患者每周治疗1~2次。

患者经火针治疗5次后,疮面缩小,渗出液减少;10次后,疮面基本痊愈;1次后,诸症消失,治愈。

按　　语

下肢溃疡是外科常见病之一。无论急性或慢性溃疡,均不易愈合。文中所列病案两则,均已发病多年,虽经多方医治,均不能愈,可见此病已成为慢性难治之痼疾。患者终年下肢糜烂流水,给其带来很大的痛苦和不便。贺老认为,此两例患者病久不愈乃因气亏血少,寒湿凝聚所致,疮口流水溃烂,肤色紫肿,已成阴寒之证,其治之法,可借助火针疗法之温补气血,疏通经络,祛除寒湿的功效,以改善局部的血液循环,增加营养,提高机体抵抗力。大凡阴寒之证,多有气血之瘀滞,有滞则气血流通迟缓或不通,可根据病灶大小或病情轻重,以火针速刺溃疡面或疮面周围数针至几十针,一般每周1~2次为佳。患者初诊时,常有气血瘀滞之征象,可以火针速刺泻其恶血,恶血既出,新血流通,则局部血脉通畅,疮口得养,以利于驱除邪气而病愈。

脱疽(血栓闭塞性脉管炎)

血栓闭塞性脉管炎又称血栓闭塞性血管炎,是一种动脉和静脉都被侵犯,进展缓慢,周期性加剧的疾病。在我国北方寒冷地区较为常见。属于中医"脱疽"。

一、病因病机

本病多因脾肾两虚,阳气不能达于四肢末端,失于温煦濡养,如感受寒湿之邪,则气血凝滞,经脉阻遏,不通则痛,四肢气血不充,肢端失于濡养,则皮肉枯槁不荣。患者肾阴不足,或寒邪郁久化热蕴毒,灼耗阴津,则见阴虚血瘀络阻,寒凝郁热等象;若郁热灼阴,湿毒浸淫,脉络闭阻,肢端无血供养,而致焦黑坏死,甚则脱落;若湿毒较盛,则或染毒而焮发,出现红肿、溃烂、渗液流津等病象。

二、诊 断

（一）疾病诊断

参照《中医外科学》（陈红风主编,第二版,人民卫生出版社,2012 年)。

（1）多发于寒冷季节,以 20～40 岁的男性多见;常一侧下肢发病,继而累及对侧,少数可累及上肢。

（2）发病前多有长期大量吸烟、受冷、潮湿、外伤等病史。

（3）脱疽发病缓慢病程较长,常在寒冷季节病情加重,治愈后易复发。

（4）肢体的位置试验、皮温测定、超声多普勒、肢体血流图、甲皱微循环、动脉造影等检查,可以帮助诊断及鉴别诊断,并可了解动脉血管阻塞的部位和程度。

（二）证候诊断

1. 寒湿阻络证

患肢发凉,麻木,坠胀疼痛,步履不利,喜暖怕冷,遇冷痛剧,间歇性跛行,肤色苍白,触之发凉,跌阳脉搏动减弱。舌淡苔白,脉沉细。

2. 血脉瘀阻证

患肢坠胀疼痛加重,疼痛呈持续性,出现静息痛,夜间加重,难以入寐,日夜抱膝而坐,步履沉重乏力,活动艰难。患肢肤色暗红,皮肤干燥,跌阳脉搏动消失。舌暗红,苔薄白,脉涩。

3. 湿热毒盛证

患肢剧痛,日轻夜重,喜凉怕热。局部皮肤紫暗,肿胀,渐变紫黑,溃破腐烂,甚则五指（趾）相传,波及足背。舌红苔黄腻,脉弦数。

4. 热毒伤阴证

皮肤干燥,指（趾）甲增厚变形,肌肉萎缩,指（趾）多呈干性坏疽。舌红,少津,苔黄,脉弦细数。

5. 气血两虚证

病程日久,坏死组织脱落后疮面久不愈合,肉芽暗红或淡红而不鲜。舌淡苔白,脉细无力。

三、治 疗

（一）治则

温阳散寒,益气养阴,活血化瘀,利湿解毒。

（二）取穴

阿是穴。

（三）刺法

以中粗火针,刺入病灶局部一定的深度,如趾部刺入1分深即可,下肢部可深些,约3~5分深,最深1寸许。

（四）典型病例

赵某,男,31岁

主诉:左脚患脉管炎3年。

现病史:3年前冬季,初起时左足背部红肿疼痛,渐变为红褐色,足趾尖端及足掌青色,全足发凉,遇冷则痛剧,步履艰难持杖跛行,曾服用多种中西药,收效甚微。

望诊:舌苔薄白。

切诊:脉沉细。

查体:左足肿胀,青紫色,触之发凉,温度明显低于右侧。

诊断:血栓闭塞性脉管炎。

辨证:寒邪留阻经络,气血凝滞,肢末失养。

治则:调和气血,温阳散寒。

取穴:冲阳、足三里、上巨墟、下巨墟、阿是穴。

刺法:以毫针刺胃经穴位,用平补平泻法,留针30分钟,并加艾灸;刺阿是穴,用密刺法。以中粗火针刺阿是穴及胃经穴位10余针,用速刺法。

此患者治疗过程分两个阶段。第一阶段,取足背痛处为腧穴,并配以冲阳、足三里、上巨墟、下巨墟,以毫针刺之加灸法。第二阶段以中粗火针刺之,每次10余针。前后共经治疗百余次,以毫针、火针、艾灸并用,疗程虽长,但疗效尚属满意,1年后追访,情况良好,病未复发。

按　语

本病的发生与多种因素有关,但与脾肾阳虚,寒邪侵犯机体,以致经脉不通,肢末失于温煦密切相关。病久者常寒郁化热灼阴或阳虚湿盛,肢端失养而发生坏死脱落。在治疗上,早期防治尤为重要,如寒邪阻遏经脉时,当以温阳散寒之法,取穴以足阳明胃经穴和阿是穴为主,补益阳气,行气活血,通脉止痛。取足阳明胃经穴,既是循经远端取穴,又是因为胃为水谷之海,后天之本,刺之可助阳气产生,有补阳祛寒之功效。在刺法上,因本病属难治之顽症,故第一阶段针灸并用,第二阶段火针焠刺,火针的作用温通较强,能加强祛寒,艾灸亦能祛寒,从治疗过程看出,治疗此病重在助阳散寒,温经止痛,故疗程虽久,但治疗大法不变,终归单用针灸方法治愈顽固之脉管炎。

青蛇毒(血栓性浅静脉炎)

是指体表静脉发生的炎性血栓性疾病。其临床特点是体表静脉肿胀灼热,红硬压痛,可触及条索状物。急性者可出现发热、全身不适等症状。

一、病 因 病 机

本病的发生多为久卧久坐,病后伤气所致,气伤则气行不畅,气为血帅,气不畅则血行缓慢,以致脉络滞塞不通;或因阴血不足,脉道空虚,血行瘀阻,以致滞塞不通。浅层静脉炎多因湿热而诱发。

二、诊   断

(一)疾病诊断

参照《中医外科学》(陈红风主编,第二版,人民卫生出版社,2012 年)。

(1)本病多见于青壮年,常有静脉给药、局部外伤和感染史。

(2)以四肢多见(尤多见于下肢),其次是胸腹部等处。

(3)根据发病部位临床可分为以下类型:肢体血栓性浅静脉炎、胸腹壁血栓性浅静脉炎、游走性血栓性浅静脉炎。

(4)血常规检查一般正常,少数有白细胞增高,部分患者血沉增快。活体组织病理检查有助于诊断。

(二)证候诊断

1. 湿热蕴结证

患肢肿胀灼热,皮肤发红、胀痛,可触及条索状物,或上下游走,肢体活动不利。伴发热恶寒。舌红苔黄,脉数。

2. 肝郁气滞证

胸腹壁有条索状物,固定不移,刺痛胀痛,或牵扯痛。伴胸闷,善太息。舌淡红,有瘀斑,脉弦。

3. 瘀阻脉络证

患肢疼痛肿胀,皮色红紫,局部筋脉硬肿如条索,粘连不移,或多个硬性结节。舌暗,有瘀斑,脉沉涩。

三、治   疗

(一)治则

急性期:清热解毒,利湿活血。

慢性期:益气活血,温经通络。

(二) 取穴

阿是穴。

(三) 刺法

以中粗火针,用速刺法。

(四) 典型病案

康某某,女,40岁

主诉:上腹壁及脐两侧有条状物伴疼痛已5年。

现病史:5年来,上腹壁及脐两侧有条状物,疼痛,触之痛剧,经某医院诊为"上腹壁浅静脉炎",曾服用药物及理疗等多方面治疗,未见明显好转,并有加重之趋势,素日纳差,二便正常。

望诊:面色黄,舌淡,苔白腻。

切诊:脉沉数。

查体:患者痛苦面容,上腹及脐两侧有条索状肿物,红肿,触之剧痛。

诊断:血栓性静脉炎。

辨证:气血瘀滞,脉道不通,湿热之邪稽留。

治则:行气活血,化瘀通脉,清利湿热。

取穴:阿是穴。

刺法:以中粗火针,点刺疼痛局部几针至十几针,用速刺法,尽出其恶血。

患者每周治疗2次。1诊后,上腹壁及脐两旁之条状物显著缩小,疼痛明显减轻,增加了患者的治疗信心。共治疗12次,症状消失。

按　　语

本病形成的主要因素有三:①患者长期卧床、妊娠和静脉曲张致使下肢静脉内血流缓慢;②外伤或手术引起血液浓缩等,增加了血液的凝固性;③外伤、手术、感染和血管疾病等引起静脉壁损伤。以上三种因素是导致血栓性静脉炎发病的主要原因。本病好发部位为四肢和胸腹壁。

贺老认为,此病的主要病理表现是气血凝滞,脉络阻塞,急性期多湿热引起,慢性期多与寒湿有关。在治疗方面,以调理气血为本,兼顾祛除邪气。病案中之患者发病5年,气滞血瘀较重,故刺以局部,出尽恶血,使其新血再生,畅通血脉。血脉通可逐邪气外出,病即愈。

皮下肿瘤(纤维瘤、脂肪瘤、粉瘤)

皮下肿瘤是指发生在皮下组织内的肿物,多属于良性组织肿瘤,包括现代医学的纤维瘤、神经纤维瘤、脂肪瘤、粉瘤等。本病相当于中医学的"痰核积聚"、"脂瘤"、"渣瘤"范围。

现代医学认为,纤维瘤是由于纤维结缔组织组成的良性肿瘤,可有纤维肌瘤、纤维腺瘤、纤维脂肪瘤等多种。脂肪瘤是由于体内脂肪组织异常增生所致,属良性软组织肿瘤,一般不引起不良后果,但位于神经干附近者,可有压痛现象。粉瘤是皮脂腺排泄管阻塞而引起的潴留性囊肿,囊腔内充满豆渣样皮脂腺分泌物,故又称皮脂腺囊肿。

一、病 因 病 机

中医学认为,此类疾病的产生与脾肺功能失调有关。在水液代谢中,肺气失于宣发和肃降,脾气失于运化,痰湿之邪停聚于经络,经气瘀滞,营卫失和,痰湿久聚成核,发于肌表,而致皮下肿瘤。

二、诊 断

疾病诊断

参照《中医外科学》(陈红风主编,第二版,人民卫生出版社,2012年)。

(1)气瘤(皮肤神经纤维瘤)

1)大多自幼发生,生长缓慢,好发于躯干以及面部和四肢。一般无自觉症状。

2)体表各部出现大小及数目不等的肿物,少则数个,多则数十上百个,从豆粒大至拳头大,多突出体表,或平坦,或带蒂柄,质软,光滑,按之凹陷,放手后弹起,皮色不变或有色素沉着。

(2)肉瘤(脂肪瘤)

1)一般见于成年人,好发于肩、背、臀及腹壁等部位。

2)皮下肿物,呈圆形或椭圆形,有时呈分叶状或片块状,质地柔软,富有弹性,边界清楚,与皮肤无粘连。肿块大小及数目不等,生长缓慢,一般无疼痛。

(3)脂瘤(皮脂腺囊肿)

1)多发于头面、背部等皮脂腺分布密集的部位,生长缓慢。

2)肿块呈圆形或椭圆形,边界清楚,与皮肤粘连,表面皮脂腺开口处呈青黑色小点,破溃后有粉渣样内容物一出,有臭味。

3)脂瘤染毒后可有局部红肿、增大、疼痛,破溃流脓等,可反复发作。

三、治 疗

(一)治则

调气助阳,化痰散结,通经活络。

(二)取穴

阿是穴(瘤体处及周围)。

（三）刺法

以中粗或粗火针点刺瘤体及其周围数针,用速刺或缓刺法。

（四）典型病例

1. 郭某某,女,44 岁

主诉:左尾骶部肿物三四年。

现病史:左侧尾骶部有一肿物,大如核桃 2cm×3cm,局部有麻木、疼痛感,有时窜至左腿,经某医院诊为"神经纤维瘤"。现纳食可,二便调,月经正常。

望诊:舌苔薄白。

切诊:脉沉细。

查体:左尾骶部肿物,2cm×3cm,表面光滑,质地坚硬,可移动。

诊断:皮下肿瘤。

辨证:痰湿停聚经络,日久成核,结于筋膜。

治则:温通经脉,化痰散结。

取穴:阿是穴(瘤体或周围)。

刺法:以中粗或粗火针,用缓刺法点刺瘤体处 4 针。

患者针 1 次后,肿物渐消,共治 10 次,瘤体消失,临床痊愈。

2. 肖某某,女,48 岁

主诉:右腿承山穴处肿物四五年。

现病史:患者六七年前,觉右小腿部刺痛,四五年前发现生一疙瘩渐渐长大,曾去某医院诊断为"神经纤维瘤"。现肿物处白天无不适,晚间疼痛,每周发作约 3～4 次,影响睡眠,纳可,二便调。

望诊:舌苔白。

切诊:脉沉弦。

查体:右侧承山穴处肿物 1cm×1cm,质地硬,表面光滑,可移动,有压痛。

诊断:皮下肿瘤。

辨证:痰核流注,阻于肌肤。

治则:温通肌肤,化痰散结。

取穴:承山、阿是穴(瘤体及附近)。

刺法:以中粗火针速刺瘤体及附近 3 针。

患者 2 诊后疼痛稍减,包块缩小,3 诊后疼痛明显减轻,8 诊后疼痛消失,包块已不存在,临床痊愈。

3. 魏某某,男,56 岁

主诉:全身多处皮下脂肪瘤 20 多年。

现病史:患者全身多处皮下肿物已 20 余年,始发时较少,渐增多,大小不一,大者约

7cm×8cm,肿物不红不痛,皮色正常,无压痛。患者要求先治一个大的脂肪瘤,以观疗效。

望诊:面色萎黄,舌苔白。

切诊:脉沉细。

查体:遍身有若干大小不等的肿物,左前臂处有一较大肿物7cm×8cm。

诊断:皮下肿瘤。

辨证:痰核流注,经络阻滞。

治则:化痰散结,温通经脉。

取穴:阿是穴(瘤体及周围处)。

刺法:以中粗火针速刺左前臂处瘤体中央及其周围5针。

共治疗4次,瘤体明显缩小、变软,疗效显著。

4. 安某某,男,50岁

主诉:大椎穴处肿物5年。

现病史:5年前大椎穴处生一包块,渐增大约鸡蛋大小,诊断为"脂肪瘤",现颈项仰俯转侧均有疼痛感,颈项僵硬不适,影响工作及生活,纳可,二便调。

望诊:舌苔白。

切诊:脉滑。

查体:大椎穴处肿物,触之柔软,边缘清楚,表面皮肤光滑,肿物似鸡蛋大。

诊断:皮下肿瘤。

辨证:痰核流注,阻滞经脉。

治则:化痰散结,助阳调气,通经活脉。

取穴:阿是穴(瘤体及周围)。

刺法:以中粗火针点刺瘤体及周围5~6针,用缓刺法。

患者每周治疗1次,共治疗4次,肿物消失,颈项转动灵活,临床痊愈。

5. 王某某,男,32岁

主诉:右颧部长一疙瘩4个月。

现病史:患者于4个月前,右颧部长一疙瘩,渐长大,高起皮肤,似五分硬币大小,纳可,二便调。

望诊:舌苔白。

切诊:脉滑。

诊断:粉瘤。

辨证:痰核流注,经络阻滞。

治则:化痰散结,温经通脉。

取穴:阿是穴(瘤体及周围)。

刺法:以中粗火针速刺瘤体6~7针,流出豆渣样物。

患者每周治疗1~2次,经治5次后,瘤体消失。

6. 郭某某,女,35岁

主诉:大椎穴处发现一肿物已达数年。

现病史:初如胡桃,现如拳大,左臂无力,左上肢已失去劳动能力,食欲、二便及月经正常。

望诊:舌苔薄白。

切诊:右滑、左沉细。

辨证:痰湿流注,结聚压迫诸阳经脉,气血失于濡养。

治则:温通经脉,调和气血。

取穴:阿是穴。

刺法:以中粗火针,用缓刺法,点刺瘤体及肿瘤周围数针。每周1次,共治疗20多次,肿物缩小与皮肤平,左上肢恢复劳动能力。

7. 刘某,男,44岁

主诉:皮下长肿物1年余。

现病史:1年余前发现右上臂出现2个皮下肿物,逐渐增大,如胡桃大小,不红不痛,无压痛,已被诊断为脂肪瘤。纳可,眠安,便调。

望诊:舌淡红,苔薄白。

切诊:脉沉细。

诊断:脂肪瘤。

辨证:脾失健运,痰核流注。

治则:温通经脉,化瘀散结。

取穴:阿是穴。

刺法:瘤体中央以及周围用中粗火针速刺,点刺每个瘤体约5针。

治疗3次,瘤体明显缩小,效果明显。

按 语

本文所论述的纤维瘤(包括神经纤维瘤)、脂肪瘤及粉瘤分别相当于中医学之痰核积聚、脂瘤和渣瘤范围,其发病原因皆因脾肺失调,痰湿凝聚,日久成核,阻滞经气,肿物均发于体表之皮下,故一并归纳于皮下肿瘤加以论述。

贺老认为,肿物发于外,实因于内脏脾肺失调,痰湿循经至表而凝聚,经气不畅而郁滞,日久成核,故发以上诸病。其治之法,当以温通经脉,助阳行气,才能化痰核以散郁结,故取火针直刺痰核处(即肿瘤),或速刺或缓刺,使其瘤体内容物尽量流出,如少量不能流出,亦可局部吸收。

白疕(寻常性银屑病)

银屑病即牛皮癣,是一种慢性具有复发倾向的红斑鳞屑性皮肤病。本病相当于中医学中所说的"白疕",又名"蛇虱"。现代医学大致认为与遗传、寒冷潮湿、精神刺激、感染等方面有关。本病男女老幼皆可发病,但以青壮年为多见。一般夏季减轻或缓解,冬季加重或复发。

一、病 因 病 机

本病多因七情内伤,气机壅滞,郁久化火,心火亢盛,毒热伏于营卫;或因饮食不节,过食辛辣、腥味发物动风之品,脾胃失和,气郁化热,复受风热毒邪而发病。若病程日久或反复发作,阴血耗损,气血不和,化燥生风或经络阻滞,气结血凝,肌肤失养而致本病。

二、诊 断

(一) 疾病诊断

1. 中医诊断标准

参照中华人民共和国中医药行业标准《中医病证诊断疗效标准》(ZY/T001.2-94)。

(1) 皮损初为针尖至扁豆大的炎性红色丘疹,常呈点滴状分布,迅速增大,表面覆盖银白色多层性鳞屑,状如云母。鳞屑剥离后,可见薄膜现象及筛状出血,基底浸润,可有同形反应。陈旧皮疹可呈钱币状、盘状、地图状等。

(2) 好发于头皮、四肢伸侧,以肘关节面多见,常泛发全身。

(3) 部分病人可见指甲病变,轻者呈点状凹陷,重者甲板增厚,光泽消失。或可见于口腔、阴部黏膜。发于头皮者可见束状毛发。

(4) 起病缓慢,易于复发。有明显季节性,一般冬重夏轻。

(5) 可有家族史。

(6) 组织病理检查示表皮角化过度、角化不全。角层内有中性多形核白细胞堆积,棘层增厚。表皮突呈规则性向下延伸,真皮乳头水肿呈棒状,乳头内血管扩张,血管周围有炎性细胞浸润。

2. 西医诊断标准

参照《临床诊疗指南-皮肤病与性病分册》(中华医学会编著,人民卫生出版社,2006 年)。

(二) 证候诊断

1. 血热证

新出皮疹不断增多,迅速扩大;皮损潮红,银白鳞屑,有筛状出血,瘙痒,可伴有尿黄,便干。舌质红,舌苔薄黄或白;脉弦滑或数。

2. 血燥证

皮损淡红,干燥脱屑,可伴有皲裂,口干咽燥。舌质淡,舌苔少或薄白,脉缓或沉细。

3. 血瘀证

皮损肥厚浸润,经久不退,颜色暗红,鳞屑附着紧密,女性可有痛经。舌质紫暗或有瘀点、瘀斑;脉涩或细缓。

三、治　疗

（一）治则

调理气血,清热祛风,止痒。

（二）取穴

委中、耳背青筋、膈俞。

（三）刺法

委中、膈俞、耳背青筋均可用锋针点刺放血。

（四）典型病例

1. 石某某,女,17 岁

主诉:四肢、躯干起皮疹,瘙痒已月余。

现病史:患者既往有牛皮癣史,一月前原因不明,全身起皮疹,渐增大如斑块状,皮肤红,瘙痒,口苦咽干,不欲饮,大便秘结,夜眠不安,烦躁气急。

望诊:舌尖红,苔薄白。

切诊:脉弦细。

查体:四肢、躯干部均有斑状皮损,搔之脱屑,皮肤红。

诊断:银屑病。

辨证:血分郁热,风邪侵袭而发病。

治则:调理气血,清热疏风。

取穴:委中、膈俞。

刺法:以锋针缓刺委中放血;以锋针点刺膈俞出血后拔火罐,以使出血充分。

患者每周治疗 2 次,2 诊后痒减,7 诊后皮损消失,临床痊愈。

2. 张某某,女,20 岁

主诉:全身起皮疹 3 年余。

现病史:患者于 3 年前腹部起丘疹,渐扩大到全身多处,搔之脱屑,但发病位置以腹部及腋下为重,稍痒,知觉不敏感,纳食一般,二便正常。

望诊:舌质红,苔黄。

切诊:脉弦滑。

诊断:银屑病。

辨证:气血不调,腠理失密,风邪侵袭。

治则:调和气血,祛除风邪,润肤止痒。

取穴:委中、耳背青筋。

刺法:以锋针缓刺放血。

患者每周治疗2次。放血治疗3次后,刺痒减轻明显,6次后鳞屑减少,共计治疗12次,丘疹完全消失,痒止,临床痊愈。

按　　语

牛皮癣,银屑病均为西医病名。此病大致相当于中医学的"白疕",又名"蛇虱"。关于中医所称之牛皮癣一病,其描述"状如牛领之革,厚而且坚"的皮损,并非是此病,而是西医的神经性皮炎。

中医学关于本病的记载和描述较详,如《外科大成》说:"白疕,肤如疹疥,色白而痒,搔起白屑,俗呼蛇虱,由风邪客于皮肤,血燥不能荣养所致。"《外科证治全书》中说:"白疕(一名疕风)皮肤燥痒,起如疹疥而色白,搔之屑起……。"从中医文献记载看,白疕即西医的银屑病,其发病原因多由血燥化风所致。

此病由气血不调、营卫空虚、腠理不密、外感风邪所致,如因病久血中郁热,血燥亦可生风,故本病与风邪有直接关系,又有内外之别,然所生之风皆与气血失调有关,故气血失调为患病之内因,临床上以委中、膈俞、耳背青筋等放血,是调和气血而疏风也。

银屑病是一种慢性病,又具有极易复发的临床特点,所以成为中西医公认的难治之顽证,贺老治疗本病,多从调理气血入手,采用放血疗法,在调气血同时又可祛除血中邪气,从而达到消除皮损、止痒等目的。

红蝴蝶疮(系统性红斑狼疮)

系统性红斑狼疮亦称全身性或播散性红斑狼疮,是一种较严重的自身免疫性疾病。临床表现为多系统损害,反复发作,多见于青年女性。中医古典医籍中虽未查到类似本病的记载,但近代有些中医学者将本病称之为"红蝴蝶疮"。

一、病 因 病 机

本病的发生由先天禀赋不足,肝肾亏虚而成。七情内伤,劳累过度,或因房事不节,以致阴阳气血失于平衡,气血运行不畅,气滞血瘀,经络阻隔,为本病的诱因。亦有多数患者与暴晒强烈日光有关,故外受热毒是诱发本病的条件。

二、诊 　 断

(一) 疾病诊断

参照《中医外科学》(陈红风主编,第二版,人民卫生出版社,2012年)。

本病分为盘状红蝴蝶疮与系统性红蝴蝶疮,后者多见。

1. 盘状红蝴蝶疮

（1）多见于 20～40 岁的女性，男女之比约 1∶3，家族中可有相同患者。

（2）皮损好发于面部，尤以两颊、鼻部为著，其次为头项、两耳、眼睑、额角，也可发生于手背、指侧、唇红部、肩胛部等处。初为针尖至黄豆大小或更大微高起的鲜红或桃红色斑，呈圆形或不规则形，境界清楚，边缘略高起，中央轻度萎缩，形如盘状，表面覆盖有灰褐色的黏着性鳞屑，鳞屑下有角质栓，嵌入毛囊口内，毛囊口多开放，犹如筛孔，皮损周围有色素沉着，伴毛细血管扩张。两颊部和鼻部的皮损可相互融合，呈蝶形外观。黏膜亦可累及，主要发生在唇部，表现除鳞屑红斑外，甚至可发生糜烂、溃疡。

（3）一般无自觉症状，进展时或日光暴晒后可有轻度瘙痒感，少数患者可有低热、乏力及关节痛等症状。

（4）本病呈慢性经过，患部对日光敏感，春夏加重，入冬减轻，病程中不破溃，亦难自愈，消退后遗留浅在性瘢痕。

2. 系统性红蝴蝶疮

（1）多见于青年及中年女性，男女之比约为 1∶10。

（2）早期表现多种多样，常表现为不规则发热，关节疼痛，食欲减退，体重减轻、皮肤红斑。

（3）皮肤黏膜损害：约 80% 的患者出现对称性的皮损，典型者开始时在两颊和鼻部出现蝶形水肿性红斑，不规则形，色鲜红或紫红，边界清楚或模糊，有时可见鳞屑，病情缓解时红斑消退，留有棕色色素沉着，较少出现萎缩现象。早期手部遇冷时出现雷诺氏现象。

（4）全身症状：发热、关节肌肉疼痛、肾脏损害、心血管系统病变、呼吸系统病变、消化系统、神经系统病变，还可累及造血系统及眼底病变。

3. 实验室检查

（1）一般检查：中度贫血，有的患者白细胞及血小板减少，血沉快，尿中有蛋白、红白细胞及管型，白球蛋白比例倒置。

（2）免疫学检查：狼疮细胞阳性率在 60% 左右，抗核抗体检查阳性率 90% 以上，还有补体及免疫复合物检查、狼疮带试验检查等。

（二）证候诊断

1. 热毒炽盛证

相当于急性活动期。面部蝶形红斑，色鲜艳，皮肤紫斑，关节肌肉疼痛。伴高热、抽搐、烦躁等。舌红绛，苔黄腻，脉洪数。

2. 阴虚火旺证

斑疹暗红，关节痛，足跟痛。伴不规则发热或低热，手足心热，心烦失眠，自汗盗汗。舌红，苔薄，脉细数。

3. 脾肾阳虚证

眼睑、下肢浮肿,胸胁胀满,尿少,腰膝酸软,面热肢冷,口干不渴。舌淡胖,苔少,脉沉细。

4. 脾虚肝旺证

皮肤紫斑,胸胁胀满,腹胀纳呆,耳鸣失眠,月经不调或闭经。舌紫暗或有瘀斑,脉细弦。

5. 气滞血瘀证

多见于盘状局限型红蝴蝶疮。红斑暗滞,角质栓形成及皮肤萎缩;伴倦怠乏力。舌暗红,苔白,脉沉细涩。

三、治　疗

（一）治则

急性期多以清热解毒为主,后期多以补脾益肾,调气血为主。

（二）取穴

急性期取大椎、委中,后期取肾俞、脾俞、关元、中极、水分。

（三）刺法

以锋针刺大椎出血加拔罐,以锋针缓刺委中出血;肾俞、脾俞、关元等穴用艾灸法或用太乙神针,每次灸1小时。

（四）典型病例

王某某,女,34岁

主诉:红斑狼疮10年,加重1年。

现病史:患者于10年前发现系统性红斑狼疮,虽经多方医治,但病情愈来愈重,1年前开始出现水肿,腹部隆起,心慌气短,实验室检查发现尿中有蛋白、红细胞、白细胞,经某医院诊为"系统性红斑狼疮后期","合并肾脏损害"、"腹水"。患者感觉疲倦乏力,懒言,四肢凉,月经前后不定期,经量少,纳呆,小便少。

望诊:舌淡红,苔薄白。

切诊:脉沉细。

诊断:系统性红斑狼疮。

辨证:患者病程日久,损伤正气,脾肾两虚,以致水肿等症。

治则:温补脾肾,运化水湿。

取穴:关元、肾俞、水分。

操作:以太乙神针灸以上3穴,共计1小时,每日1次。

患者经太乙神针灸治,共计2个月,初起需坐车就诊,后期已单独骑自行车就诊,实验室检查尿常规正常。临床检查,腹水消失,诸种不适均无,临床痊愈后恢复工作。

按 语

系统性红斑狼疮是一种全身性系统性疾病,症状比较复杂,病情也比较危重,特别是后期,患者的心、肾等脏器均受到损害,属于正气损伤阶段。病案中患者病程日久,出现腹水,既是肾气损伤严重的表现,又是水湿停聚体内、阻滞阳气、邪气实的征象,治疗上以温补脾肾之阳来运化水湿之邪,从而起到扶正固本,祛除邪气的目的。

太乙神针是艾灸法的一种,最早始于清代。其制作方法是用细软艾绒加少许人参、麝香药末,以桑皮纸卷紧,外用鸡蛋清封固,阴干后备用。贺老在前人经验的基础上,结合实际情况,制作了铁制的灸具,解决了缺少桑皮纸的问题,使用起来更为方便。即选用粗铁筒一个,长25cm,直径5cm,内配以胆,铁筒两端有螺纹,配以螺盖,平时选用纯净细软艾绒放入铁筒内,旋转螺盖,使艾绒压紧,以备用。使用时,根据病情选定施灸部位,做好标记,将铁筒一端内的艾绒用火烧着,以红色棉布7层包裹,对正穴位,紧按其上,使艾绒温热,透入深部,如病人感太烫、有烧灼感,可略提起,等热减再灸,冷后可再烧,重复施灸,一般每穴灸10~15分钟即可,重证病人可适当延长,贺老常用此法治疗疑难顽症,如晚期癌症,肾功不全等重证患者。

白癜风(白驳风)

白癜风是因皮肤色素脱失而发生的局限性白色斑片。中医西医均称白癜风,中医又称之谓"白驳风"。现代医学认为,本病是一种局限性色素代谢障碍性疾病。发病原因有遗传因素、自体免疫和神经因素等。

一、病因病机

本病多由七情内伤,肝气郁结,气机不畅,复感风邪,客于肌肤,致气血失和,血不荣肤而成。

二、诊 断

参照《中医外科学》(陈红风主编,第二版,人民卫生出版社,2012年)。

(1)可发生在任何年龄、任何部位。可对称或单侧分布,甚至沿神经走形呈带状分布。

(2)皮损呈白色或乳白色斑点或斑片,逐渐扩大,边界清楚;周边色素常反见增加,患处毛发也可变白。泛发全身者,仅存少许正常皮肤。患处皮肤光滑,无脱屑、萎缩等变化,有的皮损中心可出现色素岛状褐色斑点。

(3)病程慢性。

(4)皮肤病理学检查示表皮明显缺少黑素细胞及黑素颗粒。

<h1 style="text-align: center;">三、治　疗</h1>

（一）治则

养血疏风,调和气血,荣养肌肤。

（二）取穴

阿是穴、背部痣点。

（三）刺法

以短毫针浅刺患处,约 1cm 1 针,留针 30 分钟;火针速刺病灶及边缘处;以锋针挑刺背部痣点处,辅以拔罐出血。

（四）典型病例

1. 华某某,女,16 岁

主诉:左耳前及项部忽生白斑已 2 个月。
现病史:2 个月前,偶然发现左耳前及项部有白斑 2 块,局部无不适感,纳可,二便调。
望诊:舌苔白。
切诊:脉沉滑。
查体:左耳前有 4.5cm×3cm 白斑,项部有 2cm×1cm 白斑。
诊断:白癜风。
辨证:气血不和,肌表失养。
治则:调气和血,营养肌表。
取穴:阿是穴。
刺法:以短毫针围刺病灶,浅刺半分许,留针 30 分钟。
针治 2 次后,白癜风面积大大缩小,3 次后仅留痕迹,共治疗 23 次痊愈。

2. 胡某某,女,17 岁

主诉:两髂棘上方有白斑两年余。
现病史:患者两髂棘上方长有白斑已两年余,局部刺痒,双侧白斑对称。纳可,二便调,夜眠佳。
望诊:舌苔白。
切诊:脉沉细。
查体:两髂棘上方有 10cm×20cm 大小的白斑。
诊断:白癜风。
辨证:气血失和,肌肤失养。
治则:调和气血,荣养肌肤。
取穴:阿是穴。

刺法：以短毫针围刺病灶处,浅刺,留针约 30 分钟。

针刺治疗后,白癜风范围日渐缩小,皮肤颜色逐渐变深,共治疗 25 次,皮肤颜色基本正常。

3. 刘某某,女,18 岁

主诉：全身多处白斑。

现病史：患者于 7 年前发现左下肢外侧皮肤发白,约 1cm 大小,去年双手腕部、脚腕部及右季胁部均出现白斑,最大处约 5cm×7cm。患者素日性情急躁,饮食一般,睡眠可。

望诊：舌红,舌边齿痕,舌苔薄白。

切诊：脉滑。

诊断：白癜风。

辨证：气血不和,肌肤失养。

治则：调和气血,荣养肌肤。

取穴：阿是穴、侠白。

刺法：以短毫针密刺病灶处,浅刺,留针 30 分钟;用艾卷灸侠白穴,每侧 30 分钟,可教会病人自行在家中灸。

患者共计针刺治疗 10 次,白斑面积明显缩小,其中左手腕部一块已基本消失。

4. 孙某某,男,30 岁

主诉：左手背白斑半个月。

现病史：患者半月前生气后发现左手背部白斑,在此之前因左手腱鞘炎予药物封闭治疗,恰好是药液留存处皮肤颜色变白,面积约 3cm×6cm。

望诊：舌质红,苔薄白。

切诊：脉滑。

诊断：白癜风。

辨证：气滞血瘀,气血失和,肌肤失养。

治则：调和气血,荣养肌肤。

取穴：背部痣点。

刺法：以锋针速刺背部痣点出血,辅以拔罐,使出血充分。

患者每周治疗 1 次,共治疗 4 次,左手背白斑消失。

5. 李某某,女,24 岁

主诉：项部发际下白斑已数月。

现病史：患者于数月前发现项部发际下白斑,左右侧各一块,每块约 3cm×2cm 大小,局部无任何不适,皮肤科诊断为"白癜风",涂以药物治疗未效,故来就诊。素日白带较多。

望诊：舌苔薄白。

切诊：脉滑。

辨证：体内蕴湿,气血失和,肌肤失养。

治则：调气和血,荣养肌肤。

取穴:阿是穴(白斑处)。

刺法:以中粗火针速刺白斑处,每处约 6~8 针。

患者每周治疗 1 次,治疗 5 次后,项部右侧白斑消失,左侧明显减小。

按　语

白癜风是一种发生于皮部的病变。贺老认为,此病发于外是表象,实在内因于气血失和,以致肌肤失养所致,故气血失和是引起本病的基本病理过程,这一过程的产生多由外感风邪或情志不畅引起。在治疗方面,调气和血是基本原则,例 1、2、3 均采用微通之法,施以毫针刺病灶处,调和局部气血,以濡养肌肤;在此基础上,例 3 又以艾卷灸侠白穴,因侠白为肺经穴,肺主皮毛,肺色白,皮肤发生白癜风乃为肺经病变,灸侠白穴可起到调理肺气、调气和血、荣养肌肤的作用。例 4 采用强通法,以锋针挑刺背部痣点出血,调气和血,营养肌肤。例 5 采用温通法,助阳通络,调气和血,濡养肌肤。以上病例,灵活选用三通法,对不同病例的治法不同,结果均取得了较好的疗效。

蛇串疮(带状疱疹)

带状疱疹是由病毒感染所引起的一种急性疱疹性皮肤病。可发生于任何部位,多见于腰部,常沿一定的神经部位分布,好发于单侧,亦偶有对称者。本病可发生于任何年龄,以成年人较多。中医称之为"缠腰火丹"、"舌串疮"、"串腰龙"、"蜘蛛疮"等。

一、病 因 病 机

本病多由情志不遂,饮食失调,以致脾失健运,湿浊内生,郁而化热,湿热搏结,兼感毒邪而发病。

二、诊　断

(一)疾病诊断

1. 中医诊断标准

参照中华人民共和国中医药行业标准《中医病证诊断疗效标准》(ZY/T001.2-94)。

(1)皮损多为绿豆大小的水疱,簇集成群,疱壁较紧张,基底色红,常单侧分布,排列成带状。严重者,皮损可表现为出血性,或可见坏疽性损害。皮损发于头面部者,病情往往较重。

(2)皮疹出现前,常先有皮肤刺痛或灼热感,可伴有周身轻度不适、发热。

(3)自觉疼痛明显,可有难以忍受的剧痛或皮疹消退后遗疼痛。

2. 西医诊断标准

参照《临床诊疗指南-皮肤病与性病分册》(中华医学会编著,人民卫生出版社,2006 年)。
（1）发疹前可有疲倦、低热、全身不适、食欲不振等前驱症状。
（2）患处有神经痛,皮肤感觉过敏。
（3）好发部位是肋间神经、三叉神经、臂丛神经及坐骨神经支配区域的皮肤。
（4）皮疹为红斑上簇集性粟粒至绿豆大水疱,疱液常澄清。
（5）皮疹常单侧分布,一般不超过躯体中线。
（6）病程有自限性,约 2~3 周,愈后可留色素改变,发生坏死溃疡者可留瘢痕。
（7）头面部带状疱疹可累及眼耳部,引起疱疹性角膜结膜炎或面瘫等。

（二）证候诊断

1. 肝经郁热证

常见于本病的急性期。皮损鲜红,疱壁紧张,灼热刺痛,口苦咽干,烦躁易怒,大便干或小便黄。舌质红,舌苔薄黄或黄厚,脉弦滑数。

2. 脾虚湿蕴证

皮损颜色较淡,疱壁松弛,伴疼痛,口不渴,食少腹胀,大便时溏。舌质淡,舌苔白或白腻,脉沉缓或滑。

3. 气滞血瘀证

常见于后遗神经痛期。皮疹消退后局部疼痛不止。舌质暗有瘀斑,苔白,脉弦细。

三、治　　疗

（一）治则

调气解郁,清热解毒。

（二）取穴

龙眼、阿是穴、支沟、阳陵泉。发于手臂、颈项者加合谷穴。

（三）刺法

1. 点刺、放血

常规消毒皮损及周围皮肤,不擦破水疱,用三棱针沿皮损边缘点刺,间隔 0.5~1.5cm,病重者间隔小,病轻者间隔大。点刺完毕,以闪火法在其上拔罐 1~4 个,罐内可见少许血液拔出,10 分钟左右起罐。起罐后用消毒棉球将血液擦净。并用三棱针点刺龙眼穴,出血 3~5 滴后擦净。

2. 针刺

毫针刺支沟、阳陵泉、合谷，施以泻法，10分钟行捻转手法1次，留针30分钟。

3. 艾灸

医者双手各持1根清艾条，在病灶处由中心向四周施灸，艾条距皮肤约2cm，施灸时间视疱疹面积大小而定，约20分钟，以皮肤灼热微痛为宜。

治疗首日采用点刺、放血法，然后施灸，以后点刺、放血法与针刺法隔日交替进行，艾灸法每日均采用。

（四）典型病例

1. 江某某，男，58岁

主诉：左腰部起疱疹3日。

现病史：患者近日情绪紧张，工作劳累，3天前左侧腰部灼热感，继而出现水疱，呈簇状，以带状缠腰分布，疼痛难忍，不能入睡，伴有烦躁，口苦，咽干，小便黄，大便干。

望诊：左侧腰部疱疹呈带状分布，水疱簇集，共五簇，每个疱疹约黄豆大小，内容物水样透明。疱疹间皮肤正常。舌红，苔黄腻。

切诊：脉弦滑。

诊断：带状疱疹。

辨证：肝郁气滞，湿热熏蒸。

治则：疏肝解郁，清热利湿。

刺法：龙眼、阿是穴三棱针放血，阿是穴放血后拔罐；支沟、阳陵泉以毫针刺，泻法，留针30分钟。患者每日治疗1次，阿是穴放血拔罐隔日1次。

治疗当日疼痛减轻，可入睡；2诊后伴随症状好转；6诊后已感觉不到明显疼痛，疱疹渐干瘪、消退；13诊后皮肤平整，诸症消失，临床痊愈。

2. 王某，男，29岁

主诉：右侧胸背起疹、疼痛2日。

现病史：患者2天前开始右侧胸部起小疱疹，如米粒大小密集成簇，向背部延伸，局部皮肤痛痒难耐。伴有口干、口苦、食欲不振，因疼痛而夜不能寐。患者平素性情急躁易怒，此次发病未觉有明显原因。

治疗：同上。

用上法治疗1次，疼痛当日消失，夜寐安好，疱疹不再延伸。治疗4日后水疱已干涸结痂，临床痊愈。

3. 张某某，男，77岁

主诉：右胸及腋下起红疱疹数日。

现病史：几天来，右胸及腋下起红疱疹，顶呈白色，疼痛如火烧火燎，坐立不安，烦躁不宁,食欲尚可,二便正常。

　　望诊:面孔红润,舌质红,少苔。

　　脉象:弦滑。

　　诊断:带状疱疹。

　　辨证:肝郁气滞,毒热浸淫皮肤所致。

　　治则:清热解毒、舒肝解郁。

　　取穴:龙眼、阿是穴。

　　刺法:以锋针速刺放血。

　　1 诊红肿疼痛明显减轻,共放血 6 次,结痂痊愈。

按　　语

　　中医认为带状疱疹多由于肝郁不舒、毒火外袭、湿热内蕴等因素引发,多以疏肝解郁、化毒散火、清热利湿为治则。支沟为手少阳三焦经的经穴,阳陵泉为足少阳经的合穴,二者常配伍应用,有很强的疏肝利胆、清热化湿之效;合谷为手阳明大肠经原穴,长于调气活血,尤擅治疗头面、上肢疾患,此三穴采用毫针微通治疗。龙眼穴位于小指尺侧 2、3 骨节之间,握拳于横纹尽处取之,属经外奇穴,是治疗带状疱疹的经验穴,尤以刺血治疗效佳。除上述穴位外,还采取局部放血、拔罐和艾灸的方法,拔罐是介于强通和温通之间一种治法,此处应用是在三棱针放血的基础上进一步突出强通的作用,以图恶血尽出,加之艾灸的温热刺激,更使血脉畅通,且促进新血生成。本病多属热证,而热证并非禁灸。《素问·调经论》云:"血气者,喜温而恶寒,寒则泣不能流,温则消而去之",此处采用温通的方法,以热引热,借火助阳,使气机、血脉通调,从而快速治愈本病。在本病的治疗中,微通、强通、温通三法同用,疗程短,效果佳。

　　本病乃本虚标实之证,气虚血瘀,不通则痛,阻于何经则痛于何部。按经络辨证,皮损发生于面部,主要损及手、足三阳经,多见于三叉神经支配区。发于胸胁部,则损及足少阳、足厥阴,皮损沿肋间神经分布。发于腰腹部,则多损及足阳明、足少阳及足太阴经,故选穴配方以受阻经脉的腧穴为主,近部取穴均取同侧,"以痛为腧",取阿是穴,以活血通络,祛瘀泻毒;远部取穴均取双侧,以泻法为主,疏通经络,扶正祛邪。用此法治疗可短时间内止痛,一般 1～2 次治疗后,即可疼痛大减,且不留后遗神经痛。对其他方法治疗后遗留的神经痛,可参照本法治疗,针刺放血也可明显减轻疼痛。

瓜藤缠(结节性红斑)

　　瓜藤缠是发生在小腿伸侧的结节红斑性皮肤血管炎性皮肤病,常反复发作,甚至迁延数年不愈。多发于青年女性,春秋季多见。

一、病 因 病 机

　　本病发生的主要原因,多由脾虚失运,或过食辛辣厚味之品,以致湿热内蕴,日久下注肢体,蕴蒸肌肤,凝滞血脉,气血运行不畅,经络阻滞而发病。

二、诊　断

(一) 疾病诊断

参照《中医外科学》(陈红风主编,第二版,人民卫生出版社,2012 年)。

(1) 多见于青年女性,年龄在 20~40 岁,春秋季节多见。

(2) 发病前可伴有前驱症状,如低热、倦怠、咽痛、食欲不振、全身不适、肌肉和关节疼痛等。部分患者可因感冒、劳累或妇女行经而复发。

(3) 皮损突然发生,主要为对称性、鲜红色、略高出皮肤表面的结节,大小不一,境界明显,颜色可由鲜红逐渐变为暗红。自觉疼痛,压痛更甚。约经数天至数周,红斑结节逐渐消退,不融合,不破溃,不化脓,不萎缩,不留瘢痕。在缓解期,常残存数个小结节,且新的损害可以再次出现。

(4) 好发于两小腿伸侧,少数可见小腿屈侧、大腿、臀部、上肢及面颈部。

(5) 血常规检查可见白细胞总数正常或稍升高,血沉加快。

(二) 证候诊断

1. 湿热瘀阻证

发病急骤,皮下结节,略高出皮面,灼热红肿。伴头痛,咽痛,关节痛,发热,口渴,便干,溲黄。舌红,苔腻,脉滑数。

2. 寒湿入络证

皮下结节,疹色暗红,反复缠绵不愈。伴关节痛,遇寒加重,肢冷,口不渴,大便不干。舌淡,苔白,脉沉缓。

三、治　疗

(一) 治则

活血化瘀,清热除湿。

(二) 取穴

阿是穴。

(三) 刺法

以中粗火针,点刺结节处(阿是穴)2~3 针。

(四) 典型病例

张某某,女,34 岁

主诉:双侧小腿起疙瘩,反复发作已 7 个月。

现病史:具体到年份 1 月份,双侧小腿外侧起疙瘩,淡红色,渐长至葡萄大,色红、肿痛,劳累后疼痛明显,经抗结核药物治疗后,结节变小,色渐淡,以后消失,但随后又长出几个,如此反复发生,现双下肢小腿外侧各有 2 个疙瘩,色淡红,疼痛不已,身体疲倦乏力,夜眠差,纳食一般,二便正常,月经正常。患者 10 年前患肺门淋巴结核,治愈。

望诊:舌淡红,边尖齿痕。

切诊:脉沉细。

查体:双侧小腿外侧有结节各 2 个,约葡萄大小,色已暗红,疼痛。

诊断:结节性红斑。

辨证:湿热下注,气血凝滞,经络阻隔。

治则:活血化瘀,通经活络,清热除湿。

取穴:阿是穴。

刺法:以中粗火针,点刺阿是穴(病变结节)各 2~3 针。

患者每周治疗 1 次,共治疗 3 次,结节消失,无疼痛,临床痊愈。

按　　语

结节性红斑是由湿热下注,气血凝聚而成,患者有疼痛的临床表现。火针疗法是贺老治疗瘢痕积聚包块最常用的方法。此病用火针疗法,一是发挥了火针温通气血,破凝滞积聚的功效;二是发挥了火针"以热引热",导热邪火毒外出的作用;三是火针有通阳化气,运化水湿之功;利用火针的上述 3 个作用,可以起到活血化瘀,通经活络,清热除湿,治愈结节性红斑的目的。

丹毒(急性网状淋巴管炎)

丹毒是一种急性接触感染性皮肤病。本病皮肤红肿,色如涂丹脂染。由于发病部位不同,又有不同名称,如发于头面的称"抱头火丹",游走全身的称"赤游丹",生于腿部的称"流火"。本病好发于颜面及下肢,其他部位亦可发生。多发于春秋季节,糖尿病及静脉炎患者,每易反复发作,迁延不愈。

一、病 因 病 机

多因邪毒入侵,体表失固,毒热浸淫,郁于肌肤而发病。

二、诊　　断

参照《中医外科学》(陈红风主编,第二版,人民卫生出版社,2012 年)。

（1）多发于小腿、颜面部。新生儿丹毒,常为游走性。

（2）发病前可有皮肤或黏膜破损、足癣等病史。

1）发病急骤,初起先有恶寒发热、头痛等全身症状。继则局部皮肤见小片红斑,迅速蔓延成大片鲜红斑,略高出皮肤表面,边界清楚,压之皮肤红色稍退,放手后立即恢复,若热重出现紫斑时,则压之不褪色。患部表面紧张光亮,摸之灼手,肿胀、触痛明显。一般预后良好,5～6 天后消退,皮色由鲜红转暗红或棕黄色,脱屑而愈。

2）发生于头面部者,如因鼻部破损引起者,先发于鼻额,次累及目,而使眼睑肿胀不能开视;由于耳部破损引起者,先肿于耳之上下前后,次肿及头角;由于头皮破损引起者,先肿于头额,次肿及脑后。

3）发于腿胫部者,多由趾间皮肤破损引起,先肿于小腿,亦可延及大腿,愈合后容易复发。

4）新生儿丹毒,常游走不定,多有皮肤坏死,全身症状严重。

（3）血常规检查可见白细胞总数及中性粒细胞比例明显增高。

三、治　　疗

（一）治则

解毒泻热,活血消肿。

（二）取穴

阿是穴。

（三）刺法

肿痛周围以锋针速刺放血。

（四）典型病例

张某某,男,45 岁

主诉:右前臂内侧红肿热痛。

现病史:患者因病静脉输液后,引起右前臂内侧由手到肘部大面积红肿热痛,难以忍受,夜不能寐,身发热,不思饮食。

望诊:急性病容,右前臂内侧大面积红肿,略高出皮肤,舌苔黄。

切诊:脉滑数。

诊断:丹毒。

辨证:毒热之邪,侵入肌肤。

治则:清热解毒。

取穴:阿是穴(病灶周围)。

刺法:以锋针围刺病灶周围放血。

3 次治疗后,红肿疼痛消失,效果明显。

按　　语

本病的记载,最早出自《素问·至真要大论》,原文说,"少阴司天,客胜则丹胗外发,乃为丹熛疮疡……"。文中丹熛即今中西医皆称之"丹毒"。

本病由热毒之邪侵袭,气血壅滞于肌肤而发,病情发展迅速,其治之法当以清热解毒为主,可以锋针速刺病灶周围以放血,逐邪外出,气血壅滞得以疏泄,经络通畅而病可愈。病案中患者仅刺 3 次,即红肿疼痛消失,取得明显效果。

鹅掌风(手癣)

鹅掌风是发生于手掌的病变,初起掌心及手指皮下生小水疱,日久脱屑,皮肤增厚。

一、病 因 病 机

本病多因手掌接触水湿日久,复感风邪,风湿凝聚,经脉不畅,气血失养;或素患足癣,接触染毒于手而发此病。

二、诊　　断

《中医外科学》(陈红风主编,第二版,人民卫生出版社,2012 年)。

(1)以中青年妇女为多,常有双手长期浸水或摩擦受伤及接触洗涤剂史,多数患者有戴戒指史。

(2)初起先从手掌的某一部位开始,特别是掌心、食指或拇指的掌面和侧面及戴戒指的无名指根部。开始为针头大小水疱,壁厚,液清亮,成群聚集或疏散分布,干后脱屑并向四周蔓延扩大,形成环形或多形损害,中心向愈,四周皮损明显。自觉瘙痒。病程慢性,可持续多年,直至累及全部手掌、手背、指甲及腕部,甚至对侧手掌。因反复发作,部分患者皮损已无明显水疱或脱屑,表现为手掌弥漫性发红、增厚,皮肤粗糙,枯槁干裂,疼痛,屈伸不利,宛如鹅掌。

三、治　　疗

(一) 治则

疏风清热,利湿解毒,调和气血。

（二）取穴

劳宫、合谷、外关、中渚、曲池。

（三）刺法

以毫针刺入穴位,留针 30 分钟。

（四）典型病例

1. 李某某,男,27 岁

主诉:双手痛痒时作已 6 年。

现病史:患者 6 年来双侧手掌脱白屑,掌心皲裂,手指干裂甚多,刺痒疼痛难忍,因系锅炉工人,常需用手劳动,故每用力时,干裂之手掌手指均疼痛加重,甚至出血,常影响工作。

望诊:舌苔白,面色黄。

切诊:脉缓。

诊断:鹅掌风。

辨证:风毒稽留,血燥失润。

治则:养血润燥,疏风止痒。

取穴:合谷、中渚、外关、劳宫、曲池。

刺法:以毫针刺入穴位 5 分 ~1 寸深,留针 30 分钟,用补法。

患者每周治疗 3 次,共治疗 18 次后症状消失,临床痊愈。

2. 王某某,男,47 岁

主诉:右手掌心痒 1 年余。

现病史:患者发病初起右手掌心起水疱,瘙痒,每接触水湿及肥皂加重,继则脱屑,局部红润,工作时不能持物,常引起疼痛,要求治疗。纳可,二便调,素日手易出汗。

望诊:舌尖红,苔薄白。

切诊:脉缓滑。

诊断:鹅掌风。

辨证:湿热浸淫,复受风邪,气血不和,手掌失养所致。

治则:清利湿热,疏风解毒,调和气血,荣养手掌。

取穴:劳宫、中渚、外关。

刺法:以毫针刺入穴位 5 分 ~1 寸深,留针 30 分钟,用泻法。

患者每周治疗 3 次,3 诊后水疱消失,痒止,又针 2 次,以巩固疗效。

按　　语

鹅掌风一病出自明代《外科正宗》,书中载:"鹅掌风由手阳明、胃经火热血燥,外受寒凉所凝,致皮枯槁,又或时疮余毒未尽,亦能致此。"

贺老认为,本病初起湿热之邪浸淫手掌发为水疱,复感风邪而作痒,风湿热稽留日久,脉络阻塞,气血不和,手掌失养而脱屑、皲裂、干裂,引起痛痒交作。其治疗之法,取手阳明大肠经合谷、曲池清利湿热;取手少阳三焦经中诸、外关清利湿热,疏风止痒;取手厥阴心包经劳宫既能清热,又可调理局部气血,是止痒的效穴。全方配合选用,常可奏效。

血瘤(皮肤血管瘤)

皮肤血管瘤属于先天性疾病之一,是一种良性肿瘤,有血管生长在肿瘤内,据其病理分为 3 类:即毛细血管瘤、海绵状血管瘤和多支状血管瘤,也有些肿瘤是血管瘤和淋巴管瘤混合而成。肿瘤多数在新生儿时期出现,少数出现较晚。

一、病 因 病 机

本病皆因先天禀赋不足,血结气滞,经络不通,瘀阻血脉所致。

二、诊 断

(一)疾病诊断

参照《中医外科学》(陈红风主编,第二版,人民卫生出版社,2012 年)。

多见于女性婴儿,出生后局部皮肤有红点或小红斑,逐渐增大,颜色加深,呈鲜红或紫红色,可隆起,界限清楚,好发于面颈部。部分在 5 岁左右能自行消退。

(二)证候诊断

1. 心肾火毒证

肿块色泽鲜红或紫红,伴面赤口渴,口舌生疮,小便短赤,大便秘结。舌红,苔薄黄,脉数有力。

2. 肝经火旺证

肿块血丝显露或青紫,常因情志不遂或恼怒肿胀作痛,急躁易怒,胸胁不适,口苦咽干。舌红,苔黄,脉弦数。

三、治 疗

(一)治则

活血化瘀,通调经脉。

（二）取穴

阿是穴。

（三）刺法

以中粗火针,刺入局部 1~2 分深,用快速法。如为婴幼儿,可用细火针。

（四）典型病例

1. 项某某,男,7 个月

主诉:(家长代诉病情)左耳尖皮肤颜色紫红 7 个月。

现病史:患儿出生后,左耳尖部皮肤颜色紫红,出生时面积较小,约黄豆大,出生后生长迅速,渐增大约 5 分硬币大小,后经人介绍,来针灸科就诊。

望诊:左耳尖皮肤色紫红,略高起,边缘不规则。

切诊:脉细数。

诊断:皮肤血管瘤。

辨证:先天禀赋不足,血结气滞,脉道不通。

治则:温通血脉,活血行气。

取穴:阿是穴。

刺法:以细火针用速刺法,点刺 4 针。

患者每周针治 1 次,共治 3 次,血管瘤消失,临床痊愈。

2. 韩某某,女,5 个月

主诉:(家长代诉病情)左额角处皮肤颜色紫红 5 个月。

现病史:患儿出生后,即发现左额角处有一块皮肤紫红色,初时较小,日渐增长至约 1cm×1.5cm,去某医院皮肤科检查诊断为"血管瘤"。谓目前无特效疗法,只能等孩子长大后手术治疗。家长因惧怕血管瘤扩大,影响患儿面容,故来就诊。患儿发育良好,食欲佳,睡眠好,二便调。

望诊:舌淡红,苔白。左额角处皮肤紫红,不规则,略高出皮肤,大约 1cm×1.5cm。

切诊:脉细。

诊断:皮肤血管瘤。

辨证:先天不足,血结气滞,脉道不通以致此病。

治则:温通经脉,行气活血。

取穴:阿是穴。

刺法:以细火针,用速刺法,点刺 3~5 针。

患儿每周针治 1 次,1 诊后瘤体颜色变浅,3 诊后明显缩小,4 诊后血管瘤消失,皮肤颜色恢复正常,无瘢痕。

3. 张某某,女,8 个月

主诉:(家长代诉病情)鼻根部处皮肤紫红 8 个月。

现病史：患儿出生时即鼻根部皮肤紫红，面积约1cm×1cm，经医院诊断为"血管瘤"。患儿食欲好，二便调，身体无不适。

望诊：舌淡红，苔薄白。鼻根处皮肤紫红，面积约1cm×1cm，质硬，边缘不清楚。

切诊：脉滑。

诊断：皮肤血管瘤。

辨证：先天不足，气滞血结，脉道不通。

治则：温通经脉，行气活血。

取穴：阿是穴。

刺法：以细火针，用速刺法，点刺3～4针。

患者每周针治1次，2诊后血管瘤变小变软，3诊后血管瘤消失。

4. 田某某，女，6岁

主诉：（家长代诉病情）淋巴血管瘤2个月。

现病史：患者于2个月前发现左侧膝关节处有一肿物，色红，经某医院肿瘤科诊为"淋巴血管瘤"，不疼痛，不影响走路，瘤体面积开始时较小，后渐长大，纳食及二便均正常。

望诊：舌质淡，苔白。左膝关节处肿物，色红，质硬。

切诊：脉细数。

辨证：痰湿流注，阻于肌肤，气滞血瘀。

治则：温通经脉，行气活血，助阳化湿。

取穴：阿是穴。

刺法：以中粗火针，用速刺法，点刺瘤体上、中、下3针。

患者每周治疗1次。2诊后，瘤体缩小变软，6诊后瘤体消失。休息半月后。患者又去某医院皮肤科复查，淋巴血管瘤完全消失。

5. 李某某，女，20岁

主诉：自幼时起，左面部血管瘤。

现病史：患者自幼时始，左侧面部皮肤紫红，开始时面积较小约黄豆大，随年龄增长，瘤体面积渐大，已扩展到整个左半侧面部，覆盖左侧额、鼻、上下眼睑，颧外侧及目外角。患者身体好，无任何不适。

望诊：舌淡红，苔薄白。左侧面部皮肤深红，略微高出皮肤，边缘不规则，面积约12cm×9cm。

切诊：脉沉细。

诊断：皮肤血管瘤。

辨证：气滞血结，脉道不通。

治则：温通经脉，行气活血。

取穴：阿是穴、背部痣点。

刺法：以中粗火针刺阿是穴（即瘤体处）10余针，从外向里刺。以锋针挑刺背部痣点出血拔罐。

患者每周治疗1次，经治疗约半年，现瘤体已缩小至5cm×7cm，疗效显著。

6. 井某某,女,4 个月

主诉:右面颧部先天性血管瘤。

现病史:右面颧部先天性血管瘤,开始如黄豆大,日渐增长,4 个月来,发展到拇指甲盖大,曾到几个大医院皮肤科检查,一致诊断为"血管瘤"。谓目前无特效疗法,只能等孩子长大以后手术切除,但效果也不理想。患儿发育良好,无其他不适,食欲好,二便正常。

望诊:面色正常,右颧部有一紫红色"血管瘤",1.5cm×1.2cm,质硬,边缘不清楚。

切诊:脉细数。

辨证:先天血管畸形。

治则:温通血脉,软坚化瘀。

取穴:阿是穴。

刺法:以细火针,用速刺法,点刺 3～5 针,挤出瘀血少许,每周 1 次。

经 2 次火针治疗后,血管瘤停止发展,质地变软,颜色变浅。共 4 次火针治疗后,血管瘤消失,恢复本来的肤色,未留下瘢痕,家长来信表示感谢。

按　　语

血管瘤属于中医"血瘤"范围,多因先天不足,气滞血瘀,脉络壅塞不通所致。本病可发生于身体任何部位,但以四肢和颈面部最为多见,生长于颈面部者,影响患者面部容貌,故多被重视予以治疗,但此病手术治疗难度较大,尤其是面积广泛者治疗更难,贺老从实践中发现,火针的温通作用,可以产生行气祛瘀、通行经脉的效果,对血瘤局部刺之效果较好,尤其是血瘤早期,瘤体面积较小,刺 3～5 次即可治愈。

牛皮癣(神经性皮炎)

神经性皮炎相当于中医学的"牛皮癣",因其皮损状如牛领之皮,厚而且坚,故名。本病因多发颈项部位,故亦称之为"摄领疮"。本病是一种慢性病,以局部瘙痒,皮肤增厚,皮沟加深等为特征。

现代医学认为,本病的发生,常与精神过度兴奋、忧郁或神经衰弱有关。其主要发病机理是当神经功能异常时,大脑皮质的活动功能发生了紊乱,不能调节大脑皮质与皮肤的相互关系,故本病是一种有痒感的皮肤神经官能症。

一、病 因 病 机

本病多因情志不遂,气血运行失调,日久耗血伤阴,血虚生风化燥;或因血蕴湿热,复感风邪,风湿蕴阻肌肤而发。

二、诊　　断

参照《中医外科学》(陈红风主编,第二版,人民卫生出版社,2012 年)。

（1）好发于颈项部、额部、眼睑、肘部、尾骶部及小腿伸侧等处。常呈对称性分布,亦可沿神经分布呈线状排列。

（2）皮损初起为有聚集倾向的圆形或多角形扁平丘疹,皮色正常或略潮红,表面光泽或覆有糠皮状鳞屑,由于不断地搔抓或摩擦,丘疹逐渐扩大,相互融合成片,继之局部皮肤增厚,纹理加深,互相交错,表面干燥粗糙,并有少许灰色鳞屑,而成苔藓样变。

（3）自觉阵发性奇痒,入夜尤甚,搔之不知痛楚。每当情绪波动时瘙痒加重。

（4）病程缓慢,常多年不愈,易反复发作。

三、治 疗

（一）微通法

治则:祛风利湿,通经润肤,舒肝理气。

取穴:曲池、血海。

刺法:以毫针刺入穴位 1 寸深,用补法,留针 30 分钟。

（二）温通法

治则:祛风利湿,养血润肤,舒肝理气。

取穴:阿是穴。

刺法:以粗火针,用速刺法。

（三）强通法

治则:祛风利湿、通经活血。

取穴:委中、耳背青筋、背部痣点。

刺法:委中以锋针缓刺放血,耳背青筋、背部痣点挑刺放血。

（四）典型病例

1. 田某某,女,8 岁

主诉:(家长代诉病情)项部、两肘、两膝、两臀部皮肤瘙痒变粗糙已 6 年。

现病史:患者 6 年来,项部、两肘、两膝、两臀部皮肤瘙痒,皮肤变粗变厚,尤以项部及两肘部均呈苔藓样改变为甚,常抓搔不止,奇痒,为此时常啼哭,夜不能寐,纳一般,二便正常。

望诊:面色黄,四肢、项部均有苔藓样皮损,有搔痕,舌苔白。

切诊:脉沉细。

诊断:神经性皮炎。

辨证:气血瘀滞,血虚生风。

治则:调和气血,养血润肤,祛风止痒。

取穴:曲池、血海。

刺法:以毫针刺入穴位,留针 30 分钟。

患者每周治疗 3 次,1 诊后瘙痒明显减轻,2 诊后皮损已停止扩大,共治疗 15 次,诸症消失,临床痊愈。

2. 寇某某,女,40 岁

主诉:全身瘙痒 5 年余。

现病史:5 年前开始从腹部起皮损,奇痒难忍,虽经多方医治,未见好转,反而病情加重,发展到全身瘙痒,出现红色粗糙皮损,夜不能寐,必搔之而觉痛快,患者感到非常痛苦,近又经数家医院诊治,诊断为"泛发性神经性皮炎",治疗后仍不见好,故特来针灸科就诊。

望诊:四肢、躯干红色皮损,多处色素沉着,舌苔白、舌质淡。

切诊:脉细滑。

诊断:神经性皮炎。

辨证:体内蕴有湿热之邪,复感外风而发。

治则:调理气血,清热除湿,疏风止痒。

取穴:耳背青筋,背部痣点。

刺法:耳背青筋用锋针缓刺放血;背部痣点挑刺放血,并加拔火罐,使出血充分。

患者每周治疗 3 次,3 次后痒感已明显减轻,可以忍受,共计治疗 12 次,为期 1 个月治愈。

3. 苏某某,女,35 岁

主诉:项部及全身关节活动部位均有粗糙皮损及瘙痒不适 10 余年。

现病史:10 余年来,患者项部、双肩、肘、腕、臀、骶尾、膝、脚跟部全身多处瘙痒,皮肤粗糙,凡是全身关节活动部位皆不适,奇痒难忍,经常搔抓,致使局部皮肤粗糙、变硬,曾服中西药、涂药等均未见好转,且日渐加重,故来针灸科就诊。

望诊:全身多处皮损,皮肤粗糙,坚硬,呈苔藓样改变,舌苔白。

切诊:脉滑。

诊断:神经性皮炎。

辨证:病程日久,气血不调,血虚生风,肌肤失养。

治则:调和气血,通经活络,祛风止痒。

取穴:阿是穴。

刺法:以粗火针,用速刺法,点刺局部痛痒处。

患者每周治疗 2 次,共计治疗半年余,日渐好转,直至痊愈。

4. 施某某,男,28 岁

主诉:左腿外侧皮肤粗糙痛痒 8 年。

病史:患者于 8 年前在工作中不慎左腿外侧膝以下部位受外伤,后局部有痒感,渐加重至刺痒难忍,经常抓破出血,屡治不愈,去某医院外科诊断为"神经性皮炎"。素日纳食一般,二便正常。

望诊:面色黄,舌苔白腻。

切诊:脉沉细弦。

辨证:湿浊之邪蕴于肌肤,滞塞经络,皮部失养。

治则:通经活络,调和气血,利湿止痒。

取穴:阿是穴。

刺法:以中粗火针,用速刺法,点刺局部 10 针许。

患者隔日针治 1 次,连续治疗 8 次后,小腿外侧刺痒停止,皮损消失,临床痊愈。

按　　语

神经性皮炎是一种慢性病,也是一种顽固难治的皮科病,本病可引起瘙痒不已,故影响患者夜间睡眠及情绪,以致病人出现气滞血瘀,气血失调的征象,久之血虚生风,如体内蕴湿之人,郁而化热,湿热蕴结,风邪外侵,亦为本病常见之因,故治疗本病重在调理气血,祛湿热,疏风止痒。

湿疮(湿疹)

湿疮是一种常见的由于禀赋不足,因内外因素作用而引起的过敏性炎症性皮肤病。以皮损形态多样,对称分布,剧烈瘙痒,渗血倾向,反复发作,易成慢性为特点。男女老幼均可发病,无明显季节性。

一、病 因 病 机

本病虽形于外而实发于内,多由于饮食伤脾,过食辛辣、腥味发物动风之品,以致脾胃为湿热所困扰,运化失职,更兼腠理不密,经常涉水浸湿,外受风湿热邪,内外之邪相搏,泛于肌腠,发为本病。若久病失治,血虚生风化燥,肌肤失于濡养而成慢性湿疹。

二、诊　　断

(一) 疾病诊断

1. 中医诊断标准

参照中华人民共和国中医药行业标准《中医病证诊断疗效标准》(ZY/T001.8-94)。

(1)急性湿疮:皮损呈多形性,如潮红、丘疹、水疱、糜烂、渗出、痂皮、脱屑,常数种形态同时存在。起病急,自觉灼热,剧烈瘙痒。皮损常对称分布,以头、面、四肢远端、阴囊等处多见。可泛发全身。可发展成亚急性或慢性湿疮,时轻时重,反复不愈。

(2)亚急性湿疮:皮损渗出较少,以丘疹、丘疱疹、结痂、鳞屑为主。有轻度糜烂面,颜色较暗红。亦可见轻度浸润,剧烈瘙痒。

(3)慢性湿疮:多局限于某一部位,境界清楚,有明显的肥厚浸润,表面粗糙,或呈苔藓样变,颜色褐红或褐色,常伴有丘疱疹、痂皮、抓痕。倾向湿润变化,常反复发作,时轻时重,有阵发性瘙痒。

2. 西医诊断标准

参照《临床诊疗指南-皮肤病与性病分册》(中华医学会编著,人民卫生出版社,2006年)。

(1) 皮损形态有多形性,有渗出倾向。

(2) 常对称分布。

(3) 反复发作,慢性倾向。

(4) 瘙痒剧烈。

(二) 证候诊断

1. 湿热浸淫证

皮肤潮红、丘疹、丘疱疹、水疱、糜烂、渗液;自觉灼热、瘙痒,可伴有心烦,口渴。舌红,苔黄,脉滑数。

2. 脾虚湿蕴证

皮损色淡或褐,红斑、丘疹、丘疱疹、少量渗液或皮肤肥厚、粗糙;自觉瘙痒,可伴有食少,腹胀便溏,舌淡胖,苔腻,脉濡或滑。

3. 血虚风燥证

皮损肥厚粗糙,鳞屑,苔藓样变,色素沉着;自觉阵发性瘙痒,夜间加重,可伴心烦失眠,舌淡红,脉弦细。

三、治　疗

(一) 三通法治疗

1. 微通法

治疗:健脾利湿,兼以清热。

取穴:委中、背部痣点、耳背静脉、阿是穴、劳宫。

刺法:以1寸毫针,刺劳宫穴5分深,用泻法。

2. 强通法

治则:健脾利湿,佐以清热。

取穴:耳背青筋(静脉)、背部痣点。

刺法:以锋针缓刺法和挑刺法。耳背青筋用缓刺法,背部痣点用挑刺法。

(二) 典型病例

1. 王某某,男,52岁

主诉:全身起小红疹已数月。

现病史:患者背部、腋下、小腹及四肢有小红疹已数月,奇痒难忍,夜不能寐,心中烦乱,纳差,二便正常,曾在多处就医,服用中西药不效。

望诊:面黄无泽,背部、腋下、小腹及四肢部位皆有抓痕,并有褐色痂;舌苔白腻。

切诊:脉滑。

诊断:湿疹。

辨证:湿困脾气,脾失健运,复受风邪,风湿相搏,泛于肌肤而发病。

治则:祛风利湿,调气和血。

取穴:耳背青筋(静脉)、背部痣点。

刺法:耳部青筋以锋针用缓刺法,背部痣点用挑刺法加拔火罐,使其出血充分。

患者每周治疗2次,共治疗20余次,2个月后痊愈,至今未复发。

2. 郭某某,女,30岁

主诉:右耳及耳后湿疹1年余。

病史:患者右侧耳后及耳部湿疹已1年余,刺痒难忍,食欲尚可,月经正常,二便正常。

望诊:体胖,舌苔白。

切诊:脉滑。

诊断:湿疹。

辨证:脾不健运,外受风邪侵袭。

治则:祛风利湿,活血止痒。

取穴:耳背青筋,背部痣点、耳尖。

刺法:以锋针挑刺背部痣点出血加拔罐;以锋针刺耳背青筋,耳尖穴放血。

患者每周治疗2次,共治疗6次病情痊愈,刺痒消失。

3. 付某某,男,56岁

主诉:背部及双下肢起小红疹已1年余。

现病史:一年多来,患者背部及双下肢起小红疹点,刺痒难忍,每晚必抓破流血方觉痛快,曾多方求治未能取效,故来针灸科求治。

望诊:体胖,面黄无泽,背部及双下肢有多处搔痕及结痂。

切诊:脉滑。

诊断:湿疹。

辨证:体胖多湿,外受风邪,风湿相搏。

治则:祛风除湿,活血止痒。

取穴:背部痣点、耳背青筋、委中。

刺法:以锋针挑刺背部痣点出血拔罐;以锋针缓刺耳背青筋及委中出血。

患者每周治疗2次,共治10次痊愈。

4. 张某某,男,59岁

主诉:两手掌经常起小湿疱疹1年。

现病史:患者1年来,经常两手起小湿疱疹,皮肤潮红,奇痒难忍,时有溃烂流水,时好时发,近2个月来加重,睡眠可,纳食佳,二便正常。

望诊:双手掌面均起满疱疹,流黄水,舌质淡,舌苔白薄。

切诊:脉沉。

诊断:湿疹。

辨证:湿毒淫于肌肤。

治则:利湿解毒,止痒。

取穴:劳宫。

刺法:以毫针刺之,用泻法。

患者每周治疗2~3次,经1次治疗后,双手掌面皮肤基本正常,湿疹消退,不痒。3年后随访仍未犯,双手掌正常。

按　　语

古代医书中虽然没有"湿疹"的病名,但是对于某些病象的描写与湿疹相似。例如,发于面部的为"奶癣"(婴儿湿疹),发于耳部的为"旋耳疮",发于四肢肘弯腘弯的为"四弯风",发于阴囊部的为"肾囊风"等,其描述不下数十种之多,这些描述相当于现代医学的婴儿湿疹、耳周湿疹、肘腘窝湿疹、阴囊湿疹等。

本病的发生主要是内因于湿,外因于风,湿邪泛滥于表则生疱疹,破溃则流水,风邪袭于肌表,扰乱营卫之气血则生痒,故治疗之法当以利湿解毒,活血止痒为主。贺老认为,放血有利湿解毒,调和气血之功,本病虽发于外,形于肌表,实则内连于气血,气血不调,风邪侵袭,故易患此病。放血疗法有行血活血之功,血行则外风可疏,内风可灭,故可除痒。在上法治疗同时加用耳尖穴,可加强局部的调整作用,祛邪止痒。委中为足太阳膀胱经之穴,膀胱主一身之表,刺此穴放血,可利湿解毒,又可活血疏表,以治湿疹。湿疹病发手掌,取手厥阴心包经之劳宫穴,心包经与三焦经相表里,三焦有运化水湿之功,此穴位于掌心,为病灶局部之取穴,故刺之可利湿解毒,通调局部经气,活血祛风而治愈手部湿疹。综合上述情况可以看出,治疗湿疹病多用放血疗法,此因该病日久不愈,风湿毒邪入于血分,病入深而难治,放血可理血解毒,故为常用之法。以毫针刺之,亦取得愈病之效,这又说明,病有千变万化,治亦应有相应的办法,临证要据病分析,不可拘泥。

瘾疹(荨麻疹)

荨麻疹,中医称之为"风疹"、"瘾诊"等名称。是一种常见病。其特征是皮肤上出现鲜红色或苍白色的瘙痒性风团,急性者短期发作后多可痊愈,慢性者常反复发作,可历经数月或经久不愈。现代医学认为,本病是一种常见的变态反应性皮肤病。

一、病因病机

多因体质因素,不耐鱼虾荤腥等食物,或肠道寄生虫病,导致胃肠积热,腠理不固,风邪侵袭,遏于肌肤而成此病。

二、诊 断

（一）疾病诊断

参照《中医外科学》（陈红风主编，第二版，人民卫生出版社，2012 年）。

（1）可发生于任何年龄和季节，男女均可发病。

（2）初起常先出现瘙痒，随即皮肤上突然出现风团，色白或红或正常肤色，大小不等，形态不一，可为圆形、类圆形或不规则形，境界清楚。发作不定时，持续时间长短不一，消退后不留任何痕迹。

（3）自觉剧烈瘙痒，或有烧灼、刺痛感，可伴有发热、恶寒等全身症状。

（4）属急性者，发病急，风团骤起骤消，随之瘙痒消失；慢性者，病程可达数月以上，反复发作，经久不愈。

（5）血常规中嗜酸性粒细胞增多，多有皮肤划痕症阳性。

（二）证候诊断

1. 风寒束表证

风团色白，遇冷或吹风后皮疹加重，得温则缓，冬重夏轻。舌淡苔白，脉浮紧。

2. 风热犯表证

风团色红，灼热剧痒，遇热加重，遇冷则缓，多夏秋季发病。舌红，苔薄黄，脉浮数。

3. 肠胃积热证

风团片大，色红，瘙痒剧烈。伴有脘腹疼痛，纳呆。舌红，苔黄腻，脉滑数。

4. 气血两虚证

皮疹色淡红，反复发作，瘙痒不甚，迁延数月或数年，日轻夜重，劳累后加重。舌淡，苔薄，脉沉细。

5. 冲任不调证

风团色淡红，常于经前出现，经后减轻或消失，每于经前又发作。舌紫，苔薄白，脉弦细。

三、治 疗

（一）治则

清热和营，活血疏风，止痒。

（二）取穴

曲池、合谷、风市、血海、三阴交。

（三）刺法

以毫针刺入穴位，留针 30 分钟。

（四）典型病例

曹某某,男,10 岁

主诉:反复发作荨麻疹已 2 年。

现病史:2 年来,患者全身反复起风团样疹块,尤以夏秋季较重,可每日起三四次,瘙痒异常,到了傍晚或夜间,奇痒难忍,不能入睡,必抓之方感痛快,有时腹痛,纳一般,大便 2 ~ 3 日一行。

望诊:舌苔白,四肢、躯干均有风团样疹块,皮肤上有搔痕。

切诊:脉细。

诊断:荨麻疹。

辨证:患儿年幼,正气不充,胃肠积热,腠理空疏,汗出受风所致。

治则:清热和营,活血通络,疏风止痒。

取穴:曲池、合谷、风市、血海、三阴交。

刺法:以毫针刺入穴位,用平补平泻法,留针 30 分钟。

患者每周治疗 2 ~ 3 次,共治疗 10 次,疹块完全消失,临床痊愈。

按　语

荨麻疹的病名出自西医,中医学对本病的描述较多,如"风疹"、"瘾疹"、"鬼饭疙瘩"等皆相当于荨麻疹病,中医对本病最早的记载出自《素问·四时刺逆从论》,到了隋唐时期,对本病的病因病机及其治疗均有了详细的记载,对针灸治疗本病的记载,当推宋朝·王执中所撰《针灸资生经》较详,书中云:"曲泽治风疹,臂肘腕善动摇;肩髃治热风瘾疹;曲池治刺风瘾疹;涌泉、环跳治风疹;下昆仑疗刺风疹、风热、风冷痹;曲池疗刺风疹疼痛;伏兔疗瘾疹;合谷、曲池疗大小人遍身风疹"。

本病的发生既有内因,又有外因,素体患胃肠积热,营卫不调,腠理空虚之人,外受风邪,最易发生此证,故治以清热和营,疏风止痒,方中以合谷、曲池清理胃肠之热,血海、三阴交、合谷调理营卫之气,风市、合谷疏风,全方用于荨麻疹发作期使用,常可获得较好的疗效。

过敏性皮炎

过敏性皮炎是由人体卫外不固,遇冷空气或某些物质刺激,皮肤发生红斑、水肿或水疱损伤。

一、病 因 病 机

中医学认为,本病多因先天禀赋不足,皮毛腠理空疏,营卫失调,复感风热之邪,亦有素体内蕴湿热之邪,外感风邪所致本病。

二、诊 断

参照《中医外科学》(陈红风主编,第二版,人民卫生出版社,2012 年)。

疾病诊断

(1) 发病前有明确的异物接触史。
(2) 有一定的潜伏期。
(3) 皮损一般为红斑、丘疹、肿胀、水疱或大疱甚至糜烂、渗出等。
(4) 皮损边界清楚鲜明,多局限于接触部位。
(5) 自觉瘙痒或烧灼感,少数患者伴有怕冷、发热、头痛、恶心等症状。
(6) 病因去除和恰当处理后可在 1~2 周内痊愈。
(7) 可做皮肤斑贴试验及血液过敏原检查。

三、治 疗

(一) 治则

调理气血,清利湿热,祛风。

(二) 取穴

委中、耳背青筋。

(三) 刺法

以锋针缓刺出血。

(四) 典型病案

孙某,女,26 岁

主诉:面部、躯干、四肢出现皮疹已 1 年余。

现病史:患者 1 年前突发面肿,继之面部、躯干、四肢发生皮疹,呈丘疹状,密布成片,色红作痒,每遇冷热刺激后,病情加重,曾在皮肤病研究所检查,诊断为"过敏性皮炎",服用中西药效果不显著,仍每 1 个月或数月发作 1 次,故求治于针灸。近日来皮疹骤起,刺痒难忍,心烦不安,食欲不振,大便干,小便黄,夜眠不宁,月经正常。

望诊：面赤，舌尖红苔黄。

切诊：脉细弦。

诊断：过敏性皮炎。

辨证：湿热内蕴，外感风邪，郁于皮肤而生此疾。

治则：清利湿热，调和气血，疏风止痒。

取穴：委中、耳背青筋。

刺法：以锋针缓刺放血。

患者每周治疗2次。2诊后自述刺痒感大为减轻，皮疹未新发，唯仍面赤，舌脉同前。继之前方放血治疗，共13次痊愈，半年后随访，未复发，如同常人。

按　语

本病的发生与患者的过敏性体质有关，引起过敏的变应原往往是食物，特别是蛋白类食物，或是生活环境中的某些物质通过呼吸道进入体内。中医学亦认为本病多与先天因素有关，明代《外科正宗》记载："儿在胎中，母食五辛，父餐炙煿，遗热与儿，生后头面遍身发为奶癣，流脂成片，睡卧不安，痛痒不绝"。这也说明了过敏性皮炎可以是遗传所得，可以发生于婴儿、成年人不限。

治疗本病要注重调理气血，致病原因无论是湿热、风邪均为入侵血分，导致营卫失调而发病。治疗上，取委中、耳背青筋缓刺放血，既有调和气血营卫之功，又有清利湿热，祛除风邪而止痒之效，故可治愈本病。

疖肿（毛囊炎）

毛囊炎为葡萄球菌侵入毛囊所致的化脓性感染，常累及多个相邻毛囊，是一种外科常见的疾病。本病好发于皮肤较厚的后颈部、背部等部位，病程往往绵延数周至数月或数年，时轻时重，且倾向反复发作，痛痒甚剧，疼痛等。

一、病 因 病 机

本病多因肌肤不洁，热毒侵袭，邪热蕴结肌肤；或因素体内热，过食膏粱厚味、辛辣之品及酗酒，毒自内发亦可致本病。

本病虽属急性感染疾患，但发病诱因多与情志有密切关系，如长期情绪抑郁不舒，或因忿怒，肝气失于条达所致。

二、诊 断

参照《中医外科学》（陈红风主编，第二版，人民卫生出版社，2012年）。

（一）疾病诊断

（1）局部皮肤红肿热痛,根脚很浅,范围局限,多在3cm以内,可伴有发热、口干、便秘等症状。

（2）根据病情可做血常规、血糖、免疫功能等检查。

（二）证候诊断

1. 热毒蕴结证

轻者只一两个,多则散发全身。伴有发热、口渴、溲赤,便秘。舌红苔黄,脉数。

2. 暑热浸淫证

局部红肿结块,灼热疼痛,伴有发热、口渴、溲赤,便秘。舌红苔薄腻,脉滑数。

3. 阴虚内热、体虚毒恋证

疖肿常此愈彼起,不断发生。伴口唇干燥。舌红苔薄,脉细数。

4. 脾胃气虚,体虚毒恋证

泛发全身各处,溃脓、收口时间均较长,脓水稀薄。伴面色萎黄,乏力,纳少便溏。舌淡苔薄,有齿印,脉濡。

三、治　　疗

（一）治则

条达气机,行气活血。

（二）取穴

大椎、委中。

（三）刺法

委中穴缓刺放血,大椎穴以锋针速刺,并拔火罐。

（四）典型病案

1. 苏某某,男,49岁

主诉:多发性毛囊炎十余年。

现病史:患者十余年来,皮肤多处出现圆形小结节,曾去多处就医治疗,诊断为"多发性毛囊炎",但治疗效果不佳。开始时病发在头部,后来发展到两腋下,臀部也有,为小结节状,基底部红肿,痛痒兼作,抓破后流黄水和血液。曾用中西药治疗无效。

望诊:面色黧黑,舌苔白滑。

切诊:脉滑。

诊断:毛囊炎。

辨证:湿毒聚结,气滞血瘀。

治则:行血解毒。

取穴:大椎。

刺法:以锋针速刺放血,辅以火罐吸拔,使出血充分。

患者每周针刺治疗 1 ~ 2 次,共 5 次治疗后,小结节完全消失,临床痊愈。

2. 孙某某,男,49 岁

主诉:后颈部毛囊炎 1 年余。

现病史:患者 1 年多来,后颈部长结节状疙瘩,时发时止,奇痒,痛难忍,抓破流黄水,有时出血,多方求治不效。食欲好,大小便正常。

望诊:面黄,舌苔白。

切诊:脉弦滑。

诊断:毛囊炎。

辨证:邪热蕴结,气血瘀滞。

治则:疏泻热毒,调和气血。

取穴:大椎、背部痣点。

刺法:以锋针挑刺放血,辅以火罐吸拔,每次背部痣点挑刺约 3 ~ 4 处。

2 诊后,颈部疙瘩减轻,痒止,唯头顶部不适感,继续治疗 1 次后,疙瘩消失,临床痊愈。回原籍,半月后来信深表谢意。

3. 贺某某,男,30 岁

主诉:头项部生疮 2 年余。

现病史:患者初起头项部生疮成结节状,痛痒兼作,抓破后出少量白色脓液,继而出血,最后流黄水而结痂,痂脱掉后毛发亦随之脱落,曾多方求治无效。

望诊:面黄少泽,舌苔白中间厚。局部检查,后头至项部,有散在如黄豆大小的疙瘩,表面有脓液及血痂。

切诊:脉滑。

辨证:营血蕴热,外感风邪,风血相搏。

治则:清热解毒,疏散风邪,调和气血。

取穴:委中、耳背青筋、背部痣点。

刺法:以锋针缓刺放血;背部痔点挑刺放血,辅以拔火罐,每次 3 ~ 4 处。

共治疗 4 次,症状消失,停针观察,经随访一直未复发。

4. 李某某,男,18 岁

主诉:多发性疙瘩 2 年余。

病史:患者 2 年来,后背、上下肢、臀部多处长结节状疙瘩,此起彼伏,时好时坏,痒痛兼作,破后则流脓血,曾经中西医多家医院诊治,服用中西药,服药期间尚可,停药即发,故欲针刺根治。

望诊:舌苔白。

切诊:脉弦。

取穴:曲池、血海、合谷、背部痣点。

刺法:以毫针刺入穴位,泻法。

患者每周针治2次,5诊时背部起一疙瘩,痛痒感,上方加针刺风池穴。7诊时,疙瘩消失。10诊时上下肢又长疙瘩2处,影响骑自行车,取背部肝俞、肺俞穴附近阳性反应点挑刺放血,辅以拔罐,此法应用4次,疙瘩消失。其后以曲池、血海、合谷穴针之,后背阳性反应点挑刺放血加拔罐,交替进行,共治疗20次,患者未再长疙瘩,临床痊愈。经随访一直未复发。

按　　语

毛囊炎是化脓性炎症的一组病证。属中医"疖肿"范畴。如生于项后发际边沿处,也叫"发际疮"。贺老认为,本病多与湿热内蕴,外受风火,气血壅滞有关。如情志不畅,皮肤不洁者更易患病,其治疗之法,当以疏泄邪气,条达气机,行血通滞为主。

粉刺(寻常性痤疮)

痤疮是一种毛囊、皮脂腺的慢性炎症。好发于颜面,重的常累及上胸及肩背部。可形成黑头粉刺、丘疹、脓疱、囊肿和结节等损害。中医称之为"肺风"、"粉刺",俗称"青年疙瘩"。本病多发于青春期男女,青春期过后大多自然痊愈或减轻。

一、病 因 病 机

本病多因肺经风热熏蒸而成。其他常见的病因有胃肠湿热,如嗜食辛辣油腻之品,生湿生热,郁阻肌肤;脾失健运,水湿内生,聚湿生痰,日久化热,外犯肌肤;冲任失调,肌肤疏泄功能失畅而发。

二、诊 　 断

(一)疾病诊断

1. 中医诊断标准

参照中华人民共和国中医药行业标准《中医病证诊断疗效标准》(ZY/T001.8-94)。

(1)主要症状:初期在毛囊口,呈现大米粒大小红色丘疹,亦可演变成为脓疱。此后可形成硬结样白头粉刺或黑头粉刺,严重病例可形成硬结性囊肿。

（2）次要症状：多发于男女青春期之面部及胸背部，常伴有皮脂溢出。

（3）病程较长，青春期过后，多数可自然减轻。

具备主症，1 个次症，结合病程即可确诊。

2. 西医诊断标准

参照《临床诊疗指南·皮肤病与性病分册》（中华医学会编著，人民卫生出版社，2006 年）。

（1）一般青春期开始发病，呈慢性经过。

（2）好发于面部、上胸及背部等皮脂腺发达部位。皮损为白头黑头粉刺、毛囊性红丘疹、脓疱、结节、囊肿和瘢痕，常伴有皮脂溢出。

（二）证候诊断

1. 肺经风热证

黑头或白头粉刺，红色丘疹，可伴少量小脓疱，或有痒痛。可伴有口干、便秘。舌红，苔薄黄，脉浮数。

2. 脾胃湿热证

皮肤油腻，以疼痛性丘疹和脓疱为主，或有结节。可伴有口臭，便秘、尿赤。舌质红，苔黄或黄腻，脉滑。

3. 痰瘀互结证

皮损主要为结节及囊肿，反复发作，容易形成瘢痕。可伴有大便干结。舌质暗，或有瘀斑或瘀点，苔腻，脉弦滑。

4. 冲任不调证

女性患者，月经前皮疹加重，皮疹多发于口周或下颌，或伴月经前后不定期，经前乳房、小腹胀痛，舌红，脉细或弦。

三、治　疗

（一）法则

疏风清热，健脾化湿通腑，调摄冲任。

（二）取穴

主穴：耳尖、背部痔点。①肺经风热：肺俞。②胃肠湿热：胃俞、大肠俞。③脾失健运：脾俞。④冲任不调：膈俞。

（三）刺法

耳尖穴用速刺法。针刺前先将耳尖穴周围用手指向针刺处挤按,使血液聚集于针刺部位,消毒后以左手拇、食、中指夹紧被刺部位,快速刺入 1 分左右,迅速出针,挤出鲜血数滴,再用干棉球按压。背部痔点则用挑刺拔罐法。隔日 1 次。

（四）典型病例

1. 王某某,男,22 岁

主诉:面部、背部痤疮 5 年余。

现病史:患者 5 年以来面部、背部长痤疮,有痒感,搔抓破溃后有粉状物和脓血流出。曾服汤药略有好转,未能治愈。近日痤疮有增多趋势,故求针刺治疗。纳可,眠安,大便偏干,小便调。

望诊:舌淡,边尖红,苔白腻。面部散在痤疮,颧部痤疮集中,凹凸不平。

切诊:脉弦滑。

诊断:痤疮。

辨证:脾胃湿热,营卫失调。

治则:清热利湿,调和营卫。

取穴:耳尖、背部痔点、肺俞、脾俞、胃俞。

刺法:耳尖放血,三棱针挑刺背部痔点,出血后拔罐,背俞穴拔罐。

每周治疗 2 次。治疗 2 周后,面部已不长新痤疮。治疗 2 个月后,痤疮消失,面部平整光滑。

2. 柳某某,男,16 岁,学生

主诉:面、胸部生痤疮 2 年。

现病史:面、胸部生痤疮 2 年,曾用抗生素及多种外用药无效。面部有密集痤疮,顶部有脓头,胸部有散在丘疹。

诊断:痤疮。

取穴:耳尖、背部痣点。

放血疗法治疗 16 诊后痊愈。

3. 张某某,男,24 岁

主诉:面部、胸、背部痤疮 6 年余。

现病史:患者发病初期仅以面部起粉刺,喜用手挤,后粉刺渐多,胸、背部亦常有粉刺,略有痒感,曾去医院就诊,服中药汤剂多日,但始终未能治愈。近半年来面部粉刺较多,常形成脓疱,破溃后有脓血和粉状物流出。纳可,大便略干,小便正常。

望诊:舌尖红苔白腻。患者外观身体健壮,面部凹凸不平,以两颧部明显。

切诊:脉弦滑有力。

辨证:脾胃湿热,营卫不和,风邪袭表,经络壅滞不畅乃发为此病。

治则:调和营卫,清利湿热,疏风解毒,通经活络。

取穴:背部痣点、耳尖穴。

刺法:以锋针挑刺背部痣点,出血后拔火罐;以锋针速刺耳尖穴出血。

患者每周治疗 1~2 次。治疗 7 次后面部已不起新粉刺,治疗 13 次后粉刺已全部消失。治疗期间,嘱患者忌食鱼腥辛辣之品。

4. 谢某某,女,19 岁

主诉:面部痤疮 4 年,背部痤疮 1 个月。

现病史:自 15 岁起在面部起疙瘩,发痒,月经前症状加重,进含油甘厚味后加重。近 1 个月背部也起痤疮,稍痒。

望诊:面部及背部有红斑丘疹,舌苔白。

切诊:脉滑。

诊断:痤疮。

辨证:青春发育,情志不畅,气血郁滞。

治则:通经络,调气血。

取穴:背部痣点。

刺法:用锋针速刺放血,辅以拔火罐。

共治疗 10 次,面部痤疮消失。月经来潮时亦未见反复。

按　　语

痤疮是一种好发于青年男女的皮肤病,中医称"肺风粉刺",俗称"粉刺"或"青春美丽疙瘩",严重者可影响美容而造成痛苦。

贺老认为,本病的发生与肺、脾、胃、肝脏腑功能失调,营卫不和有关。正常情况下,肝脏疏泄条达,脾胃运化水谷,上输精微于肺,肺输精于皮毛,则卫气和,分肉解利,皮肤调柔,腠理致密,才能维持正常的腠理开阖及防御外邪的作用,皮肤才能保持洁净、润泽、光滑。反之,上述脏腑中,任何环节的失调皆可导致发病,如肝失疏泄或脾胃湿热或肺气失宣均可造成营卫之气失和,腠理疏松,开阖不利,复受外邪侵袭,面部络脉郁滞不通,发为痤疮。

治疗上应以调和营卫,清热利湿,解毒为主。本病多发于面,其次是胸背。中医理论认为,腹以上为阳,故本病发于阳位,从临床角度看,发病患者中大多体内蕴热,热为阳邪,最宜犯上,又背部在体亦为阳,主要是督脉和膀胱经循行的部位,督脉主一身之阳气,膀胱经主人身之表,且诸脏腑之俞皆布于此,故与营卫之气关系密切。此病乃属阳性病变,治疗上可选背部阳位痣点为主,选穴时以肺俞、肝俞、脾俞、胃俞附近之异常反应点(即痣点)挑刺出血,后辅以拔罐,以清利湿热毒邪,调和营卫。另外耳尖穴和大椎穴亦是常用之穴,放血亦能起到治疗痤疮的作用,常和背部挑刺一起配合使用。

本病患者应经常用温水、硼酸肥皂洗涤患处;禁止用手挤压皮疹,尤其是面部三角区处;少食油腻、辛辣食物及巧克力,多吃新鲜蔬菜,水果。

冻疮(冻伤)

冻疮是由于暴露在寒冷的环境中而发生的局限性红斑、肿胀,严重者可发生水疱和溃疡,病程缓慢,气候转暖后自愈,但第二年冬季易再发。

一、病 因 病 机

本病多由感受寒冷之邪,寒凝气滞,血脉不畅或因素体阳气不足,肌肤失于温煦,一旦感受寒邪,则气血运行迟缓,经脉阻隔,局部失养而发为冻疮。

二、诊　断

参照《中医外科学》(陈红风主编,第二版,人民卫生出版社,2012 年)。

疾病诊断

(1) 主要发于手背、足跟、耳郭、鼻尖、面颊等部位。

(2) 损伤多呈对称性,轻者皮肤先苍白,继而红肿,或有硬结、斑块,边缘新红,中央青紫,皮肤淡白或暗红,或转紫色,疼痛剧烈,或感觉消失,局部出现暗红色血疱,破溃后渗流脓血水,收口缓慢,常需 1～2 个月或更长时间。

(3) 如感染毒邪亦可变为湿性坏疽。

(4) 疮面湿性坏疽时可做细菌培养及药敏试验。

三、治　疗

(一) 治则

温振中阳,行气活血,通经活络,荣养肌肤。

(二) 取穴

中脘。

(三) 刺法

以中粗火针,用缓刺法,刺入中脘穴,留针 10～20 分钟。

(四) 典型病案

范某某,男,22 岁

主诉:每年冬季手背冻伤已数年。

现病史:数年来,每冬季双手背部冻伤,双手肿胀,裂口、疼痛,手不能持物及参加劳动,每冬均需戴大棉手套休息。今冬手背冻伤又发,局部肿胀疼痛,遇热痒痛交作,影响睡眠,食欲不振,大便不调,小便正常。

望诊:面黄,舌苔白。

切诊:脉沉细。

诊断:冻疮。

辨证:中阳不足,四末失于温煦。

治则:温中散寒,通调经络,荣养四末。

取穴:中脘。

刺法:以中粗火针,留针20分钟。

患者共用火针治疗5次,冻疮痊愈,恢复工作。

按　　语

冻疮的发生,从表面上看是患者在冬季防护不当,感受寒冷之邪,以致血脉凝滞,肢体末端失于温煦发病;而究其根本,乃人体内阳气虚弱,寒从内生,临床上尤多见于脾胃阳虚之人。如冬季久卧雪地,耗伤人体阳气,以致阳气衰微,不能抗御外寒,亦可发冻疮,故冻疮发生乃由自然界之外寒侵袭,加之人体内阳虚生寒,两寒合邪引发冻疮。治疗此病在于祛除两寒,通经活络,荣养肢末,患者在冬季要保暖避寒,以火针刺中脘穴,温振中阳,而起到温阳散寒的作用,两寒既去,故可达到祛除病因,治愈冻疮的目的。

酒 渣 鼻

酒渣鼻又名"玫瑰痤疮",多发于中年人,好发于颜面中央部,即鼻部周围,其特征为皮肤红润,伴有丘疹及微血管扩张。

一、病 因 病 机

本病多因饮食不节,肺胃积热上蒸,复感风邪,血瘀凝结所致。

二、诊　　断

参照《中医外科学》(陈红风主编,第二版,人民卫生出版社,2012年)。

(一) 疾病诊断

(1) 好发于鼻尖、鼻翼、两颊、前额等部位,少数鼻部正常而只发生于两颊和额部。

(2) 皮损以红斑为主,可分为三型。

红斑型:面中部特别是鼻尖部出现红斑,初为暂时性,时起时消,饮食不节及精神兴奋红斑显著。日久则红斑不退,并伴有毛细血管扩张。

丘疹脓疱型:在红斑基础上,出现痤疮性丘疹,有的变为脓疱,此时毛细血管扩张明显。

鼻赘型:鼻尖部结缔组织增生呈结节状肥大。

(二) 证候诊断

1. 肺胃热盛证

多见于红斑型。常嗜酒,伴口干、口渴,便秘。舌红,苔薄黄,脉弦滑。

2. 热毒蕴肤证

多见于丘疹脓疱型。伴口干,便秘。舌红,苔黄,脉数。

3. 气滞血瘀证

多见于鼻赘型。舌红,脉沉缓。

三、治 疗

(一) 治则

清热凉血、活血化瘀。

(二) 取穴

阿是穴。

(三) 刺法

以锋针在红斑或丘疹周围,围刺法放血。如能坚持治疗,有一定的疗效。一般红斑初期效果好,晚期效果差。

(四) 典型病例

覃某某,女,45 岁

主诉:鼻尖、鼻翼红斑 2 年。
现病史:2 年前鼻尖、鼻翼发现红斑,起初可自行消退,时起时消,每因进食辛辣刺激性食物加重。现红斑持久不退,伴有毛细血管扩张,呈细丝状,分布如树枝。口干,便秘。
望诊:舌红,苔薄黄。
切诊:脉弦滑。
诊断:酒渣鼻。
辨证:肺胃热盛。
治则:清泻肺胃,活血化瘀。
取穴:阿是穴。
刺法:以锋针在红斑或丘疹周围,围刺法放血。隔日 1 次。
经治疗 3 次,红斑明显消退。7 次后红斑完全消失。

按 语

本病主要由于湿热火毒上熏于面所致,日久兼有气血瘀阻之证。故治疗多选用强通法以清泻肺胃毒邪,活血化瘀,泻火解毒,从而临床取得较好效果。

油风(斑秃)

油风为一种头部突然发生的局限性脱发,一般头发多呈圆形或椭圆形脱落,局部皮肤正常,无自觉症状。斑秃中少部分病人脱发可迅速发展,在几天至几个月内,头发全部脱光而成全秃,甚至累及全身毛发。

一、病因病机

此病多由肝肾不足,血虚不能上荣,以致毛孔开张,风邪乘虚而入;或饮食不节,脾胃积热,造成风胜血燥;或由情志不遂,肝气郁结,气机不畅,气滞血瘀,发失所养而成。

二、诊 断

参照《中医外科学》(陈红风主编,第二版,人民卫生出版社,2012 年)。

(一) 疾病诊断

(1) 头发突然成片迅速脱落,脱发区皮肤光滑,边缘的头发松动,容易拔出,拔出时可见发根近段萎缩,上粗下细。脱发区呈圆形、椭圆形或不规则形。数目不等,大小不一,可相互连接成片,或头发全部脱光而称全秃。严重者全身毛发脱落。

(2) 一般无自觉症状,多在无意中发现。常在过度疲劳、睡眠不足、精神紧张或受刺激后发生。

(3) 病程较长,可持续数月至数年,多数能自愈,但也有反复发作或边长边脱者。

(二) 证候诊断

1. 血热风燥证

突然脱发成片,偶有头皮瘙痒或头部烘热。伴心烦易怒,急躁不安。苔薄,脉弦。

2. 气滞血瘀证

头发脱落前有头痛或胸胁疼痛等症。伴寐差,烦热难眠。舌暗有瘀斑或瘀点,脉细涩。

3. 气血两虚证

多在产后或病后头发呈斑块状脱落,并呈渐进性加重,范围由小而大,毛发稀疏枯槁,触摸易脱。伴心悸、气短,乏力。舌淡,脉细弱。

4. 肝肾不足证

病程日久,头发大片脱落,重者可发展为全秃,伴头晕失眠,耳鸣目眩,腰膝酸软。舌淡,苔薄,脉细。

三、治　疗

(一) 治则

养血祛风,滋养肝肾,活血化瘀。

(二) 取穴

阿是穴。

(三) 刺法

梅花针叩刺,再以艾条温和灸,约 30 分钟。

(四) 典型病例

1. 马某某,女,29 岁

主诉:脱发 2 个月。

现病史:近 3 个月来,工作紧张,加之筹备婚礼,较为劳累,出现失眠,头晕,记忆力减退,2 个月来发现右后枕部有一块 2 分硬币大小的斑秃,且有面积扩大的趋势,经服汤药及外用药效果不显,故来求治。

望诊:舌淡红,苔薄白。

切诊:脉沉细。

诊断:脱发。

辨证:气血亏虚,头发失养。

治则:调补气血,养血荣发。

治疗:予梅花针斑秃处扣刺,致局部红润微出血,医者手持艾条距离头皮 2cm 左右处悬灸,以患者温热舒服而不觉灼痛为度,约 30 分钟。

每周治疗 2 ~ 3 次,治疗 3 周后,患者患处出现细小绒毛,坚持治疗 3 个月,脱发全部长出,色黑如常,失眠头晕等症消失,患者精力充沛,心情愉快。

2. 王某某,女,27 岁

主诉:毛发稀疏 3 年余。

现病史:3 年前即觉头发脱落较多,每次洗头 1 大团,逐渐头发越来越少,几见头皮,余无异常感觉,纳食、睡眠均好,二便正常。

望诊:头发稀少,苔白腻。

切诊:脉沉细。

诊断:脱发。

辨证:先天肾气不足,发失所养之故。

治则:补肾益气,健脾养血。

取穴:中脘、上廉、足三里。

经针治 3 次后,停止脱发,洗头时仅掉少量头发。共针刺 12 次,已有毛发新生。1 年后随访,发长如初。

3. 刘某某,女,27 岁

主诉:脱发已半年余。

现病史:半年来头发脱落较多,每遇工作劳累、精神紧张时脱发最甚,每次梳头时均有大量头发丢落,自觉头发较以前干涩,失其光泽,故要求治疗。现纳可,二便调,夜眠一般。

望诊:舌苔白。

切诊:脉沉细。

查体:头顶部头发较稀疏,毛发较干。

诊断:脱发。

辨证:气血亏虚,头发失养。

治则:调补气血,养血荣发。

取穴:上巨墟、上廉。

刺法:以毫针刺 1 寸深许,留针 30 分钟,用补法。

患者每周治疗 2 次。共治疗 2 个月,毛发脱落明显减少,头发已较前润泽。

4. 张某某,女,36 岁

主诉:头部脱发 10 年余。

现病史:患者 10 余年来,素日睡眠不好,易做恶梦,精神紧张,每遇心中有事,则反复思考,夜眠更差,常伴有脱发,小者如黄豆大小,大者如 5 分硬币,形状常不规则,曾外用某生发精两瓶,未见效果。近半月来工作紧张,夜眠差,头顶和枕部各有一块脱发处,请求诊治。现纳可,二便调。

望诊:舌体胖大齿痕,苔薄白。

切诊:脉细。

诊断:脱发。

辨证:劳伤气血,血不养发。

治则:调补气血,养血生发。

取穴:上廉、阿是穴(头部脱发处)。

刺法:以毫针刺上廉 1 寸深,密刺阿是穴。

患者针治 10 次长出细发。

5. 齐某某,男,1 岁

主诉:(家长代诉病情)头部脱发 5 个月。

现病史:患儿七八个月时开始发现头部毛发部分成片脱落,继则食欲不振,面黄体瘦,多汗出,经医院检查,诊断为"缺钙",内服钙片及龙牡壮骨冲剂无效,脱发有加重之势,大便日行1~2次,小便正常。

望诊:面色萎黄无泽,头发枯黄成斑状脱落数处,不规则。

切诊:脉细数。

诊断:脱发。

辨证:饮食失节,损伤脾胃,气血不足,血不养发。

治则:调和脾胃,益气养血。

取穴:四缝、足三里。

刺法:以小锋针速刺四缝,挤出黄白色黏液少许;以毫针刺足三里,不留针。

针5次后,脱发明显好转,部分头发已经新生,不仔细辨认,已看不出斑秃,食欲亦明显好转。又针3次以巩固疗效。

6. 赵某某,男,30岁

主诉:头部脱发1年。

现病史:1年前无明显诱因出现斑秃,经服汤药治疗未效,遂来针灸科就诊。

治疗:头上局部患处以火针治疗,配合毫针取上廉、中脘、风池、百会、上星、下巨墟、囟会。

治疗3次后长出细发。

按　　语

脱发是头皮的一种常见疾病,来针灸科就诊的患者,多为广泛性脱发和斑秃,广泛性脱发患者多表现为头发稀疏,是因满头发脱所致,而斑秃表现为局限性部位脱发,多呈斑状,因其发病突然,故中医又谓之为"鬼剃头"、"油风"。中医学认为,发为血之余,气血充盈,上充养于发,则头发黑亮润泽,如气血亏虚,失其所养,则头发枯槁甚至脱落,故头发的好坏,可以反映人体气血盛衰。贺老认为,任何原因导致的气血亏虚,气血失和,经气阻滞皆可引发此证,如精神抑郁、紧张焦虑,可以扰动气血不和、经脉之气郁滞,确切地讲是荣养毛发的经脉郁滞,故经脉不通,不能上荣于发,以致发脱。治疗以调理气血为原则,重视选用阳明经特异穴位。手足阳明经气相通,多气多血,胃与大肠两腑又共同参与水谷精微的吸收过程。根据临床经验,以上廉、上巨墟为主,配合使用足三里、胃之募穴中脘等。治疗脱发要重视调理脾胃、气血,远端和局部取穴的选用和配合,辨证求因,对因施治。

黧黑斑(黄褐斑)

黄褐斑是发生于面部的一种色素沉着性皮肤病。因其发于面部,呈黄褐色或深褐斑片,对称分布,无自觉症状,日晒后加重。多发生于孕妇或经血不调的妇女。

一、病 因 病 机

本病的发生主要由于情志变化,心情抑郁不舒,气血不能上荣于面;或因久病之后,或消耗性疾病以及妇女妊娠、月经不调、子宫病变等均可导致气血不和,面部失养而发此病。

二、诊　　断

参照《中医外科学》(陈红风主编,第二版,人民卫生出版社,2012 年)。

疾病诊断

(1) 男女均可发生,以女性多见。如发生于孕妇,多开始于孕后 2～5 个月,分娩后逐渐消失,但也有不消退者。

(2) 对称发生于颜面,尤以两颊、额部、鼻、唇及颏等处为多见。

(3) 皮损为淡褐色、黄褐色至深褐色、淡黑色斑片,大小不等,形状各异,孤立散在或融合成片,边缘较明显,一般多呈蝴蝶状。

(4) 无自觉症状。

(5) 皮肤组织病理检查见表皮中色素过度沉着,真皮中嗜黑素细胞也有较多的色素,基底细胞层色素颗粒增多。

三、治　　疗

(一) 治则

调理气血。

(二) 取穴

耳尖穴、背部痣点。

(三) 刺法

以锋针速刺耳尖出血;以锋针挑刺背部痣点出血,辅以拔罐。

(四) 典型病例

1. 徐某某,女,32 岁

主诉:面部起黄褐色斑块已多年。

现病史:多年前,额部、面颊部起黄褐色斑,两眼下方明显,初起时未注意,也未治疗,近几年来逐渐加重,颜色越来越深,心情十分苦恼,涂药、用化妆品均无效。月经、食欲、二便均正常。

望诊:舌苔薄白。

切诊:脉细涩。

诊断:黄褐斑。

辨证:肝郁不舒,气滞血瘀,面部失养。

治则:疏肝解郁,调理气血。

取穴:耳尖穴、背部痣点(肺俞、肝俞附近)。

刺法:以锋针速刺耳尖穴,挑刺背部痣点出血后拔罐。

患者每周治疗 1~2 次,共治疗 10 次,面部皮损消失,肤色完全正常。

2. 王某某,女,35 岁

主诉:双侧面部散在多发黄褐色斑已 20 余年。

现病史:20 余年前,月经周期不准,时来时停,经量时多时少,加之当时学习较紧张,未曾治疗,后发现面部有小块色斑,持续几年后消失,结婚生育后面部色斑又起,双侧颊部较多,不规则,双鼻旁互相融合,似蝴蝶样,斑呈黄褐色,有的呈咖啡色。现月经尚可,二便调。

望诊:舌暗瘀点,苔薄白。

切诊:脉沉细。

诊断:黄褐斑。

辨证:气血失和,经气阻滞,面部失养。

治则:调理气血,通经祛滞。

取穴:背部痣点(肺俞、肝俞附近)。

刺法:以锋针挑刺痣点出血后拔罐。

患者每周治疗 1 次。共治疗 7 次,面部色斑消失,肤色恢复正常。

按 语

黄褐斑是西医病名,本病是黑色素分泌过多,沉着于面部皮肤,故属于色素沉着性病变,本病的发生多与内分泌失调有关,临床女性发病较多。

贺老认为,蝴蝶斑即为此病,也有人称之为面部色素沉着。本病发于面部是其表象,实则反映了气血失调的内在病理变化,心主血脉,其华在面,肝藏血,肺主气,外合皮毛。正常情况下,气血充足,上荣于面,则面色润泽。如气血不足,或心肝肺的功能发生障碍,则导致经脉之气郁滞,气血失和,面部失于荣养故发此证。治疗上取肺俞、肝俞附近的痣点(心俞亦包含在内),挑刺出血后拔罐,可调理气血,祛瘀除滞,通达经脉,荣养面部,以达到治疗黄褐斑的目的。

鸡 眼

鸡眼是一种局限性圆锥状角质增生物,因形似鸡眼而得名。

一、病 因 病 机

常因局部受挤压所致。气血运行不畅,肌肤失养而生此疾。

二、诊　　断

参照《中医外科学》(陈红风主编,第二版,人民卫生出版社,2012 年)。

好发于足底和足趾间受压部位,损害为圆锥形的角质增生,表面为褐黄色鸡眼样的硬结嵌入皮肉,压痛明显,步履疼痛。

三、治　　疗

(一) 治则

化瘀散结。

(二) 取穴

阿是穴。

(三) 刺法

以粗火针速刺鸡眼中间部分。

(四) 典型病例

1. 肖某,女,41 岁

主诉:左足长鸡眼半年。
现病史:左足底生一鸡眼,日渐增大,行走则疼痛,影响日尚生活。纳可,眠安,二便调。
诊断:鸡眼。
辨证:血凝气滞。
治则:行气活血,化瘀散结。
取穴:阿是穴。
刺法:以粗火针速刺鸡眼中间部分。
治疗 5 次,鸡眼完全脱落。

2. 张某某,男,32 岁

主诉:右脚小趾外侧生一鸡眼数年。
现病史:患者右脚小趾外侧生一鸡眼已数年,日渐长大,需每月修剪一次,否则疼痛难忍,影响走路,纳可,二便调。
望诊:舌苔白,面色黄。
切诊:脉沉滑。
查体:鸡眼褐色,如黄豆大。
诊断:鸡眼。
辨证:阳气不足,血凝气滞结聚而成。

治则:行气活血,温通经脉,软坚散结。

取穴:阿是穴。

刺法:以粗火针速刺鸡眼中间部分。

患者共治疗 4 次,鸡眼脱落。

3. 刘某某,男,45 岁

主诉:右足跖长一鸡眼已数年。

现病史:数年前右足跖前部长一鸡眼,曾多次修剪治疗,均不能痊愈,近来鸡眼处又疼痛难忍,行走困难。

望诊:舌苔白。

切诊:脉沉细。

查体:鸡眼如红豆大,黄白色,凸出皮肤,按压时疼痛。

诊断:鸡眼。

辨证:经脉不通,血凝气滞结聚而成。

治则:温通经脉,软坚散结。

取穴:阿是穴。

刺法:以粗火针速刺鸡眼中间部分。

共治疗 3 次,鸡眼脱落,患者行走无疼痛。

按　　语

本病的发生是由于足部经脉受压,气血不能畅通所致。然世上之人皆以足持重,为何仅少数人患病,究其原因,大致是因为个体差异,比如患者足底骨突有异常,持重较大,二是患者穿鞋不适,与足底长期摩擦压迫,以致局部经脉不畅,气血凝滞,肌肤失于濡养发为此病。治疗上以温通法行气活血,改善局部气血运行,且温通法可软坚散结,以其火热之力使鸡眼脱落。

疣

疣是发生于皮肤浅表的小赘生物,其病名首见于《灵枢》。现代医学认为疣为病毒性皮肤病,一般分为寻常疣、扁平疣、传染性软疣、掌跖疣、丝状疣等。

一、病 因 病 机

本病多由风热之邪搏于肌肤,或郁怒伤肝,或因血虚肝失所养,而引起气血凝滞,郁于肌肤而生。

二、诊　　断

参照《中医外科学》(陈红风主编,第二版,人民卫生出版社,2012 年)。

1. 寻常疣

多见于儿童及青年。好发于手背、手指，也见于头面部。最初为1个针头大至绿豆的疣状赘生物，呈半球形或多角形，突出表面，色灰白或污黄，疏松枯槁，粗糙而坚硬。以后体积渐次增大，发展成乳头状赘生物，称为母疣。此后自身接种，数目增多，可成群集状。

2. 扁平疣

多见于青年男女。好发于颜面部和手背。皮损为表面光滑的扁平丘疹，针头、米粒到黄豆大小，呈淡红色、褐色或正常颜色。数目多，散在分布，或簇集成群，或相互融合。常因搔抓沿表皮剥蚀处形成一串新的损害。

3. 传染性软疣

多见于儿童。好发于躯干和面部。皮损初起为米粒大的半球形丘疹，境界清楚，渐增大至豌豆大，中心微凹如脐窝，颜色灰白、乳白、微红或正常。早期质地坚硬，逐渐变软，表面光滑。皮损数目不定，不融合。用力挤之，可挤出白色乳酪样物质，可自身接种，具有轻度传染性。预后不留瘢痕，可自行消失。

4. 掌跖疣

发病年龄不定。发生在手掌、足底或指(趾)间。皮损为角化性丘疹，中央稍凹，外周有稍带黄色高起的角质环，除去表面角质后，或见疏松的白色乳头状角质物，可融合成片。有压痛。常在外伤部位发生，足部多汗者易生。

5. 丝状疣

中年妇女多见。好发于眼睑及颈部。皮损为单个细软的丝状突起，似小钉倒立在皮面上，一般不超过1cm，皮色正常或呈褐色，散在生长。可自行脱落，又可再发。

三、治　　疗

(一) 治则

活血通络，清热解毒，凉血祛瘀，养血平肝。

(二) 取穴

隐白、大敦、少商。

(三) 刺法

用三棱针点刺以上诸井穴，以自然出血为度，5~10分钟后擦去血迹。

（四）典型病例

钱某某,男,68 岁

主诉:皮肤浅表多发小赘生物数年。

现病史:数年前上肢及胸背部出现赘生物,呈扁平丘疹,散在分布,表面光滑,边界清楚,大小不等,针尖、米粒至黄豆大小,褐色,偶有瘙痒感。纳可,眠差。

望诊:舌暗,苔白。

切诊:脉滑。

辨证:脾虚湿盛,气血失和。

治则:健脾利湿,活血通络。

取穴:阿是穴。

刺法:患处以火针围刺,余穴毫针刺之,留针30分钟。

面积较小的皮损1次即消失。共治疗20余次后全部消失,纳食改善。

按 语

隐白为足太阴经的井穴,配五行属木,有健脾养血、疏肝理气的作用;大敦为足厥阴肝经之"井穴",配五行属木,应于肝,肝藏血又主疏泄。用之放血可有活血通络、凉血祛瘀作用。少商为肺经之井穴,肺主皮毛,用之可治皮肤病变,与上二穴合用加强其活血通络、清热解毒之作用。

本病在治疗期间可能会出现疣疹加重增多现象,皮疹亦可呈急性发作,如色泽转红,隆起明显,痛痒增剧等,为气血旺盛,经气流畅之象,不需要改治法,继续治疗,则丘疹趋于消退。治疗期间应忌食辛辣、海味之品。

第四章 骨 伤 科

脑 震 荡

头为诸阳之会,精明之府,髓海所藏之处。因外伤冲击,跌打碰伤而引起髓海震动,出现一系列症状,临床以头痛、头昏为主症。

现代医学认为,本病系颅脑外伤引起的系列综合征,也称为神经症性反应。偶也可见慢性硬膜下血肿引起者。

一、病 因 病 机

本病属不内外因所致,头部受到突然撞击、跌打等导致脑内络脉受损,髓海脉络气机逆乱,气血不畅,清窍受扰而昏仆倒地。虽外伤痊愈,脑内脉络尚不通畅,故其症不愈,易反复发作,病症日久必有瘀血于内,损伤正气。

二、诊 断

参照《中医骨伤科学》(王和鸣主编,第二版,中国中医药出版社,2007 年)。

(1) 意识障碍。

(2) 近事遗忘症。

(3) 清醒后可有头痛、头晕、目眩、耳鸣等症状,转动头部或坐起时症状加重。

(4) 神经系统检查无阳性体征,体温、脉搏、呼吸、血压在意识障碍期间可出现变化,清醒后恢复正常,脑脊液、颅骨 X 线片均正常。

三、治 疗

(一) 治则

行气活血,醒脑开窍。

(二) 取穴

百会、上星、神庭、听宫、臂臑、条口等。

（三）刺法

每日或隔日治疗 1 次。

（四）典型病例

1. 张某,女,6 岁

主诉:(家长代诉病情)2 个月前因车祸撞伤头部,扶起后呕吐数日,颅脑无外伤,唯感双眼胀痛。低头时尤甚,诊断为脑震荡。2 个月来其症不见好转。一般情况尚好,纳食欠佳,二便调。

望诊:舌苔薄白。

切诊:脉沉细数。

诊断:脑震荡后遗症。

辨证:脉络受损,髓海不安,气血瘀滞。

治则:通经活络,行气活血,安髓定志。

取穴:听宫、臂臑。

刺法:以毫针刺法,行捻转补泻之补法。每次留针 30 分钟,隔日治疗 1 次。

2 诊时患儿家长代诉,症状明显减轻,低头时两眼已不胀痛。针法穴不变,3 诊时诉其症完全消失,无不适感。饮食增加,再针 2 次巩固治疗,临床痊愈。

2. 郭某某,男,44 岁

主诉:头部外伤后头痛半年。

现病史:半年前因登高取物,不慎从高处跌下,当时神志清醒,只感头部剧烈疼痛,无呕吐。即去医院诊为"脑震荡"。半年来经常头疼、头晕、失眠,记忆力明显减退。经西医及针灸治疗症状好转,能恢复正常工作。4 个月前无任何原因,突感两耳后乳突附近剧烈疼痛,以前诸症亦复加剧,经治疗剧烈性头痛减轻,仍持续疼痛,头晕明显,入寐困难,胃脘不适,大便溏,日 2～3 次,小便正常。

望诊:舌苔白。

切诊:脉弦。

诊断:脑震荡后遗症。

辨证:脑络受损,气血不畅,阳气不充。

治则:通调气血,温通阳气,疏通脑络。

取穴:百会、上星、条口。

刺法:以毫针刺法先补后泻,每次留针 30 分钟,隔日治疗 1 次。

本症甚为顽固,用上穴及刺法治疗 3 个月,症状有所改善,但不理想,患者同意用火针治疗,以加强温通经气的作用。减条口,百会、上星改用火针,并以"以痛为腧"取局部阿是穴。火针点刺,数日治疗 1 次。

经火针治疗后,患者其痛大减,要求继续用火针。2 诊后,其痛范围明显缩小。3 诊后,头痛、头晕继续好转,精神好。又以前法治疗 3 次,诸症皆消。仅在工作疲劳时两太阳穴处有轻度不适,临床基本痊愈。

3. 李某某,女,20 岁

主诉:头痛数日。

病史:数日前因劳动不慎,摔伤头部,当时昏迷数小时之后清醒,留有头痛、头晕、睁眼欲倒、旋转感、恶心、欲吐等。经治诸症好转,余头痛未止,发作不休,呈刺痛样,不能触摸,一般情况好。

望诊:面赤无华,舌质偏暗,舌苔白。

切诊:脉弦涩。

辨证:瘀血停滞经脉,经络气血不畅。

治则:消瘀化滞,通经活络,调和气血。

取穴:局部阿是穴。

刺法:强通锋针放血,令血自然出尽,隔日治疗 1 次。

初诊经局部点刺放血后疼痛即减,依法不变。数诊后痛虽减轻,但未全除,考虑为瘀血日久,非温化而不通。改用温通火针点刺局部,温通经络,通达气血。又经数诊后症状消失。

按 语

脑震荡是现代医学概念,指头颅受外部暴力、撞击,跌碰后产生的神经病变症候群。若经久不愈,症候群反复发作,则为后遗症。中医学多列入头痛、头晕、失眠范围。

贺老认为,本病虽以头痛为主,但不能与常见头痛相提并论。关键在于其病因病机不同。普通头痛多以风、热、痰、虚为病因,多与内脏有关。而脑震荡则以外伤为因,其部位直接与脑、髓相关。病机以气血不行,髓海不安,经络不畅为主。由于认识上的不同,治疗上也有不同。普通头痛重点在于脏腑辨证、气血辨证以认清寒热虚实。而脑震荡则强调气血瘀滞,髓海失养,经络不通为主要病机。治疗上强调以"通"为顺,兼顾阳气。头为诸阳之会,阳气通达,气血调顺则髓海安和。因此,治疗本病,经络与腧穴的作用就显著高于脏腑气血的作用。

项痹病(神经根型颈椎病)

多因颈部软组织损伤或发生慢性退行性变,产生椎体移位、骨质增生、椎间盘突出等病理改变,从而压迫、刺激颈神经根和颈部软组织产生一系列临床症状和体征。

一、病 因 病 机

风、寒、湿邪内侵;情志不遂,肝郁不舒,气滞血瘀;饮食不节,劳伤心脾,健运失司,气血虚弱,痰湿内停;高龄、房劳等原因造成肝肾不足,均可致气血不畅,筋脉阻滞,肌肉、关节失养,形成本病。

二、诊　断

（一）疾病诊断

参照 2009 年中国康复医学会颈椎病专业委员会《颈椎病诊治与康复指南》。
（1）具有根性分布的症状（麻木、疼痛）和体征。
（2）椎间孔挤压试验或（和）臂丛神经牵拉试验阳性。
（3）影像学所见与临床表现基本相符。

（二）证候诊断

1. 风寒痹阻证

颈、肩、上肢窜痛麻木，以痛为主，头有沉重感，颈部僵硬，活动不利，恶寒畏风。舌淡红，苔薄白，脉弦紧。

2. 血瘀气滞证

颈肩部、上肢刺痛，痛处固定，伴有肢体麻木。舌质暗，脉弦。

3. 痰湿阻络证

头晕目眩，头重如裹，四肢麻木，纳呆。舌暗红，苔厚腻，脉弦滑。

4. 肝肾不足证

眩晕头痛，耳鸣耳聋，失眠多梦，肢体麻木，面红目赤。舌红少苔，脉弦。

5. 气血亏虚证

头晕目眩，面色苍白，心悸气短，四肢麻木，倦怠乏力。舌淡苔少，脉细弱。

三、治　疗

（一）微痛法

取穴：①主穴：大椎、大杼、养老、悬钟、后溪。②配穴：风寒湿型配外关、昆仑；气滞血瘀配支沟、膈俞；痰湿阻络配列缺、脾俞；肝肾不足配命门、太溪；气血亏虚配肺俞、膈俞。
刺法：毫针刺法，进针后捻转或平补平泻手法，以得气为度，针颈部穴位，针感向肩背部下传；针肩部穴位针感下传至手指，留针 30 分钟。

（二）温通法

取穴：取夹脊穴、阿是穴（痛点及肌肉僵硬处）。
刺法：用中粗火针散刺 2~6 针，每周治疗 2 次，嘱患者保持局部清洁，避免针孔感染。

（三）强通法（火罐）

取穴：行针前在颈部找到压痛点或阳性反应物，或相应穴位。

方法：选用大小适当的火罐，在拔罐部位皮肤呈现紫色或拔至 10 分钟时起罐。

（四）典型病例

李某,男,49 岁

主诉：颈部不适及右上肢麻木近半年。

现病史：患者颈部不适及右上肢麻木近半年，未予诊治。3 日前与朋友玩麻将一夜，颈部疼痛加剧，右上肢放射性疼痛，右拇、食、中指麻木加剧，3 天来因疼痛加剧而夜晚不能入睡。颈部僵直，活动不利，肩胛上下窝及肩头有压痛，舌质紫暗瘀点，脉涩弦。既往无其他慢性病史。查体：C3、C4 棘突旁压痛明显，颈加压试验（+），肩胛上下窝及肩头有压痛。颈椎X 线片提示：颈椎生理曲度变直，C3～C4、C4～C5 椎间隙变窄，椎体边缘明显增生，椎间孔变小。

诊断：项痹病、颈椎病。

辨证：气滞血瘀、肾髓亏虚型。

治则：行气活血，补肾通督。

取穴：颈部夹脊穴、大椎、大杼、养老、悬钟、后溪、阿是穴。

刺法：同上。经治疗 1 个疗程症状明显好转，治疗 2 个疗程症状基本消失，嘱其低枕睡眠习惯，颈部适当活动，随访 3 个月，症状未再复发。

按　　语

本病的发生多因外伤劳损、感受寒湿、肝肾亏损、气血不足或闪挫扭伤等致气血失和，运行不畅，经脉阻滞，气滞血瘀，经脉筋骨失养，瘀血不通，不通则痛，筋肌失养而不能约束骨骼和稳定关节以致产生"骨错缝，筋出槽"。

大椎乃颈项之门户，为督脉与手足三阳经交会穴，督脉为"阳脉之海"，总领诸阳经，气血经络由此而过，针刺大椎穴可振奋督脉之阳气，使气旺血行，从而改善颈项部的血液循环，缓解局部神经血管压迫；大杼为八会穴之骨会穴，对缓解颈神经压迫，改善颈椎局部水肿，解除神经根刺激具有良好效果；养老，属手太阳经郄穴，有活血通络的作用；悬钟为八会穴之髓会穴，有补髓壮骨，通经活络的作用；后溪，属手太阳小肠经，是八脉交会穴之一，与督脉相通。针刺颈夹脊穴可疏导经气，缓解疼痛。火针可温通经络；拔罐可以祛风解表，疏通经络，行气活血，改善颈部血液循环，放松颈部紧张肌群而缓解痉挛。

骨蚀（股骨头坏死）

股骨头坏死与创伤、慢性劳损、较长时间或大量使用激素、长期过量饮酒及接触放射线有关。类似古代文献所称的"骨痹"、"骨蚀"。

一、病 因 病 机

肾虚不能主骨,髓失所养,肝虚不能藏血,营卫失调,气血不能温煦、濡养筋骨;素体虚弱,感受外邪,或饮酒过度,脉络张弛失调,血行受阻;或气滞血瘀,血行不畅,骨失所养,均可致本病发生。

二、诊　　断

(一) 疾病诊断

1. 中医诊断标准

参照《中药新药临床研究指导原则》修订版(2002 年版)。
(1) 早期有跛行,髋膝酸痛,僵硬感,活动时痛,休息后好转。
(2) 髋部活动受限,最早为旋转受限,以后涉及屈曲、外展和内收,患肢肌肉萎缩。
(3) 后期呈屈曲内收畸形。
(4) X 线片示骨坏死改变。

2. 西医诊断标准

参照 2007 年中华医学会骨科分会制定的《股骨头坏死诊断与治疗的专家建议》。
(1) 主要标准
1) 临床症状、体征和病史:髋关节痛,以腹股沟和臀部、大腿为主,髋关节内旋活动受限且内旋时疼痛加重,有髋部外伤史、应用皮质类固醇史及酗酒史。
2) X 线改变:①股骨头塌陷,不伴关节间隙变窄;②股骨头内有分界的硬化带;③软骨下骨有透光带(新月征阳性、软骨下骨折)。X 线摄片为双髋后前位(正位)和蛙式位。
3) 核素骨扫描示股骨头内热区中有冷区。
4) 股骨头 MRI T1 加权像显示带状低信号影(带状类型)或 T2 加权像显示双线征。建议同时行 T1 及 T2 加权序列,对可疑病灶可另加 T2 脂肪抑制或 STIR 序列。常规应用冠状位与横断位成像,为更精确估计坏死体积及更清晰显示病灶,可另加矢状位成像。
5) 骨活检显示骨小梁的骨细胞空陷窝多于 50%,且累及邻近多根骨小梁,骨髓坏死。
(2) 次要标准
1) X 线片示股骨头塌陷伴关节间隙变窄,股骨头内囊性变或斑点状硬化,股骨头外上部变扁。
2) 核素骨扫描示股骨头内冷区或热区。
3) 股骨头 MRI 示等质或异质低信号强度,伴 T1 加权像的带状改变。
2 个或以上主要标准阳性,即可诊断为 0NFH。1 个主要标准阳性或 3 个次要标准阳性,其中至少包括 1 个 X 线片阳性改变,即可诊断为股骨头可能坏死。

（二）证候诊断

1. 血瘀气滞证

髋部疼痛,夜间痛剧,刺痛不移,关节屈伸不利,舌质暗或有瘀点,苔黄,脉弦或沉涩。

2. 肾虚血瘀证

髋痛隐隐,绵绵不休,关节强硬,伴心烦失眠,口渴咽干,面色潮红,舌质红,苔燥黄或黄腻,脉细数。

3. 痰瘀蕴结证

髋部沉重疼痛,痛处不移,关节漫肿,屈伸不利,肌肤麻木,形体肥胖,舌质灰,苔腻,脉滑或濡缓。

三、治　疗

（一）治则

活血通络,濡养筋骨。

（二）取穴

阿是穴。

（三）刺法

火针快速点刺股骨头处,再以毫针围刺。留针30分钟。

（四）典型病例

董某某,男,58岁

主诉:双髋关节疼痛6年余。

现病史:患者6年前因腰痛、双膝关节疼痛,曾长期服用双氯芬酸,后出现双髋关节疼痛,活动使疼痛加重,休息后疼痛减轻,需拄拐行走。在外院拍双髋关节X线片示:双侧股骨头塌陷,左侧为重,诊断为双侧股骨头坏死。纳眠可,二便调。

查体:局部压痛,"4"字试验阳性。舌暗,有瘀斑,苔白,脉弦。

辨证:气滞血瘀,筋脉拘急。

治则:舒筋活血,通络止痛。

取穴:阿是穴。

刺法:火针点刺局部阿是穴。再用毫针围刺,留针30分钟。

共治疗30余次,局部疼痛明显减轻,可不用拄拐行走。

按　语

本病的发生,与肝肾不足、感受外邪、饮酒过度或气滞血瘀,导致血行不畅,骨失所养。火针属于温通法,能够温通经络,运行气血,加之局部毫针围刺,可起舒筋活血,通络止痛的作用。

落　枕

落枕是指突然颈项强痛,活动受限的一种病证,又称颈部伤筋。本病多见于成年,在老年则往往是颈椎病变的反映,并有反复发作的特点。

一、病 因 病 机

落枕多由睡眠姿势不当,枕头不适,使颈部骨节肌肉受到长时间地过分牵拉而发生痉挛所致。亦有感受风寒,致使经络不疏,气滞血瘀,筋脉拘急而成。

二、诊　断

参照《中医骨伤科学》(王和鸣主编,第二版,中国中医药出版社,2007 年)。

晨起突感颈部疼痛不适,头常歪向患侧,活动欠利,不能自由旋转后顾,如向后看时,须整个躯干向后转动。颈项部肌肉痉挛压痛,触及条索状硬结,斜方肌及大小菱形肌部位亦常有压痛。

三、治　疗

(一) 治则

舒筋活血,散风通络。

(二) 取穴

压痛点(刺络拔罐)、风池(患侧)、肩井(患侧)。

(三) 刺法

在患侧颈部寻找明显的压痛点,常规消毒后用三棱针快速点刺压痛处 3 针,使之出血 2ml,取火罐用闪火法吸附于上,留罐 15 分钟。在留罐期间用毫针刺风池、肩井,手法为泻法。

(四) 典型病例

王某某,女,56 岁

主诉:右颈肩部疼痛 1 日。

现病史：晨起发现颈项部强直疼痛，不能左右转侧，向右上臂扩散。
查体：局部肌肉痉挛，压痛。
辨证：气滞血瘀，筋脉拘急。
治则：舒筋活血，散风通络。
取穴：阿是穴、风池、肩井、听宫、绝骨。
刺法：压痛点刺络拔罐。余穴毫针刺，留针30分钟。1次即愈。

按　　语

该病主要因局部气滞血瘀、筋脉拘急而成，故用局部穴，取腧穴所在主治所及之义，用刺络法促进经气通畅。选风池为祛风特效穴，肩井局部穴，疏通少阳之气。

针灸治疗落枕有很好的疗效，对急性期一般1~3次即可治愈，慢性病人的治疗次数略多几次，也可取得较好效。患者睡眠时体位姿势及枕头高低要适当，并注意保暖，避免风寒，防止复发。

肩凝症（肩关节周围炎）

肩周炎又称"冻结肩"、"漏肩风"、"肩凝症"、"肩痹"、"五十肩"等，是一种由慢性损伤或退行性非细菌性炎症引起的肩部疾患，临床以肩部疼痛和运动功能障碍为特点，如得不到有效的治疗，有可能严重影响肩关节功能活动。

一、病 因 病 机

多由正气不足，营卫不固，风、寒、湿之邪侵袭肩部经络，致使筋脉收引，气血运行不畅而成；或因外伤劳损，经脉滞涩所致。

二、诊　　断

（一）疾病诊断

1. 中医诊断标准

参照中华人民共和国中医药行业标准《中医病症诊断疗效标准》(ZY/T001.9-94)。

（1）50岁左右发病，女性发病率高于男性，右肩多于左肩，多见于体力劳动者，多为慢性发病。

（2）肩周疼痛，以夜间为甚常因天气变化及劳累而诱发，肩关节活动功能障碍。

（3）肩部肌肉萎缩，肩前、后、外侧均有压痛，出现典型的"扛肩"现象。

（4）X线检查多为阴性，病程久者可见骨质疏松。

2. 西医诊断标准

参照《新编实用骨科学》(陶天遵主编,第二版,军事医学科学出版社,2008年)。

（1）症状与体征:该病呈慢性发病,多数无外伤史,少数仅有轻微外伤。主要症状是逐渐加重的肩部疼痛及肩关节活动障碍。

1）疼痛位于肩前外侧,有时可放射至肘、手及肩胛区,但无感觉障碍。夜间疼痛加重,影响睡眠,不敢患侧卧位。持续疼痛可引起肌肉痉挛和肌肉萎缩。肩前、后方,肩峰下,三角肌止点处有压痛,而以肱二头肌长头腱部压痛最明显,当上臂外展、外旋、后伸时疼痛加剧。

2）早期肩关节活动仅对内、外旋有轻度影响,检查时应固定肩胛骨,两侧比较。晚期上臂处于内旋位,各个方向活动均受限,但以外展、内外旋受限明显,前后方向的活动一般是存在的。此时肩部肌肉明显萎缩,有时因并发血管痉挛而发生上肢血循环障碍,出现前臂及手部肿胀,发凉及手指活动疼痛等症状。

（2）X线检查:可无明显异常。肩关节造影则有肩关节囊收缩、关节囊下部皱褶消失,肩周炎后期可出现严重的骨质疏松改变,特别是肱骨近端,重者有类似"溶骨性"破坏的表现,但通过病史及局部查体很容易与骨肿瘤鉴别开来。

（二）证候诊断

参照中华人民共和国中医药行业标准《中医病症诊断疗效标准》(ZY/T001.9-94)。

1. 风寒湿型

肩部窜痛,遇风寒痛增,得温痛缓,畏风恶寒,或肩部有沉重感。舌淡,舌苔薄白或腻,脉弦滑或弦紧。

2. 瘀滞型

肩部肿胀,疼痛拒按,以夜间为甚。舌暗或有瘀斑,舌苔白或薄黄,脉弦或细涩。

3. 气血虚型

肩部酸痛,劳累后疼痛加重,伴头晕目眩,气短懒言,心悸失眠,四肢乏力。舌淡,少苔或舌苔白,脉细弱或沉。

三、治　疗

（一）微通法

即毫针刺法。

取穴:条口、听宫。

操作方法:取患侧条口穴,采用平补平泻法,深刺,可直透承山,每日1次。

缪刺法:因劳损导致症状加重者,加刺健侧相对应痛点。

（二）温通法

1. 火针

适应证：局部组织粘连等症情顽固者。

取穴：阿是穴（痛点或肌肉僵硬处）、膏肓。

操作方法：用中粗火针散刺 2～6 针，每周治疗 2 次，嘱患者保持局部清洁，避免针孔感染。

2. 艾灸

适应证：男性顽固患者。

取穴：关元。

操作方法：灸 30 分钟，每日 1 次。

（三）强通法

以拔罐法为主。

适应证：兼有风寒湿外感患者。

取穴：大椎、阿是穴。

操作方法：在针刺前根据穴位选用适当大小的火罐，当拔罐部位皮肤呈现紫红色或拔至 10 分钟时起罐，每日 1 次。

（四）典型病例

张某，男，49 岁

主诉：右肩关节疼痛 5 个月，每遇阴雨天及夜间疼痛加重，穿脱衣、梳头等困难。

现病史：检查发现肩关节活动范围减小，前举、外展、后伸均受限，肩关节周围压痛明显。血沉、抗链"O"、X 线片均正常。纳可，二便调。舌苔白略腻，脉弦细。曾经在某医院针灸及理疗，效果不显。

辨证：为寒湿凝滞，筋脉痹阻。

治则：祛湿散寒，通络止痛。

治法：三通法并用。

经治疗 3 次后症情明显好转，10 次后症状消失，运动功能恢复正常。随访 1 年未复发。

按　语

听官为手太阳小肠经穴，主通行十二经，并有祛风散寒之功；条口穴为足阳明胃经之穴，足阳明多气多血，针刺条口穴能鼓舞脾胃中焦之气，令其透达四肢，濡筋骨，利关节，通经脉，祛除留着之风寒湿邪，促使凝泣之经脉畅通；膏肓可扶助正气治"诸虚百损"，又可疏通局部气血，祛除外邪，有攻补兼施之效，对顽固型患者有较好效果；灸关元旨在培补元阳之气；火针可以温其经脉，鼓舞人身的阳热之气，促进局部血液循环，疏通松解粘连组织；拔罐可以驱除外感之邪，疏通经络,活血祛瘀。三通法综合治疗,能扶正祛邪,通经活络,温经散寒,使症状迅速缓解。

膝痹病(膝关节骨性关节炎)

膝关节骨性关节炎是一种慢性关节疾病。主要病变是关节软骨的退行性变和继发性骨质增生。多在中年以后发病。

一、病 因 病 机

中年以后肝肾亏损,肝虚则血不养筋,肾虚则髓减,肝肾不足,筋骨失养;劳累过度,筋骨受损,营卫失调,气血受阻,筋脉凝滞,筋骨失养,均可导致本病发生。

二、诊　　断

(一) 疾病诊断

参照中华医学会骨科学分会《骨关节诊治指南》(2007 年版)。

1. 临床表现

膝关节疼痛及压痛、关节僵硬、关节肿大、骨摩擦音(感)、关节无力、活动障碍。

2. 影像学检查

X 线检查:骨关节炎的 X 线特点表现为非对称性关节间隙变窄,软骨下骨硬化和囊性变,关节边缘骨质增生和骨赘形成;关节内游离体,关节变形及半脱位。

3. 实验室检查

血常规、蛋白电泳、免疫复合物及血清补体等指征一般在正常范围。伴有滑膜炎者可见 C 反应蛋白(CRP)及血沉(ESR)轻度升高,类风湿因子及抗核抗体阴性。

4. 具体诊断标准

(1) 近 1 个月内反复膝关节疼痛。

(2) X 线片(站立或负重位)示关节间隙变窄、软骨下骨硬化和(或)囊性变、关节缘骨赘形成。

(3) 关节液(至少 2 次)清亮、黏稠,WBC<2000 个/ml。

(4) 中老年患者(≥40 岁)。

(5) 晨僵≤3 分钟。

(6) 活动时有骨擦音(感)。

综合临床、实验室及 X 线检查,符合(1)+(2)条或(1)+(3)+(5)+(6)条或(1)+(4)+(5)+(6)条,可诊断膝关节骨性关节炎。

（二）证候诊断

1. 风寒湿痹证

肢体关节酸楚疼痛、痛处固定,有如刀割或有明显重着感或患处表现肿胀感,关节活动欠灵活,畏风寒,得热则舒。舌质淡,苔白腻,脉紧或濡。

2. 风湿热痹证

起病较急,病变关节红肿、灼热、疼痛,甚至痛不可触,得冷则舒为特征;可伴有全身发热,或皮肤红斑、硬结。舌质红,苔黄,脉滑数。

3. 瘀血闭阻证

肢体关节刺痛,痛处固定,局部有僵硬感,或麻木不仁,舌质紫暗,苔白而干涩。

4. 肝肾亏虚证

膝关节隐隐作痛,腰膝酸软无力,酸困疼痛,遇劳更甚,舌质红、少苔,脉沉细无力。

三、治　疗

（一）治则

调补气血,通经活络,通关利节。

（二）取穴

中脘、肩髃、曲池、外关、合谷、风府、阿是穴、鹤顶、阳陵泉、阴陵泉等穴。

（三）刺法

均用毫针刺法,施用平补平泻法,每次留针 30 分钟,隔日治疗 1 次。必要时加用灸法或火针温通。

（四）典型病例

1. 董某某,男,30 岁

主诉:左膝关节痛 1 个月余。

现病史:1 个月前原因不明发生左膝酸痛,渐渐加重,疼痛不止,昼轻夜重,伸屈不利,行路尚可,其痛与气候变化无关。局部无红肿热凉,一般情况好。

望诊:舌苔薄白。

切诊:脉弦。

诊断:痹证。

辨证:外邪侵入关节,气血闭阻不畅,经络不通。

治则:通经活络,疏调气血,祛除外邪。

取穴:鹤顶、犊鼻、膝阳关、阳陵泉、阴陵泉。

刺法:均用毫针刺法,施用泻法,每次治疗留针 20 分钟,隔日治疗 1 次。

1 诊出针后患者疼痛明显减轻,2 诊时诉疼痛完全消失,告愈。

2. 沈某某,女,39 岁

主诉:双膝冷痛半年。

现病史:半年前小产后数日出现双膝关节疼痛,怕凉,遇冷疼痛加剧。同时感周身畏冷怕风,四肢发凉。纳可,便调,寐安。

望诊:面白,舌质淡,舌苔白。

切诊:手凉,脉沉细。

辨证:素体阳气不足,气血失和,复感外邪,经络不畅。

治则:鼓舞阳气,疏散外邪,通经活络,调补气血。

取穴:风府、犊鼻。

刺法:风府用毫针刺法,施以补法;犊鼻施用火针温通,隔日治疗 1 次。

1 诊后患者诉双膝疼痛明显减轻。2 诊时诉双膝疼痛基本消失,周身发凉、四肢欠温明显好转。共诊治 5 次,诸症皆消,临床告愈。

按 语

多种原因均可引起关节痛,为针灸临床常见病症。治疗各种关节痛首先要认清气血之关系,气为血帅,血为气母,此为气血生理联系,而气行则血行,气滞则血滞则为病机变化。由此而产生"通则不痛""以通为顺"的治疗大法。大凡痹证,或正虚或邪实皆由外邪入侵,经脉气血不通而致,其中"风为百病之长"、"寒为痛因之先",说明了风寒之邪在痹证的地位。由于上述之认识,产生了疏风行血、散寒通络的治疗法则。

例 1 男性患者 30 岁,左膝疼痛月余,观其脉症,为邪闭经络,气血不畅之症,故以祛邪通络为法。选用局部及邻近少阳、太阴腧穴,以求气血相和,经通络活,施用泻法而取效。例 2 女性患者 39 岁,因小产后外感风寒而致关节疼痛。由于产后气血双虚,阳气不得以附,故产生周身怕凉畏风、肢节疼痛,实为本虚标实之例,选用风府穴施用补法以祛风散寒止痛,选用火针温通以使阳气通达,外邪可除。

扭 伤

扭伤是指四肢关节或躯体的软组织损伤,如肌肉、肌腱、韧带、血管等扭伤,而无骨折、脱臼、皮肉破损的证候。临床主要表现为受伤部位肿胀疼痛,关节活动障碍等。

一、病 因 病 机

多因运动不当、跌仆、牵拉以及过度扭转等原因,引起筋脉及关节损伤,气血瘀滞局部而成。

二、诊　断

参照《中医骨伤科学》(王和鸣主编,第二版,中国中医药出版社,2007 年)。

扭伤部位多发生在颈、肩、肘、腕、指、腰、髀、膝、踝、趾等处。扭伤部位因瘀阻而肿胀疼痛,伤处肌肤青紫。轻者按压时疼痛,重者关节屈伸不利,活动受限。

三、治　疗

(一) 治则

通经活络,活血止痛。

(二) 取穴

扭伤处对侧相应处阿是穴,或病灶邻近处取穴。

(三) 刺法

以毫针刺之,留针 30 分钟;或以火针刺之,用留针法,留针 10 分钟或速刺亦可。

(四) 典型病例

1. 张某某,男,58 岁

主诉:右手拇指掰伤,痛剧,不能活动,苦楚不堪,影响饮食和睡眠。

望诊:面黄,舌苔白。

切诊:脉缓。

诊断:扭伤。

辨证:筋脉受损,气血瘀滞。

治则:通经活络,调气和血,止痛。

取穴:阿是穴(病灶对侧相应处)。

刺法:以中粗火针速刺对侧相应处。

针治 1 次,疼痛消失,痊愈。

2. 朱某某,男,34 岁

主诉:左脚外踝下方疼痛 2 天。

现病史:2 天前左脚不慎扭伤,外踝下疼痛,但局部无红肿,行走时疼痛加重,走路困难,纳可,二便调。

既往有阳痿病史,至今未愈。

望诊:舌边齿痕,苔薄白。

切诊:脉沉。

查体:左脚外踝下方压痛明显。

辨证:筋脉扭伤,经络不通,气血瘀滞。

治则:调气和血,通经止痛。

取穴:阿是穴(病灶对侧相应处)。

刺法:以毫针刺阿是穴,留针30分钟。

患者针治2次,疼痛消失。

3. 李某某,女,24岁

主诉:左脚外踝处扭伤疼痛3小时。

现病史:患者上班路上,从自行车上下来时左脚向内扭伤,以致外踝关节处疼痛难忍,局部肿胀,经X线检查无骨折,骨科给予药物治疗。建议回家休息,患者因疼痛难忍,故来针灸科要求治疗。现患者左脚不能落地,被人搀扶,以右脚跳入诊室。

望诊:舌苔白,痛苦面容。

切诊:脉弦滑。

查体:左外踝关节处肿,压之痛明显,皮肤颜色青紫。

诊断:扭伤。

辨证:筋脉受损,气血瘀滞。

治则:通经活血,调气止痛。

取穴:绝骨、昆仑。

刺法:以毫针刺入穴位,行九六泻法,留针30分钟,留针期间行针1次。

起针后,患者即诉疼痛减轻,当晚脚即可落地,次日步行来就诊,又针1次,巩固疗效,2诊后疼痛完全消失,临床痊愈。

4. 彭某某,男,70岁

主诉:右踝肿痛数日。

现病史:患者数日前因打网球不慎扭伤,右踝肿胀疼痛,活动不利,经止痛药治疗无效。

望诊:舌苔白。

诊断:扭伤。

辨证:筋脉受损,气血瘀滞。

治则:通经活血,调气止痛。

取穴:对侧相应处阿是穴。

刺法:缪刺法。

1次后痛止,4次后肿消。1周后可出国访问。

按 语

扭伤的主要临床表现即患处的红肿疼痛和活动功能障碍,其患病多为意外突发,以致损伤经脉,气滞血瘀,治疗此种病变当以缪刺法为主。《素问·缪刺论》指出,"邪客于经,左盛则右病,右盛则左病,亦有移易者。左痛未已,而右脉先病,如此者,必巨刺之,必中其经,非络脉也。故络脉者,其痛与经脉缪处,故命曰缪刺。"由于扭伤部位红肿疼痛较甚,采用缪刺之法取病灶对侧处,可起到疏通经脉,行气活血的目的,故例1、例2两病案均采用此法获效。对扭伤病亦可采用循经邻近或局部取穴,如例3病案取病灶附近之绝骨、昆仑穴,舒筋活血而止痛,取得满意效果。临床根据病情,医者可灵活选用适宜之治法,获取最佳效果。

肱骨外上髁炎

肱骨外上髁炎,又名肱桡滑膜炎,为桡侧伸腕肌腱起点的损伤,因网球运动者较常见,故俗称"网球肘"。

一、病 因 病 机

急性者可因突然扭伤或拉伤而引起;慢性者较为多见,经常进行前臂旋前活动,如腕关节同时作背伸,也可引发本病。中医认为劳伤气血或风寒敛缩脉道,以致筋经、络脉失和而成。

二、诊 断

参照《中医骨伤科学》(王和鸣主编,第二版,中国中医药出版社,2007年)。

(1) 起病缓慢,初起时在劳累后偶感肘外侧疼痛,逐渐加重,甚至向上臂及前臂放散,影响肢体活动。拧毛巾、扫地等动作时疼痛加剧,前臂无力,甚至持物落地。

(2) 肱骨外上髁及肱桡关节处有明显的压痛点,腕伸肌紧张试验阳性。

(3) X线检查多阴性。

三、治 疗

(一) 治则

养血荣筋,通经活络。

(二) 取穴

阿是穴。

(三) 刺法

火针速刺。

(四) 典型病例

袁某,男,32岁

主诉:左肘部疼痛1周。

现病史：1周前因用力提重物而致左手肘部疼痛，旋转、握物无力。

检查：左肱骨外上髁压痛明显，微肿胀。

诊断：肱骨外上髁炎。

辨证：气血凝滞，筋脉失养。

治则：行气活血，荣筋通络。

取穴、刺法同上，以火针在痛点点刺3针。此法治疗3次而愈。

按　　语

本病属筋痹，痛有定处，火针法治疗本病符合《灵枢》确立的经筋病"以痛为输"、"燔针劫刺"的治疗原则。在其痛处取穴，垂直刺入，深达腱膜，通透深层筋脉，使局部血运通畅而病除。除应用火针外，其他温灸方法，如采用麦粒直接灸也有很好疗效。病久顽固者，可配合毫针刺法，常用的穴位是冲阳，它是多气多血之足阳明胃经原穴，《铜人腧穴针灸图经》中记载了其可以治疗"肘肿"。

桡神经麻痹

一、病 因 病 机

常见原因有桡骨上部骨折和脱臼、手术中长时间将上肢垂于手术台边缘，置于外展位，酒醉后睡眠或昏迷时手臂压于体下，造成桡神经损伤。此外，外伤、铅中毒等亦可单独损伤桡神经。中医则认为，上述诸原因均可造成气血运行不利，经脉失于濡养而致本病。

二、诊　　断

参照《神经病学》（杨期东主编，人民卫生出版社，2002年）。

不能伸腕和伸指，前臂不能旋后，由于伸肌瘫痪出现腕下垂。前臂背面及手背桡侧半皮肤感觉减退或消失。

三、治　　疗

（一）治则

益气养血，濡养筋脉。

（二）取穴

天鼎、条口、列缺、肩髃、曲池。

（三）刺法

以4寸毫针刺条口、天鼎穴,刺入5分深,针感传至前臂。

（四）典型病例

郭某某,女,49岁

主诉:右手活动不利1个月余。

现病史:1个月前右前臂手术时,因牵拉过度伤及了桡神经,出现了右手瘫痪,手指不能屈伸月余。食欲尚好,二便正常。

望诊:面黄、苔白。

脉象:脉缓。

诊断:桡神经麻痹。

辨证:不内外因,损伤经脉。

治则:通调经气。

取穴:天鼎、条口,以及肩髃、曲池、八邪等。

刺法:以4寸毫针刺入条口穴,得气后用补祛,天鼎穴以1寸毫针刺入5分深,针感传至前臂即可,不用补泻手法。肩髃、曲池用补法。按以上治疗方案,针治11次,痊愈。

按　　语

桡神经麻痹以上肢伸肌肌群麻痹为主要表现。病位在经络,属经络筋脉损伤病证。《灵枢·终始》:"手屈而不伸者,其病在筋……在筋守筋"。临床以通达气血,疏通经络为大法。手阳明循行路线与桡神经分布相似,同时手阳明与足阳明脉气相通,可使周身气血汇集于麻痹之处,因此治疗本病以阳明经穴为主。

腰痛病（腰椎间盘突出症）

腰痛病,是以自觉腰部疼痛为主症的一类病证。腰椎间盘突出症是由于某些原因造成纤维环破裂,髓核突出,压迫或刺激神经根或硬膜囊产生的以腰痛、下肢放射痛为主要症状的疾病。梨状肌损伤、坐骨神经痛、脊神经病变、腰椎关节病、腰肌病变、急性腰扭伤等的治疗可参照本章节。

一、病 因 病 机

腰为肾之府,久劳过力伤及腰府,导致肾气亏虚,肾阴不足或阳气不振,以致下肢痿软无力酸痛。久居潮湿冷凉之地,风寒之邪侵袭经脉,太阳不畅,经气失于濡养则发腰痛,风寒湿之邪侵于下肢则为腰痛,劳累过力,闪挫扭伤,以致瘀血内停,阻滞经气,则气滞血瘀,经脉不通而痛。

二、诊　　断

（一）疾病诊断

参照《中医骨伤科学》（王和鸣主编,中国中医药出版社,2007 年）。

1. 主要症状

腰痛及坐骨神经放射痛。疼痛可在咳嗽、喷嚏、用力排便等腹腔内压升高时加剧,步行、弯腰、伸膝起坐时疼痛加剧。

2. 主要体征

（1）腰部畸形。
（2）腰部压痛和叩痛。
（3）腰部活动受限。
（4）皮肤感觉障碍。
（5）肌力减退或肌萎缩。
（6）腱反射减弱或消失。
（7）直腿抬高试验阳性,加强试验阳性。

3. 辅助检查

X 线检查、脊髓造影、肌电图检查均可协助诊断;CT、MRI 的检查临床意义重大。

（二）证候诊断

1. 肾虚性腰痛证

腰痛绵绵不休,痛势较缓,以酸痛为主,休息后可稍好转,劳累时加重。多伴有下肢酸软无力,可有身重乏力,耳鸣脱发,足跟疼,遗精阳痿,肢冷,形寒等。

2. 风湿寒痹腰痛证

多有受寒冷史,腰骶痛,时剧,常诉局部有"发板"僵硬感觉。与气候变化有关,阴雨寒凉加重,天暖晴空则减轻。常引起下肢疼痛。

3. 闪挫扭伤腰痛证

常因劳累过度,用力过猛扭伤腰部,多为突发剧烈腰痛,不能站立、弯腰、扭转。疼痛可窜至下肢,下肢不能抬起,活动受限。

三、治　　疗

（一）治疗原则

益肾通络,益气活血,散寒除痹。

（二）取穴

肾俞、委中、养老、环跳、中空、阿是穴。

（三）刺法

均用毫针刺法，酌情使用或补或泻手法，每次留针 20～40 分钟，每日或隔日治疗 1 次。

（四）典型病例

1. 魏某某，女，37 岁

主诉：腰痛 10 天。

现病史：10 天前劳动时不慎将腰扭伤，当时疼痛不剧烈，尚可活动，未曾治疗。第 2 天晨起后发现疼痛加剧，起床困难，不能弯腰，用力时其痛加重，有向右下肢窜走之疼痛，经 X 线诊为"腰椎关节骨质增生"。现腰痛重，抬腿困难，局部怕凉，纳可，二便调。

望诊：舌苔白。

切诊：脉弦滑。

查体：右腰部发僵，压痛点明显。

诊断：腰痛。

辨证：劳伤肾府，气血瘀滞，经脉不畅。

治则：益肾通脉，活血理气，疏调经络。

取穴：环跳、养老、委中。

治法：以毫针刺环跳、养老、委中，行平补平泻手法，养老针双侧，环跳、委中均针右侧。

每次留针 30 分钟，隔日针刺 1 次。出诊起针后，患者感其腰痛明显减轻，下肢疼痛基本消失，2 诊时其痛未见反复。原穴原法不变，共诊 3 次疼痛消失，活动自如。

2. 王某某，男，41 岁

主诉：腰痛 6 年。

现病史：6 年前原因不明渐发腰痛，其痛时轻时重，呈酸痛状，不能久立、久行、久坐，弯腰困难，局部发凉畏寒，曾诊为腰肌劳损。现下肢软，乏力，精神差，夜寐不安，多梦，二便调。

望诊：面白，舌苔白。

切诊：脉沉细。

诊断：腰痛。

辨证：肾气不足，腰府失养，气血不和。

治则：补肾通脉，调和气血。

取穴：肾俞、中空、腰部阿是穴。

用法：以毫针刺肾俞、中空、腰部阿是穴。用捻转补法，每次留针 30 分钟，隔日治疗 1 次。

3. 张某某，女，61 岁

主诉：腰及颈部疼痛 2 年。

现病史:9年前体检时发现肾功不正常,无自觉不适症状,近两年开始出现腰部微痛,颈部疼痛,后背发沉,晨起睡醒后症状重,活动后减轻,但稍一劳累,症状便加重,曾在北大医院诊为"肾性骨病",服西药治疗,效不佳,纳可、眠差、二便调。

望诊:舌淡苔腻。

切诊:脉沉细。

诊断:腰痛。

辨证:衰老体虚,肾精不足。

治则:补肾通经。

取穴:肾俞、大肠俞、中脘、上髎、次髎、委中。

用法:火针点刺局部阿是穴,毫针刺上述穴位。

4. 杨某某,女,27岁

主诉:腰骶疼痛2年。

现病史:自2年前左侧骶髂关节处疼痛,近1年腰骶部出现疼痛,有时后背疼痛,发胀,曾在协和医院内科查血沉,抗O类风湿因子正常,抗SM(−)抗RNP抗体(−)抗SSA、抗SSB(−),腰骶关节CT片示:左侧骶髂关节,髂骨关节"虫蚀样"改变,未确诊。

望诊:舌淡、舌体胖、有齿印。

切诊:脉沉细。

诊断:痹证。

取穴:局部阿是穴、绝骨、养老。

用法:火针局部。毫针取绝骨、养老。

按 语

各种腰腿痛与少阴、太阳、少阳经脉关系密切。足少阴经筋:"其病……在外者不能俯,在内者不能抑";足太阳膀胱:"……抵腰中,入循膂,络肾,属膀胱";少阳"厥逆……机关不利者,腰不可以行"。故治疗腰腿痛多取有关经脉的穴位。肾俞补肾壮腰;委中为太阳之合穴,四总穴之一,善治腰痛;养老郄穴,主治急性疼痛,"养老……疗腰重痛不可转侧,坐起艰难……";环跳有很强的通经活络作用,腿痛连及腰痛时取之;中空为经外奇穴,属局部取穴。

跟 痛 症

跟痛症以中老年多见,主要是指跟骨跖面由于慢性损伤所引起的以疼痛、行走困难为主的病症,常伴有跟骨结节部前缘骨质增生。

一、病 因 病 机

肾气不足,精血亏虚,寒湿凝滞等原因导致筋脉失养而痛。

二、诊　断

参照《中医骨伤科学》(王和鸣主编,中国中医药出版社,2007 年)。

起病缓慢,多为一侧发病,可有数月或数年的病史。足跟部疼痛,行走加重。典型者晨起后站立或久坐起身站立时足跟部疼痛剧烈,行走片刻后疼痛减轻,但行走或站立过久疼痛又加重。跟骨的跖面和侧面有压痛,局部无明显肿胀。X 片常见有骨质增生。

三、治　疗

(一) 治则

补益肾气,温痛经脉。

(二) 取穴

昆仑、太溪、阿是穴。

(三) 刺法

火针点刺。

(四) 典型病例

1. 武某,男,66 岁

主诉:双足跟痛半年,加重 1 个月。

现病史:半年前不明原因发现左足跟疼痛,行走后加重,1 个月后右足跟疼痛,行走困难,严重时双足不能着地,近 1 个月疼痛加重。现症见:双足跟隐痛,纳可,眠可,二便调。

望诊:舌淡红,少苔。

切诊:脉沉细。

诊断:足跟痛。

辨证:肾阴不足,经脉不畅,足跟不荣。

治则:补肾通络,调和气血。

取穴:昆仑、太溪、阿是穴。

刺法:火针点刺。

治疗 2 次后好转,10 余次治疗后痊愈。

2. 田某某,男,46 岁

主诉:双足跟疼痛伴麻木 2 年余。

现病史:2 年前原因不明发现左足跟疼痛,行走后加重,未治疗。约 3 个月后出现右足跟痛,行走困难,最多走几十米。伴有麻木症状,严重时双足不能着地。经西医诊查认为是劳累所致,嘱休息。后经服用中药、针灸等方法治疗效果欠佳。现症:双足跟疼痛,以隐痛为主,局部伴有麻木。全身一般情况好,纳可,寐安,二便调。

望诊:双足跟无红肿,舌苔白。

切诊:脉沉细。

诊断:足跟痛。

辨证:肾阴不足,经脉不畅,足跟不荣。

治则:补肾通络,调和气血。

取穴:昆仑、太溪、关元、局部阿是穴。

刺法:昆仑、太溪、局部阿是穴均用火针行温通法,不留针,隔2日治疗1次。关元穴用灸法,每次灸20分钟。

上法治疗3次后左足跟痛开始好转。治疗5次后双足跟痛明显好转,麻木减轻,右侧足跟好转程度好于左侧。经十余次治疗后,双足跟痛、麻木基本消失,劳动行路恢复正常。

3. 李某某,男,53岁

主诉:双足跟痛1年余,左重右轻。

现病史:自1年前渐渐发生双足跟疼痛,行路不便。近数日来疼痛较重,行路更加困难,有时足跟不着地。曾在某医院经X线证实为"两跟骨骨刺",谓之无特殊疗法,建议鞋内垫海绵垫以减轻压力。患者照此办理,无明显效果。现症:双足跟疼痛,局部轻度肿胀,有压痛。一般情况好。

望诊:舌苔自。

切诊:脉弦细。

辨证:肾气不足,气血不荣筋骨。

治则:补肾通络,调和气血。

取穴:昆仑、太溪、局部阿是穴。

刺法:均用火针行温通法,不留针,每周治疗2~3次。

3诊后,局部疼痛减轻。10诊后,双足疼痛明显好转,可自由行走,但行路较远后仍痛。经20余次治疗,患者双足疼痛完全消失,可以进行正常活动,临床痊愈。

按 语

足跟痛多见于中老年男性患者。现代医学对本病多不能明确诊断。从中医学经络学认识,足少阴对本病有根本的影响。如足少阴经脉循行"别入跟中",足少阴之络脉:"……当踝后绕跟,别走太阳……"。肾所生病者:"……足下热而痛"等。

肾主骨,而跟骨又为全身重量之支撑点,肾阴不足、气血不足均可导致跟骨失于濡养而发病。在治疗上应选用少阴为主,佐以太阳。其选用腧穴以补肾通络为主,如太溪、照海等。

如用毫针刺法临床亦可收效,但要取得较好疗效,必用火针以温通,非毫针所及。本病虽多为肾阴亏虚,然火针以温通,非但不能伤阴,而且可通过经脉之疏通达到补益肾阴的目的。

为针灸法则"从阳引阴"之法的延伸,提供了火针亦能治疗虚热证的范例。

跟腱断裂

跟腱断裂是一种常见的损伤,多发生于青壮年。

一、病因病机

本病属不内外因,乃强力损伤筋腱脉络所致。

二、诊　　断

参照《中医筋伤学》(马勇主编,人民卫生出版社,2012 年)。

(1) 有典型的外伤史,局部明显肿胀、疼痛,小腿无力,行走困难,查体可见患侧踝关节跖屈活动减少或消失,而被动的踝关节活动反较正常侧增加,在跟腱断裂处可触及一横沟,并有明显压痛。提踵试验可发现患足提踵高度较低或不能提踵。Thompson 征阳性。

(2) X 线片可排除跟骨结节部的撕脱性骨折,有时可见软组织钙化或增厚影像;超声检查可显示腱纤维断裂或囊肿样变;磁共振检查更明确。

三、治　　疗

(一) 治则

舒筋活络,通行气血。

(二) 取穴

阿是穴。

(三) 刺法

应用缪刺法,以中粗火针,用速刺法点刺健侧对应处。

(四) 典型病例

毛某某,男,26 岁

主诉:右踝肿痛 1 日。

现病史:3 个月前因踢足球不慎致右跟腱损伤。经某医院运动医学系诊断为"右侧跟腱陈旧性断裂"。食欲、二便均调。

望诊:右跟腱处突起一坚硬肿物,状如胡桃,足胫肿胀。舌质红、苔白。

脉象:沉数。

诊断:跟腱断裂。

辨证:筋腱脉络受损。

治则:舒筋活络,通调气血。

取穴:阿是穴。刺法同上,1次后疼痛减轻。隔日1次,共治疗10次而愈。

按 语

本病多为意外突发,以致损伤经脉,气滞血瘀,治疗此种病变当以缪刺为主。《素问·缪刺论》:"邪客于经,左盛则右病,右盛则左病,亦有移易者。左痛未已,而右脉先病,如此者,必巨刺之,必中其经,非络脉也。故络脉者,其痛与经脉缪处,故命曰缪刺。"由于损伤部位红肿疼痛较甚,采用缪刺之法取病灶对侧处,可起到疏通经脉,行气活血的目的。

腱 鞘 囊 肿

本病是常见病、多发病,女性多于男性。好发于青壮年和中年人。

一、病 因 病 机

多与劳累有关。亦可因外伤、机械刺激所致。中医认为血不荣筋,经脉阻滞而发为本病。

二、诊 断

参照《中医骨伤科学》(王和鸣主编,中国中医药出版社,2007年)。

起势较快,增长缓慢,多无自觉疼痛,少数局部胀痛。局部可见半球形隆起,肿物突出皮肤,表面光滑,皮色不变,触之有囊性感,与皮肤不相连,境界清楚,基底固定或推之可动,压痛轻微或无压痛。

三、治 疗

(一) 治则

舒筋活络,化痰散结。

(二) 取穴

阿是穴。

(三) 刺法

以粗火针速刺患处,挤压出囊肿内的胶冻状内容物。

(四) 典型病例

1. 吴某,男,29 岁

主诉:右手腕囊肿半个月。

现病史:右侧手腕半个月前开始出现囊肿,约小花生粒大,表面光滑,推之可动,按之坚硬,重按有压痛,手用力时则疼痛,影响电脑鼠标操作,妨碍正常工作。纳可,眠安,二便调。

望诊:舌淡红,苔薄白。

切诊:脉弦。

诊断:腱鞘囊肿。

辨证:气滞血瘀,痰核流注。

治则:行气活血,化痰散结。

取穴:阿是穴。

刺法:以粗火针速刺患处,挤压出囊肿内的胶冻状内容物,从针孔中挤出少量透明胶状黏液,肿物当时消失。经随访,未复发。

2. 张某某,男,28 岁

主诉:左外踝下方肿物 3 个月。

现病史:3 个月前,发现左侧外踝下方肿物,大小如胡桃,约 3cm×3cm,时而作痛,行动不便,纳可,二便正常。

望诊:舌苔薄黄。

切诊:脉缓。

诊断:腱鞘囊肿。

辨证:气滞血瘀,痰核流注。

治则:行气活血,消痰散结。

取穴:阿是穴(肿物处)。

刺法:以粗火针点刺肿物 3 针,用速刺法,从针孔挤出透明液体 5ml;2 诊时肿物明显缩小,继用前法点刺 3 针,挤出透明液体 1.5ml;3 诊时肿物完全消失,行履如常人,2 次治愈。

3. 朱某某,男,26 岁

主诉:左手腕部背侧生 1 囊肿数月。

现病史:左手腕部背侧囊肿现已数月,手用力时疼痛发木,影响劳动,纳可,二便调。

望诊:舌苔薄白。

切诊:脉缓。

查体:肿物约 3cm×2cm,表面光滑,按之坚韧,推之活动。

诊断:腱鞘囊肿。

辨证:气滞血瘀,痰核流注。

治则:行气活血,化痰散结。

取穴:阿是穴。

刺法:以粗火针点刺肿物 3 针,用快速法,从针孔中挤出透明胶状黏液 3ml,肿物当即消失。3 个月后随访未复发。

4. 王某某,男,30 岁

主诉:右手腕桡背侧肿物 1 年余。

现病史:1年前右手腕桡背侧肿物较小,以后渐长大呈半圆形,约2cm×2cm大小,高出皮肤,质坚硬,重按有压痛,右手腕酸沉无力,纳可,二便调。

望诊:舌苔薄白。

切诊:脉滑。

诊断:腱鞘囊肿。

辨证:痰核流注,气滞血瘀。

治则:化痰散结,行气活血。

取穴:阿是穴。

刺法:以粗火针点刺肿物3针,用速刺法,挤出透明胶状物。

患者共针治4次,肿物消失,临床痊愈。

按　　语

腱鞘囊肿因其多发于筋脉运动较多之处,其外观形似瘤体,刺破后可挤出胶冻状液体,故中医谓之胶瘤。胶瘤的形成原因,主要是由于筋脉、经筋过度劳损或外伤,以致局部经气不畅,气血失养,痰湿流注于此,日久而成核,故治疗以火针行温通之法,助阳气而行气活血,消痰散结,畅通经脉,濡养筋脉而治病。治疗中以火针点刺肿物后,应当尽量将肿物内液体排出干净,以减少局部吸收,有利于尽快恢复。治疗期间患者应注意减少病灶处关节运动,有利于恢复,勿接触脏水等,以防局部感染。

第五章 五 官 科

圆翳内障(白内障)

白内障是由于晶体因某种原因失于透明而变为混浊,造成视力障碍,本病是常见眼病和主要致盲原因之一。白内障的发病多见于老年人,尤多见于 50 岁以后,发病率随年龄的增长而增加。

一、病 因 病 机

本病由于年老体弱,肝肾亏虚或大病久病之后脾失健运,生化无源,精血不足,不能上荣于目;或肝热上扰致晶珠逐渐混浊。

二、诊   断

(一) 疾病诊断

参照《中医眼科学》(段俊国主编,人民卫生出版社,2012 年)。

(1) 多见于老年人。

(2) 视力渐降,渐至盲不见物。

(3) 晶珠混浊。

(二) 证候诊断

1. 气阴两虚,络脉瘀阻证

视力稍减退或正常,目睛干涩,或眼前少许黑花飘舞,神疲乏力,气短懒言,口干咽燥,自汗,便干或稀溏,舌胖嫩、紫暗或有瘀斑,脉沉细无力。

2. 肝肾阴虚,目络失养证

视物模糊或变形,目睛干涩,头晕耳鸣,腰膝酸软,肢体麻木,大便干结,舌暗红少苔,脉细涩。

3. 阴阳两虚,血瘀痰凝证

视物模糊或不见,或暴盲,神疲乏力,五心烦热,失眠健忘,腰酸肢冷,手足凉麻,阳痿早泄,下肢浮肿,大便溏结交替;舌淡胖少津或有瘀点,或唇舌紫暗,脉沉细无力。

三、治 疗

(一) 治则

益精养血,滋补肝肾。

(二) 取穴

睛明。

(三) 刺法

以毫针刺入睛明 1~1.5 寸,不施手法,留针 30 分钟。

(四) 典型病例

张某某,女,80 岁

主诉:视力下降二三年。

现病史:二三年来双眼视物不清,视力逐渐下降,以致影响家务劳动,经某医院眼科诊断为"早期白内障",食欲及二便均正常。

望诊:面黄,舌苔白。

切诊:脉弦滑。

诊断:白内障。

辨证:肝肾亏虚,目失所养。

治则:补肝益肾,明目。

取穴:睛明。

上方针治 6 次,视力停止下降,又针治 4 次,视力提高,能操持家务劳动。后追访,视力仍正常。

按 语

白内障是最常见的老年眼病,亦是主要致盲病之一。本病相当于中医学之"圆翳内障",又名"圆翳"、"银内障"。

中医针刺治疗白内障,越早效果越好,如一旦白色翳障形成,影响视力,针刺治疗仍有控制其发展、延缓晶体浑浊等作用。如翳障影响视力严重,仅存光感者,可行金针拨障术。

本病多见于老年肝肾不足者,气血不能上荣于目,故针刺睛明穴通调眼部经脉,促进气血循行,营养眼窍而获效。

复 视

视物时出现重影或多层重影,称为复视。

一、病因病机

由于湿热痰浊,上犯清窍,或由于情志不畅,肝肾不足,心脾虚弱均可导致气血不足,以致目窍失养,而发本症。

二、诊 断

(一)疾病诊断

参照《中医眼科学》(段俊国主编,人民卫生出版社,2012年)。
(1)复视突然发生。
(2)眼球斜向麻痹肌作用方向的对侧,出现不同程度的转动受限。
(3)第二斜视角大于第一斜视角。

(二)证候诊断

1. 风邪中络证

发病急骤,目珠偏斜,转动失灵,倾头瞻视,视物昏花,视一位二;兼见头晕目眩,步态不稳;舌淡,脉浮数。

2. 风痰阻络证

眼症同前。兼见胸闷呕恶,食欲不振,泛吐痰涎;舌苔白腻,脉弦滑。

3. 脉络瘀阻证

多系外伤后、脑部手术后或中风后,出现目珠偏位,视一为二;舌暗有瘀斑。

三、治 疗

(一)治则

清利湿热,补益肝肾,行气活血。

(二)取穴

风池、睛明、臂臑、合谷、太冲、肝俞、脾俞。

(三)刺法

以毫针刺入穴位。

(四) 典型病例

1. 郑某某,男,61岁

主诉:头晕,复视20余日。

现病史:20多日前患者突感头晕,视物双影,遮盖一眼即好转,经某医院神经科诊断为"椎基底动脉供血不足""重症肌无力待除外"。既往有高血压,冠心病,近5~6年病情不稳定。20多年前某医院怀疑"垂体病"。吸烟40多年,有空腹吸烟的习惯,每日1包余。食欲好,二便调。

望诊:面赤,舌红,苔薄白。

切诊:脉弦细。

查体:血压170/110mmHg。

诊断:复视。

辨证:肝肾不足,气血不调,不能濡养目系所致。

治则:补肝益肾,通经活络,调和气血,濡养目系。

取穴:太冲、水泉、合谷、臂臑、风池。

刺法:以毫针刺之,用补法,留针30分钟。

患者隔日针治1次。初诊后症状减轻,自述双影减少,时有时无;2诊时加风池穴,针后头晕消失,复视偶然出现,症状明显减轻;6诊后,复视消失,临床痊愈。经随访,数年来病情一直未复发。

2. 李某某,女,46岁

主诉:视物时重影半年。

病史:患者于半年前,头部外伤,后双眼视物时有重影,有时头晕,素日纳呆,脘闷,腹中胀,大便时干时溏。

望诊:身体瘦弱,面色黄,舌暗红,苔薄白腻,舌边齿痕。

切诊:脉沉细。

辨证:气虚血瘀,湿浊内蕴,经脉阻滞,目窍失养。

治则:利湿化浊,行气化瘀,通调经脉,荣养目窍。

取穴:肝俞、脾俞、臂臑。

刺法:以毫针刺之,先补后泻,留针30分钟。

患者隔日针治1次,经治1个月后复视明显减少,2个月后复视消失。

按 语

复视可由多种疾病引起。本症可结合原发疾病辨证治疗,如例1患者是椎基底动脉供血不足,证属肝肾两虚,气血不调,故治以太冲、水泉补肝益肾,合谷、臂臑调和气血,通调阳明,风池穴居头枕部,有熄风止晕,明目之功,故全方同用,收效颇佳。例2中,复视乃由外伤所致,伤后瘀血阻络,加之患者体弱气虚,痰湿之浊邪蕴于体内,故生纳呆,脘闷等症。其证气虚血瘀,湿浊内蕴,治以肝俞活血化瘀,脾俞补气化浊,臂臑调和阳明气血,3 穴共用,扶正祛邪,通经气、养目窍而获效。

瞳神紧小(虹膜睫状体炎)

虹膜睫状体炎是西医病名,临床表现为睫状体充血,虹膜改变,角膜水肿等。病人常有疼痛、畏光、视力减退等症状。

一、病 因 病 机

外感风热火毒之邪,上壅于目;或因素体肝胆火盛,火热毒邪交攻于目所致;亦有因肝肾阴亏,虚热上攻所致者。

二、诊 断

(一)疾病诊断

1. 中医诊断标准

参照中华人民共和国中医药行业标准《中医病证诊断疗效标准》。

主要症状:瞳神紧小,抱轮红赤,黑睛后壁有灰白色细小或如羊脂状物附着,神水混浊,黄仁纹理不清,甚或黄液上冲,血灌瞳神。或黄仁与晶珠粘连,形成瞳神干缺。或见白膜黏着瞳神边缘,甚则闭封神瞳。次要症状:可有畏光,流泪,目珠坠痛,视物模糊,或见眼前有似蚊蝇飞舞。

2. 西医诊断标准

参照全国高等学校规划教材《眼科学》(葛坚主编,人民卫生出版社,2005 年)。

主要症状:眼红、眼痛、畏光、流泪、视力下降等。前节检查所见:为睫状充血、KP、房闪、房水浮游物、前玻璃体混浊;虹膜纹理不清,或有虹膜结节;瞳孔变小,对光反射迟钝。

(二)证候诊断

1. 肝经风热证

瞳神紧小,畏光流泪,目珠坠痛,头额痛,视物模糊。抱轮红赤,黑睛后壁灰白色点状沉着物,神水不清,黄仁肿胀,纹理不清,发热恶风,头痛身痛,舌质红,苔薄白或微黄,脉浮数或弦数。

2. 肝胆火炽证

瞳神紧小,目珠坠痛拒按,痛连眉棱、颞颥,视力锐减,畏光、灼热、多泪。抱轮红赤或白睛混赤,黑睛后壁灰白色沉着物密集,神水混浊重,黑睛与黄仁之间或见黄液上冲,或见血液沉积,口苦咽干,烦躁不眠,便秘溺赤,口舌生疮,舌红苔黄而糙,脉弦数。

3. 风热夹湿证

瞳神紧小或偏缺不圆,目珠坠痛,痛连眉骨,颞颥闷痛,视物昏朦或自觉眼前黑花飞舞,羞明流泪。抱轮红赤持久不退或反复发作,黑睛后有灰白色羊脂样沉着物,神水混浊,黄仁纹理不清,多伴有头晕身重,骨节酸痛,或小便不利,或短涩灼痛,舌红苔黄腻,脉滑数。

4. 阴虚火旺证

病势较缓或病至后期,瞳神紧小或干缺,赤痛时轻时重,反复发作,眼干涩不适,视物昏花。检查见眼前部炎症较轻,头晕耳鸣,口燥咽干,五心烦热,失眠多梦,舌红少苔或苔干乏津,脉细数。

三、治 疗

(一) 治则

疏风清热解毒;阴虚者,补肝益肾,养阴清热。

(二) 取穴

睛明、光明、太阳、水泉等。

(三) 刺法

以毫针刺穴位,留针 30 分钟。

(四) 典型病例

王某某,女,37 岁

主诉:视物不清 3 年。

现病史:患者右眼视物不清已 3 年。始发时无明显诱因,自觉视物有阴影,查视力双眼均 1.5,经医院诊断为"虹膜睫状体炎"。半年后右眼视力降为 0.5,口服泼尼松 60mg 每日,静点地塞米松 10mg。1 年后,又服用环磷酰胺等药物。现视力 0.2,口服泼尼松 50mg 隔日,服用中药汤剂 20 余剂。患者月经异常,8 个月行经 1 次,既往习惯性便秘,2~3 日大便 1 次,纳食差,眠差。

望诊:舌质暗红,苔白。

切诊:脉沉细。

诊断:虹膜睫状体炎。

辨证:肝肾阴亏,目失所养。

治则:补肝益肾,养阴明目。

取穴:睛明、光明、太阳、水泉、臂臑、曲池、攒竹。

刺法:以毫针刺入穴位,每次选用 4~5 个穴,留针 30 分钟。

患者隔日针治 1 次,3 诊后视物较前清楚,6 诊后查视力 0.4,视力有所恢复。

按　　语

虹膜睫状体炎是西医病名。中医将本病分为风热火毒、肝胆火盛、阴亏虚热 3 种证型。治疗本病以清热解毒、补肝益肾为主法。水泉、光明、臂臑、曲池远端取穴以补益肝肾,调理气血,取睛明、太阳、攒竹局部取穴以调理眼区经气,诸穴配合使用,起到养阴明目、提高视力的作用。

凝脂翳(角膜炎)

角膜炎是指发生在角膜的炎症,是主要的致盲原因之一。本病常可使黑睛生翳、状若凝脂,故中医学谓之"凝脂翳";又因黑睛可出现浑浊翳障,故称之为"混睛障"。

现代医学认为,绝大多数是由外来感染引起的,轻微的角膜外伤,往往是感染的诱因。因此在角膜炎和巩膜炎的过程中,有时会累及角膜。少数全身疾病也可能通过免疫反应等途径,导致角膜炎。

一、病因病机

本病多由风热毒邪外侵,肝胆实火内炽,风火毒邪搏结于上所致;若病程日久,肝肾阴亏,瘀血凝滞,则黑睛被翳障所掩,影响视力等。

二、诊　　断

(一) 疾病诊断

参照《中医眼科学》(段俊国主编,人民卫生出版社,2012 年)。
(1) 近期有黑睛外伤史或长期佩戴接触镜史、泪道阻塞或漏睛病史者。
(2) 起病急,眼痛、流泪、畏光,视力下降明显。
(3) 抱轮红赤或白睛混赤,黑睛混浊、溃陷,覆盖黄白色凝脂状物,伴黄液上冲。
(4) 角膜刮片、涂片及细菌培养有助于诊断。

(二) 证候诊断

1. 风热壅盛证

病变初起,头目疼痛,畏光流泪,抱轮红赤,黑睛混浊,如覆薄脂;舌红,苔薄黄,脉浮数。

2. 里热炽盛证

头目剧痛,畏光难睁,热泪如汤,白睛混赤,神水混浊,黑睛凹陷深大,凝脂肥厚,黄液上冲;伴口苦溲黄便秘;舌红苔黄,脉弦滑数。

3. 正虚邪留证

眼红、痛、畏光均较轻,眼内干涩,黑睛溃陷久不收敛,凝脂渐薄;伴体倦便溏;舌淡苔薄白,脉虚弱。

三、治　疗

(一) 治则

急性发病者,疏风清热解毒;病程日久者,补肝益肾、祛瘀通络为主。

(二) 取穴

睛明、太阳、肝俞、肾俞等。

(三) 刺法

以毫针刺穴位,留针 30 分钟;急性期以锋针刺太阳出血。

(四) 典型病例

王某某,男,27 岁

主诉:双眼视物模糊,眵多已月余。

现病史:患者 1 个月前发现双眼眵多,流泪,羞明,曾去某医院诊断为"双眼角膜炎",外用消炎药后症状不减,且双眼视物模糊,患者急来就诊。既往患肾炎 2 年,蛋白尿,自觉腰酸痛,素日易患感冒。

望诊:双眼有眵,白睛红,舌暗苔白。

切诊:脉弦细。

诊断:角膜炎。

辨证:肝肾阴亏,虚热上攻于目。

治则:补肝益肾,清热明目。

取穴:睛明、肝俞、肾俞。

刺法:以毫针刺睛明,不留针,以毫针刺肝俞、肾俞,留针 30 分钟。

患者隔日就诊 1 次,针治 4 次后,双眼眵多,白睛已不红,视物较前清楚,共治疗 7 次,眼部症状消失,角膜炎已愈。

按　语

角膜炎种类较多,但引起本病的原因主要可以概括为病原微生物感染,化学物理因素等。中医将本病分为风热、肝胆火热、阴虚内热等型,但无论何型,皆有热邪壅滞于目窍之血络,以致黑睛混浊、生翳,甚至赤脉伸入等症。贺老的看法是,目窍位于身体之阳位,最恶火热之邪上攻,攻则赤肿疼痛,眵多,视物模糊,故本病治法离不开清热,然热有虚实,病有急慢。实证急证取睛明穴,通调局部经气并清热,取肝俞、肾俞补益肝肾之阴,以收敛上浮之虚热。诸穴同用补肝肾,清热明目而获效。

天行赤眼(急性结膜炎)

急性结膜炎是常见的眼病,由病毒、细菌或衣原体感染,以及机械性、化学性、物理性等直接对结膜的刺激所致。多发生于春夏暖和季节,具有传染性和流行性。中医又称之为"暴发火眼"。

一、病 因 病 机

感受时气邪毒,或兼肺胃积热,内外合邪,交攻于目,以致经脉阻滞,气滞血瘀而发病。

二、诊 断

(一) 疾病诊断

参照《中医眼科学》(段俊国主编,人民卫生出版社,2012 年)。
(1) 发病迅速,双眼同时或先后罹患。
(2) 患眼酸涩疼痛,畏光流泪,泪多眵稀。
(3) 白睛红赤浮肿,黑睛星点翳障。
(4) 耳前多伴有肿核,按之疼痛。

(二) 证候诊断

1. 戾气犯目证

涩痒刺痛,畏光流泪,泪多眵稀,胞睑微肿,白睛红赤浮肿,黑睛翳障;伴头痛发热,鼻塞流涕;舌红,苔薄白,脉浮数。

2. 肝火偏盛证

患眼酸涩疼痛,畏光流泪,视物模糊,黑睛星翳簇生,抱轮红赤;兼口苦咽干,便秘溲赤;舌红苔黄,脉弦数。

三、治 疗

(一) 治则

清热解毒,化瘀通络。

(二) 取穴

耳尖、太阳、背部痣点、内迎香、眼睑内侧。

（三）刺法

三棱针放血。

（四）典型病例

1. 黎某某，女，16 岁

主诉：双眼痒痛难忍一天。

现病史：游泳后感觉左眼不适，发痒，约 1 小时后，右眼也感到不适，继而双目畏光，流泪，疼痛难忍。纳可，二便调。

望诊：双球结膜充血。舌红苔黄。

切诊：脉数。

诊断：结膜炎。

辨证：风热毒邪，上攻于目。

取穴：耳尖、太阳。三棱针快速点刺，放血各 3 ~ 5 滴。

治疗后，痒痛减轻，共治疗 3 次痊愈。

2. 赵某某，男，54 岁

主诉：左眼红肿疼痛 2 天。

现病史：2 天前左眼开始发痒磨痛，半日后出现白睛红赤，眼胞肿起，磨痛难忍，眵多黏结，流泪怕光，曾点氯霉素眼药水无效，故来诊。

望诊：舌尖红，苔白。

切诊：脉弦细。

诊断：结膜炎。

辨证：毒热之邪侵袭，血脉壅滞所致。

治则：清热解毒，通络明目。

取穴：左耳尖、太阳。

刺法：以锋针速刺穴位放血。

针后患者当即左眼疼痛减轻，可以上班工作，连续针治 3 天，每日 1 次，左眼痛止，红肿消失，诸症皆愈。

3. 沙某某，男，20 岁

主诉：右眼结膜充血 2 年。

现病史：患者 2 年来右眼结膜充血，视物模糊，有异物感，发痒，羞明，经某医院诊为"右眼慢性结膜炎"，外用卡那霉素、利福平等药物治疗，未见好转，病情反有日趋加重之势，兼有便秘、溲赤。

望诊：右眼红肿，舌淡体胖，边有齿痕，舌苔白。

切诊：脉弦细无力。

诊断：结膜炎。

辨证:热毒久蕴体内,气滞血瘀,经脉不畅。

治则:清热解毒,疏理肝气,祛瘀通络。

取穴:以锋针点刺眼睑内侧放血;以锋针挑刺背部痣点出血加拔罐。

患者隔日1次,经3次治疗后,眼疾痊愈,便秘、溲赤好转。

4. 郭某某,女,75岁

主诉:两目红赤反复发作已2年余。

现病史:患者2年多来双眼经常红赤,近来视力下降,视物模糊,食欲好,二便正常。

望诊:面色黄,舌苔白。

切诊:脉细弦。

诊断:结膜炎。

辨证:肝血不足,虚火上升,复感毒邪,化热发炎。

治则:泻热解毒,通络明目。

取穴:耳尖、上眼睑内、内迎香。

刺法:以锋针速刺穴位出血。

患者隔日1次,针治5次眼红赤消失,视物较前清楚。

按　语

本病是一种传染性疾病,中医学早有记载,如《银海精微》载:"天行赤眼者,谓天地流行毒气,能传染于人"。由于本病传染性极强,故一旦发生流行,要注意隔离,单独使用脸盆和毛巾,防止传染。

对本病的治疗《针灸大成》载:"目暴赤肿疼痛,攒竹、合谷、迎香。"其他医籍也对此做了记载。治疗本病应以清热解毒、凉血为主法,本病的发生主要是由于毒热壅滞经络,以致目窍之浮络红赤肿痛难忍,治疗上侧重于放血泄热,解毒,通调血脉,畅通经气,无论急性慢性结膜炎均适用此法。常用穴以耳尖、太阳、内迎香、背部痣点、眼睑内侧等处,临证时一般挑选2~3处即可。

近视(能近怯远症)

近视,中医称之谓"能近怯远症"。其与远视、散光同属于屈光不正的一类眼病。

一、病因病机

本病的形成是由于先天禀赋不足和后天用眼不当所致,如看书、写字时目标太近,坐位姿势不正以及光线过于强烈或不足等有关。

二、诊　　断

（一）疾病诊断

参照《中医眼科学》（段俊国主编,人民卫生出版社,2012 年）。

（1）远视力差,近视力正常。

（2）验光检查为近视。

（二）证候诊断

1. 气血不足证

视近清楚,视远模糊,眼底或可见视网膜呈豹纹改变;兼面色不华,神疲乏力;舌淡,苔薄白,脉细弱。

2. 肝肾两虚证

能近怯远,可有眼前黑花飘动,眼底可见玻璃体液化混浊,视网膜呈豹纹改变;伴头晕耳鸣,腰膝酸软;舌淡,脉细弱。

3. 心气不足证

视近清楚,视远模糊,兼面白畏寒,神疲心悸,活动尤甚,健忘;舌淡,苔白,脉细缓。

三、治　　疗

（一）治则

通经活络,调节眼部经气。

（二）取穴

臂臑、风池。

（三）刺法

以毫针刺之,留针 30 分钟。

（四）典型病例

1. 刘某某,女,29 岁

主诉:双眼近视已 10 余年。

现病史:患者 10 年前,发现双眼视力下降,诊断为“近视”,后配以眼镜,平日远视时戴镜,近视时一般不戴,近来自觉视力又下降,经检查左眼视力 0.5,右眼视力 0.4,恐视力进一步降低,故就诊。

望诊:舌淡红,苔薄白。

切诊:脉弦细。

诊断:近视。

辨证:眼部经气不畅,目失所养。

立法:调节眼部经气。

取穴:臂臑。

刺法:以毫针刺之,留针30分钟。

患者隔日1次,共治疗1个月,视力提高至左眼0.7、右眼0.8。

2. 王某某,女,14 岁

主诉:双眼视力下降约4个月。

现病史:4个月前,学校查视力时发现双眼视力0.9,因恐视力进一步下降,故就诊。

望诊:舌苔薄白,面色红润。

切诊:脉滑。

辨证:眼部经气不畅。

治则:调节眼部经气。

取穴:臂臑、风池。

刺法:以毫针刺之,留针30分钟。

患者隔日针治1次,经治疗1个月,视力提高至1.2。

按　语

近视一病,好发于青少年,尤其多发于学生,此因学生终日读书,用眼过度,以致眼肌疲劳,故本病发生与用眼习惯有关,如能合理用眼,读一段时间书后休息一会儿,注意读书姿势、光线等,则可大大减少本病发生,故此病应以预防为主,注意用眼卫生。

贺老治疗此病采用远端取穴法,针刺臂臑穴,以通调阳明经气,行气活血;针刺风池穴枢转少阳经气,此穴位居头枕,刺之针感较强,如针感通达于目,则效更佳。以上2穴,虽均不在眼区,但臂臑穴为手阳明经治目疾之经验效穴,且手足阳明经气相通,足阳明经脉上达于目下;风池为足少阳经穴,其经脉循行于目外眦,其穴位善治目疾,故采用远端取臂臑、风池二穴,亦能收到通经活络、调节眼部经气的作用,临床上收到满意效果。

漏疮睛(泪囊炎)

泪囊炎,中医称为"漏疮睛",又名"眦漏证",是指从泪窍中渗出脓浊泪液的眼病。本病分为急性和慢性2种,常由于沙眼、慢性结膜炎和副鼻窦炎,其炎症蔓延至泪道黏膜,造成鼻泪管阻塞,泪液潴留在泪囊中,泪囊渐增大,产生黏液,继以细菌感染,形成脓液,便发生为慢性泪囊炎。如炎症骤然加剧,则发生急性泪囊炎。

一、病 因 病 机

多由心脾热邪,蕴蓄日久,上攻内眦,闭塞泪窍,泪不流通,而与风热邪蕴结成脓;或因风热外袭,引动内火,内外合邪而病。日久不愈者,可致窍络闭阻不通。

二、诊 断

(一) 疾病诊断

参照《中医眼科学》(段俊国主编,人民卫生出版社,2012 年)。

(1) 发病较急,睛明穴下方皮肤红肿疼痛,数日后睛明穴下方皮肤呈黄色脓点。溃破排脓后肿胀消退,但有时形成泪囊瘘。

(2) 可有发热、恶寒等全身不适。

(3) 常有慢性泪囊炎病史。

(二) 证候诊断

1. 风热上攻证

患处红肿疼痛高起,泪多,头痛,恶寒发热;舌红苔薄黄,脉浮数。

2. 热毒炽盛证

患处红肿高起,坚硬拒按,疼痛难忍,红肿漫及面颊胞睑,身热心烦,口干思饮,便秘;舌红,苔黄燥,脉洪数。

3. 正虚邪恋证

患处时有小发作,微红微肿,稍有压痛,但不溃破,或溃后瘘口难敛,面色㿠白,神疲乏力;舌淡苔薄,脉细弱。

三、治 疗

(一) 治则

清热搜风排脓,活血通络。

(二) 取穴

阿是穴。

(三) 刺法

以中粗火针点刺局部 2～4 针,用速刺法。

（四）典型病例

赵某某,女,26 岁

主诉:双目流脓泪 5 年。

现病史:七八年以前,患者从事翻砂工作,工作环境灰尘、铁粉飘扬,时有灰尘入于眼中,双眼常有泪出,2 年后症状加重,眼中有时作痒,眼内角有脓性泪液流出,视力有时模糊,曾去眼科检查,诊为"慢性泪囊炎"、"泪道不畅",建议手术治疗。现患者双眼流脓泪,视力下降,纳可,二便调。

望诊:患者体瘦小,眼窝发青,眵多,眼睑不红肿。舌苔白,舌边齿痕。

切诊:脉细涩。

诊断:泪囊炎。

辨证:患者素体虚弱,风邪及尘土浸入目窍,阻遏泪道,以致邪毒脓液稽留日久不愈,发为此病。

治则:搜风排脓,通调窍络,调和气血。

取穴:曲池、合谷、阿是穴。

刺法:以毫针刺曲池、合谷,留针 30 分钟;以火针速刺睛明穴附近之病灶处 3 针许。

患者每周针治 3 次。针 3 次后,脓泪已消失,针 8 次后,患者双眼已流泪极少,大致恢复正常。

按　语

此患者病程日久,双眼内角常有脓液流出,可知此病急性期早已过去,现证属慢性期。从眼窝发青、视力下降等体征看,亦可说明是慢性泪囊炎,此时泪囊内虽有脓液流出,但正气已伤,故治疗上应采用祛邪扶正之法,取曲池、合谷、阿是穴既能搜风排脓,又可通调窍络,调和眼区气血,二者标本兼顾,邪去正安,效果满意。

流 泪 症

流泪症是以泪液经常溢出睑弦为临床特征的眼病之总称。有冷泪与热泪之分。

一、病因病机

肝血不足,泪窍不密,遇风则邪引泪出;气血不足,或肝肾两虚,不能约束其液,而致冷泪常流;椒疮邪毒侵及泪窍,导致排泪窍道阻塞,泪不下渗而外溢。

二、诊　断

（一）疾病诊断

参照《中医眼科学》(段俊国主编,人民卫生出版社,2012 年)。

（1）流泪。

（2）冲洗泪道通畅，或通而不畅，或不通，无分泌物溢出。

（二）证候诊断

1. 肝血不足，外感风邪证

患眼无红赤肿痛，溢泪，迎风更甚；头晕目眩，面色无华；舌淡苔薄白，脉细。

2. 气血不足，收摄失司证

时时泪下，泪液清稀，不耐久视；面色无华，神疲乏力；舌淡苔薄白，脉细。

3. 肝肾两虚，约束无权证

眼泪常流，拭之又生，或泪液清稀；兼头昏耳鸣，腰膝酸软；舌淡苔薄，脉细弱。

三、治　疗

（一）治则

补益脏腑，振奋阳气。

（二）取穴

大椎、阿是穴。

（三）刺法

火针点刺，不留针。

（四）典型病例

张某，女，65 岁

主诉：流冷泪 10 年。

现病史：10 年前开始流泪，曾被某医院眼科诊为慢性泪囊炎。纳可，大便调，小便清长。

望诊：舌质淡红，苔薄白。眼睛无红肿及痛痒。

切诊：脉细弱。

诊断：流泪症。

辨证：阳气不足。

取穴：大椎、阿是穴。

刺法：火针点刺。不留针。局部刺睛明穴附近 2～3 针，用细火针，进针勿深。

治疗 10 次后，已很少流泪，基本恢复正常。

按　语

《诸病源候论》云："夫五脏六腑皆有津液，痛于目者为泪，若脏气不足，则不能收制其液,故目自然泪出"。《审视瑶函》认为冷泪是因"津液耗伤,肝气渐弱,精膏枯涩,幽阴已甚"。大椎可以壮阳通督,阴阳互根互生,五脏水火得济,阴充阳固,配合局部火针点刺,则冷泪可收。

冷泪症可采取上法治疗,如属于热泪症则可选用曲池、合谷等穴清热明目,毫针刺法。

胞生痰核(麦粒肿)

麦粒肿即眼睑腺炎,又称"针眼"、"偷针眼"、"眼丹",是皮脂腺受感染而引起的一种急性化脓性炎症。

一、病 因 病 机

脾胃蕴热,或心火上炎,复外感风热,积热与外风相搏,瘀结于眼睑,而发为本病。

二、诊 断

(一)疾病诊断

参照《中医眼科学》(段俊国主编,人民卫生出版社,2012年)。
(1)胞睑皮内可触及圆形硬核,压之不痛,与皮肤无粘连。
(2)翻转胞睑可见睑内呈紫红色或灰蓝色局限性隆起。

(二)证候诊断

1. 痰湿阻结证

胞睑皮内生硬核,皮色如常,压之不痛,与皮肤无粘连。若大者硬核凸起,胞睑有重坠感,睑内呈灰蓝色隆起;舌淡苔白,脉缓。

2. 痰热蕴结证

胞睑皮内生硬核,睑内呈紫红色隆起;舌苔黄,脉滑数。

三、治 疗

(一)治则

疏风明目,清热泻火。

(二)取穴

耳尖、耳背静脉。

（三）刺法

三棱针放血。

（四）典型病例

1. 钱某,女,50 岁

主诉:左眼上睑红肿 2 天。

现病史:2 天前晨起发现左眼痒痛,眼睑红肿,有硬结,自服牛黄上清丸无效,且眼睑局部肿胀加重,伴有小便黄,大便干,要求针灸治疗。

望诊:左眼睑局部红肿,局部有一硬结。舌苔黄,舌边尖红。

切诊:脉滑。

诊断:麦粒肿。

辨证:脾胃伏火,风热相搏。

治则:清热泻火,疏风散结。

取穴:患侧耳尖,三棱针快速刺入,放穴 3~5 滴。

第 2 天复诊,麦粒局部红肿稍减,疼痛减轻。取穴:耳背静脉放血。治疗 2 次而愈。

2. 魏某,男,26 岁

主诉:左眼上眼睑红肿 3 天。

现病史:3 天来红肿加重,疼痛亦甚。纳可,二便调。

望诊:左眼上眼睑已有硬块及脓头凸起。舌淡红,苔薄黄。耳背上部静脉瘀曲明显,色暗。

切诊:脉浮数。

诊断:麦粒肿。

辨证:风热上扰。

治疗:疏风散热。

取穴:耳背上部静脉,三棱针放血 5 滴。

治疗 1 次即溃脓而愈,局部未留瘢痕。

按　语

放血疗法治疗麦粒肿有很好的疗效,而且取穴单一,操作简便,经 1~3 次治疗后,全部有效。治疗本病的取穴方法很多,如文献曾有独取二间、后溪、瞳子髎等治疗麦粒肿的记载。临床大多采用放血的方法。

胬肉攀睛(翼状胬肉)

胬肉攀睛相当于西医的翼状胬肉。

一、病因病机

本病常因风沙、阳光或慢性炎症长期刺激白睛表层,加之心肺两经风热壅盛,经络瘀滞或食辛辣之物过多,以致脾胃湿热蕴蒸,循经上犯于白睛所致。

二、诊　断

(一)疾病诊断

参照《中医眼科学》(段俊国主编,人民卫生出版社,2012年)。

(1)初起无自觉症状,或仅有痒涩感,胬肉侵及黑睛或遮蔽瞳神时,可有视物不清。

(2)胬肉起自眦角,呈三角形肥厚组织,横过白睛,向黑睛攀附。

(二)证候诊断

1. 心肺风热证

胬肉初生,渐见胀起,赤脉密布,多眵多泪,痒涩畏光;舌红苔薄黄,脉浮数。

2. 脾胃湿热证

胬肉头尖高起,体厚而大,赤瘀如肉,生长迅速,痒涩不舒,眵多黏结;口渴欲饮,溲赤便秘;舌红苔黄,脉洪数。

3. 心火上炎证

患眼痒涩刺痛,胬肉高厚红赤,眦头尤甚;心烦多梦,口舌生疮;舌红,脉数。

4. 阴虚火旺证

胬肉淡红,时轻时重,痒涩间作,心烦,口舌干燥;舌红,少苔,脉细。

三、治　疗

(一)治则

祛风散热,活血化瘀,疏通经络。

(二)取穴

阿是穴。

(三)刺法

以平头火针,点烙红肉处。

（四）典型病例

1. 杨某,男,59 岁

主诉:右眼自内眦有肉状胬起 3 年。

现病史:发现右眼自内眦有肉状胬起,色红赤,横贯白睛,伴眵多,泪多。

望诊:舌红苔黄。

切诊:脉弦数。

诊断:胬肉攀睛。

辩证:风热内蕴,气血郁滞。

治则:祛风散热,活血化瘀。

取穴:阿是穴。

刺法:以平头火针,点烙红肉处。

治疗 4 次后,肉状胬起的尖头已退至黑白睛交界处的外面,眵泪大减;治疗 8 次后,肉状胬起基本消失。

2. 张某某,男,28 岁

主诉:左眼角内胬肉攀睛五年。

现病史:患者左眼角内胬肉生长已达 5 年,经常红肿,分泌物多,视物模糊,虽常用眼药水滴眼,但无效。食欲、二便正常。

望诊:面黄,舌质红,薄白苔。

切诊:脉滑数。

诊断:胬肉攀睛。

辩证:病程日久,火热上炎,气血瘀滞,经脉不通。

治则:烧灼胬肉,行气活血,通调经脉。

取穴:阿是穴(胬肉处)。

刺法:针刺前先用"丁卡因"滴眼麻醉,以平头火针烧红后在胬肉上烧灼,借火针灼热之力,烧断胬肉生长之根,以阻断气血通路,使胬肉萎缩。

火针治疗胬肉攀睛要用特制及有针头的平头针,并需要熟练的手技,施术时的压力不轻不重,恰中黏膜内的小血管,严防伤及角膜,造成不良后果。

患者治疗 6 次,症减大半。休针 1 周后,再针 6 次,视力恢复,胬肉减小 90% 。

3. 王某某,男,38 岁

主诉:右眼胬肉攀睛半年。

现病史:半年前患者自觉右眼有痒感,有时被风吹后,右眼易流泪,后来患者自觉右眼角似有阴影,照镜发现长有胬肉一块,渐由眼角向里扩大,因恐影响视力,故来求诊。

望诊:右眼角处胬肉,呈三角形,由鼻侧向里扩大。舌质淡红,苔薄白。

切诊:脉弦滑。

诊断:胬肉攀睛。

辨证:外感风邪,气血壅滞,经络不畅。

治则:烧灼胬肉,行气活血,通调经脉。

取穴:阿是穴(胬肉处)。

刺法:同例2。

患者每周针治1次,共治疗3次,胬肉消失,临床痊愈。

按　　语

胬肉攀睛在中医文献中早有记载,《审视瑶函》为明代傅仁宇所撰,是著名的眼科大全。书中说:"胬肉之病,肺实肝虚,其胬如肉,或赤或朱,经络瘀滞,气血难舒,嗜燥恣欲,暴者多之,先生上匝,后障神珠,必须峻伐,久治方除。"《医宗金鉴》中说:"胬肉攀睛大眦起,初侵风轮久掩瞳,或痒或痛渐积厚,赤烂多年肺热壅。初起紫金膏点效,久宜钩割熨烙攻,内服除风汤蔚桔,细辛连味大黄风。"从古代文献论述可以看出,本病的发生与肺经风热关系最为密切,如患者性情暴躁,肆食辛热之物则更宜感受此病。治疗上,初起外点药物可效,病程久者则胬肉坚韧难消,必须钩割熨烙,然后服除风汤。

本病的发生,多由外风夹带沙粒以及慢性炎症刺激。白睛在五行属金,五脏属肺,肺经风热壅盛以致此证。病久胬肉攀生,药物治之多不效,可用特制平头火针烧红后烙灼胬肉,烧断胬肉生长之根,绝断气血通络,使胬肉失其营养,萎缩后而自退。但此法操作难度较大,需手技熟练,免伤角膜,故操作时要谨慎从事。

胬肉初起生于白睛,日久可及瞳仁,影响视力。胬肉的生长依赖于眼之气血,气血被胬肉消耗,以致目窍失其所养,而生目涩、视力模糊等症,又因气血上壅,荣于胬肉,故可出现目窍之经络阻滞之证。贺老以平头火针烙灼胬肉,使其萎缩而消除,胬肉消则目窍之经络恢复正常,气血上荣于目,而能视也。

五风内障(原发性开角型青光眼)

青光眼相当于中医学的绿、青、黄、乌、黑五风内障,又名"五风之症"、"五风变"。因发病常常势急善变,瞳神不同程度散大,并带异色,古人即依瞳神所见颜色不同而命名,故有绿风、青风、黄风、乌风、黑风内障之称,合称之为"五风内障"。五风之中,青风、绿风、黄风多见,而乌风、黑风少见。黄风属晚期重症,易致失明。

现代医学认为,本病是由于眼内压升高而引起的视乳头凹陷、视野缺损、视力损害,甚至导致失明的严重眼病。

一、病因病机

本病的发生多与忧思郁怒,七情太过有关。患者素来肝胆火炽,每因情绪激动,诱发肝胆之火挟风痰上扰清窍,或素体阴虚火旺,又因劳神过度,耗伤真阴,虚火上炎,热而生风,风火相煽,以致气血失和,肾水循行阻滞,瞳神散大,酿成本病。

二、诊 断

（一）疾病诊断

1. 中医诊断标准

参照《中医眼科学》（曾庆华主编,人民卫生出版社,2003 年）。

（1）常有眼胀不适,头晕头痛,或左右偏头痛,眉棱骨、前额、眼眶胀痛、视力逐渐减退。

（2）病变早期眼压时有升高,随病变发展眼压渐高;检测 24 小时眼压,可发现眼压高峰及较大波动值。

（3）眼底改变:视盘生理凹陷逐渐加深扩大,杯/盘加大（C/D>0.6）,视乳头色泽变淡或苍白,血管向鼻侧移位,或呈曲膝状改变。

（4）视野检查:旁中心暗点、弓形暗点、鼻侧阶梯、晚期管状视野。

2. 西医诊断标准

参照全国高等医药院校七年制教材《眼科学》（葛坚主编,人民卫生出版社,2005 年）。

（1）眼压异常:病理性眼压升高（一般认为两眼中至少一只眼的眼压持续≥21mmHg）或正常（眼压≤21mmHg）,眼压 24 小时波动幅度大于 8mmHg,或双眼眼压差值大于5mmHg。

（2）视盘损害:视盘凹陷进行性加深扩大、盘沿变窄、盘沿切迹、视盘出血、视盘形态变化不对称、视网膜神经纤维层缺损。

（3）房角检查:前房角开放,有时可见较多的虹膜突（梳状韧带）、虹膜根部附着偏前、小梁网色素较多等。

（4）视野缺损:旁中心暗点、弓形暗点、鼻侧阶梯、晚期管状视野。

必要时辅助检查:ERG、VEP、HRT、UBM、OCT。

（二）证候诊断

1. 肝郁气滞证

双眼先后或同时发病,眼胀头痛,视物模糊,视野缩小,性情急躁或抑郁,胸胁胀满,心烦易怒,舌红苔薄,脉弦。

2. 脾虚湿泛证

视物昏蒙,头重眼胀,胸闷泛恶,纳食不馨,舌质淡,边有齿痕,苔白腻,脉滑。

3. 肝肾亏虚证

双眼昏花,眼内干涩,视野缩小,头晕耳鸣,腰膝酸软,五心烦热,舌红少苔,脉细。偏于脾肾阳虚者或见畏寒肢冷,小便清长,舌淡苔薄,脉沉细。

4. 气阴两虚证

双眼视物昏蒙,双眼干涩,视力下降,视野缩小,神疲乏力,气短懒言,舌淡少苔,脉沉细或弦。

三、治 疗

(一)治则

平肝熄风,泻火明目,调和气血,通经活络。

(二)取穴

四神聪、曲池、合谷、太冲、肝俞。

(三)刺法

以毫针刺之,留针30分钟。

(四)典型病例

王某某,男,52 岁

主诉:反复发作头目胀痛2年余。

现病史:2年前患者头目胀痛,视力下降,自认为与高血压有关,经服用降压药后无效,后经专科检查,诊断为"青光眼",局部点眼药,口服西药片后症状缓解,但两年来症状时好时坏,反复发作,近半年来头目胀痛如脱,视力又有下降,现视力0.1,劳累及情志刺激时症状加重,口苦。既往高血压史多年。

望诊:舌质暗红,舌苔白。面色黧黑无光泽,眼眶周围发青,眼球凸。

切诊:脉弦有力。

诊断:青光眼。

辨证:肝肾阴亏,虚火上炎。

治则:补益肝肾,清利虚热,潜阳。

取穴:①四神聪、曲池、合谷、太冲。②肝俞、膈俞、太阳、风池。

刺法:以毫针刺之,留针30分钟。

患者隔日针治1次,3诊后头目胀痛消失,视力大致如前。①组穴位又针3次,诸不适均消失。患者恐病情再发,视力下降,故要求继续针治维持,改用②组穴位,每周2次,共治疗2个月,症情未复发,检查视力0.2。

按 语

治疗青光眼,急性发作期多用第①组穴位,四神聪位于头之巅部,可以泻肝火之上逆,曲池穴泻之可清火泻热,通利明目;合谷、太冲相配各为"四关穴",具有平肝熄风通络,调和气血之功,四穴相配,共治五风内障。当头痛如裂,目痛如脱急剧发作时,可急泄内迎香出血,改善症状可立竿见影,对保护视力具有较强的作用。否则视力丧失,终不可逆。贺老曾治疗数例慢性原发性青光眼,体会到针刺曲池穴对降低眼压有一定的作用。

青光眼急性发作期控制后,为了稳定病情,巩固疗效,预防复发,可针刺第②组穴位,肝俞、膈俞皆为背俞穴,刺之可调理气血,补肝养血,刺太阳、风池可通经活络,利目窍。四穴同用,亦可治疗和防止青光眼发作。

青盲(视神经萎缩)

视神经萎缩是由视神经炎或其他原因引起的视神经退行性病变。古称"青盲"。

一、病 因 病 机

肝肾阴亏,精血耗损;精气不能上荣;或脾失健运,气血两亏,清气上升无力,目失涵养;或心营亏损,神气虚耗,以致神光耗散,视力下降。

二、诊　　断

(一) 疾病诊断

1. 中医诊断标准

参照中华人民共和国中医药行业标准《中医病证诊断疗效标准》(ZY/T001.5-94)。
(1) 单眼或双眼视力逐渐下降,直至不辨人物,甚至不分明暗,而外眼轮廓无异常。
(2) 眼底检查可见视神经乳头色淡或苍白,边界清楚或模糊。
(3) 视野检查中心暗点或视野缺损。
(4) 瞳孔直接对光反应迟钝或消失。
(5) 色觉减退先红后绿。
(6) VEP 检查有助于诊断。

2. 西医诊断标准

参照全国高等学校规划教材《眼科学》(葛坚主编,人民卫生出版社,2005 年)。
(1) 视力减退且不能矫正。
(2) 色觉不同程度障碍。
(3) 瞳孔对光反射减弱或有相对性传入瞳孔阻滞(RAPD 阳性)。
(4) 眼底视乳头色泽变淡或苍白。
(5) 有明确的视野缺损。
(6) 电生理 P100 波峰潜时和(或)振幅有明确异常。
以上(1)、(4)、(5)、(6)为诊断的必备条件。根据临床不同表现,视神经萎缩可分为原发性、继发性及上行性 3 种,该分类可提供病因诊断,在此供参考。

（二）证候诊断

1. 肝郁气滞证

视物模糊,视野中央区或某象限可有大片暗影遮挡;心烦郁闷,口苦胁痛,头晕目胀;舌红苔薄白,脉弦。

2. 肝肾阴虚证

双眼昏矇日久,渐至失明,口眼干涩,头晕耳鸣,腰酸肢软,烦热盗汗,男子遗精,大便干;舌红苔薄白,脉细。

3. 气血两虚证

视力渐降,日久失明,面色无华,唇甲色淡,神疲乏力,懒言少语,心悸气短;舌淡苔薄白,脉细无力。

4. 气滞血瘀证

视神经萎缩见于外伤或颅内手术后,头痛健忘,舌暗红有瘀点,脉细涩。

三、治　疗

（一）治则

补益肝肾,通经明目。

（二）取穴

百会、睛明、球后、肝俞、肾俞、光明、臂臑、水泉。

（三）刺法

百会平刺 0.5 ~ 0.8 寸;睛明沿眼眶缓慢刺入 1 ~ 1.5 寸,不施手法,余穴施以补法。球后沿眶上壁刺入 1 寸左右;肝俞斜刺 0.5 ~ 0.8 寸;肾俞直刺 0.5 ~ 1 寸;光明直刺 1 ~ 1.5 寸;臂臑直刺 1.5 寸左右;水泉直刺 0.3 ~ 0.5 寸。

（四）典型病例

1. 严某,男,7 岁

主诉:双目视力下降近 2 年。

现病史:(家长代述)患儿自幼身体较虚弱,2 年前开始无明显诱因出现视物不清。外院眼科诊断为"视神经萎缩",检查视力不足 0.1。治疗后未见明显效果。纳食不佳,夜寐欠安,二便尚调。

望诊:舌淡,苔薄白。

切诊:脉沉细略数。

诊断:视神经萎缩。

辨证:肝肾不足,气血两亏,目失所养。

治则:补益肝肾,荣养气血,开窍明目。

取穴:百会、睛明、球后、肝俞、肾俞、中脘、光明、臂臑、水泉。

刺法:同上,背俞穴点刺,不留针。除睛明穴不施手法外,余穴用补法。

2. 田某某,男,39 岁

主诉:左眼视物不清 2 年,肿痛 1 年。

现病史:患者于 2 年前,无明显诱因,突发左眼视物不清,经某医院检查,诊断为“眼底出血”,继则又被诊为“视神经萎缩”,曾经球后注射药物治疗,症状无明显改善。1 年前,左眼出现胀痛,有异物感,视物有黑影,查视力左眼 0.9,右眼 1.5。

望诊:舌体胖大,苔白腻。

切诊:脉弦滑。

诊断:视神经萎缩。

辨证:气血不足,气滞血瘀,经脉不畅,目失所养。

治则:补益气血,行气祛瘀,通经止痛。

取穴:睛明、球后、攒竹、太阳、臂臑、合谷、太冲。

刺法:以毫针刺入穴位,除睛明和球后穴外,均用先补后泻法。

患者每周针治 2 次,治疗 8 次后,左眼胀痛消失,视物较前清楚,视力检查为 1.0。

3. 贾某某,男,4 岁

主诉:双目失明 3 年。

现病史:(家长代述病情)患儿百日咳合并肺炎,经住院治疗后痊愈出院,但发现患儿双目失明,眼前之物皆不能见,仅对惊吓有闭睑反应。

望诊:患儿精神差,面色萎黄,两目外观正常,但视物不见,舌质淡苔黄。

切诊:脉弦数。

诊断:视神经萎缩。

辨证:热伤津液,肝肾阴亏,血脉不充,目失濡养所致。

治则:补肝益肾,调补阴血,通络明目。

取穴:睛明、球后、太溪、光明、肝俞、肾俞。

刺法:以毫针刺入穴位,除睛明及球后穴外,均用补法。

患儿隔日针治 1 次,共治疗 8 次,眼球转动灵活,视力完全恢复。1 个月后追访,视力及精神均佳。

4. 张某某,男,5 岁

主诉:双眼视力下降 4 年余。

现病史:(家长代诉病情)患儿出生后患“乳儿黄疸”“新生儿肺炎”,病情治愈后发现双目视力下降,经眼科诊断为"视神经萎缩",病已4年余,曾经多方求治无效,现视力为0.01。

望诊:面色萎黄,舌苔白。

切诊:脉细数。

诊断:视神经萎缩。

辨证:热耗阴液,肝肾两亏,气血不足,目失所养。

治则:补肝益肾,调补气血,通络明目。

取穴:睛明、百会、风池、臂臑、水泉、肝俞。

刺法:以毫针刺入穴位,除睛明外,均用补法。

患儿隔日针治1次,共治疗50次,视力明显提高,经复查为0.6。

按　语

视神经萎缩属于中医"青盲"一病。《审视瑶函》载:"夫青盲者,瞳神不大不小,无损无缺,仔细视之,瞳神内并无些小别样气色,俨然与好人一般,只是自看不见,方为此症。"西医认为,此病为视神经的退行性变,眼球并无损害,故外观正常。中西比较,可见视神经萎缩即青盲。

本病大多由于肝肾不足,精血耗损或头颅外伤,肿瘤压迫等引起。眼为清窍,通五脏之神气,故得五脏之养,五脏有病,皆可经望诊从眼神获悉,五脏中肾为先天之本,五行属水,肝藏血,开窍于目,五行属木。正常情况下,肝目得肾水之滋养,肝血充盈,上荣于目,目得血而能视,如肾水不充,肝木失养,则无血养目发为青盲。由此可知肝肾不足是引起本病的主要原因。

由于本病多属虚证或虚中夹实,病程大多较长,故选用较多穴位以治此顽证,这与贺老平日用穴少而精,确实不同,可见用穴无定数,据病情需要,该多则多,该少则少。取睛明、球后局部穴位调理通畅眼部经气,此二穴为皆属治眼病要穴,也是经验效穴,尤其球后穴治此病效果最佳,此穴为经外奇穴,位于眶下缘外1/4与内3/4交界处。远端取穴以光明、臂臑、肝俞、肾俞、水泉等穴为主,用以补肝益肾,调补气血。臂臑穴属手阳明大肠经穴,阳明多气多血,又因此穴为贺老临床实践中发现,治疗目疾多获效,故常用之以调补气血而养目。水泉是肾经穴,和光明穴一样也是治疗目疾的常用穴,但二者相比,水泉多用于肾虚目疾,而光明则虚实皆用。除此还常用邻近穴位风池、百会等以治本病。

斜　视

斜视是大脑中枢管制失调,眼外肌力量不平衡,两眼同时注视目标时,视轴呈分离状态,其中一眼注视目标,另一眼偏离目标称为斜视。

一、病因病机

多由于先天不足,小儿发育不良或长时间一个方向斜视造成,也有因头面部外伤所致。

二、诊　　断

（一）疾病诊断

参照《中医眼科学》（段俊国主编，人民卫生出版社，2012 年）。
（1）复视突然发生。
（2）眼球斜向麻痹肌作用方向的对侧，出现不同程度的转动受限。
（3）第二斜视角大于第一斜视角。

（二）证候诊断

1. 禀赋不足证

目珠斜偏向内侧，与生俱来或幼年逐渐形成，或伴目珠发育不良；能远祛近，视物模糊；舌淡红，苔薄白，脉弱。

2. 脉络挛滞证

小儿长期仰卧，或长期逼近视物，或偏视灯光及亮处，眼珠逐渐向内偏斜；全身及舌脉无异常。

三、治　　疗

（一）治则

疏通经气，调节眼肌。

（二）取穴

听宫、臂臑。

（三）刺法

以毫针刺入穴位 1 寸深，先补后泻。

（四）典型病例

1. 阎某某，女，11 岁

主诉：左眼斜视半年余。
现病史：半年前患者因外伤后造成颅底骨折，左耳膜破裂，左眼斜视（斜 15°），纳食可，二便调，眠佳。
望诊：面色黄，舌苔薄白。
切诊：脉细数。

诊断:斜视。

辨证:外伤后瘀血阻滞经脉,目窍失于荣养。

治则:通经活络,调气血明目。

取穴:听宫、臂臑。

刺法:以毫针刺穴位 8 分深,先补后泻。

治疗 8 次后经同仁医院复查视力好转,左眼内斜小于 5°。又经 1 个月治疗后复查,双眼球位置基本正常,原来复视也消失。经追访,疗效稳定,未见异常。

2. 赵某某,女,34 岁

主诉:左眼外伤后斜视已 2 年。

现病史:2 年前患者左颞部被摔伤,连及左眼肿胀,伤愈后发现左眼外斜,曾经针灸治疗,但未见效,今经人介绍来诊。患者纳佳,眠可,二便调。

望诊:舌苔白。

切诊:脉沉滑。

诊断:斜视。

辨证:外伤后瘀血阻滞经脉,目窍失于荣养。

治则:通经活络,行气养血,明目。

取穴:臂臑,听宫。

刺法:以毫针刺入穴位 1 寸深,先补后泻。

患者隔日针治 1 次,共治疗 2 个月,外斜视基本消失。

3. 王某某,女,5 岁

主诉:右眼间歇性斜视 1 年。

现病史:患儿于 1 年前,被家人发现在视物时偶有右眼斜视,后去某医院眼科就诊,诊断为"右眼间歇性内斜视",患儿一般情况好,无不适。

望诊:舌苔薄白。

切诊:脉沉细。

诊断:斜视。

辨证:先天发育不足,目窍失于荣养。

治则:疏通经气,调节眼肌,荣养目窍。

取穴:臂臑。

刺法:刺入毫针 5 分深,予补法。

患儿隔日针治 1 次,并告诫其家长注意患儿休息,勿长时间注视单一方向。患儿针治 10 次后,已很少斜视,针治 15 次后,去医院复查,斜视已消失,临床痊愈。

按　语

斜视是现代医学之病名。由于转动眼球的肌肉部分或全部麻痹造成的斜视,称为麻痹性斜视,例 1 和例 2 属于此类;由于眼球运动的肌力不平衡造成的斜视,称为共同性斜视,例

3 即属此类。共同性斜视多与先天不足,小儿发育不良以及用眼不当有关;麻痹性斜视多因外伤所致,但也有例外者。

治疗本病以通调经气,荣养目窍,调节眼肌为法则,应用远端取穴,常用穴位以手阳明大肠经臂臑穴和手太阳小肠经听宫穴为主。眼为人体之清窍,五脏六腑之精气皆上荣之,十二经脉中,有七条经脉行于眼之周围,其他经脉亦通过交接或经别等关系与目相通,故目之能视乃得十二经经气荣养而成,在诸多经脉穴位中,贺老通过大量临床实践认为,"太阳为目上网,阳明为目下网",手太阳小肠经之听宫穴位居耳前,与手足少阳经交会,不仅通调太阳经气,又可枢转少阳,通经行气,臂臑为手阳明大肠经穴,手阳明经与足阳明交接,经气相通,阳明经多气多血,循行达于目下,故阳明经为荣养目窍的重要经脉,臂臑穴位居上臂,为临床治疗目疾的经验要穴。在上述 3 例病案中,均取用了臂臑穴,在例 1、例 2 麻痹性斜视中,又加用了听宫穴,以上 3 例均取得满意疗效。

眼 肌 痉 挛

眼肌痉挛是指眼周围的肌肉发生不自主地抽搐。

一、病 因 病 机

本病多因情志不畅,疲劳过度,耗伤气血或外感风邪,以致气血不能上荣于目,虚风内动所致。

二、诊 　 断

(一) 疾病诊断

参照《中医眼科学》(段俊国主编,人民卫生出版社,2012 年)。
胞睑跳动,不能自制。

(二) 证候诊断

1. 血虚生风证

胞睑振跳不休,或与眉、额、面、口角相引,不能自控;头晕目眩,面色少华;舌淡红,苔薄白,脉弦细。

2. 心脾两虚证

胞睑振跳,时疏时频,劳累或失眠加重;兼心烦失眠,怔忡健忘,食少体倦;舌淡,苔薄白,脉细弱。

三、治　疗

（一）治则

调和气血,疏通经脉,熄风止抽。

（二）取穴

角孙、合谷、听宫。

（三）刺法

以毫针刺之,留针 30 分钟。

（四）典型病例

1. 张某某,男,51 岁

主诉:左眼睑痉挛 6 个月余。

现病史:6 个月前上夜班时,劳累过度,加之思虑问题较多,自感疲劳,夜班工作 2 天后,左侧上下眼睑抽搐,至今已 6 个月余,常有发作,近几天眼睑抽搐频繁发作,极为不舒,故来就诊。既往曾服用中西药,均不效。

望诊:舌苔薄白。

切诊:脉弦滑。

诊断:眼肌痉挛。

辨证:疲劳过度,耗伤气血,虚风内动。

治则:调和气血,通经活络,熄风止抽。

取穴:角孙、听宫、合谷。

刺法:以毫针刺之,留针 30 分钟。

患者隔日就诊 1 次。2 诊后,自觉眼部轻松;4 诊后,抽搐减少;共针治 9 次,抽搐已基本停止发作。

2. 王某某,女,28 岁

主诉:双眼睑抽搐,下垂已 1 年。

现病史:患者始发于生气后双眼睑下垂、抽搐,渐渐加重,曾于某大医院住院治疗 1 个月,诊断为"双眼睑痉挛",曾经水针、电针、中药等治疗,均不效。现症:双眼睑不能抬起,右重于左,视物时需用手扶住眼睑,看物时觉胸闷,憋气,眼轮匝肌抽搐,痉挛跳动,晨起症轻,劳累后加重,饮食可,二便调。

望诊:舌苔白,外观双眼睑闭合。

切诊:脉滑。

查体:血压 190/100mmHg。

诊断:眼肌痉挛。

辨证:情志不畅,暗耗气血,经脉不畅,目失所养,虚风内动。

治则:通畅经脉,调气和血,熄风止抽。

取穴:角孙、听宫、合谷、太冲。

刺法:以毫针刺之,先补后泻,留30分钟。

患者隔日针治1次。眼睑基本可睁开,抽搐次数已明显减少,可以上班工作。

按 语

眼肌抽搐一症又可谓之眼肌痉挛,本病之发生与气血不能上荣于目有关,然眼者为肝之窍,故目病多与肝有关,其治多从肝论治;肌者为脾所主,眼之肌肉及眼睑均属于脾,今眼肌及眼睑抽搐痉挛与脾肝关系最为密切;脾主气,肝主血,调气和血即为调理肝脾。眼肌痉挛虽多有气血损伤之证,然单纯气血损伤不一定发为抽搐,其证必有经脉不畅,经气阻滞,气滞则肝伤,肝伤易风动,而发为此证,故治以合谷、太冲调和气血而熄风,更兼角孙镇肝,以加强熄风止惊之效,听宫为手太阳经穴,有疏外风熄内风之效,是治疗目疾的又一经验效穴。

眼 睑 下 垂

眼睑下垂是指上睑不能完全抬起,睁眼困难。本症常见于外伤或现代医学之重症肌无力等病。

一、病因病机

本病的发生多与先天不足;或后天脾虚气弱,脉络失和,或因外伤等所引起,以致眼肌失养而下垂。

二、诊 断

(一) 疾病诊断

参照《中医眼科学》(段俊国主编,人民卫生出版社,2012年)。

(1) 睁眼向前平视时,上胞遮盖黑睛上缘超过2mm,甚至遮盖瞳神。

(2) 单眼上胞下垂者,患眼睑裂宽度小于健眼。

(3) 双眼上胞下垂者,具有额部皮肤皱褶、眉毛高耸的特殊面容和仰头视物的特殊姿态。

(二) 证候诊断

1. 先天不足证

自幼双眼上胞下垂,无力抬举,睑裂变窄,视物时仰首举额张口,或以手提起上胞方能视物;可伴有腰膝酸软,畏寒肢冷,倦怠乏力;舌淡胖,苔白,脉沉弱。

2. 脾虚气弱证

双眼或单眼上胞下垂,起病缓慢,晨起病轻,午后加重,休息后减轻,劳累后加重;病重者,仰首视物,眼珠转动不灵,视一为二;倦怠乏力,甚至吞咽困难;舌淡,苔薄白,脉弱。

3. 风痰阻络证

单眼骤然起病,上胞下垂,常伴流泪,眼珠转动不灵,目偏视,视一为二,头晕恶心;舌淡,苔白腻,脉弦滑。

三、治　疗

(一) 治则

益气养血,通经活络。

(二) 取穴

阳白、鱼腰、头临泣、合谷、足三里。

(三) 刺法

以毫针刺之,留针 30 分钟。

(四) 典型病例

1. 王某某,女,39 岁

主诉:右眼上睑下垂半年余。

现病史:半年前发现睁眼困难,视物困难,经某医院神经科诊断为"重症肌无力",经药物治疗后不效。素日纳呆,疲倦。

望诊:舌苔薄白。

切诊:脉沉细。

查体:左右眼睑不对称,右眼上睑下垂,半掩睛瞳,以致患者视物不利。

诊断:眼睑下垂。

辨证:脾胃虚弱,气血失和,筋脉失其濡养所致。

治则:补益脾胃,调理气血,通经活络。

取穴:阳白、四白、头临泣、鱼腰、足三里、合谷。

刺法:头部穴位以毫针刺入后,卧针沿皮刺,合谷刺 5 分,足三里刺 1 寸深,用补法,留针 30 分钟。

针后症状逐渐减轻,按原方针刺治疗 30 次,临床痊愈。

2. 王某某,男,50 岁

主诉:外伤后左眼上睑下垂 3 个月。

现病史:3 个月前因施工时头额部受伤,以致左眼上睑下垂,曾注射维生素类药物。现纳可,二便调。

望诊:舌苔薄白。

切诊:脉弦细。

诊断:眼睑下垂。

辨证:外伤后气血阻滞,经脉不畅,筋脉失养。

治则:调和气血,祛瘀通络。

取穴:阳白、鱼腰、头临泣、合谷、四白。

刺法:以毫针刺头部穴位,先卧针沿皮向下刺,合谷刺入 5 分深,先补后泻,留针 30 分钟。

患者隔日针治 1 次,治疗 5 次后,眼睑抬起较前好转,10 次后明显好转,共针治 16 次后,左侧眼睑抬起与右侧大致对称,临床痊愈。

按 语

眼睑下垂是一个体征,由于睑肌无力提起所致,现代医学之重症肌无力常以眼睑下垂为其临床表现,故临床当注意之。例 1 即为重症肌无力,临床表现以眼睑下垂为主症;例 2 亦为眼睑下垂为主症,但由外伤所致,治疗上两例患者均以调和气血、通经活络为法则,但前者身体弱于后者,且兼有脾胃虚弱,故在同用阳白、四白、头临泣疏通局部经络,选用合谷穴通调阳明经脉的同时,例 1 加用了针刺足三里穴,以健脾和胃,培育后天,以资生化气血之源。在手法上,例 1 用补虚之法以扶正气而通经活血,例 2 则先补以扶正气而后泻其外伤所致之瘀滞,故两例患者均收到满意效果。

鼻 衄

鼻衄又名"鼻中出血"、"鼻衄血",是鼻腔疾病的常见症状之一,也可由全身疾病所引起。鼻出血多为单侧,亦可双侧。出血可反复发作,亦可持续出血,出血量多少不一,轻者点滴而出,重者血出如注,甚至引起休克、贫血。

一、病 因 病 机

本病有虚实之分。实证多因风热犯肺,饮酒过多或过食辛辣刺激之品,胃肠蕴热,或气郁恼怒,肝郁化火等原因,造成热灼经络,迫血妄行。虚证多由素体虚弱,久病气虚,失于固摄,血溢脉外而发为鼻衄。

二、诊 断

参照《中西医结合耳鼻咽喉科学》(李凡成等主编,人民卫生出版社,2001 年)。

1. 症状

轻者鼻涕中带血;较重者,鼻血点滴而下;严重者出血如涌泉。

2. 检查

先找出血点,再找出血原因。

三、治　疗

(一) 治则

清热凉血或补气摄血。

(二) 取穴

少商、隐白、阿是穴。

(三) 刺法

实证,以火针速刺少商,阿是穴;虚证,以火针刺隐白。

(四) 典型病例

1. 刘某某,女,42 岁

主诉:鼻出血 2 次。

现病史:患者昨日上午突然感到心中不适,继而鲜红的血液从鼻中衄出,当即用冷水淋头而血止,下午稍活动后鼻血复出,量多不止,感觉头胀头痛,烦闷,大便干燥,小便黄赤,月经正常。

望诊:面色苍黄,舌质稍紫,无苔。

切诊:脉弦数。

诊断:鼻衄。

辨证:体内蕴热,热迫血行。

治则:泻热凉血止血。

取穴:少商。

刺法:以中粗火针,点刺少商穴,用速刺法,挤出少量血液。

2. 张某某,男,6 岁

主诉:半年来时有鼻血。

现病史:患儿 1 年来时有鼻塞,咽部发堵,呼吸不畅,睡眠时张口,后经医院检查发现,双鼻腔内有腺样体增生,近半年来时有鼻中出血不止,纳可,二便调。

望诊:舌苔薄白。

切诊:脉沉细。

查体:双鼻腔内有赘生物。

诊断:鼻衄。

辨证:经络不通,气血壅滞,溢出脉外。

治则:通经活络,调气和血。

刺法:以火针速刺阿是穴,出恶血少量。

患者针后当即觉鼻道通畅,赘生物变小,共针 3 次,赘生物处变平,鼻塞消失,无鼻衄,临床基本痊愈。

按 语

鼻衄一病名,最早见于《灵枢》,对其病因及治疗都有较详细的记载。如《灵枢·经脉》载:"胃足阳明之脉……鼻衄。"《灵枢·热病》载:"热病头痛,颞颥,目瘛,脉痛善衄……"又如《灵枢·杂病》载:"衄而不止,衃血流,取足太阳;……不已,刺腘中出血。"

贺老治疗本病善用火针,火针有止血作用,尤其是病灶局部速刺,既有通经调气之功,又可利用火针之烧灼堵塞出血,此好似中药三七,既有活血行气之功,又有止血之效能。

鼻鼽(变应性鼻炎)

变应性鼻炎为鼻科常见病、多发病,是身体对某些过敏原敏感性增高而出现的以鼻黏膜水肿、充血、分泌物增加的一种异常反应。常反复发作,较顽固。中医称之为"鼻鼽"。可发生于任何季节,夏秋之交、秋冬之交或春季较为多发。

一、病 因 病 机

本病多由肺气虚弱,卫表不固,外邪袭肺;或肾脾气虚,致肺气虚弱,肺开窍于鼻,鼻窍失养或壅塞,均可致本病发作。

二、诊 断

(一) 疾病诊断

参照普通高等教育"十一五"国家级规划教材《中医耳鼻咽喉科学》(王士贞主编,第二版,中国中医药出版社,2007 年)。

主要症状:鼻痒、喷嚏、流清涕、鼻塞。

主要体征:鼻黏膜肿胀,色淡白或色红,鼻腔可有清稀分泌物。

病程:病程较长,反复发作。

病史:部分病人可有过敏史及家族史。

具备 2 个主症以上,结合局部体征即可确诊。

（二）证候诊断

1. 肺气虚寒证

鼻痒,喷嚏,流清涕,鼻塞;平素畏风怕冷,自汗,咳嗽痰稀,气短,面色苍白;鼻黏膜肿胀淡白,鼻腔分泌物清稀;舌质淡,苔薄白,脉虚弱。

2. 脾气虚弱证

鼻痒,喷嚏,流清涕,鼻塞;伴有食少纳呆,腹胀便溏,四肢困倦;鼻黏膜色淡,肿胀明显;舌质淡、舌体胖、边有齿印,脉细弱。

3. 肾阳不足证

鼻痒,喷嚏频频,清涕如水样;伴有形寒肢冷,夜尿清长,神疲乏力,腰膝酸软;鼻黏膜水肿苍白,鼻腔分泌物清稀;舌质淡,苔白,脉沉迟。

4. 肺经伏热证

鼻痒,喷嚏,流清涕,鼻塞;伴有咽痒,咳嗽,口干烦热;鼻黏膜充血肿胀;舌质红,苔白或黄,脉数。

三、治　疗

（一）治则

补肺祛邪,通利鼻窍。

（二）取穴

大椎、风门、肺俞、百会、上星、印堂、迎香、合谷。
配穴:脾虚取脾俞、胃俞。肾虚、肾俞、关元。

（三）刺法

大椎、风门、肺俞火针点刺,2～3分深;余穴平补平泻,头面穴刺入0.3～0.5寸,针尖朝向鼻部,以鼻部有酸胀感为宜;合谷直刺0.5～1寸。背俞穴火针点刺,关元用灸法。每日1次,10次为1个疗程,疗程间休息2～3天。

（四）典型病例

1. 吴某,男,30岁

主诉:反复发作鼻塞、流涕1年余,加重1周。

现病史:患者1年余前开始,每于感受冷空气或灰尘后,突然出现鼻腔内发痒,继而喷嚏连作、流涕,涕色清,质稀,伴鼻塞、鼻腔干燥,嗅觉暂时减退。患者经常感冒,症状反复发作,曾间断服用鼻炎康、藿胆丸等,未见明显效果,1 周前因感冒而再次出现上述症状。纳可,便调,寐安。

检查:鼻黏膜苍白,有较多分泌物。

望诊:舌边尖红,苔薄白。

切诊:脉弦数。

诊断:过敏性鼻炎。

辨证:卫外不固,外感风寒。

治则:宣肺固表,疏散风寒。

取穴:大椎、风门、肺俞、百会、上星、印堂、迎香、合谷。

刺法:大椎、风门、肺俞火针点刺,余穴毫针刺,平补平泻。

治疗 2 次后,鼻腔干燥消失,嗅觉恢复,未出现鼻塞、喷嚏、流涕等症。共治疗 10 次后,鼻黏膜红润,临床痊愈。后因其他疾病而就诊,自述已不易感冒,未再发作鼻塞症状。

2. 郭某,女,23 岁

主诉:发作性鼻痒、流涕 5 年。

现病史:5 年来经常出现鼻塞、鼻痒、鼻流清涕,秋冬症状加重,春夏有时也发病。诊断为过敏性鼻炎。目前再次发作。纳可,眠安,便调。

望诊:舌淡红,苔薄白。

切诊:脉细弦。

诊断:过敏性鼻炎。

辨证:表虚外感。

治则:散邪固表。

取穴、刺法同上。每日 1 次。

治疗 5 次后,鼻痒消失,双鼻通气,流涕明显减少。针刺 20 次后,一切症状消失。1 年后随诊未复发。

3. 张某,男,42 岁

主诉:鼻塞、鼻痒、流涕 2 年。

现病史:2 年来,出现鼻流清涕,鼻塞鼻痒,喷嚏,纳差,腰膝酸软。外院诊断为过敏性鼻炎。

望诊:舌质淡,苔薄白。

切诊:脉细。

诊断:过敏性鼻炎。

辨证:肺气不足,脾肾阳虚,复感风寒。

治则:温阳益气,祛风散寒。

取穴:百会、上星、印堂、迎香、合谷、大椎、风门、肺俞、脾俞、肾俞、关元。

刺法:关元用灸法,余穴火针点刺。

治疗 3 个疗程后痊愈,之后,每月灸 1 次,连灸 1 年以巩固疗效。随访 3 年未复发。

按　　语

　　文献中多以艾灸或温针灸治疗本病,火针的记载很少。与传统的艾灸相比,火针热力不易散失,深入集中而透达,应用火针点刺,可振奋人体阳气,鼓舞卫气,固护肌表,提高人体免疫功能。处方中的大椎、百会、上星属督脉穴,通调阳气;风门驱风散邪;背俞穴补益脏腑;印堂通利鼻窍;手阳明经行于合谷、止于迎香,合谷善治头面诸疾,迎香为鼻病所必用。本病患者容易感冒,使症状反复发作而加重,要嘱患者加强体育锻炼,提高自身免疫力,注意生活起居,避受风寒,使"正气存内,邪不可干"。

鼻渊(鼻窦炎)

　　鼻渊是因六淫侵袭,热邪壅盛,蒸灼鼻窍,或脏腑虚损,邪滞鼻窦所致,以鼻塞、浊涕量多、鼻道有脓等为主要表现的鼻病。

一、病 因 病 机

　　风寒或风热犯肺,肺失清肃;外感热邪或湿热,内传肝胆脾胃经,循经上蒸于鼻,灼腐窦窍。

二、诊　　断

　　参照《中西医结合耳鼻咽喉科学》(李凡成等主编,人民卫生出版社,2001 年)。

1. 急性鼻渊:

（1）病史:近期多有伤风鼻塞或上呼吸道感染史。

（2）全身症状:多有恶寒发热,周身不适,食欲不振等症。

（3）局部症状:主要有鼻塞、流涕、头痛、局部疼痛等。

（4）检查:在病变附近可有红肿或触痛;鼻腔检查见鼻黏膜明显充血、肿胀,尤以窦口附近为著,以中鼻甲和中鼻道黏膜为甚;鼻窦 X 线显示鼻窦黏膜增厚、模糊;若有积脓则见窦腔密度增高,上颌窦积脓者可见液平面;外周白细胞显著增多。

2. 慢性鼻渊

（1）病史:多有急性鼻渊病史,病程多在 3 个月以上。

（2）症状:多涕,呈脓性或黏脓性。不同程度的鼻塞与嗅觉减退。头痛或有或无,多为钝痛或闷痛。全身症状一般不明显。

（3）检查:鼻腔检查见鼻黏膜明显充血、肿胀或肥厚,中鼻甲和下鼻甲肥大,甚或呈鼻息肉样变;中鼻道或嗅裂、鼻腔底有脓性分泌物。鼻窦 X 线显示鼻窦黏膜模糊、混浊、密度增高,有时可见液平面或息肉阴影;必要时行鼻窦 CT 或 MRI。

三、治 疗

（一）治则

清热宣肺,调和营卫,通利鼻窍。

（二）取穴

列缺、合谷、印堂、上星、迎香。

（三）刺法

以毫针刺入腧穴,用泻法,留针 30 分钟。

（四）典型病例

1. 外国记者,女,29 岁

主诉:鼻塞流涕 5 ~ 6 日。

现病史:患病初起时,发热恶寒,鼻塞流涕,喷嚏阵作,经服药后发热恶寒消失,但仍鼻塞流涕,前额疼痛,纳食差,二便调。

望诊:舌苔略黄。

切诊:脉弦细。

诊断:鼻窦炎。

辨证:风邪袭肺,稽留未去,鼻窍不利。

治则:疏风宣肺,通经调气,利窍。

取穴:印堂、迎香、合谷。

刺法:以毫针刺之,用泻法,留针 30 分钟。

患者诊治 1 次后,即觉鼻窍较前通利;2 诊后,诸症消失。

2. 金某某,女,7 岁

主诉:鼻流黄涕 2 年。

现病史:患者素日易患感冒,2 年来鼻流黄浊涕,有臭味,西医诊断为"鼻窦炎"。

望诊:面色萎黄,舌苔白。

切诊:脉滑数。

诊断:鼻窦炎。

辨证:外邪侵袭,留而不去,日久化热,壅滞经络,经气不畅,鼻窍不利。

治则:清除余邪,通经活络,调气利窍。

取穴:迎香、上星、合谷。

刺法:以毫针刺之,泻法,留针 30 分钟。

针治 8 次后,症状明显减轻,黄鼻涕减少。又针 2 次上星、印堂、合谷,鼻窦炎已愈,停止治疗。

3. 李某某,男,34 岁

主诉:鼻塞流涕 5 年,加重 3 年。

现病史:5 年前,每于夏秋季节鼻塞不通,时流清涕,不闻香臭,若遇寒冷天气尤甚,近 3 年来症情加重,终年鼻塞不通,流涕不止,经医院专科治疗无效,不得已需经常用"鼻通"药水,每次点药后,鼻孔通畅 1 小时。现患者鼻塞较甚,流涕不止,严重时伴头晕头痛,影响工作,大便秘结,小便短赤。

望诊:鼻流涕不止,频频擦拭,舌红,舌苔微黄。

闻诊:鼻音甚重。

切诊:脉沉弦略数。

诊断:鼻窦炎。

辨证:太阴阳明蕴热,肺失宣降,经气不畅,鼻窍失利。

治则:清热宣肺,通气利窍。

取穴:上星、印堂、迎香、列缺、合谷、足三里。

2 诊时症状如故,取穴同上加中脘;3 诊时鼻塞好转,右鼻孔已能正常通气,大便每日 1 次;6 诊,双鼻孔基本通畅,每日只点 1 次药,大便通畅,取穴同前;8 诊时双鼻孔呼吸完全通畅,不需要每日点药,一切恢复正常,结束治疗。

按　　语

关于本病的记载,《景岳全书》说:"鼻为肺窍,又曰天牝,乃宗气之道……若其为病,则窒塞者谓之鼽,时流浊涕而或多臭者谓之鼻渊,又曰脑漏。"《甲乙经》说:"鼻鼽不利,窒洞气塞……迎香主之。"《针灸大成》说:"鼻塞,……合谷、迎香。"临床实践证明,迎香、合谷两穴治疗鼻炎、鼻窦炎确有良效。

鼻为肺之窍,体内蕴热,肺失宣降,经气不畅以致鼻窍不利,而出现鼻塞流涕等症。鼻窍位居面部中央,手阳明大肠经"上狭鼻孔。"足阳明胃经"下循鼻外……。"督脉"沿前额下行鼻柱。"由此可见,鼻窍与肺关系密切。在用穴方面,局部和远端穴位配合使用,常用的局部穴位是大肠经的迎香、督脉循行线上的印堂(此穴为经外奇穴,但位居督脉循行线上)。此两穴可通经络,调局部经气,利鼻窍。远端穴位以大肠经合谷清泻阳明,肺经列缺宣降肺气。除此尚可应用上星、足三里、中脘等穴,临证灵活使用多可获效。

另外,值得一提的是,鼻塞不通患者,如兼有大便秘结,当在宣降肺气的同时,针刺足三里、天枢等穴以通腑气,腑气畅通,大便如常,可有助于肺气的宣发与升降,有助于通利鼻窍。

口疮(口腔溃疡)

口疮是口腔黏膜受邪热熏灼,或失于气血荣养所致,以局部出现小溃疡,灼热疼痛为特征的口腔黏膜病。包括复发性口疮和口疮性口炎。

一、病 因 病 机

本病多由过食辛辣,心胃郁热,或素体阴虚,虚火上炎,耗伤阴液所致。

二、诊 断

(一)疾病诊断

参照中华人民共和国中医药行业标准《中医病证诊断疗效标准》(ZY/T001.5-94)。

(1) 以口腔黏膜出现单个或数个直径 3~5mm 的溃疡,灼热疼痛为主要症状。

(2) 起病较快,一般 7 天左右愈合,若此伏彼起,则病程延长。愈后常易复发。

(3) 口腔检查:口腔黏膜溃疡较表浅,圆形或椭圆形,数量少则 1~2 个,多则 10 余个,表面有淡黄色分泌物附着,溃疡周围黏膜大多充血。

(4) 应与狐惑病(白塞氏综合征)、复发性坏死性黏膜周围炎及疱疹性口腔炎相鉴别。

(二)证候诊断

1. 心脾积热证

口内疼痛,口渴,口臭,尿短黄,便秘。口疮数量多,周围充血明显。舌红,苔黄,脉数。

2. 阴虚火旺证

口内疼痛,口干,手足心热,乏力。口疮 1~2 个或 2~3 个,周围轻微充血。舌红,苔少,脉细数。

3. 气血亏虚证

口不渴,或伴畏寒,便溏。口疮数量不多,周围黏膜不充血。舌淡,苔薄白,脉细弱。

三、治 疗

(一)微通法

治则:清热泻火,养阴充液。
取穴:劳宫、照海。
刺法:据虚实不同,以毫针刺之,行九六补泻手法,留针 30 分钟。

(二)强通法

治则:疏风清热,养阴止痛。
取穴:金津、玉液、四缝(双)、劳宫。

（三）典型病例

1. 杨某某,男,37 岁

主诉:唇内及舌尖部溃疡反复发作 4 年。

现病史:4 年来,口唇内及舌尖部溃疡糜烂反复发作,严重时因疼痛不能说话,口流涎,不能咀嚼,仅以流食液体维持。2 年前,曾服用大量维生素 B2、维生素 C,略见好转。近 2 年来,服用西药及中药均不见效果,曾在上海及北京等地大医院多处诊治,均效不佳。现症见口唇内黄白色溃烂斑点 2 处,大如黄豆,舌尖部溃疡 1 处,如绿豆大。

望诊:舌苔薄黄。

切诊:脉沉细。

诊断:口疮。

辨证:心胃郁火,循经上炎,耗伤阴液。

治则:养阴清热,泻火生肌。

取穴:劳宫、照海。

刺法:以毫针刺腧穴 5 分深,先补后泻,留针 30 分钟。

患者每日针治 1 次,共治疗 2 次,溃疡消失,临床痊愈。

2. 王某某,女,45 岁

主诉:口腔溃烂反复发作已 7 年。

现病史:7 年前因发热而出现口腔溃烂,经治疗后症状好转,但反复发作,且日渐加重,近来整个口腔呈黄白色溃疡面,不能说话,不能进食,身体日渐消瘦,二便正常。

望诊:面黄无华,舌苔薄白。

切诊:脉沉细无力。

诊断:口疮。

辨证:素体虚弱,虚火上炎,耗损阴液。

治则:养阴清热,泻火祛腐。

取穴:劳宫、照海。

刺法:以毫针刺入穴位,先补后泻,先针照海穴行九六之补法,后针劳宫穴行九六之泻法。留针 30 分钟。

针后 4 小时,病人疼痛大减,可进食水,次日,已能说话;2 诊后,溃疡面缩小,疼痛轻微;6 诊后,溃疡面痊愈。

3. 李某某,男,27 岁

主诉:口腔内溃烂反复发作 20 余年。

现病史:患者自幼大便干结,常发生口腔内及舌体溃烂,服用泻火药方能治愈,现年龄渐大,偶有大便干结,经常出现口腔糜烂溃疡,服用泻火药物后效果已较前差。现颊内黏膜上及舌中溃疡各 1 处,疼痛,不敢咀嚼食物,口臭,大便干结,小便黄赤。

望诊:身体壮实,面色红润,舌质红,舌苔黄,乏津液。

切诊:脉弦滑。

查体:颊内黏膜上溃疡似黄豆大,舌体中心部溃疡似红豆大,溃疡中心凹陷,色呈鲜红,伸舌时流口水,疼痛。

辨证:此乃阳盛之人,心胃火盛,循经上炎于口所致。

治则:清热泻火,养阴解毒。

取穴:劳宫、照海、内庭。

刺法:以毫针刺入腧穴5分深,先针内庭、劳宫,行九六之泻法,再针照海,行九六之补法。留针30分钟。

针后当日大便1次,疼痛减轻;2诊后,疼痛消失,溃疡面愈合,再针1次,巩固疗效。

按　　语

口腔溃疡是临床常见症状,其症为虚实两大类。虚者多见肾阴不足,虚火上炎,耗损阴液所致;实者多为心火炽盛,胃火熏蒸,津亏液耗引起。本病虽有虚有实,但皆与火有关,虚实之火循经上炎于口,壅滞口内经络,以致引发此病。

引起此病的关键有二,一是虚实之火耗伤阴液,二是虚实之火上炎于口,使得口内经络壅滞,经气不畅,造成局部失养,而发生糜烂溃疡。从西医角度看,本病属维生素B2缺乏,也是营养失调所致。

在治疗方面,贺老主张取穴宜少,尤善用劳宫、照海穴,根据虚实不同,适当加用他穴,如内庭穴常用胃火熏蒸之实证,强调施用手法以补泻,九六补泻是常用手法,在临床上,根据虚实不同,穴位不同,多采用此种捻转补泻的方法,大指向前捻转九次为补,向后捻转六次为泻;反之大指向后捻转九次为泻,向前捻转六次为补。在具体操作时,还要依据病人身体状况及穴位等不同,采用强刺激、中刺激、弱刺激。

在选穴方面,总结治愈的十几例口腔溃疡,发现绝大部分是针刺劳宫、照海穴而获效的,且大多疗效迅速。劳宫为手厥阴心包络之荣穴,五行属火,刺此穴可清热泻火。从脏腑生理看,心包络为心之外围,可代心受邪,心开窍于舌,心主火,故刺劳宫为清热泻火之要穴,照海为足少阴肾经之穴,刺之可滋补肾水,以达"壮水之主,以制阳光"之效。从经脉循行看,肾经挟舌本而行,刺照海穴又可通经活络,荣养舌窍。以上两穴同用,据证情再施以不同手法,故临床多取得好的效果。

乳蛾(扁桃体炎)

乳蛾是因邪客喉核(扁桃体),核内血肉腐败所致,以咽痛、喉核红肿或化脓为特征的咽部疾病。分急乳蛾和慢乳蛾2类,相当于急、慢性扁桃体炎。

一、病因病机

本病的发生多由风热犯肺,或风寒袭表,郁而化热,或体内素有蕴热,邪热之邪搏结,客于咽喉,以致热壅瘀阻,气血凝滞,咽部两侧肿起,红肿疼痛,甚则化脓起腐,发为乳蛾。

二、诊　　断

（一）疾病诊断

参照中华人民共和国中医药行业标准《中医病证诊断疗效标准》（ZY/T001.5-94）。

（1）以咽痛、吞咽困难为主要症状。急乳蛾有发热，慢乳蛾不发热或有低热。

（2）急乳蛾起病较急，病程较短；反复发作则转化为慢乳蛾，病程较长。

（3）咽部检查：急乳蛾可见扁桃体充血呈鲜红或深红色、肿大、表面有脓点，严重者有小脓肿；慢乳蛾：扁桃体肿大、充血呈暗红色，或不充血，表面有脓点，或挤压后有少许脓液溢出。

（4）急乳蛾及部分慢乳蛾患者血白细胞总数及中性粒细胞增高。

（5）应注意与烂喉痧（猩红热）、喉关痈相鉴别。

（二）证候诊断

1. 风热外侵证

急乳蛾初起，咽痛，轻度吞咽困难。伴发热、恶寒、咳嗽、咯痰等症。咽黏膜及扁桃体充血，未成脓。舌苔薄白，脉浮数。

2. 胃火炽盛证

咽痛较甚，吞咽困难。身热，口渴，大便秘结。咽部及扁桃体充血红肿，上有脓点或小脓肿。舌红，苔黄，脉滑数。

3. 肺肾阴虚证

咽部干燥、灼热，微痛不适。干咳少痰，手足心热，精神疲乏，或午后低热，颧赤。扁桃体暗红、肿大，或有少许脓液附于表面。舌红，苔薄，脉细数。

4. 脾气虚弱证

咽部不适，微痒或干燥，或有异物感，咯痰色白，面色少华，声音低怯，神疲乏力，食少，便溏。扁桃体肿大，充血较轻或不充血，挤压时有少许脓液。舌质淡胖，苔白润，脉细弱。

三、治　　疗

（一）实热型

治则：清泻肺胃，利咽通络。

取穴：翳风、合谷、少商、商阳、阿是穴（肿大之乳蛾）。

刺法：以毫针刺翳风、合谷，用泻法。以锋针速刺少商、商阳出血，刺肿大之乳蛾出血，咳出恶血，肿即消退。

（二）虚热型

治则：滋阴降火，清利咽喉。

取穴:照海、太溪、列缺、阿是穴(肿大之乳蛾)。

刺法:以毫针刺正经穴位,先泻后补。以火针刺肿大之乳蛾,咳出恶血肿即消。

(三)典型病例

1. 龙某某,女,9岁

主诉:咽喉肿痛,发热三四天。

现病史:患儿三四天来恶寒发热,浑身关节疼痛,咽喉痛,饮食时痛甚,鼻塞,睡眠中打鼾,大便干,小便黄,纳差。

望诊:舌质红,苔薄黄。

切诊:脉滑数。

查体:咽部两侧乳蛾Ⅱ度肿大。

诊断:扁桃体炎。

辨证:肺胃热盛,气血壅滞,经络不通。

治则:清泻肺胃,利咽通络。

取穴:阿是穴(肿大之乳蛾)、翳风、合谷。

刺法:以大三棱针刺肿大之乳蛾处出血,可出恶血数口。以毫针刺其他穴位,用泻法。

患者每日针治1次,经治3次痊愈。

2. 马某某,女,13岁

主诉:扁桃体肿大已四五年。

现病史:患者四五年来扁桃体肿大,常常感冒,咽喉肿痛,发热,每次均需注射青霉素方能见效。近3日来自觉咽喉略有疼痛,口干不欲饮。

望诊:舌红苔薄黄。

切诊:脉细。

查体:咽两侧扁桃体肿大,略红。

诊断:扁桃体炎。

辨证:体内蕴热日久,耗伤阴液,壅滞经络。

治则:泻热护阴,通经利咽。

取穴:照海、阿是穴(肿大之乳蛾)。

刺法:以毫针刺照海穴留针;以火针点刺肿大之乳蛾,有恶血流出时,将其咳出,后以净水漱口。

患者每周治疗2次,共治3次,肿大乳蛾消失,咽痛无。

按 语

扁桃体炎急性发作者,常见高热、咽喉肿痛。慢性扁桃体炎临床症状不太明显,患者中有的扁桃体增生、肥大,有的扁桃体不大。扁桃体炎如反复发作,可引起肾炎、风湿病、长期低热等不良后果,值得重视。

对扁桃体炎的辨证,需要局部与整体相结合。局部症状与全身症状常成正比,局部红肿轻微,全身症状就轻,表明邪热轻浅;反之乳蛾红肿显著,甚至化脓起腐,全身症状就重,可以高烧不退,甚至惊厥等症。治疗上以清泻肺胃,利咽通络为主法;阴伤者佐以滋阴,取穴以远端及局部相结合。咽为肺之关,肺与大肠相表里,故乳蛾咽痛可以毫针刺翳风、合谷清火泻热,以锋针点刺少商、商阳放血泻热,以大锋针点刺红肿之乳蛾出血,使其恶心出尽,壅滞之经络通畅,以利咽喉而止痛退热。虚热型扁桃体炎,在青少年多有扁桃体增生肥大。贺老认为,肾经入肺中,循喉咙,故肾阴不足,虚热之邪上蒸咽喉,常可致病反复发作,取照海、太溪益肾阴,取列缺穴调肺气,肺属金,金生水,肾水充足,可控制虚热之邪上蒸。值得一提的是,治疗慢性扁桃体炎、扁桃体肥大者,以火针刺局部肿大之乳蛾,针到肿消,不出二三次即可病除。临床上以远近取穴相结合,以微通(毫针)、强通(锋针)、温通(火针)三法相配合,清泻肺胃,滋阴降火,利咽通络,据症情而灵活运用之,可取得良好疗效。

慢喉痹(慢性咽炎)

慢性咽炎为咽部黏膜、黏膜下及淋巴组织的弥漫性炎症,常为上呼吸道慢性炎症的一部分。有时病程很长,症状顽固,不易治愈。

一、病 因 病 机

本病的发生多因外感风邪,入里化热,或过食辛辣厚味之品,脾胃蕴热,热耗津液,日久及肾,肾阴不足,阴液不能上润咽喉,虚火灼咽,以致此证。

二、诊　　断

(一) 疾病诊断

1. 中医诊断标准

参照中华人民共和国中医药行业标准《中医病证诊断疗效标准》(ZY/T001.6—94)、普通高等教育"十一五"国家级规划教材《中医耳鼻咽喉科学》(王士贞主编,第二版,中国中医药出版社,2007年)。

(1) 主要症状:咽异物感、咽干、咽痒、灼热、微痛。

(2) 主要体征:咽黏膜慢性充血,或有萎缩,咽侧索肥厚,咽后壁淋巴滤泡增生。

(3) 病程:病程较长。

(4) 病史:可有急喉痹反复发作史,或有嗜好烟酒、辛辣食物史,或长期烟尘、有害气体刺激史。

具备2个主症以上,结合局部体征即可确诊。

2. 西医诊断标准

参照全国高等医药院校五年制教材《耳鼻咽喉头颈外科学》(田勇泉主编,第七版,人民卫生出版社,2008 年)。

慢性咽炎包括慢性单纯性咽炎、慢性肥厚性咽炎、萎缩性咽炎、干燥性咽炎。

（1）临床表现

一般无明显全身症状。咽部有如异物感、痒感、灼热感、干燥感或微痛感,常有黏稠分泌物附着于咽后壁,使病人晨起时出现频繁的刺激性咳嗽,伴恶心;无痰或仅有颗粒状藕粉样分泌物咳出,萎缩性咽炎病人有时可咳出带臭味的痂皮。

（2）体征

慢性单纯性咽炎:咽黏膜充血,血管扩张,咽后壁有少数散在的淋巴滤泡,常有少量黏稠分泌物附着在咽黏膜表面。

慢性肥厚性咽炎:咽黏膜充血增厚,咽后壁淋巴滤泡显著增生,散在突起或融合成块。咽侧索亦充血肥厚。

萎缩性咽炎与干燥性咽炎:咽黏膜干燥,萎缩变薄,色苍白发亮,常附有黏稠分泌物或带臭味的黄褐色痂皮。

（二）证候诊断

1. 肺肾阴虚证

咽部干燥,灼热疼痛,午后较重,或咽部梗梗不利,干咳痰少而稠;咽部黏膜暗红,或干燥少津;手足心热,舌红少津,脉细数。

2. 脾气虚弱证

咽喉梗梗不利或痰黏着感,咽燥微痛;咽黏膜淡红,咽后壁淋巴滤泡增生;呃逆反酸,少气懒言,胃纳欠佳,或腹胀,大便不调,舌质淡红边有齿印,苔薄白,脉细弱。

3. 脾肾阳虚证

咽部异物感,梗梗不利;咽部黏膜淡红;痰涎稀白,面色苍白,形寒肢冷,腹胀纳呆,舌质淡胖,苔白,脉沉细弱。

4. 痰瘀互结证

咽部异物感、痰黏着感,或咽微痛,咽干不欲饮;咽黏膜暗红,咽后壁淋巴滤泡增生或融合成片,咽侧索肥厚;易恶心呕吐,胸闷不适。舌质暗红,或有瘀斑,苔白或微黄,脉弦滑。

三、治 疗

（一）治则

滋阴降火,清咽通络。

（二）取穴

照海、太溪、列缺、少商、商阳。

（三）刺法

以毫针刺照海、太溪、列缺；以锋针刺少商、商阳出血。

（四）典型病例

胡某某,女,26 岁

主诉:咽喉痛 2 个月余。

现病史:患者 2 个月前患感冒时出现咽喉肿痛,经治疗后感冒已愈,但咽痛仍存在。2 个月来咽喉一直隐隐作痛,干涩发胀,阵阵作痒,手足心热,口干舌燥。

望诊:舌质红,苔少,乏津。

切诊:脉弦滑。

查体:咽部微红。

诊断:慢性咽炎。

辨证:此病乃属热病灼阴,肾阴不足,虚热内生,上蒸咽喉所致。

治则:滋阴降火,清利咽喉。

取穴:照海、太溪、列缺、少商、商阳。

刺法:以锋针点刺少商、商阳出血;以毫针刺照海、太溪、列缺,留针 30 分钟。

针治 2 次后,病人自述咽痛好转,咽喉不像以前那样干涩,再针 2 次,咽痛完全消失,其余不适亦随之消失,临床痊愈。

按　　语

慢性咽炎是咽炎的一种,其特点是病程长,症状顽固,不易治愈。咽喉为肺胃所属,喉连气管而通于肺,外邪犯肺或肺胃蕴热,均可灼伤阴津,肾水不足。从经脉循行看,手太阴肺经"属肺,从肺系横出腋下"。肺系即肺与喉咙相联系的部位。足少阴肾经"入肺中,循喉咙,挟舌本"。故本病与肺、肾两经关系最为密切。

咽炎属于中医"喉痹"的范畴,而慢性咽炎则多见于阴虚喉痹,故治疗上针刺照海、太溪穴补肾育阴,针刺井穴少商、商阳穴放血,清利虚热,佐以刺肺经列缺穴以调理气机,五穴共用即可达到滋阴降火、利咽喉的目的。

慢喉瘖(慢性喉炎)

失音是一个症状,凡是语声嘶哑,甚则不能发声者,统称之失音。猝然发病者为"暴瘖";缓慢形成,日久不愈者为"慢喉瘖"。

一、病因病机

本证病位在喉,喉为肺肾两经循行所过,故本症与肺肾关系密切。风寒、风热、风燥之邪侵袭于肺,肺失宣降,痰浊滋生,壅滞于肺,郁而生热,灼伤肺津,咽喉失润,发音不利;肺津已伤,日久及肾,肾水不足,肺肾皆虚,津液不能上润于喉,喉失其养,可见失音。

二、诊　　断

（一）疾病诊断

1. 中医诊断标准

参照中华人民共和国中医药行业标准《中医病证诊断疗效标准》(ZY/T001.6-94)、普通高等教育"十一五"国家级规划教材《中医耳鼻咽喉科学》(王士贞主编,第二版,中国中医药出版社,2007 年)。

（1）主要症状:声音嘶哑。

（2）次要症状:咽喉干燥,或疼痛,或伴有咳嗽咯痰、清嗓、异物感等症。

（3）病程:病程较长,声音嘶哑时轻时重。

（4）喉部检查:喉黏膜多有暗红色充血、肿胀或萎缩,声带肿胀、肥厚,声门闭合不全。

具备主症、体征,并结合病程即可确诊。

2. 西医诊断标准

参照全国高等医药院校五年制教材《耳鼻咽喉头颈外科学》(田勇泉主编,第七版,人民卫生出版社,2008 年)。

（1）声嘶:是慢性喉炎的主要症状。发音时音调变粗、变低,禁声后声音嘶哑好转,多言后加重。

（2）喉部不适:患者感觉喉部不适,或如异物感、灼热感,或为干燥、疼痛感。发音时间较长时喉部不适感加重。

（3）咳嗽咯痰:咳嗽一般不严重,常作"吭、喀"清嗓动作。时喉有黏痰、难咯,喉痒而阵咳。

（4）喉部检查:①慢性单纯性喉炎:喉黏膜弥漫性充血、肿胀,声带失去原有的珠白色,呈粉红色,声带边缘变钝,黏膜表面可见稠厚黏液,常在声门间连成黏液丝。②肥厚性喉炎:喉黏膜肥厚,以杓间区较明显,声带肥厚,闭合不良;室带肥厚,遮盖部分声带;杓会厌襞亦可增厚。③萎缩性喉炎:喉黏膜干燥、变薄而发亮。杓间区、声门下常有黄绿色或黑褐色干痂,如将痂皮咳清,可见黏膜表面有少许渗血;声带变薄,张力减弱。

（二）证候诊断

1. 肺肾阴虚证

声音嘶哑,咽喉干涩微痛,干咳,痰少而黏,常需清嗓,午后加重;喉黏膜微红肿,声带肥厚,或喉黏膜干燥、变薄,声门闭合不全;或见颧红唇赤,头晕耳鸣,虚烦少寐,手足心热;舌红少津,脉细数。

2. 肺脾气虚证

声音嘶哑,语音费力,不能持久,劳则加重;喉黏膜色淡、声带松弛无力,声门闭合不全;或见食少,便溏,倦怠乏力;舌淡胖,边有齿印,苔白,脉细弱。

3. 痰凝血瘀证

声音嘶哑,讲话费力,喉内异物感或有黏痰;喉黏膜暗红肥厚,或有声带小结、息肉;胸闷不舒;舌暗红或有瘀点,苔薄白,脉细涩。

三、治 疗

(一) 治则

宣降肺气,滋阴降火,通经调气,升津润喉。

(二) 取穴

液门、听宫、水突、鱼际、列缺。

(三) 刺法

以毫针刺之,留针 30 分钟。

(四) 典型病例

1. 王某,女,40 岁

主诉:声音嘶哑、咽痛 1 个月余。

现病史:患者于 1 个月前外受风寒,出现发热恶寒,咽喉疼痛,讲话声音嘶哑,诊为急性喉炎,经静点抗生素后体温已正常,咽痛减轻,但仍声音嘶哑,口干欲饮,纳差,大便略干,小便可。

望诊:舌红,苔薄黄。

切诊:脉滑数。

诊断:慢喉瘖。

辨证:风热袭肺,肺气不畅,津液不能上润于喉所致。

治则:清利肺热,通经调气,升津润喉。

取穴:鱼际、列缺。

刺法:以毫针直刺鱼际 5 分深,向上斜刺列缺 5 分,留针 30 分钟。

患者针后当晚即觉喉部通畅,次日复诊 1 次,讲话声音已基本恢复正常。共治疗 2 次,临床痊愈。

2. 吴某某,男,63 岁

主诉:声音嘶哑 20 年。

现病史:患者声音嘶哑已 20 年,讲话时语音低微,伴口干,眠差,二便正常。

望诊:舌苔薄白。

切诊:脉沉细。

诊断:失音。

辨证:肾阴不足,津液不能上承于喉,以致音哑。

治则:滋阴增液,升津润喉。

取穴:液门、听宫。

刺法:以毫针向上斜刺液门穴2寸,直刺听宫穴1.5寸,留针30分钟。

患者每周治疗2~3次。前4次均针刺液门穴,稍有效果,第5次加刺双侧听宫穴,当即起针后,嗓音明显宏亮,唾液增多,共诊治10次痊愈。

按 语

本病分虚实,实证多责之于肺,肺金不鸣则声音嘶哑,治疗上多泻壅实之气滞,宣降通调肺经之气,多取手太阴肺经之络穴列缺、荥穴鱼际,泻肺热、调经气、升津润喉以治音哑。虚证多责之于肾,按一般规律可针刺照海、太溪穴补肾育阴。人体是一个整体,五脏六腑之气、经络之气皆相互沟通,通则气顺,气顺则人体健康而不病。患者失音病程日久,初期肺经气滞,日久肾经亦气滞,滞则化热伤阴、阴津亏少,故喉失其润而为之哑。临床实践证明肾阴不足之失音证,可刺手少阳三焦经荥穴液门,是处为三焦经经脉气所发之处,状如小水,以毫针向上斜刺液门2寸可通三焦之气滞,肾为下焦,故此穴可调肾,而起到育阴升津润喉之效。听宫穴是手太阳小肠经穴,与手足少阳经交会,深刺此穴2寸深,可调喉部经气。水突是足阳明胃经穴,位居颈部,邻近于喉,是治疗咽喉疾病的局部穴位,刺此穴宜5分许,亦有调喉部经气的作用。经气得调,则热邪可疏,故穴位配合应用,可起到育阴清热,通经调气,升津润喉的作用。

牙 痛

牙痛是口腔疾患中常见的症状,如龋齿、牙周炎等各种牙痛。本症疼痛颇剧,常影响患者的饮食和睡眠。

一、病 因 病 机

本病的发生多由体内蕴热,过食辛辣厚味,复感风邪,侵袭阳明经络,郁而化火,火邪循经上炎,发为阳明风火牙痛,此为实证;亦有素体肾阴不足之人,虚火上炎引发牙痛者,此属虚证。

二、证 候 诊 断

1. 实火牙痛证

牙痛甚烈,兼有口臭,舌苔黄,口渴,便秘,脉洪。

2. 风火牙痛证

牙痛甚而龈肿,兼形寒身热,脉浮数。

3. 肾虚牙痛证

隐隐作痛,时作时息,口不臭,牙齿松动,脉细。

三、治 疗

(一) 治则

散风泻火,填精益肾。

(二) 取穴

合谷、下关、颊车。

(三) 刺法

毫针刺,实证用泻法,虚证用补法。

(四) 典型病例

1. 张某某,男,54 岁

主诉:牙痛月余。
现病史:牙痛月余,影响眠及饮食,咀嚼时疼痛加重。
望诊:舌淡无苔。
切诊:脉细数无力。
诊断:牙痛。
辨证:肾气亏乏,虚火上炎。
治法:滋阴降火。
取穴:太溪(双侧,补法)、合谷、下关、颊车、大迎(患侧,均泻)。
针后痛大减,共针 4 次,痛除告愈。

2. 杨某某,男,21 岁

主诉:左上牙痛 1 天。
现病史:患者昨日参加体育运动时,汗出较多,遍身淋漓,后觉浑身发凉,尤以后背明显,今晨起觉咽喉发紧,左侧上牙齿疼痛,进食时甚,曾服用止痛片,觉身凉等症减轻,但牙痛如故,故来院就诊。
望诊:舌苔薄黄。
切诊:脉滑略数。
诊断:牙痛。

辨证:风邪侵袭阳明,经络阻滞以致牙痛。

治则:疏风泻火,通经止痛。

取穴:风池、外关、下关。

刺法:以毫针刺之,用泻法,留针 30 分钟,留针其间,行针 1 次。

针刺起针后,患者当即觉牙痛消失。

3. 袁某某,男,35 岁

主诉:右侧上牙齿疼痛 3 天。

现病史:患者近日来大便干燥,自觉口干苦,3 天前右上牙齿作痛,昨日加重,不敢咀嚼食物,曾服用止痛片、消炎药无效。现大便 3 日未行,口臭,纳差,小便黄。

望诊:舌质红,苔黄乏津。

切诊:脉滑弦。

诊断:牙痛。

辨证:阳明郁热,经络壅滞。

治则:清热泻火,通经止痛。

取穴:内庭、天枢、下关、颊车。

刺法:以毫针刺之,用泻法,留针 30 分钟,留针期间,行针 1 次。

患者针后觉疼痛减轻,回家后即敢饮食,次日晨起排便 1 次,便后自觉舒畅许多,次日复针,共针治 3 次,牙痛痊愈。

按　　语

牙痛病可分为风火牙痛、胃火牙痛和肾虚牙痛 3 种证型。前二者属实,病变在手足阳明;后者属虚,病在肾之少阴。从经络循行看,足阳明胃经入上齿中,手阳明大肠经入下齿中,故临床上牙痛多取内庭穴,下牙痛多取合谷穴,配以局部用穴,如有外风侵袭,可加用外关、风池以疏风。肾者主骨,齿为骨之余,肾阴不足,虚火上炎常致牙痛,故临床常取太溪穴以补肾,取行间穴以泻肝,此为滋水涵木之法,配以刺局部穴位,多取良效。

牙痛病虽为常见,但疼痛甚者,仍较痛苦,故当从速解除。实证者用泻法,留针期间应行针 1 次,以加强针感;虚证者局部穴应先补后泻,用上述手法,常获良效。

颞下颌关节功能紊乱综合征

本病是常见病、多发病。青壮年好发,多为单侧发病,亦可累及双侧。

一、病 因 病 机

本病的发生常与错颌、缺牙、过度磨损、习惯单侧咀嚼、关节负重、创伤、寒冷刺激等因素有关。中医认为风寒外袭等原因而致经络不畅,关节失利。

二、诊　　断

颞颌关节咀嚼时疼痛,活动受限,关节弹响。放射科拍片检查颞下颌关节无异常。

三、治　　疗

(一) 治则

温经活络,通利关节。

(二) 取穴

下关、颊车、耳门、合谷

(三) 刺法

毫针刺,平补平泻法。

(四) 典型病例

1. 于某某,女,31 岁

主诉:右侧面部疼痛 3 天。

现病史:右侧面部疼痛 3 天,张口时颞下颌关节疼痛,咀嚼困难,张口时有弹响声。查:颞下颌关节紧,压痛明显,无红肿。

望诊:舌淡红,苔薄白。

切诊:脉弦。

诊断:颞下颌关节功能紊乱综合征。

辨证:风寒阻络,关节失利。

治则:散风通络。

取穴:患侧下关、颊车、耳门、合谷。

刺法:以毫针刺之,用泻法,留针 30 分钟,留针期间,行针 1 次。

针刺 1 次后,疼痛明显减轻,咀嚼略有困难,3 次治愈。

2. 晋某某,女,50 岁

主诉:左侧颞下颌关节疼痛 7 天。

现病史:患者左侧颞下颌关节部位疼痛已 7 天,张口受限,咀嚼无力,咬食物时困难,有时关节处有弹响声,伴有左耳鸣响,纳差,大便略干,两日 1 行。

望诊:舌苔薄白,身体瘦弱。

切诊:脉沉细。

诊断:颞下颌关节功能紊乱综合征。

辨证:患者素体虚弱,经络不畅,气血不荣,筋骨失养。

治则:通调阳明少阳经气,调气和血,荣养筋骨。

取穴:颊车、下关、合谷、角孙。

刺法:以毫针刺之,留针 30 分钟。

患者隔日针刺 1 次。1 诊后疼痛大减,2 诊后疼痛消失,进食正常,耳鸣无,临床痊愈。

3. 钱某某,女,45 岁

主诉:右颞下颌关节疼痛复发 4 天。

现病史:患者右颞下颌关节痛已 5 年,时好时坏,常因哈欠或咀嚼食物时引发疼痛发作,曾去口腔科就诊,治之未效。4 天前,因打哈欠又引起疼痛,伴有关节处肿胀感,咀嚼时不敢用力,只能进食流质,不敢大笑或大声讲话,纳差,胸脘满闷。

望诊:舌苔薄白。

切诊:脉弦细。

查体:面部双侧大致对称,右侧颞下颌关节处有压痛。

诊断:颞卜颌关节功能紊乱综合征。

辨证:阳明少阳经络不畅,气血不荣,筋骨关节失于营养。

治则:通调阳明少阳经络,调气和血,营养筋骨关节。

取穴:下关、颊车、合谷、耳门。

刺法:以毫针刺之,留针 30 分钟。

患者隔日针治 1 次,2 诊后疼痛明显减轻,共针治 5 次,诸症消失,临床痊愈。

按　语

颞下颌关节位于耳前,是多条经脉循行所过之处。足阳明胃经"却循颐后下廉,出大迎,循颊车,上耳前,过客主人。"足少阳胆经"其支者,从耳后入耳中,出走耳前"。手太阳小肠经"其支者,从缺盆,循颈,上颊,至目锐眦,却入耳中……"。从以上看,有 4 条经脉循行均经颞下颌关节所居之耳前部位,故临床选用穴位多是四经之穴,局部及邻近选穴以听宫、听会、耳门、颊车、下关、角孙等为穴,远端取穴以合谷为主。此病的发生与阳明少阳经气阻滞关系最为密切,阳明多气多血,主润宗筋,少阳主筋,经脉不通,气血不调,筋脉骨骼均失营养,故易发为此病。临床一般宜选用局部邻近穴位 1 ~ 2 穴,远端配以合谷穴刺之,多可获效。如遇久治不愈者,亦可局部加用灸法等。

暴聋(突发性聋)

耳聋、耳鸣是指听觉异常的两种症状,可由多种疾病引起。耳聋以听力减退或听力丧失为主症,耳鸣为自觉耳内鸣叫,如闻潮声,或细或暴,妨碍听觉。

一、病 因 病 机

本病的发生与多种原因引起的耳窍闭塞有关。病因外有风热上受,客邪蒙窍;内有痰火,肝热,蒸动浊气上壅;或因久病肝肾亏虚,脏气不足,或脾胃气弱,清阳不升,不能上奉清窍,病因颇为复杂。慢性耳聋、耳鸣多与肾精不足有关。

二、诊　断

（一）疾病诊断

1. 中医诊断标准

参照中华人民共和国中医药行业标准《中医病证诊断疗效标准》(ZY/T001.6-94)、普通高等教育"十一五"国家级规划教材《中医耳鼻咽喉科学》(王士贞主编,第二版,中国中医药出版社,2007 年)。

诊断依据：

（1）听力突然下降,1~3 天内听力下降达到高峰,多为单耳发病。或伴耳鸣、眩晕。

（2）常有恼怒、劳累、感寒等诱因。

（3）耳部检查:鼓膜多无明显变化。

（4）听力检查主要呈感音神经性聋。

（5）应与耳眩晕、耳胀相鉴别。

2. 西医诊断标准

参照全国高等医药院校五年制教材《耳鼻咽喉头颈外科学》(田勇泉主编,第七版,人民卫生出版社,2008 年),中华医学会耳鼻咽喉头颈外科分会 2005 年制定的《突发性聋诊断和治疗指南》。

（1）突然发生的听力损失,可在数分钟、数小时或 3 天以内。

（2）非波动性感音神经性听力损失,可为轻、中或重度,甚至全聋。至少在相连的两个频率听力下降 20dBHL 以上。多为单侧,偶有双侧同时或先后发生。

（3）病因不明(未发现明确原因包括全身或局部因素)。

（4）可伴耳鸣、耳堵塞感。

（5）可伴眩晕、恶心、呕吐,但不反复发作。

（6）除第八颅神经外,无其他颅神经受损症状。

（二）证候诊断

1. 风邪外犯证

多因感冒或受寒之后,突发耳聋,伴鼻塞、流涕,或有头痛、耳胀闷,或有恶寒、发热、身痛。舌质红,苔薄白,脉浮。

2. 肝火上炎证

情志抑郁或恼怒之后,突发耳聋,耳鸣如潮或风雷声,伴口苦口干,便秘尿黄,面红、目赤。舌红,苔黄,脉弦数。

3. 痰火郁结证

耳聋耳鸣,耳中胀闷,或见头晕目眩,胸脘满闷,咳嗽痰多,口苦或淡而无味,二便不畅。舌红,苔黄腻,脉滑数。

4. 血瘀耳窍证

耳聋突然发生,并迅速发展,常伴耳胀闷感或耳痛,耳鸣不休,或有眩晕。舌质暗红,脉涩。

5. 气血亏虚证

听力下降,每遇疲劳之后加重,或见倦怠乏力,声低气怯,面色无华,食欲不振,脘腹胀满,大便溏薄,心悸失眠,舌质淡红,苔薄白,脉细弱。

三、治 疗

(一) 治则

通利少阳,益肾平肝,醒神开窍。

(二) 取穴

听宫、翳风、中渚。

(三) 刺法

毫针刺,实证用泻法;虚证用补法。

(四) 典型病例

1. 王某某,男,46 岁

主诉:耳聋、耳鸣 2 周。

现病史:2 周前无明显诱因,突然出现右耳耳鸣、听力下降,耳鸣声时高时低,伴有头晕沉,口干苦,纳可,小便调,大便两日 1 行。

望诊:舌淡尖红,苔薄白。

切诊:脉弦滑。

诊断:耳鸣。

辩证:少阳阻滞,经脉不畅。

治则:清利少阳,通调经脉。

取穴:听宫、翳风、中渚、合谷、太冲。

刺法:毫针刺,泻法。每次留针 20 分钟,每周 1 次。

治疗 3 次后耳鸣减轻,听力略有好转;10 次后,诸症减轻;共治疗 20 次,右耳听力基本恢复正常,诸症消失。

2. 付某某,男,2 岁半

主诉:耳聋 1 年。

现病史:(家长代述病情)1 岁半时患肺炎住院,输液用庆大霉素及红霉素,烧退后出院。约 2 个月后,正值春节之际,发现患儿不惧鞭炮声响,即去医院诊治,诊为"药物中毒性耳聋"。予 ATP、辅酶 A、细胞色素 C 等药物,治疗约 1 年,左耳听力提高 10 分贝。后因发烧听力复又下降。经针灸、气功等治疗未效,来诊。一般情况好,食纳佳,二便正常。

望诊:舌苔薄白。

闻诊:寡言少语,对外界声响无反应。

切诊:脉细数。

诊断:耳聋。

辨证:药物中毒,伤及气血,损其经脉,日久伤肾,耳窍失聪。

治则:通经活络,调和气血,补益肾气。

取穴:听宫、外关、筑宾。

刺法:均以毫针针法,行速刺法,得气出针,每周治疗 2 次。以 12 次为 1 个疗程,每个疗程后休息 2 周。

医嘱:因病情较重,其效果非 1 日可取,需坚持治疗方能收效。

上方上法坚持治疗约 2 年,治疗次数百余次。患儿症情由稳定至耳听力显著改善,对日常大声说话均可听到。用助听器可听袖珍收音机广播,每逢感冒发烧,听力不再有下降之反复,效果理想。

3. 冷某某,男,6 岁半

主诉:耳聋 3 年。

现病史:(家长代述病情)3 年前孩子约 3 岁半时,家长发现孩子对外界声响反应迟钝,且有加重趋势,到某医院诊为"神经性耳聋"。测听力左耳 75 分贝,右耳 65 分贝,予营养神经药物治疗,后又经中药、针灸治疗,效果欠佳。患儿精神好,语言清,食纳佳,二便调。

望诊:舌苔薄白。

闻诊:语言清晰,对外界声响反应迟钝。

切诊:脉滑数。

诊断:耳聋。

辨证:经气不畅,耳窍失聪,日久及肾。

治则:通经活络,调和气血,补益肾脏。

取穴:听宫、翳风、下关、合谷、太溪。

刺法:均以毫针针刺法,行速刺法,得气出针,每周治疗 2~3 次。

经数次针治后,患儿听力有所好转,家长大声呼之可有较准确的客观反应,针穴不变,经 10 余次治疗后,病情明显好转,约 20 次治疗后,患儿已对日常中等响度产生大致准确反应,继续治疗症状明显缓解。

4. 李某某,女,52 岁

主诉:耳聋耳鸣 20 天。

现病史:20 天前,因与家人吵架生气后发生耳鸣,数日后双耳听力开始下降,约 10 天前右耳听力完全消失,左耳听力下降,尚能听见大声呼喊。经服中药及针灸治疗未效。患者性情急躁,口干苦,耳鸣时轻时重,终日不休,时似刮风,时似蝉鸣,寝欠安,二便调。

望诊:舌尖边红,舌苔薄白。

闻诊:语言洪亮,能与他人大声交谈。

切诊:脉弦滑。

诊断:耳鸣耳聋。

辨证:少阳热盛,循经上逆,耳窍失聪。

治则:清泻少阳,疏通经络。

取穴:耳门、翳风、中渚、合谷。

刺法:均以毫针刺法,施以泻法。每天针治 1 次,每次留针 20 分钟。

诊治 3 次后,患者心情舒畅,诉耳鸣消失,左耳听力明显好转。10 诊后右耳开始出现听力。嘱隔日针治 1 次,穴位不变。约 20 余诊时,患者左耳听力基本恢复正常,右耳可听到日常中等响度声音,继续治疗。效佳。

5. 李某某,女,71 岁

主诉:突然耳聋耳鸣 4 天。

现病史:4 天前无任何诱因突发左耳耳鸣、听力下降,耳鸣时如蝉鸣,时如雷响。耳聋,非大声说话不能听见。患者经常头晕,腰痛,尿黄,大便干,二日 1 行,寐欠安。

望诊:舌苔薄白。

闻诊:语言清晰,能与他人交谈。

切诊:脉沉细。

诊断:耳聋耳鸣。

辨证:素体阴虚阳亢,气血阻滞,耳窍失荣。

治则:滋阴潜阳,通经活络。

取穴:四神聪、率谷、听宫、中渚、太溪。

刺法:均以毫针针法,补太溪,余穴泻之,隔日治疗 1 次。

2 诊来时,患者诉耳鸣消失。3 诊时诉左耳听力好转,且头晕亦有好转。5 诊时听力明显好转。经 10 次治疗,患者耳鸣耳聋临床痊愈。

6. 赵某某,男,24 岁

主诉:外伤后耳聋口哑 4 天。

现病史:患者 4 天前在高空劳动时,不慎失足跌落,当时无创伤、疼痛及不适感,但次日却突然耳聋、口哑。查患者神志痴呆,听力完全丧失,口哑不能言语。除此而外余无他症。

望诊:舌苔薄白。

切诊:脉弦细稍数。

诊断:外伤性聋哑。

辨证:系因受惊气乱所致。

治法:镇静安神,理气开窍。

取穴:哑门、廉泉(均泻),通里、气海、涌泉(均补)。留针30分钟。

翌日2诊:效不显,予针哑门(泻)、廉泉(泻)、中脘(灸)、气海(补)、合谷(泻)、神门(补)、大陵(补)、照海(补)、百会(泻),留针30分钟。

3诊:听力有所恢复,高呼已可闻,能说简单数字如一、二、三。取穴手法不变。

4诊:显效,大声说话已能听到,能说简单话语如"人多"、"不在这儿吃饭"等。

取穴:哑门、廉泉、翳风、听会、颊车、地仓、合谷、通里、关冲,留针30分钟。

效不更方,又连续针灸4次,聋哑均除,听力、语言完全恢复正常,前后针治7次,收功告愈。

按 语

在古典医籍中,耳聋有多种名称,如暴聋、卒聋、虚聋等。因为耳鸣常与耳聋同时出现,且治疗又大致相同,故可相提并论。

耳鸣耳聋在临床上首先需辨证。从辨经角度认识,耳鸣耳聋多与手足少阳经有关。如三焦手少阳之脉"上项,系耳后,直出耳上角,……从耳后入耳中,出走耳前";胆足少阳之脉"上抵头角,下耳后,从耳后,……入耳中,出走耳前"。从辨证角度认识,本病多分为虚实之证,虚证者,听力渐渐下降。日久成聋。耳鸣呈高调如夏季之蝉鸣,经久不断。多为脏腑虚弱,如肝血不足,肾阴不足等。实证者,突发暴聋,耳鸣多呈低调,音响较大,如雷鸣、如击钟、如飞机起落等不尽相同,时作时止,多与风、火、郁等因素有关。治则分别为清肝泻火和补益肾精,听宫、翳风、中渚3个主穴均为阳经穴,可疏通耳部气血,止鸣复聪,配四关穴清泻火热,开窍启闭;配太溪、筑宾滋阴补肾,肾精充足则耳窍得养。

病例6中患者由外伤后引起,经曰"惊则气乱",患者体质素弱,坠下受惊,致使气乱、经络瘀塞,肾气不通于耳即聋,心气不能达于舌便哑,意志紊乱则痴呆。《玉机真脏论》说:"急虚耳中,卒至五脏闭绝脉道不通,气不往来……。"哑门、廉泉,都是疏调舌本之气机,为治哑要穴,百会可总调诸阳之气,并有升清开窍作用,取合谷穴是因手阳明的经脉亦循行于耳,故用以疏通阳明经气,听会、翳风,可疏调耳部之经气,古人说:"耳聋气闭全凭听会翳风",故为治聋之要穴。神门、大陵,可安神定志,并开心窍。照海、涌泉可疏调少阴肾经之气,使之上达于耳。因患者素虚,故在治疗是时除针通经活络,镇静理气之穴外,并灸中脘、气海而获效。

第六章 妇 科

不 孕 症

育龄妇女由于肾虚、肝郁、痰湿、血瘀等原因,导致冲任、子宫功能失调,结婚 1 年以上,或曾孕育后 1 年以上,夫妇同居,配偶生殖功能正常,而不受孕者,称为不孕症。

一、病 因 病 机

先天不足,肾气虚弱;精血亏虚,冲任失养;外感寒邪,邪气客于胞中;或内伤七情,饮食失节,以致气滞血瘀,痰湿内生,痰瘀交结,闭阻胞宫等,均可导致不孕。原发性不孕多与肾虚肝郁有关,继发性不孕多与血瘀有关。

二、诊 断

(一) 疾病诊断

参照中华人民共和国中医药行业标准《中医病证诊断疗效标准》(ZY/T001.6-94)。

(1) 育龄妇女结婚 1 年以上,夫妇同居,配偶生殖功能正常,不避孕而未能受孕者,为原发不孕。曾有孕产史,继又间隔 1 年以上,不避孕而未怀孕者,称为继发不孕。

(2) 排除生殖系统的先天性生理缺陷和畸形。

(二) 证候诊断

1. 肾阳亏虚证

婚后不孕,经行量少色淡,头晕耳鸣,腰酸形寒,小腹冷感,带下清稀,性欲淡漠,有时便溏。舌淡胖,苔白,脉沉细尺弱。

2. 肾阴亏虚证

婚后不孕,经行先期,量少色红,五心烦热,咽干口渴,头晕心悸,腰酸腿软。舌红少苔,脉细数。

3. 痰湿内阻

婚后不孕,月经后期,量少色淡,形体肥胖,胸闷口腻,带多黏腻。苔白腻,脉弦滑。

4. 肝气郁滞

婚后不孕,月经不调,量或多或少,色紫红有血块,情志失畅,经前胸闷急躁,乳房作胀,行经少腹疼痛。苔薄黄,脉弦。

5. 瘀滞胞宫

婚后不孕,经行后期量少,色紫有块,小腹疼痛,经前尤甚。舌边或有紫斑,苔薄黄,脉弦或涩。

三、治　疗

(一) 治则

温补脾肾,疏肝理气,化痰活血,调补冲任。

(二) 取穴

关元、中极、水道、归来、大赫、三阴交。

(三) 刺法

毫针刺,补法。

(四) 典型病例

1. 陈某,女,36 岁

主诉:婚后不孕 3 年。

现病史:患者自 15 岁月经来潮后,月经量偏少,色暗,尚规律。纳可,眠安,二便调。行妇科检查未见明显异常。

望诊:舌淡红,苔薄白。

切诊:脉沉细尺弱。

诊断:不孕症。

辨证:肾气不足,经脉不畅。

治则:补益肾气,通调经脉。

取穴、刺法同上,每周治疗 3 次。

共治疗 20 次。后告知医生已怀孕。

2. 鹿某某,女,34 岁

主诉:月经不调 7 年,婚后不孕。

现病史:患者于 22 岁时因劳累过度,闭经达 10 个月之久,虽经多方医治,但疗效不佳,有时服药后月经来潮,停药后即闭经,至今已有 7 年。婚后性欲减退,因此与丈夫离婚,睡眠及饮食尚可,二便正常。

望诊:声息正常,舌质红,苔薄白。

切诊:脉沉弦。

诊断:不孕症。

辨证:先天不足,劳伤气血,加之情志不畅,思虑伤脾,以致冲任失调。

治则:补益肾气,调理冲任。

取穴:关元、水道、归来、三阴交。

刺法:以毫针刺入腹部穴位1.5寸深,全部穴位均用补法,留针30分钟。

患者每周治疗2次,12次为1个疗程,前后针治1年,月经来潮,每月1次,周期正常,经色,经量均适中。患者第2次结婚后当年怀孕,生1男婴。

按　　语

不孕症的发生与多种因素有关,其临床最常见的致病原因与肾气不足、精血亏少、胞宫虚寒、冲任气血失调有关。女子以血为本,血液盈则荣于冲任,冲脉盛则任脉通,月事以时下。任脉司人身之阴,足三阴之脉皆会于任,故称阴脉之海、人体孕育之根本,故有"任主胞胎"之说。任脉起于胞中,出会阴、上出毛际,与肝脾肾三脉会于曲骨、中极、关元……。故不孕症的产生与冲任气血关系最为密切。临床表现为月经的异常,从病理角度看,即属于血的异常,血虚、血少、血闭是造成不孕症的直接原因,也是多见的原因;除此,临床上亦有血寒等原因造成不孕的。在治疗方面,凡不孕症患者有月经不调者,当治以调经为先,法用补肾固元,调理气血,荣养冲任。取穴以关元、中极、水道、归来、三阴交为主方。亦可选用气海穴以加强行气补气的作用;针刺阴廉穴调经血,为治疗月经不调,不孕症的效验之穴。本穴位于肝经,居股内侧近边缘处,故名。穴在胃经气冲穴下2寸。《甲乙经》载:"治妇人绝产"。《针灸大成》亦说:"治妇人绝产,若未经生产者。"以上诸穴配合使用,为治疗不孕症的常用穴组。

痛经(子宫内膜异位症、子宫腺肌病)

凡经期或经期前后小腹疼痛的,称为痛经。子宫发育不良,或子宫过于前屈和后倾,子宫颈管狭窄,盆腔炎,子宫内膜异位等疾病可出现此症状。

一、病 因 病 机

经期受寒饮冷,坐卧湿地,或内伤七情,以致肝郁气滞,冲任受阻;或禀赋虚弱,气血不足,胞络失养而发病。

二、诊　　断

(一)疾病诊断

参照中华人民共和国中医药行业标准《中医病证诊断疗效标准》(ZY/T001.6-94)。

(1)经期或经行前后小腹疼痛,痛及腰骶,甚则昏厥。呈周期性发作。

（2）好发于青年未婚女子。

（3）排除盆腔器质性疾病所致腹痛。

（二）证候诊断

1. 气血瘀滞

经前或经期小腹胀痛拒按，或伴乳胁胀痛。经行量少不畅，色紫黑有块，块下痛减。舌质紫暗或有瘀点，脉沉弦或涩。

2. 寒湿凝滞

经行小腹冷痛，得热则舒，经量少，色紫黯有块。伴形寒肢冷，小便清长。苔白，脉细或沉紧。

3. 肝郁湿热

经前或经期小腹疼痛，或痛及腰骶，或感腹内灼热。经行量多质稠，色鲜或紫，有小血块。时伴乳胁胀痛，大便干结，小便短赤，平素带下黄稠。舌质红，苔黄腻，脉弦数。

4. 气血亏虚

经期或经后小腹隐痛喜按，经行量少质稀。形寒肢疲，头晕目花，心悸气短，舌质淡，苔薄，脉细弦。

5. 肝肾亏损

经期或经后小腹绵绵作痛，经行量少，色红无块。腰膝酸软，头晕耳鸣。舌淡红，苔薄，脉细弦。

三、治　疗

（一）治则

经前理气，经期活血，经后补虚。

（二）取穴

关元、三阴交、中封。

（三）刺法

毫针刺，关元配合施以艾盒灸，留针30分钟。

（四）典型病例

1. 王某，女，16岁

主诉：经期小腹疼痛3年。

现病史:从月经来潮起,则行经时小腹胀痛不适,但可自行减轻。此次外受寒凉,而逢月经来潮,小腹绞痛,疼痛难忍。平素周期33天左右,经量尚可,色暗有块。

望诊:患者身体前屈,双手按腹,表情痛苦,面色苍白。舌淡苔薄白。

切诊:脉弦。

诊断:痛经。

辨证:寒凝气滞。

治则:行气散寒,活血止痛。

取穴:关元、三阴交、中封。

刺法:关元配合灸法,余穴毫针刺,平补平泻。

针灸15分钟后,疼痛略缓解,起针时,已基本无疼痛。又巩固治疗2次。嘱其下次月经来潮前3~5天前来就治。患者如期接受治疗,痛经未发作。

2. 李某,女,27岁

主诉:经期腹痛八七年。

现病史:六七年来,月经来潮即出现腹部疼痛,疼痛部位在右下腹,伴有少腹发凉,月经周期不准,3~4个月行经1次,带经5~6天,经量少,色暗黑,曾经去西医院诊查,诊断为"宫体后位",现正行经第3天,右侧小腹部疼痛。已婚6年未孕,诊断为"原发性不孕症"。

检查:右侧少腹部有明显压痛。

望诊:舌苔薄白,脉沉细。

诊断:痛经。

辨证:证属胞宫虚寒,冲任不调,寒凝气滞,血行不畅所致。

治则:温煦下焦,调和冲任。

取穴:关元、中极、水道、归来、三阴交。加灸关元。

患者隔日针灸治疗1次,连续15次,至下次月经来潮时,少腹疼痛已明显减轻。

3. 张某,女,32岁

主诉:小腹疼痛10余年。

现病史:患者婚后11年未孕,月经周期不准,有时提前或错后,经量多,色紫黑,有血块,月经前半个月全身浮肿发胀,手足肿甚,自半年前开始月经量更多,经期腹痛加重,每次必须服用止痛药和止血药月经才能止住,生气后即出血,注射止血针剂无效。近三四天来小腹内有烧灼感(正值月经前期),头晕,眼花,全身乏力,心慌,食欲尚可,二便正常,夜寐一般。

望诊:舌苔薄白,中间黄厚。

切诊:脉象沉细。

诊断:痛经。

辨证:冲任失调,瘀滞不通,以致不孕及小腹痛。

治则:调理冲任,通调经脉。

取穴:中封。

针刺治疗1次疼痛减轻,3次疼痛消失,经追访月经亦恢复正常。

4. 赵某,女,35 岁

主诉:经行腹痛半日。

现病史:患者正值经期,今日突发小腹疼痛,经针刺治疗后效果不显。现腹痛剧烈,被迫卧位,辗转难安,手足厥冷,冷汗淋漓,痛甚欲厥。追问平素体弱,月经周期尚可,经行腹痛。

望诊:面色苍白,舌质淡。

切诊:脉沉细。

诊断:痛经。

辨证:冲任虚寒,血行不畅。

治则:温经散寒,活血调经。

取穴:次髎。

针灸 5 分钟后痛止,10 分钟后安然入睡。未再进行回访。

5. 唐某某,女,43 岁

主诉:痛经十二年。

现病史:痛经十二年,久治不效。初起服止痛片可缓解,但病情渐加重,近年来,每次发作疼痛剧烈,难以忍受,四肢厥逆,眠食俱废,只有注射吗啡,方稍减轻,其他镇痛药均告无效。经某医院妇科检查:子宫颈肿硬,有颗粒状物,子宫口内有息肉 0.5mm×2mm,接触时出血,少腹右侧有鸡卵大肿物,有压痛。月经量多,色暗,有块。

望诊:患者面色苍黄不泽,舌苔薄白。

切诊:脉弦细。

诊断:痛经。

辨证:肝郁气滞,积劳致虚,经行不畅,久而成癥。

治法:活血祛瘀,解郁理气。

取穴:关元、中极、水道、归来、气冲、三阴交、太冲、阿是穴,灸右少腹,留针 20 分钟。

共针治 20 次,腹中积块散尽,症状全部消除,病告痊愈,终止治疗。

按　语

痛经一证,为妇科最常见病之一,给病人带来很大痛苦,甚至影响正常生活与工作。现代医学将痛经分原发性与继发性两种,原发性痛经多见于未婚及未孕妇女,月经初次来潮后即有腹痛者,妇科检查无明显器质性疾病,婚后、产后多能自愈。继发性痛经多继发于盆腔器质性病变,临床表现为月经初次来潮后一段时间内无痛经,由于盆腔疾病引起痛经者。中医学认为,本病是由于气血失调,气机不畅,血行受阻以致引起疼痛,所谓不通则痛。其治疗通调冲任之脉、和血活血为主法。贺老治疗本病以任脉、冲脉、脾胃经穴及肝经穴为主,亦取背部膀胱经俞穴,取穴依病情轻重,证型所属,用穴或多或少,或灸或针。

关元为治疗妇科疾病的要穴,《针灸大成》这样记载它的妇科主治范围:"妇人带下,月经不通,绝嗣不生,胞门闭塞,胎漏下血,产后恶露不止";"积冷虚乏,脐下绞痛"、"寒气入腹痛"等也是关元穴的适应证,痛经时灸关元可以散寒暖宫,调和冲任,温经止痛。三阴交也是妇科要穴,《针灸大成》记载其治疗:"漏血不止,月水不止,妊娠胎动,横生,产后恶露不行,出血过多,血崩晕,不省人事……";《医宗金鉴》中三阴交治疗"月经不调"。痛经的发生与肝关系密切,肝气郁滞,则血行不畅,肝经"过阴器,抵小腹",中封为足厥阴肝经之经穴,可疏肝理气,常用于治疗少腹痛,治疗痛经也有很好效果,曾有一位痛经十年的患者,独取中封针刺,1 次痛减,3 次痛消。

每次行经均出现痛经的患者应于行经前即开始治疗,每天 1 次,直至行经后为止。针灸对原发性痛经有很好疗效,不仅止痛,还能改善全身症状,使内分泌系统得到调整。一般连续治疗 2~4 个周期,即可痊愈。治疗同时,应注意经期卫生。

月 经 后 期

月经后期系由营血亏损、阳虚、寒凝、气滞、冲任不畅导致月经延后 7 天以上而至,甚或40~50 天 1 行的月经病。

一、病 因 病 机

病后失调,产孕过多,营血亏损;或饮食劳倦,脾胃两虚,气化之源不足,气衰血少,冲任两脉虚损,血海不足;或肝气不疏,气滞血瘀,胞脉血运不畅;或素体阳虚,寒邪内生;或行经之际,淋雨涉水,贪食生冷,寒邪搏于冲任,血为寒凝,冲任不通,经行受阻。

二、诊 断

(一) 疾病诊断

参照中华人民共和国中医药行业标准《中医病证诊断疗效标准》(ZY/T001.6-94)。
(1) 月经周期超过 35 天,连续 2 个月经周期以上。
(2) 育龄妇女周期延后,应与妊娠、青青期、更年期月经后期相鉴别。
(3) 妇科检查,B 超或气腹造影,以排除子宫及卵巢器质性疾病。

(二) 证候诊断

1. 血寒凝滞证

月经周期延后,量少,色暗有血块,小腹冷痛,得热减轻,畏寒肢冷。苔白,脉沉紧。

2. 肝血亏虚证

月经周期延后,量少,色淡无块,小腹隐痛,头晕眼花,心悸少寐,面色苍白或萎黄。舌质淡红,脉细弱。

3. 肝气郁滞证

月经周期延后,量少,色暗红或有小血块,小腹胀痛或胸腹、两胁、乳房胀痛。舌苔正常,脉弦。

三、治 疗

(一) 治则

调经和血。取任脉和脾、胃经穴为主。针灸并施。

(二) 取穴

关元、中极、水道、归来、三阴交。

(三) 刺法

虚者补之,寒者灸之,气滞者平补平泻以调之。

(四) 典型病例

1. 肖某某,女,37 岁

主诉:月经后期 20 年。

现病史:患者月经初潮为 16 岁。20 年来,月经后期 10 天到 2 个月不等,经色暗黑,无血块,量中等,行经 5 ~ 7 天,经前两乳胀,腰酸痛,有时胸闷、抑郁,情绪低落时则月经后期更明显加重,平素白带量多。曾服用多剂中药,但效果不显著。

望诊:舌质淡,舌边有齿痕,舌苔薄白。

切诊:脉沉细。

辨证:脾肾两虚,冲任失养。

治则:调补脾肾,荣养冲任。

取穴:关元、中极、水道、归来、三阴交。

刺法:关元补之,余穴平补平泻以调之,留针 20 分钟。

患者平常每周治疗 1 次,月经来潮前,隔日针治 1 次,经过 2 个月的治疗,月经周期正常。又治疗 1 个月白带减少,腰酸痛消失,患者心情舒畅,无任何不适。

2. 沈某,女,29 岁

主诉:月经后期 2 年余。

现病史:患者近 2 年来,每间隔 30 ~ 60 天行经 1 次,经量多,经色略深,有血块,每次行经 7 天。月经来潮前腹痛,喜暖恶寒,经来痛止。素日大便时干时溏,有时 2 ~ 3 日大便 1 次,腹胀满,纳可。

望诊:舌淡苔白。

切诊:脉沉滑。

诊断:月经后期。

辨证:脾肾两虚,寒凝血脉,冲任失畅。

治则:调补脾肾,温经和血,畅通冲任。

取穴:关元、中极、水道、归来、三阴交。

刺法:关元穴针加灸法,余穴平补平泻以通之。

患者隔日针灸治疗1次,治疗5次后,大便溏消失,腹胀减轻,共治疗10余次,月经周期正常,诸症消失。

按 语

月经后期又名月经延期,经迟。本病与月经先期、月经前后不定期同属月经不调范围,是妇科常见疾病。此三种疾病共同具有月经周期的异常,又都伴有月经量、色、质的变异,因此临床治疗上,皆以调理冲任、调经为主法,而根据寒热虚实不同又有所变通。月经后期的致病原因,主要是冲任不足,或寒客冲任,或气滞血瘀,冲任不畅而致月经不能按时来潮而延期。其临床表现,虚证多见月经色淡,腹痛缠绵;实证多见月经色暗,有血块,腹痛拒按。

本病的发生与冲任失荣、脉道不通有关。脾为后天,主生化水谷精微,化生血液,充养冲任之脉。肾为后天,藏元阴元阳,提供五脏六腑的原动力。故脾肾足则冲任盈,月事以时下,脾肾虚则冲任亏,月事无以下而致延期。其治之法,调补脾肾,通冲任。上述两病例均属脾肾两虚,然病例2月经来潮前腹痛,喜暖恶寒,月经来潮痛止,有血块,故认为尚有寒气凝滞经脉,其治疗在针刺关元穴后加用灸法,以温经祛寒,和血活血,通调冲任之脉,而病例1无明显寒凝征象,故仅针刺补关元穴。中极为任脉穴,取之通调冲任。水道、归来足阳明胃经穴,胃者,受纳水谷,与脾同属后天之本,共生精微,针之可调补脾胃;又因此2穴位居腹部,邻近胞宫,其穴特性善治妇科诸疾,尤归来穴刺之可使血液充盈冲任之脉,月事以时下而治疗月经后期之疾。三阴交为脾经穴,通于足之三阴,刺之可调理足三阴经气。以上五穴合用,补脾益肾,充养血海。血海足,冲任脉通,故可治疗月经后期病,本组处方是笔者治疗此病的常用效方。

崩 漏

崩漏因血热、脾虚、肾虚、血瘀等导致冲任损伤,不能约制经血,非时而下。量多如注者为崩,量少淋漓不尽者为漏,两者常交替出现。多见于子宫功能性出血。

一、病 因 病 机

素体虚弱,或饮食劳倦、房室不节,以致中气不足,统摄无权,肾阳虚惫,冲任不固;内伤七情,外感六淫之邪,亦可使肝气郁结,木火炽盛,热伤血络,而发崩漏。其主要病机在于冲任损伤,与肝、脾、肾关系密切。

二、诊 断

(一)疾病诊断

参照中华人民共和国中医药行业标准《中医病证诊断疗效标准》(ZY/T001.6-94)。

（1）经血无周期可循。

（2）经量或暴下如注，或漏下不止，或两者交替出现。

（3）须与胎漏、异位妊娠、产后出血、赤带以及症瘕、外伤引起的阴道出血相鉴别。

（二）证候诊断

1. 血热内扰

经血量多，或淋漓不净，色深红或紫红，质黏稠，夹有少量血块。面赤头晕，烦躁易怒，口干喜饮，便秘尿赤。舌质红，苔黄，脉弦数或滑数。

2. 气不摄血

经血量多，或淋漓不净，色淡质稀。神疲懒言，面色萎黄，动则气促，头晕心悸，纳呆便溏。舌质淡胖或边有齿印，舌苔薄润，脉芤或细无力。

3. 肾阳亏虚

经血量多，或淋漓不净，色淡质稀。精神不振，面色晦暗，肢冷畏寒，腰膝酸软，小便清长。舌质淡，苔薄润，脉沉细无力，尺部尤弱。

4. 肾阴亏虚

经血时多时少，色鲜红。头晕耳鸣，五心烦热，夜寐不安。舌质红或有裂纹，苔少或无苔，脉细数。

5. 瘀滞胞宫

经漏淋漓不绝，或骤然暴下，色暗或黑，夹有瘀块，小腹疼痛，块下痛减。舌质紫暗或边有瘀斑，脉沉涩或弦紧。

三、治 疗

（一）治则

急则止血固涩升提，缓则补肾化瘀养血。

（二）取穴

隐白，虚者加关元。

（三）灸法

隐白小麦粒灸，7～10壮；关元艾盒灸或艾条悬灸，约30分钟。

（四）典型病例

汪某，46岁

主诉：阴道出血半个月。

现病史：近半年来，患者月经周期不规律，此次月经来潮后，量多不止，一周后仍淋漓不断，开始时经色暗，后转为淡红色，质稀，伴有乏力、心悸、头晕、失眠。

望诊：面色萎黄。舌淡胖，苔薄白。

切诊：脉沉细。

西医诊断：功能性子宫出血。

中医诊断：崩漏。

辨证：气不摄血。

取穴：取隐白穴，麦粒灸 10 壮，配合艾条悬灸关元，至皮肤潮红，约 30 分钟。

灸治后，当日血量明显减少，再灸 2 次，血止。

按 语

隐白为足太阴脾经脉气所出，为井木穴，可启闭开窍，收敛止血。《针灸大成》中记载隐白治疗"妇人月事过时不止"；《保命集》云："崩漏症宜灸隐白"。虚者配合艾灸关元穴以补虚壮元，温中止血。针灸治疗本病有效，尤其对于青春期宫血有较好效果。除应用灸法外，还可选用体针，如三阴交、血海、太冲等穴位治疗。

经 闭

又称闭经，女子年逾十八尚未行经，或月经周期建立后又连续停闭达 3 个月以上者称闭经。前者称"原发性闭经"，后者称"继发性闭经"。发病原因较复杂，常与内分泌、精神等因素有关。

一、病 因 病 机

本病的主要原因是血枯和血滞。血枯属虚，多由肾气不足，冲任未充，或肾精亏虚，精血匮乏，或脾胃虚弱，气血不足，或久病失血，因而冲任不盛，血海空虚，无余可下所致。血滞属实，多因情志抑郁，气滞血瘀，或寒湿凝滞，痰湿壅阻致气血阻滞，冲任不通，脉道不利，经脉阻隔而成。

二、诊 断

（一）疾病诊断

参照中华人民共和国中医药行业标准《中医病证诊断疗效标准》（ZY/T001.6-94）。

（1）年逾 18 周岁女子，月经尚未初潮者，属原发性闭经。

（2）女子已行经而又中断 3 个月以上者，属继发性闭经。

（3）须与妊娠期、哺乳期、绝经期等生理性停经相鉴别。

（二）证候诊断

1. 肾气不足

年逾 18 周岁,月经未至或来潮后复闭。素体虚弱,头晕耳鸣,第二性征不足,腰腿酸软,腹无胀痛,小便频数。舌淡红,脉沉细。

2. 气血亏虚

月经周期后延,经量偏少,继而闭经。面色不荣,头晕目眩,心悸气短,神疲乏力。舌淡边有齿印,苔薄,脉细无力。

3. 痰湿阻滞

月经停闭,形体肥胖,神疲嗜睡,头晕目眩,胸闷泛恶多痰,带下量多。苔白腻,脉濡或滑。

4. 阴虚内热

月经先多后少,渐致闭经。五心烦热,颧红升火,潮热盗汗,口干舌燥。舌质红或有裂纹,脉细数。

5. 血寒凝滞

经闭不行,小腹冷痛,得热痛减,四肢欠温,大便不实。苔白,脉沉紧。

6. 血瘀气滞

月经闭止,胸胁胀满,小腹胀痛,精神抑郁。舌质紫暗,边有瘀点,苔薄,脉沉涩或沉弦。

三、治　疗

（一）治则

化痰逐瘀,补血养肾。

（二）取穴

关元、大赫、蠡沟。

（三）刺法

毫针刺。实证用泻法,虚证用补法。

（四）典型病例

1. 杨某,女,35 岁

主诉:闭经 4 年。

现病史:4 年前因与人生气后心情郁闷,当时正值月经期间,自觉胁胀,善太息,经量少,腹痛,后无月经,近 3 年偶有少量。

望诊:舌暗有瘀点。

切诊:脉沉涩。

诊断:闭经。

辨证:肝郁气滞,血瘀经闭。

治则:疏肝解郁,活血化瘀。

取穴:关元、大赫、蠡沟。

刺法:刺 1 寸,平补平泻。留针 30 分钟。

治疗 1 月后月经正常。

2. 靳某某,女,31 岁。已婚

主诉:闭经 3 年。

现病史:患者于 1988 年因自然流产去某医院做刮宫术,术后闭经 2 个月,经注射黄体酮,口服中西药物治疗后,偶然少量来经,1990 年作 B 超发现左侧卵巢囊肿,1991 年经 B 超发现子宫肌瘤 3.4cm×3.4cm,2 年间月经一直未来潮,不孕,经妇科检查诊断盆腔炎。患者素日神倦乏力,急躁,腹部胀感不适。

望诊:舌淡红苔薄白,舌边有齿痕。

切诊:脉弦细。

诊断:闭经。

辨证:术后气血亏虚,冲任不充,以致闭经。

治则:补气养血,通调冲任。

取穴:关元、大赫、气冲、三阴交、合谷、曲池。

刺法:针刺穴位均用补法,关元、大赫、气冲刺 1 寸许,留针 30 分钟。

患者每周治疗 2 次,8 次后月经来潮,色红,带经 3 天,量中等。

按　　语

闭经一病,仍属月经不调的范围,或仍可称为月经病。月经的主要成分是气血、精液所化,统称为血,来源于脏腑,通过冲任二脉下达胞宫,所以月经是否正常与脏腑气血的盛衰,经脉的通畅有直接关系。月经既然为血,月经病即属血病。血属阴,依赖于气的推动而运行,月经病故与血气关系最为密切,血行者气行,血瘀者气滞;气滞者血瘀,气行者血行。治疗此病,调理气血是根本原则,临证要究其致病之因,在应用关元、大赫穴补益肾精以养血的基础上,再针刺三阴交补阴血调经,针气冲、合谷、曲池穴以调补气血,阳明经多气多血,冲脉隶属阳明,其脉起于胞中,循会阴上行于气冲穴并足阳明之经挟脐上行……。故可见足阳明之气冲穴为冲脉与胃经相交之处,其穴位置重要,故名气冲,又名气街。冲脉为十二经气血汇聚之所,是全身气血运行的要冲,故《灵枢·海论》说:“冲脉者为十二经之海。”经脉为气血运行的通道,故又名血海,当谷气充盛的时候,阳明脉气旺盛,血海充盈,则月事以时下,否则经乱或闭经。因于气滞以致闭经者,针刺蠡沟或太冲穴以泻之,此两穴属肝经,肝主血液贮藏与调节,其体阴而用阳,全身各部化生之血除营养周身外,皆藏于肝,其余则下注血海为月经。临床上肝气郁滞者则血滞而不行,发为闭经,故"调经肝为先,疏肝经自调。"

癥瘕(卵巢囊肿、子宫肌瘤)

女性胞中有结块,伴有小腹或少腹胀、痛、阴道异常出血者,称为癥瘕。

一、病 因 病 机

正气不足,或外邪内侵,或内有七情、房室、饮食所伤,脏腑功能失调,气机阻滞,从而形成瘀血、痰饮、湿浊,停聚于小腹,日积月累而成。

二、诊 断

(一)疾病诊断

参照《中医妇科学》(罗颂平等主编,第二版,人民卫生出版社,2012 年)。

1. 病史

患者有情志抑郁、经行产后感受外邪、月经不调、带下异常等病史。

2. 临床表现

妇人胞中有肿块,兼有小腹或少腹或胀或痛或满,或月经不调或带下异常等症者,即可诊断为癥瘕。

3. 检查

B 超、CT 等以明确肿物在子宫或卵巢。

(二)证候诊断

1. 气滞血瘀证

胞中结块,触之有形,按之痛或不痛,小腹胀满,月经先后不定,有血块,色暗,精神抑郁,胸闷;舌暗,有瘀斑,脉沉弦涩。

2. 痰湿瘀结证

胞中结块,触之不坚,固定难移,经行量多,胸脘痞闷;舌胖大,紫暗,有瘀斑,苔白厚腻,脉弦滑。

3. 湿热瘀阻证

胞中结块,触之痛剧,经行量多,经期延长,带下量多,色黄如脓,身热心烦,便秘;舌暗红,有瘀斑,脉弦滑数。

4. 肾虚血瘀证

胞中结块,触之疼痛,经行腹痛,色紫暗,腰膝酸软,头晕耳鸣;舌暗,脉弦细。

三、治 疗

(一) 治则

化痰行瘀,散结消癥

(二) 取穴

关元、中极、水道、归来、痞根、阿是穴。

(三) 刺法

以毫针刺入腹部穴位 1.5 寸深,或用火针速刺腹部穴位,痞根用灸法。

(四) 典型病例

1. 唐某某,女,38 岁

主诉:左少腹肿块多年。

现病史:患者 8 年前曾流产 1 次,以后再未受孕。多次在医院检查,均诊断为"左侧多发性假黏液性卵巢囊肿""继发不孕症"。胃纳佳,月经正常,二便正常。患者因惧怕手术,故来就诊。

望诊:面黄,舌苔薄白。

切诊:脉细弦。

查体:左小腹可拍及 16cm×16cm 及 14cm×14cm 肿块两个,表面光滑、坚硬,推之不移,无压痛。

辨证:气机不畅,痰湿凝聚,阻于胞宫,结而为癥。

治则:温通经脉,化痰祛湿,散结化癥。

取穴:阿是穴(肿物处)。

刺法:用中粗火针,行速刺法,点刺左侧小腹部肿物,深至肿物中心,每个肿物点刺 3 针。

患者每 3 天火针治疗 1 次,3 次治疗后肿物缩小,7 次后左小腹基本触不到肿物,共计火针治疗 13 次,肿物完全消失,经妇科检查未触及原肿物。

2. 田某某,女,45 岁

主诉:体检时发现子宫肌瘤。

现病史:体检时发现子宫肌瘤,大小如怀孕四个月,平素月经淋漓不断,量多,质稀,有血块,身体虚弱乏力,心悸气短,食欲不振。

望诊:舌淡苔白。

切诊:脉细数。

诊断：子宫肌瘤。

辨证：气血郁滞，冲任失调，日久以致气血亏少之虚证。

取穴：关元、中极、隐白、痞根。

刺法：毫针刺关元、中极1寸半，先补后泻，留针30分钟，隐白刺约3分，痞根用灸法。

治疗两个月，月经正常，妇科检查子宫缩小，接近正常。

3. 靳某某，女，30岁

主诉：体检时发现子宫肌瘤。

现病史：患者于上月体检时发现小腹部肿块，经B超诊断为"子宫肌瘤"，大夫建议手术切除，妇科检查时诊断"右侧附件炎性包块性质待定"，建议进一步观察确诊。患者于1988年曾作人流，术后月经前后不定期，经量少，经色黑，小腹冷痛，服中药等效果不显。现症：周身乏力，性情急躁，小腹时有疼痛，纳可，夜寐不安，二便调。

望诊：舌质淡，苔白。

切诊：脉沉细弦。

查体：B型超声波检查发现，子宫右方可见不均质团块，大小约3.2cm×2.9cm。

诊断：子宫肌瘤。

辨证：肝郁气滞，气血瘀结以致石瘕。

治则：调气活血，化瘀通络。

取穴：关元、大赫、气冲。

刺法：以中粗火针，用速刺法以温通之。

1诊后，小腹冷痛减轻，继用上方，3诊时火针点刺关元、中极、水道、归来、血海、三阴交，症状继续减轻，月经逐渐正常，用以上穴位，共治疗2个月，每周3次，B超检查结果，回声正常，子宫肌瘤消失。

4. 杨某某，女，44岁

主诉：经血不止已达半月。

现病史：患者子宫出血不止，已持续约半月，经某妇产医院诊为"子宫肌瘤"，月经周期不准，行经量时多时少，色淡，有时伴紫黑色血块，腰腹疼痛，轻度浮肿，心悸气短，厌食，二便正常。

望诊：面色红，舌苔白。

切诊：脉细弦。

辨证：腹有癥瘕，瘀阻经络，瘀而化热，热迫血行，病程日久，耗气伤血，遂成气血俱虚之证。

治则：调气止血，通经散结。

取穴：行间、中空、八髎、痞根。

刺法：痞根穴用灸法，余穴以毫针刺之，均用泻法，留针30分钟。

针后漏血减少，精神好转，加针肾俞3次，月经基本恢复正常，又针5次，经某妇产医院检查，子宫肌瘤已消，但宫颈糜烂较重，经电烙治疗致出血量增多，加针脾俞，余穴同前，针2次后血止。患者仍有心悸气短之感，又针数次后停针观察3个月，经妇产医院检查，肌瘤全部消失，子宫体、宫颈正常。

按 语

卵巢囊肿,在中医书中无明确记载,查阅《灵枢·水胀》中所说的"肠覃"可能与此病类同。因为"肠覃"是指生于肠外、腹内的一种息肉,可以逐渐增大,并不影响女子月经。由于当时解剖学的限制,对于卵巢的解剖记载不详,但该器官位于下腹部,故该部位的囊肿应被包括在内。该病的发生是由气机不畅,痰湿凝聚而成。其治疗以火针温通经脉,调气助阳,运化痰湿而散结聚。操作时以火针深刺肿物中心,则其温化痰湿的作用更为显著。

子宫肌瘤为妇女常见病之一,临床上多需手术切除。贺老以火针、毫针、艾灸,以微通、温通经脉,调气行血,消癥散结,祛除肌瘤,给患者带来了福音。此病初期,多因气血瘀积而致癥块,发于胞宫,古人皆称之为"石瘕",此时正气尚充,故为邪实之证,可治以活血化瘀、调气散结法。如病程日久,冲任失调,月经发生异常,多有出血不止等症,久之气血两亏,旁及五脏六腑,变生诸症蜂起,此时瘤体未除,而正气已虚,故为虚中挟实,实中挟虚之难治之证,其治法当以补泻兼施,微通、温通之法酌用,方能奏效。隐白穴为脾经井穴,是古人治崩漏之要穴,临证可针可灸;此穴位于下肢拇趾之端,连接阳经之气,有升发之功,故可治下血崩漏之证,是止血治标之主穴。痞根穴出自《重编医经小学》一书,位居第一腰椎棘突下旁开3寸半,古人每遇痞块、瘰疬之证,常用此穴针或灸之。贺老治子宫肌瘤,多艾灸此穴,临床效果较好。

阴挺(子宫脱垂)

阴挺系指肾虚气弱,失于固摄,出现子宫位置下垂,甚则脱出阴户之外的病变。相当于子宫脱垂。

一、病 因 病 机

难产、产程过长、临产用力太过,或产后劳动过早等,以致中气下陷,不能提摄;或因素体虚弱,房劳多产,损伤胞络,子宫虚冷,摄纳无力,从而发生本病。

二、诊 断

(一) 疾病诊断

参照中华人民共和国中医药行业标准《中医病证诊断疗效标准》(ZY/T001.6-94)。

(1) 妇女子宫从正常位置沿阴道下降,至宫颈外口达坐骨棘水平以下,甚至子宫全部脱出阴道门外。

(2) 有下腹隐痛、坠胀等症。

(3) 妇科检查:子宫下垂的程度,一般分为三度。一度:子宫颈下垂至坐骨棘平面以下,但不超过阴道口。二度:子宫颈与部分子宫体脱出于阴道口外,常伴有阴道前后壁膨出。三度:宫颈与宫体全部脱出于阴道口外,常伴有阴道前后壁膨出。

(二) 证候诊断

1. 脾虚气陷

子宫脱垂,劳则加剧,卧则消失,小腹坠胀,面色少华,四肢乏力,少语懒言,带下色白,量多质稀。舌淡,苔薄,脉细弱。

2. 肾阳亏虚

子宫脱垂,腰酸腿软,小腹下垂,头晕耳鸣,小便频数,夜间尤甚。舌淡红,脉沉弱。

3. 湿热下注

子宫脱出日久,表面溃烂,黄水淋漓或小便灼热,或口干口苦。舌质红,苔黄或黄腻,脉滑数。

三、治 疗

(一) 治则

益气升提,补肾固脱

(二) 取穴

百会、中脘、关元、气海、大赫、三阴交。

(三) 刺法

毫针刺,腹部配合艾盒灸。

(四) 典型病案

1. 吴某某,女,33 岁

主诉:子宫脱垂 5 年。

现病史:素体虚弱,加之家庭劳作负重,下腹开始有下坠感,继之子宫阴道壁全脱出于外,伴有心悸、小便失控。经多家医院检查治疗,均让其使用子宫托。

诊断:子宫脱垂。

治则:补中益气,升阳举陷。先予下病上治之升提法治疗。

取穴:百会、内关、足三里、三阴交。

操作:直接灸百会 7 壮,加针内关、足三里、三阴交,嘱半月后复诊。

复诊时,诸症均减轻,但不能去掉子宫托,予灸关元穴 7 壮,针刺同前。随访 1 周,灸瘢开始化脓,拿去子宫托已不脱出。

2. 李某某,女,57 岁

主诉:阴道有下坠感 10 余年。

现病史:患者 10 余年阴道有下坠感,腰酸,尤为走长路后明显加重,小腹亦有胀感,两腿发沉,绝经后仍下坠。经妇产科检查诊为"子宫脱垂Ⅱ",纳可,二便正常。

望诊:舌苔薄白。舌质淡。

切诊:脉沉细。

辨证:素体虚弱,肾气不足,气虚下陷所致。

治则:补益肾气,收摄胞宫。

取穴:关元、大赫、水道、曲骨、三阴交。

刺法:以毫针刺入穴位 1.5 寸深,用补法,留针 30 分钟。

一诊后,患者自觉子宫上收。3 诊后,仍有上收感。3 诊后,由于洗澡出汗过多,站立过久,病情出现反复,子宫下垂Ⅰ度。针上穴,用补法,症状又减轻,子宫上收。共治疗 10 次,子宫恢复原位,阴道下坠感消失。

按　　语

阴挺一病多由气虚下陷所致。贺老认为,导致阴挺的原因与肾气关系最为密切,肾气虚,带脉失约,冲任不固,无力维系胞宫,故子宫下垂,小腹坠胀,腰为肾之府,肾主骨,肾虚则腰酸腿沉,行走劳累后症状更重,舌淡,脉沉细,均为肾虚之征象。处方中以关元、大赫补益肾气,以曲骨穴固冲任,刺水道穴调补脾胃之气,四穴合用,益气而固胞,故针后患者有子宫上收之感,共治 10 次而愈。

乳痈(急性乳腺炎)

乳痈多因乳头破碎,风邪外袭,或乳汁淤积,乳络阻滞,郁久化热而成。以乳房部结块肿胀疼痛,溃后脓出稠厚为特征。相当于急性乳腺炎。

一、病 因 病 机

多由乳汁淤积而致。如哺乳不充分,或乳汁多而少饮,或感小儿口中之热毒以及外感毒邪,均可使乳络不畅,乳管受阻而发本病。肝气不舒或饮食不节,胃中郁热,亦可致经络阻塞,气血瘀滞而成乳痈。

二、诊　　断

(一) 疾病诊断

参照中华人民共和国中医药行业标准《中医病证诊断疗效标准》(ZY/T001.6-94)。

(1) 初起乳房内有疼痛性肿块,皮肤不红或微红,排乳不畅,可有乳头破裂糜烂。化脓时乳房肿痛加重,肿块变软,有应指感,溃破或切开引流后,肿痛减轻。如脓液流出不畅,肿痛不消,可有"传囊"之变。溃后不收口,渗流乳汁或脓液,可形成乳漏。

（2）多有恶寒发热,头痛,周身不适等症。

（3）患侧腋下可有臖核肿大疼痛。

（4）患者多数为哺乳妇女,尤以未满月的初产妇为多见。

（5）血白细胞总数及中性粒细胞增高。

（二）证候诊断

1. 气滞热壅证

乳汁淤积结块,皮色不变或微红,肿胀疼痛。伴有恶寒发热,头痛,周身酸楚,口渴,便秘。苔黄,脉数。

2. 热毒炽盛证

壮热,乳房肿痛,皮肤焮红灼热,肿块变软,有应指感。或切开排脓后引流不畅,红肿热痛不消,有"传囊"现象。舌质红,苔黄腻,脉洪数。

3. 正虚毒恋证

溃脓后乳房肿痛虽轻,但疮口脓水不断,脓汁清稀,愈合缓慢或形成乳漏。全身乏力,面色少华,或低热不退,饮食减少。舌质淡,苔薄,脉弱无力。

三、治　疗

（一）治则

清热解毒,理气消肿。

（二）取穴

阿是穴。

（三）刺法

火针点刺。

（四）典型病例

迟某某,37 岁,女

主诉:右侧乳房红肿疼痛已 2 个半月。

现病史:患者于 1986 年 8 月份,产后几日,自感乳房疼痛难忍,发热 38℃以上,去某大学附属医院外科诊断为"乳腺炎",注射青霉素,口服红霉素、止痛片等,均无效。乳房肿胀疼痛,高热达 40℃,发病已 2 周,建议手术切开,未经同意,后至某中医院外科,诊断为"乳疮",

外敷、内服中药及抽脓等法治疗近两个月,病情时好时坏,脓液排后疮口不能愈合,又重新聚脓,如此反复,经久不愈。后经人介绍来诊。

望诊:体略胖,面色赤。舌尖红,苔薄白。

切诊:脉弦滑。

诊断:急性乳腺炎。

辨证:病程日久,毒热尚盛,气血瘀滞不通。

治则:调和气血,通经活络,泻毒去腐。

取穴:疮口局部(阿是穴)。

刺法:以中粗火针,速刺疮口局部3针。

针后,患者当时立感疼痛消失,1天以后脓液肿胀皆除,共治疗3次,不久即脱痂痊愈。

按　语

引起本病的内因是肝郁气滞和阳明里热。乳房依据经络的循行分布,乳头属足厥阴肝经,乳房属足阳明胃经。产妇气血运行有序,脾胃运化如常,则乳汁畅通,今因肝气郁结,胃热壅滞,以致局部气血凝结发为乳痈,聚脓生液,红肿热痛。由于乳痈的发生,可加重气血的损耗、经络的阻滞,故治疗之法在舒肝清胃的同时,要调和气血,通经活络。在治疗上述病案时,突出了这一思想,即"通经络,调血气"的原则,尤其对于久治不愈之疮疡。更宜"通"为主。经络通畅,气血流通,肌肤得以濡养,则脓液无生成之源,故通则病去,不通则病缠绵不愈。遵照这一思想,在治法上采用"三通法",即以毫针刺曲池、足临泣穴以微通,曲池穴为手阳明大肠经之"合"穴,与足阳明经气相通,临床上刺此穴可达到通调阳明,退热消炎之功;足临泣穴为足少阳胆经之"输"穴,肝与胆互为表里,经脉上相互交接,刺此穴可疏泄肝气之郁滞,有通经活血之功效。微通法适于急性乳腺炎各期使用,如病邪壅盛,毒热滞留肌体,可用锋针速刺病灶周围以放血,令瘀滞之经脉强通;如病程久而不愈,虽有毒热稽留或无,皆可用火针速刺局部,调和气血,通经活络,去腐生肌,以利疮口愈合。

产 后 缺 乳

生产后乳汁甚少或全无,称为产后缺乳。

一、病 因 病 机

乳汁缺乏,多因身体虚弱,气血生化之源不足;或因肝郁气滞,乳汁运行受阻所致。

二、诊　断

(一) 疾病诊断

参照中华人民共和国中医药行业标准《中医病证诊断疗效标准》(ZY/T001.6-94)。

（1）产后排出的乳汁量少，甚或全无，不够喂养婴儿。

（2）乳房检查松软，不胀不痛，挤压乳汁点滴而出，质稀。或乳房丰满乳腺成块，挤压乳汁疼痛难出，质稠。

（3）排除因乳头凹陷和乳头皲裂造成的乳汁壅积不通，哺乳困难。

（二）证候诊断

1. 气血亏虚

产后乳少，甚或全无，乳汁清稀，乳房柔软，无胀感。伴面色少华，神疲食少。舌淡，少苔，脉虚细。

2. 肝气郁滞

产后乳汁甚少或全无，乳汁稠，而乳房胀硬而痛。情志抑郁不乐，胸胁胀痛，食欲减退，或有微热。舌质暗红或尖边红，苔薄黄，脉弦细或弦数。

三、治　　疗

（一）治则

补养气血，疏肝解郁，通络下乳。

（二）取穴

膻中、少泽。

（三）刺法

毫针刺少泽，膻中施以艾盒灸。

（四）典型病例

李某，女，26 岁

主诉：乳汁少 1 个月。

现病史：产后 1 个月来，乳汁渐稀少，心情抑郁，饮食欠佳，二便尚调，夜寐欠安。

望诊：舌淡红，苔薄白。

切诊：脉细弦。

辨证：木气犯土，生化无源。

治则：解郁行气，活血通乳。

取穴：膻中、少泽、合谷、太冲。

刺法：毫针刺，膻中施以艾盒灸。

每日 1 次，3 天后乳汁渐增，1 周后乳汁分泌正常。

按　语

膻中、少泽是治疗本病的主穴,《杂病歌》云:"无乳膻中、少泽烧";《针灸大成》也记载了膻中主治"妇人乳汁少"。本例患者有明显的抑郁倾向,属肝郁不舒,因此治疗中要配合行气解郁之法,加用合谷、太冲以调畅气机,理气活血。有数据表明,针灸能使缺乳妇女血中垂体前叶泌乳素含量增加,从而乳汁增多。

阴疮(前庭大腺炎)

妇人阴户生疮,局部红肿热痛,或化脓腐烂,脓水淋漓,甚至溃疡如虫蚀。

一、病 因 病 机

多因肝郁生热,脾虚生湿,湿热蕴结,注入下焦,阻闭气机,或因体肤不洁,邪毒入侵,气血壅滞,发为脓肿。

二、诊　　断

(一) 疾病诊断

参照《中医妇科学》(罗颂平等主编,第二版,人民卫生出版社,2012 年)。

(1) 有经期、产后外阴感染、外阴溃疡,或有前庭大腺炎病史。

(2) 外阴红肿、热痛,积结成块,或化脓腐烂,脓水淋漓,甚至溃疡如虫蚀者,或凝结成块,冷肿稀水,不能敛口,或肿块位于阴道边侧,如有蚕茧。

(3) 检查:①妇科检查:外阴局部黏膜充血、糜烂、溃疡、流脓,或覆有脓苔。如有脓肿形成则肿块有波动感,溃疡则有脓性分泌物。病程长者,外阴色素减退,甚则皲裂、破溃、湿疹。②血常规中白细胞总数可明显增多;分泌物涂片及细菌培养。

三、治　　疗

(一) 治则

解郁清热,利湿解毒。

(二) 取穴

阿是穴。

(三) 刺法

以粗火针,用速刺法。

（四）典型病例

丘某,女,27岁

主诉:左侧阴部长一硬疖半月余。

现病史:患者于半月前,左侧阴部长一硬疖,初起时仅黄豆大小,几天后渐长到鸡蛋大,经某医院诊为"前庭腺脓肿",手术引流并服药,治疗后虽有好转,但伤口不愈合,仍疼痛。行走不便,纳差,二便正常。

望诊:面黄无华,舌边尖红,舌苔黄腻。

切诊:脉滑数。

诊断:前庭腺脓肿。

辨证:毒邪未尽,经脉不通,气血瘀滞。

治则:消除余毒,通调经脉,行气活血。

取穴:阿是穴。

刺法:以粗火针,用速刺法,点刺脓肿处3～5针,出恶血数毫升。隔日1次。

1诊后,肿渐消,疼痛明显减轻,已能行步。共治疗6次,伤口愈合,症状全部消失。数月后追访,病未复发。

按　　语

本病系由肝脾失常,湿热蕴结,毒邪壅遏经脉,气血瘀滞,发为疖痈。其治疗当以祛除邪毒,通调气血经脉为主法。病案中患者虽经手术引流治疗,但余邪未尽,经脉不通,故以粗火针速刺,放出恶血,则新血得生,经脉通畅,故针治6次,诸症消失,临床痊愈。

阴　　痒

阴痒是以妇女阴道内或外阴瘙痒,甚则痒痛难忍,坐卧不宁为特征的一种病证,亦称"阴门瘙痒"。阴痒常见于滴虫性阴道炎、真菌性阴道炎、老年性阴道炎和外阴白斑等,也有因精神因素引起的。

一、病因病机

本病多因肝经湿热下注,感染邪毒所致;亦有因肝肾不足,精血亏虚,生风化燥所致者,此多为老年妇女所患。

二、诊　　断

（一）疾病诊断

参照《中医妇科学》(罗颂平等主编,第二版,人民卫生出版社,2012年)。

（1）有摄生不慎,感染虫病的病史。

（2）阴部瘙痒,甚则奇痒难忍,坐卧不宁,灼热疼痛,或兼带下量多、臭秽。

（3）检查:①妇科检查:外阴皮肤正常或潮红,有抓痕,分泌物增多。病程长者,外阴色素减退,甚则皲裂、破溃、湿疹。②白带涂片镜检正常,或可见滴虫、假丝酵母菌的芽生孢子或假菌丝或其他致病菌。

（二）证候诊断

1. 肝经湿热证

阴部瘙痒,或痒痛,坐卧不安,带下量多,或白或黄,或呈泡沫米泔样,质稠气臭,心烦胸闷,口苦而腻,脘闷纳呆,苔黄腻,脉弦数。

2. 肝肾阴虚证

阴部干涩,灼热瘙痒,或带下量少色黄,五心烦热,头晕目眩,时有烘热汗出,腰酸耳鸣,舌红少苔,脉细数。

3. 湿虫滋生证

阴部瘙痒,甚者奇痒难忍,有虫行感,灼热疼痛,带下量多,色黄如泡沫,或色白如豆腐渣状,臭秽难闻;舌红苔黄腻,脉滑数。

三、治 疗

（一）治则

疏肝清热,利湿止痒或滋阴清热,养血止痒。

（二）取穴

肝经湿热:委中。
肝肾阴虚:蠡沟、中极、三阴交。

（三）刺法

委中用三棱针缓刺法点刺,出血适量;蠡沟穴针尖向上斜刺二寸,施提插捻转泻法,使针感向大腿内侧放射;中极针尖稍向下斜刺;三阴交直刺,均施提插捻转泻法。

（四）典型病例

梁某某,女,47 岁

主诉:阴部瘙痒 3 个月。

现病史:患者阴部瘙痒难忍,坐卧不安,外阴皮肤粗糙增厚,带下量多,色黄。品素心烦易怒,胸胁满闷,口苦口黏,小便黄,纳差。

望诊：舌红,舌体大,苔黄腻。

切诊：脉弦数。

辨证：肝经湿热。

治则：疏肝清热,利湿止痒。

取穴：委中、三阴交。

刺法：委中用三棱针缓刺放血,三阴交毫针刺,泻法。

1 诊后,患者瘙痒减轻;连续治疗 10 天后瘙痒基本消失,带下量明显减少,心烦急躁改善。

按　语

委中为血之郄穴,善治血分病证,委中放血可以泻血分热邪,适用于阴痒属湿热型。中极属任脉,为任脉和足三阴之会,又是膀胱募穴,三阴交为肝、脾、肾三阴经之会,蠡沟清肝经虚热而止痒。上穴合同共奏滋阴清热,养血止痒之功。应注意外阴卫生,勤洗、勤换内裤,应注意吃清淡食物,忌食辛辣、香燥、肥甘食物,如海鲜、蛇、羊肉、香菜等。

外阴白斑

外阴白斑是指出现在外阴部位局灶性或弥漫性萎缩性白色病变。女性任何年龄组都有可能发生。患者多感外阴部位瘙痒或疼痛。本病与外阴癌有一定的关系,故应该加以重视。

现代医学认为本病的致病原因尚未十分明了。近年来趋向于认为局部神经血管营养失调是造成外阴白斑的原因。

一、病 因 病 机

前阴为肾所司,肝经循行所过之处,肝为风木之脏,赖精血荣养才能疏泄畅达,若肾脏虚弱,精血不足,肝气失畅不能达于前阴,以致局部气血不足,血不润肤,故见局部干燥,色白、阴痒等症。

二、诊　断

疾病诊断

早期阴部多红肿,继而皮肤变厚、变白,并发生裂纹,此时患者多感阴部瘙痒或疼痛,有时甚至因搔抓而致成皮炎,白斑严重时亦可蔓延至会阴部或肛门周围,瘙痒有时很强烈,夜间加重,对工作及睡眠都有影响。

三、治　疗

(一) 治则

舒肝解郁,清热疏风,止痒。

（二）取穴

阿是穴。

（三）刺法

以粗火针,用速刺法,点刺局部皮损处。

（四）典型病例

1. 杜某某,女,58 岁

主诉:外阴色白,瘙痒 15 年。

现病史:15 年前,患者外阴部位颜色变白,瘙痒,起小水泡,破后则疼痛难忍。曾用激光、胎盘组织浆注射液、针灸、中药外洗、内服中药等多方医治,病情略有好转,白斑颜色变深,去年因爱人患病,情志刺激又诱发外阴瘙痒加重,夜不能寐。既往患十二指肠溃疡病,至今未愈。

望诊:舌苔薄白。

切诊:脉沉细。

诊断:外阴白斑。

辨证:肝肾不足,气失条达。

治则:温通肝肾经脉,调达气机。

取穴:蠡沟、阿是穴。

刺法:以毫针平刺蠡沟穴,行九六补法,留针 30 分钟。以粗火针速刺局部肤色变白处。

2 诊后,患者瘙痒减轻;3 诊时,症如前述,加刺血海穴,用补法;4 诊时,白斑减小,皮损处变粉红色,瘙痒已除;10 诊时,患者近日吃羊肉多,瘙痒又作,治同前法;16 诊时,患者已 2 周内无瘙痒及疼痛;24 诊后,患者外阴颜色已变深,诸症消失,临床治愈。此患者每周针治 1 次,前后共治疗半年。

2. 宋某某,女,38 岁

主诉:外阴白斑 11 年。

现病史:患者于 11 年前,生小孩后第 2 年,发现外阴大面积白斑,局部瘙痒甚、疼痛,以致不能骑自行车,夜间瘙痒最重,难以入睡,神疲倦怠,影响工作,曾去多家大医院诊治,予以洗药等皆不效。

望诊:外阴呈白色,局部有搔痕,舌尖红,舌苔白。

切诊:脉沉细。

诊断:外阴白斑。

辨证:产后阴血不足,肝肾两虚,经气失畅。

治则:调和气血,温通经脉。

取穴:阿是穴。

刺法:以粗火针速刺白斑处,每周 1 次,每次点刺局部 7~8 针。

患者经治疗 10 余次,疼痛消失,痒已轻微,又经针治 15 次,外阴白斑处已变粉红色,基本不痒。

3. 来某某,女,57 岁

主诉:外阴部位有一肿物伴疼痛瘙痒 2 年。

现病史:2 年前发现右侧外阴有一如枣大小的肿物,疼痛、瘙痒,有时右侧大腿内侧也疼痛,走路多时即疼痛加重。经某肿瘤医院活检确诊为"恶性肿瘤"。

望诊:外阴白色斑块,右侧有 1cm×2cm 肿物,呈紫褐色。面黄少华,体瘦,舌质淡,苔薄白。

切诊:脉沉细。

诊断:外阴白斑。

辨证:肝郁气滞,情志不遂所致。

治则:舒肝解郁,温通经脉,调和气血。

取穴:阿是穴。

刺法:以粗火针,速刺法,点刺局部 5 ~ 7 针。每周 1 次。

1 次火针治疗后,大腿内侧疼痛明显减轻,肿物未见缩小。2 次治疗后,肿物渐小,但痛痒不减。3 次治疗后,局部疼痛消失,周围仍痒。10 次火针治疗后,肿物缩小 4/5,体重增加,面色较前有光泽。

按　　语

中医学对于外阴白斑无明确的记载。本病系因肝肾不足,精血亏虚,肝失条达所致。肝为刚脏,喜阴血之滋柔与充养,肝血足,则肝脉通畅,气血循经荣养外阴;如精血不足,肝失所养,肝脉不通,经气不能荣于外阴,故见局部肤色变白,萎缩,如肝经虚风内动,则瘙痒疼痛,因属阴不足,故夜间为甚。从经脉循行看,足厥阴肝经之脉入毛中,过阴器,是与外阴联系最密切的经脉,所以治疗上应以肝经为主,例 1 在应用火针点刺局部的基础上,又针刺蠡沟穴调补肝经之气,畅达气机。3 例病案均采用了温通经脉,畅达气机的治疗原则,火针速刺局部,均取得了满意的治疗效果,从而可以推断出,温通法促进了病灶局部的血液循环,增加了局部的抵抗力,改善了营养状况,故火针疗法是治疗本病的有效方法之一,值得临床推广应用。

(王桂玲)